U0242907

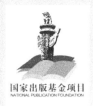

国家出版基金项目
NATIONAL PUBLICATION FOUNDATION

中国佛医学研究

基础卷 下

李良松/主编

北京科学技术出版社

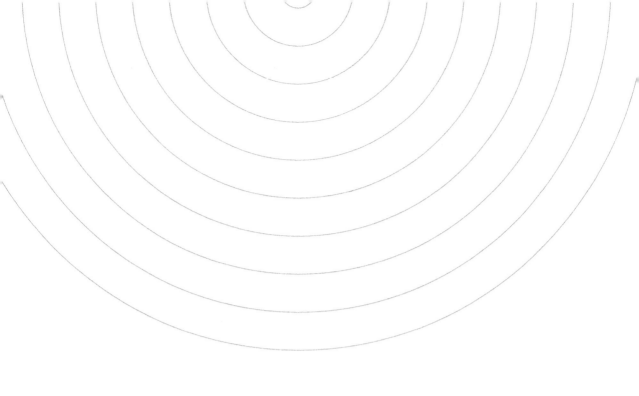

药王法门探论

李良松／编著

周 华 张 波／整理

第一章　药王法门概述　　611

　一、药王概述　　611

　二、法门概述　　620

第二章　药王菩萨的生平事迹　　621

　一、《妙庄严王本事品》　　621

　二、《药王菩萨本事品》　　624

　三、药王菩萨的往昔因缘　　627

第三章　药王菩萨的传闻逸事　　629

　一、巧治母亲眼病　　629

　二、巧治富商怪病　　630

　三、遏制瘟疫蔓延　　630

　四、舍命救父王　　632

　五、治病和度人　　633

　六、神奇的生长药　　634

第四章　药王菩萨的史料记载　　637

第五章　后世有关药王的研究　　643

　一、药王　　643

二、药王山及药王庙 648

三、其他 649

第六章 药王信仰的仪轨和道场 651

一、何为仪轨 651

二、何为道场 653

第七章 药王法门的诊疗特点 657

第八章 药王法门的传承与发展 660

第九章 《佛说观药王药上二菩萨经》考释研究 663

一、作者简介 663

二、释题 663

三、主要内容 664

四、全文译注 666

第一章　药王法门概述

什么是药王法门？药王法门就是以药王的仪轨、方法和思想作为治疗疾病与调养身心的行为规范和行动法则。佛家、道家和医家皆有药王之说，而药王本身又有中外的不同与民族的差异，但也有一些公认的共性，即凡被称作药王者均是医术高超、学风严谨、医德高尚且影响深远的医学巨匠，他们的思想风范堪称千古之楷模。法门，就是修行的方法，也可以说是探寻真理的道路。法指方法、本性，门为门径、门道。

一、药王概述

药王，顾名思义，即医药之王。古往今来，历代名医群星璀璨，但能称得上药王者则是凤毛麟角。可想而知，药王就是人们心目中的医药之神。无论是医药学识、医疗技术，还是行医道德，他们都是一流的，为大众所广泛认可的，听之令人肃然起敬的。关于"药王"的专业解释为：古代将精于医术的名医和有关传说人物加以神化，其后将之奉为主司医药之神。

（一）中国历史中的药王

在我国民间信仰中，对药王的信仰最为普遍。但是药王究竟是何人？通过对古代资料的查阅，在我国的历史上至少有 10 位药王。如《中国神话人物辞典》"药王"条中记载的药王有伏羲、神农、黄帝、扁鹊、孙思邈、韦古道、韦善俊和药王菩萨。《钦定南巡盛典》记载："东南六十里有涿鹿城，城东一里有阪泉，泉上有黄帝祠，今州城南庙祀黄帝为药王。"《中外医药保健民俗述略》一书中记载的药王有神农、孙思邈、韦慈藏、韦善俊、药师佛、邳彤、王叔和、吴夲等，而在《中国诸神与传说》一书中记载的药王则主要有扁鹊、孙思邈和韦慈藏。在以上所列述的药王人物中，平民百姓对中医界的药王扁鹊和孙思邈可能了解得相对更多一些，医学界的认识可能还包括神农、黄帝及王叔和等，佛教界对药王菩萨可能更为熟悉。

在我国历史上广泛流传的药王主要有以下几位。

药王神农，又称神农氏，是汉族神话人物，被民间尊奉为"药王""神农大帝"等，是传说中的农业和医药的发明者。有关他的文字记载出现在春秋战国时期。神农遍尝百草，教人医疗与农耕知识。也因为这两项重要贡献，神农成为掌管医药和农业的神祇，能保佑人民健康、收成好，被医馆、药行视为守护神。所以在我国有世代相传的关于神农的佳话，如《史记·补三皇本纪》中神农"始尝百草，始有医药"，《世本》中"神农和药济人"，《淮南子》中"尝百草之滋味，水泉之甘苦……一日而遇七十毒"。神农的这种舍身奉献的精神，千百年来一直被人们传颂。也正因为如此，神农被尊为"中国药物学的鼻祖"。"首创医药，世称药王；后遂以药王为颂神医之称"，这句话说明神农是当之无愧的药王，药王之名也由他而流传下来。传说神农氏的样貌很奇特：身材瘦削，身体除四肢和脑袋外都是透明的，内脏清晰可见。神农氏尝百草，只要药草是有毒的，服下后他的内脏就会呈现黑色，因此，这种药草对人体哪一个部位有影响就可以轻易地知道了。后来，由于神农氏服食太多种毒药，积毒太深，最终身亡。湖南安仁县城东南凤岗山上有座药王寺，是一座规模不大也不甚起眼的寺庙，但是在当地却非常闻名。安仁县号称"南国药都"，据传炎帝神农氏就曾在安仁境内遍尝百草，发明医药。在古代文献中，今之湖南、湖北、河南、陕西、甘肃等地都有关于神农氏的传说和遗迹。

药王扁鹊，公元前407年至公元前310年，战国时期著名医家，姓秦，名越人，号卢医。因为他医术高超，被认为是神医，所以当时的人们借用了上古神话中黄帝时期神医"扁鹊"的名号来称呼他。青年时曾拜名医长桑君为师，得其真传，擅长各科，后开始行医生涯，有丰富的医疗实践经验，反对巫术治病。他随俗而变，在赵为妇科，在周为五官科，在秦为儿科，医名闻天下。同时他还创造了望、闻、问、切四种诊断方法，奠定了中医临床诊断和治疗的基础，开启了中医学的先河。相传中医四大经典之一的《难经》即为扁鹊所著。在司马迁的《史记·扁鹊仓公列传》和先秦的一些典籍中，可以清晰地了解扁鹊既真实又带有传奇色彩的一生。至于扁鹊被称为药王的史料，主要在唐宋之后，如清代高士奇《扈从西巡日录》中"癸卯舟行过保安城，遥望鄚州城遗址，城东北有药王庄，为扁鹊故里"，亦有"药王庙，专祀扁鹊。四月二十八日，贺药王生日"，再如《大清一统志》中"药王庙在任丘县鄚州城东北，祀扁鹊"等。

药王孙思邈，唐代京兆华原（现陕西铜川耀州区）人，是唐代杰出的医药学家。

他一生行医著述，有医学名著《备急千金要方》《千金翼方》等传于世。唐太宗李世民赞孙思邈"凿开径路，名魁大医。羽翼三圣，调合四时。降龙伏虎，拯衰救危。巍巍堂堂，百代之师"，宋徽宗敕封他为"妙应真人"，后世尊称他为"药王"。现今我国多地有其纪念祠堂。《山西通志》记载："药王庙在庄武王庙后。相传，孙真人思邈从北平王军，医疗军士，遂并祀之，祷药即应。"药王故里陕西铜川耀州区孙原村现存有药王孙思邈诞生遗址、幼读遗址、药王墓、孙氏茔园、药王碑苑和宏伟壮观的药王纪念中心药王祠堂，每年农历二月初二，该地会举办规模宏大的药王孙思邈文化节纪念活动。平时有来自全国各地的游客，络绎不绝。《陕西通志》曰："西城山，在州西南五里，古县治建其下，今有三石塔存其相近，又有药王山以祠祀孙真人而名州志，按寰宇记西城，故城在汉江北，西城山东，与州志不合。"因孙思邈医术高明，其死后不久，即被神化。有说孙思邈尝隐于终南山，与道宣和尚相接，每往来互参宗旨；有说唐玄宗游蜀，梦思邈乞武都雄黄，遂命人备妥十斤，抬至峨眉山顶；亦有说思邈曾替泾阳龙王之子医伤，开获"龙宫奇方三十首"；后又有孙思邈送成都僧"秾饭一盂、杞菊数瓯"的故事，谓该僧食之，自此身轻无疾，至宋真宗时，僧已200余岁，后莫知所之。由此可见，唐宋以后，孙思邈被不断神化，民间奉他为药王，并非偶然。现今医、道两家所称药王，多以孙思邈为主神。

唐代三韦，即韦慈藏、韦善俊、韦古道，也被人们尊为药王，他们被道教所倡而流传于民间。韦慈藏为唐代医学家，名讯，字以行，《旧唐书》言其生于京兆（今陕西西安），初为道士，后来被称为韦真人，精于医术。《月令广义·五月令》称农历五月十五日是药王韦真人的生日。《旧唐书》曰："张文仲，洛州洛阳人也。少与乡人李虔纵、京兆人韦慈藏并以医术知名。"清代秦蕙田《五礼通考》曰："西庑医师十四位，华佗、王叔和、皇甫谧、抱朴子葛洪、巢元方、真人孙思邈、药王韦慈藏、启玄子王冰、钱乙、朱肱、李杲、刘完素、张元素、朱彦修。"韦善俊是唐武则天时期的人，《列仙全传》称其13岁奉长斋，后遇一道士授以金丹秘要，常携一条黑犬，呼之为乌龙，一日黑犬化为乌龙，韦善俊乘之而去。《陕西通志》记载："韦善俊，雒南人，武后时长斋奉道法，饮其药者，病即愈。世称为药王贾志。"韦古道，又称韦老师，西域天竺人。开元（713—741）中入京师，系葫芦数十枚于腰间，广施药饵，治病多见奇效。唐玄宗召其入宫中，赐号药王，朝野称他为药王菩萨。《历世真仙体道通鉴》卷四十三"韦古"条曰："韦古，字老师，疏勒国人。……唐玄宗时入中国，每施药饵以救人疾病，行莫不愈。玄宗重之，敬称药王。"

佛教中的药王菩萨，由于其影响深远、法门深奥，我们将在下文详细论之。隋代嘉祥大师疏《妙法莲华经》（简称《法华经》）时说："药王者，过去世以药救病，因以为名。"《大藏经》之《佛说观药王药上二菩萨经》中亦记载："此时大众赞叹，号兄为药王、弟为药上，是今药王、药上二菩萨也。"佛告弥勒，是药王菩萨久修梵行，诸愿已满，于未来世成佛，号净眼如来；药上菩萨，亦次药王作佛，号净藏如来。

（二）佛教中的药王

《法华义疏》曰："药王者，过去世以药救病，因以为名。但菩萨有二种身，一如意珠王身，能与一切乐，依此立名故云宝掌也。二药树王身，见闻之者无不苦灭，依此立名称药王也。"该书重点记述的是佛教西方极乐世界教主阿弥陀佛二十五菩萨之一的药王菩萨及其弟药上菩萨。在佛教中称为药王者还有多位，如火净药王菩萨、无垢明药王菩萨、善现药王、耆域药王、药王树，以及众所周知的药师佛。

火净药王菩萨和无垢明药王菩萨，《大藏经》之《大悲莲华经》（简称《悲华经》）云："时，佛即赞持力捷疾：善哉！善哉！善男子，汝于来世作大医王，令诸众生离诸苦恼，是故字汝为火净药王。"《大乘悲分陀利经》云："宝藏如来告持大力童子言：善哉！善哉！善丈夫，汝当为众生作善良药，脱诸苦难。善丈夫，是故字汝为无垢明药王。汝无垢明药王，于当来世过一恒河沙数阿僧祇、二恒河沙数阿僧祇之余，于贤劫中千四如来成佛未久汝先供养，乃至如汝立愿，青叶髻王如来般涅槃已。正法灭后，汝当成阿耨多罗三藐三菩提，号曰楼至如来，乃至佛世尊。"宣化上人《妙法莲华经浅释》中"法师功德品"云："现在护法韦驮菩萨，就是（四王天）三十二员大将之一，他在贤劫千佛中，将为最后一位佛，名号为楼至佛。"楼至佛的成佛授记和经历见《大宝积经》之《密迹金刚力士会》，经中称其为楼由佛，楼由佛在先世为太子时，曾发愿在成佛前为密迹金刚力士。"法意太子曰：吾自要誓，诸人成得佛时，当作金刚力士，常亲近佛，在外威仪，省诸如来一切秘要，常委托依，普闻一切诸佛秘要密迹之事，信乐受喜不怀疑结。"（另一译本为《佛说如来不思议秘密大乘经》）《大乘悲分陀利经》亦载，楼至佛为菩萨时，菩萨过去生名为无垢明药王菩萨。在另一译本《悲华经》中也提到了火净药王菩萨。

善现药王，实际上是一种药，它的功效强大，可以治疗一切疾病，所以被称为"药中之王"。《佛光大辞典》对善现药王的解释为："善现药王，产于喜马拉雅山之药名，能治一切病。"《大方广佛华严经》（简称《华严经》）云："譬如雪山有大药王，名曰善现。若有见者，眼得清净；若有闻者，耳得清净；若闻香者，鼻得清净；若尝味者，舌得清净；若有触者，身得清净。若取彼地土，悉能除灭无量众病，安隐快乐。如来、应供等正觉无上药王亦复如是。"

耆域药王，《出曜经》曰：昔佛在罗阅城竹园迦兰陀所，尔时耆域药王请佛及比丘僧，又除般特一人。所以然者，以彼般特四月之中不能诵扫帚名得。《佛光大辞典》解释耆域药王为佛陀时代的名医，又作耆婆、耆婆伽、祇婆、时婆、时缚迦。他曾至希腊殖民地附近的德叉尸罗国学医，后返王舍城，为频婆娑罗王与阿阇世王的御医。他虔诚信仰佛教，屡次治愈佛弟子之病，并曾引导弑父的阿阇世王至佛陀面前忏悔。其名声可媲美我国战国时期的扁鹊。因此，有不少的医术、方药都托名于耆婆。如耆婆草，为产于印度的一种药草，也是印度所传八种要药之一。

药王树，顾名思义，即可以治病的树中又能称为王的，同善现药王一样，是能治病的药树。如《大般涅槃经》云："譬如药树，名曰药王，于诸药中最为殊胜。若和酪浆，若蜜、若苏、若水、若乳，若末、若丸，若以涂疮、熏身、涂目，若见若嗅，能灭众生一切诸病。"《佛说柰女耆域因缘经》云："《本草经》说有药王树，从外照内见人腹脏。此儿樵中得，无有药王耶？即往问儿：卖樵几钱？儿白：十钱。便雇钱取樵，下樵置地，暗冥不见腹中。祇域更心思惟：不知束中何所为是药王？便解两束，一一取之，以着小儿腹上，无所照见。辄复更取，如是尽两束樵。最后有一小枝，裁长尺余，试取以照，具见腹内。祇域大喜，知此小枝定是药王。悉还儿樵。儿既已得钱，樵又如故，欢喜而去。"由此可知，药王树有一种神奇的法力，其功能非常强大。

药师佛，很多初次接触佛学的人可能不清楚药王菩萨与药师佛的区别在哪里，或者会直接将他们等同为一人。那么药王菩萨和药师佛是同一人吗？答案很明确，那就是药王菩萨和药师佛是背景完全不同的两位圣人。事实上，有关药王菩萨和药师佛的一些传说非常接近，所以这让初次接触佛学的人很容易混淆。比如有一个传说，在过去世有一位名叫星宿光的长者，曾经以良药供奉僧众，后来成佛，号为药师如来。他出世于过去无量阿僧祇劫，立下十二大誓愿，一心一意要为众生消除痛苦。曾立下十二大誓愿的佛就是药师佛。有读过《佛说观药王药上二菩萨经》的读者一定会发现，在这部著作当中有一位持诃梨勒果及诸杂药供养日藏比丘及众僧的长者，也叫星宿光，而他就是药王菩萨，于未来世成佛，号净眼如来。传说毕竟是传说，可靠性比较低，但是我们可以确定的是，药王菩萨与药师佛不是同一个人，而是佛教当中的两位医药之王。药王菩萨为西方阿弥陀佛二十五菩萨之一，药师佛为东方净琉璃世界之教主。

药师佛，音译作鞞杀社窭噜，又作药师如来、药师琉璃光如来、大医王佛、医王善逝、十二愿王，为东方净琉璃世界之教主。释迦牟尼佛法力无边，能治众生之一切疾苦，故有"大医王"的美称。后来此称用来泛指诸佛和十方菩萨。佛、菩萨善能分别病相、晓了药性、治疗众病，故以"大医王"喻称之。《杂阿含经》以大医王所具有之四法成就比喻佛、菩萨之善疗众病，即：①善知病；②善知病源；③善知对治疾病之法；④善治病已，令当来更不复发。此大医王能分别病相，晓了药性，视众生之病而授予药方，使之乐服。此称呼为药师如来之特称。能除生死之病，故名药师；能照三有之暗，故云琉璃光。药师佛率领日光菩萨与月光菩萨等眷属，在东方净土化导众生。在寺院中，我们通常见到药师佛会以两种形式出现：一种是中央为娑婆世界释迦牟尼佛，左为东方净琉璃世界药师佛，右为西方极乐世界阿弥陀佛；还有一种是"东方三圣"，中央为药师佛，左胁侍为日光菩萨，右胁侍为月光菩萨。《药师如来本愿经》曰："于其国中有二菩萨摩诃萨，一名日光，二名月光。于彼无量无数诸菩萨众，最为上首，持彼世尊药师琉璃光如来正法之藏。"药师佛于过去世行菩萨道时，曾发十二大愿，愿为众生解除疾苦，使具足诸根，导入解脱，故依此愿而成佛，住净琉璃世界，其国土庄严如极乐国。此佛誓愿不可思议，若有人身患重病，死衰相现，眷属于此人临命终时昼夜尽心供养礼拜药师佛，诵读《药师如来本愿经》四十九遍，燃四十九灯，造彼如来形象七躯，一一像前各置七灯，一一灯量大如车轮，乃至四十九日光明不绝，造五色彩幡长四十九磔手，应放杂类众生至四十九，此人即神识还复，得续其命。此种药师佛之信仰自古即盛行。

药师佛的形象，据《药师琉璃光王七佛本愿功德经念诵仪轨供养法》记载，为左手执持药器（又作无价珠），右手结三界印，着袈裟，结跏趺坐于莲花台，台下有十二神将。此十二神将誓愿护持药师法门，各率七千药叉眷属，在各地护佑受持药师佛名号的众生。又，一般流传之像为螺发型，左手持药壶，右手结施无畏印（或与愿印），日光、月光二菩萨胁侍左右，并称为"药师三尊"。此二胁侍在药师佛之净土为无量众中之上首，是一生补处菩萨。亦有以观音、势至二菩萨为其胁侍者。此外，或以文殊师利、观音、势至、宝坛华、无尽意、药王、药上、弥勒等八菩萨为其侍者。

药师如来在过去世行菩萨道时，曾发十二大愿（又称十二上愿），具体如下。

（1）愿我来世得菩提时，自身光明炽然，照耀无量世界，以三十二相、八十种好庄严，令一切众生如我无异。

（2）愿身如琉璃，内外清净无瑕垢，光明过日月，令于昏暗中之人能知方所，随意所趣，作诸事业。

（3）以智慧方便众生，令众生受用无尽。

（4）令行异道者，安立于菩萨道中，行二乘道者，以大乘安立之。

（5）令于我法中修行梵行者，一切皆得不缺减戒。

（6）令诸根不具之聋盲跛躄白癞癫狂，乃至种种身病者，闻我名号皆得诸根具足、身分成满。

（7）令诸患逼切无护无依，远离一切资生医药者，闻我名号，众患悉除。

（8）若女人愿舍女形者，闻我名号，得转丈夫相，乃至究竟无上菩提。

（9）令一切众生解脱魔网，安立于正见。

（10）令为王法系缚、无量灾难煎迫者，皆得解脱一切苦恼。

（11）令饥火烧身、为求食故造诸恶业者，先得妙色香味饱身，后以法味毕竟安乐。

（12）贫无衣服者，我当施以所用衣服，乃至庄严具。

依唐代义净译《药师琉璃光七佛本愿功德经》载，药师佛又作七佛药师，即善名称吉祥王如来、宝月智严光音自在王如来、金色宝光妙行成就如来、无忧最胜吉祥如来、法海雷音如来、法海慧游戏神通如来、药师琉璃光如来。其中前六位如来为药师如来之分身。七佛药师法为日本台密四大法之一。如以药师如来为本尊，修息灾等法，则称为药师法。其仪轨与七佛药师法相同。其三昧耶形为药壶，真言有大咒与小咒之分，小咒为"唵呼嚧呼嚧战驮利摩橙祇莎诃"。又此如来与阿閦、大日或释迦同体。关于药师佛的事迹详见《药师如来本愿经》（隋代达摩笈多译）、《药师琉璃光如来本愿功德经》、《药师琉璃光七佛本愿功德经》、《药师琉璃光如来消灾除难念诵仪轨》、《药师如来观行仪轨法》等。

药师，本用以比喻能治众生贪嗔痴的医师，在中国佛教一般用以祈求消灾延寿。

（三）药王菩萨

药王菩萨，是西方阿弥陀佛二十五菩萨之一，与药上菩萨为兄弟。药王、药上二菩萨为施与良药，救治众生身心两种病苦的菩萨。有时候他们会取代文殊菩萨和普贤菩萨，被认为是佛陀的左右胁持。农历四月二十八是药王的诞辰。

菩萨，为菩提萨埵的略称。菩提，即觉、智、道的意思；萨埵，即众生、有情的意思。菩提萨埵，可以意译为道众生、觉有情、大觉有情、道心众生，意思是求道求大觉之人，求道之大心人，即指以智上求无上菩提，以悲下化众生，修诸波罗蜜行，于未来成就佛果之修行者，亦即自利、利他二行圆满，勇猛求菩提者。菩萨与声闻、缘觉合称三乘，为十界之一。对声闻、缘觉二乘而言，若由其求菩提（觉、智）的观点视之，亦可称为菩萨，而特别指求无上菩提的大乘修行者，则称为摩诃萨埵。

在《法华经》卷六"药王菩萨本事品"当中，一切众生喜见菩萨是药王菩萨，待其燃身供佛后，化生为一名儿童，出生在净德国王家中，称净德国王为父亲。在《法华经》卷七"妙庄严王本事品"中，过无量无边不可思议阿僧祇劫，有佛名云雷音宿王华智，多陀阿伽度阿罗诃三藐三佛陀，其国名为光明庄严，劫名为喜见。此佛国有妙庄严王，其有二子，一名净藏，一名净眼。此二人即为药王菩萨和药上菩萨。在《佛说观药王药上二菩萨经》中，长者星宿光和其弟电光明亦是此二人。

药王菩萨、药上菩萨的功德相貌如何？

药王菩萨的形象，一般为顶戴宝冠，左手握拳置于腰部，右手屈臂置放胸前，又以拇指、中指、无名指执持药树。在《佛说观药王药上二菩萨经》中，释迦牟尼佛告诉大众，要想见到药王菩萨的色身，必须先修行五想，即一者系念数息想（数息），二者安定心想（净心），三者不出息想（定心），四者念实相想（观想），五者安住三昧想（住心）。只有修此五想者，才可能在一念之中见到药王菩萨。其中，此经文对药王菩萨功德相貌的描述为："是药王菩萨身长十二由旬，随应众生，或十八丈，或现八尺。身紫金色，三十二相，八十随形好，如佛无异。顶上肉髻有十四摩尼珠，其一一珠有十四楞，一一楞间有十四华，以严天冠。其天冠内有十方佛及诸菩萨，皆悉影现，如众宝钿。眉间毫相白琉璃色，绕身七匝如白宝帐。身诸毛孔流出光明，如摩尼珠，数满八万四千，其一一珠宛转右旋，如七宝城优钵罗华，一一华上有一化佛，方身丈六如释迦牟尼，一一如来有五百菩萨以为侍者。是药王菩萨，其两修臂如百宝色，手十指端雨诸七宝。若有众生，观此菩萨十指端者，四百四病自然除灭，身诸烦恼皆悉不起。其两足下雨金刚宝，一一珠化成云台，其云台中有化菩萨，无数诸天以为侍者。时化菩萨演说四谛、苦、空、无常、无我，亦说甚深诸菩萨行。"

同样，若有善男子、善女子想见药上菩萨的清净色身，也需要修行七法：一者常乐持戒，终不亲近声闻缘觉；二者常修世间善法及出世善法；三者其心如地不起憍慢，普慈一切；四者心无贪着，犹若金刚，不可沮坏；五者住平等法，不舍威仪；六者常修毗婆舍那，修舍摩他，心无懈倦；七者于大解脱般若波罗蜜心不惊疑。当修行者修得此七法，即可见到药上菩萨的清净色身。"是药上菩萨身长十六由旬，如紫金色，身诸光明，如阎浮檀那金色。于圆光中有十六亿化佛，方身八尺，结跏趺坐，坐宝莲华。一一化佛，有十六菩萨以为侍者，各执白华，随光右旋。通身光内有十方世界，诸佛、菩萨及诸净土皆于中现。顶上肉髻如释迦毗楞伽摩尼宝珠，肉髻四面显发金光，一一光中有四宝华，具百宝色，一一华上化佛菩萨，或显或隐，数不可知。是药上菩萨，三十二相，八十随形好，一一相中有五色光，一一好中有百千光。眉间毫相如阎浮檀那金色，百千白宝珠以为璎珞，其一一珠放百宝光，庄校金毫如颇梨幢，盛真金像，世间珍妙，诸庄严具悉于中现。"

药王菩萨可以为受持、读诵、书写《法华经》的善男子、善女子说《陀罗尼经咒》而守护他们，因为他们的功德很大。其咒曰：

安尔（一）曼尔（二）摩祢（三）摩摩祢（四）旨隶（五）遮梨第（六）赊咩（羊鸣音，七）赊履（网雉反）多玮（八）膻（输千反）帝（九）目帝（十）目多履（十一）娑履（十二）阿玮娑履（十三）桑履（十四）娑履（十五）叉裔（十六）阿叉裔（十七）阿耆腻（十八）膻帝（十九）赊履（二十）陀罗尼（二十一）阿卢伽婆娑（苏奈反）簸蔗毗叉腻（二十二）祢毗剃（二十三）阿便哆（都俄反）逻祢履剃（二十四）阿亶哆波隶输地（途卖反，二十五）沤究隶（二十六）牟究隶（二十七）阿罗隶（二十八）波罗隶（二十九）首迦差（初几反，三十）阿三磨三履（三十一）佛驮毗吉利裒帝（三十二）达磨波利差（猜离反）帝（三十三）僧伽涅瞿沙祢（三十四）婆舍婆舍输地（三十五）曼哆逻（三十六）曼哆逻叉夜多（三十七）邮楼哆（三十八）邮楼哆憍舍略（来加反，三十九）恶叉逻（四十）恶叉冶多冶（四十一）阿婆卢（四十二）阿摩若（荏蔗反）那多夜（四十三）

随着药王菩萨逐渐被人熟知，有关药王菩萨的传说也越来越丰富、生动，为人们所津津乐道。药王菩萨的那些救死扶伤、以良药替人治病的故事更是被许多人传颂。"星宿光""一切众生喜见菩萨"等作为药王菩萨前世的名字，也常常出现在佛门弟子的口中。像药王菩萨这样知名度很高的大菩萨，已经走出佛门，影响了众多善男信女。

二、 法门概述

何为"法门"？即佛法、教法。佛所说，而为世之准则者，称为法。此法既为众圣入道的通处，复为如来圣者游履之处，故称为门。《大乘起信论义记》云："轨生物解曰法，圣智通游曰门。"《法界次第》亦谓"门谓能通"，故知"门"之一词，实为通入之义。门者，亦含差别之意。以佛所说之法义有种种差别，故称"如来开法门，闻者得笃信""以种种法门，宣示佛道"。如是，法门一词既可作为佛所说教法之总称，以"不二法门"总括其教说之绝对性，亦可以"八万四千法门"含摄其重重无尽之个别性，以应众生千差万别、重重无尽之烦恼。盖众生有八万四千烦恼，故佛乃为之说八万四千法门。

法门无尽无量，故可以大海比喻其深广浩瀚、不可测量，称之为"法门海"。唐译《华严经》卷二云："佛刹微尘法门海，一言演说尽无余。"准此，一切菩萨初发心时，即以"法门无量誓愿学"一语为四弘誓愿中之一愿，而缘四圣谛中之道谛，以广学无尽之法门（来源于《佛光大辞典》）。

也有人将法门理解为，众生根器不同，释迦牟尼佛慈悲为怀，特设八万四千法门。其中，比较大型的法门，因学的人多，就逐渐形成了宗派。比如净土宗就是其中著名的一个，是以阿弥陀佛的极乐世界为目标。药师法门、地藏法门、弥勒法门、药王法门等，由于学的人不是特别多，就没有形成宗派。如果从这方面理解，药王法门既不是净土宗，也不是密宗，只是个法门。宗派与法门的区别就是修学的人的多与少。

第二章　药王菩萨的生平事迹

一、《妙庄严王本事品》

《法华经》第二十七"妙庄严王本事品"，讲述的是妙庄严王的本事来历、本事因缘、本事经、本事说，即叙述佛陀及佛弟子在过去世的因缘事迹，也涉及药王菩萨和药上菩萨的生平。为了让妙庄严王不信外道，改信佛教，脱离苦海，药王菩萨和药上菩萨转世成为妙庄严王的两个儿子，以图利用人世间的亲情来影响他、感化他、教化他。

在很久以前，妙庄严王是一位修道的比丘。他同另外三位比丘发心在深山中修道。因为无人供养，他们也为生活忧虑，进而影响了修行。这时，其中一位比丘即妙庄严王的前身，发心供养其他三位比丘，可以使他们得以安心修道，不再为衣、食、住而分心。这位比丘决定还俗，通过做苦工赚钱，以供养三位比丘的饮食、衣服、医药、卧具等日常必需品。有一天，他在王宫附近做工，见到国王出巡，前后仪队，十分威武，便心生妄念："如果我来生能做国王，那是多么威严的事啊！到时候，人人都恭敬我！那时，我将发心供养所有的比丘。"此念一生，果然来生他转生为妙庄严王，但是他却忘了当初护法的愿。后来，其他三位比丘皆证圣果，用法眼观察护法的因缘，便知这位护法者因为往昔的功德而转生为王。此王有慈悲心，爱民如子，可是信外道，心里有邪知邪见。三位圣者欲报往昔护法之恩，设法救其出苦海，于是一起商议了一个解救的办法。一位发愿作为他的夫人，即净德夫人；其他二位发愿作为他的儿子，即净眼和净藏。为什么？因为他们要借着贤惠的夫人和孝顺的儿子，用感情做影响力，改变这位国王信外道邪见的思想。

在过去很久很久以前，经过无量无边不可思议阿僧祇那样多的劫，有位佛出现于世，名号为云雷音宿王华智佛。云雷音宿王华智佛在世时，有个国家名为光明庄严国，劫名叫作喜见。在此佛法中有王，即妙庄严王。他同他的夫人即净德夫人育有二子，分别叫净眼和净藏。此二子从小学习菩萨道，因此，虽然他们的长相与常人没有什么区别，但是他们有福德、有智慧、有大神通力，能现十八变。所谓檀波罗蜜、尸罗波罗蜜、羼提波罗蜜、毗梨耶波罗蜜、禅波罗蜜、般若波罗蜜、方便波罗蜜、慈悲喜舍（即慈为令一切众生快乐；悲为拔一切众生的苦难；喜就是欢喜，欢喜人家所得到快乐的事；舍就是布施，布施人家所需要的东西），乃至三十七品助道法（即四念处、四正勤、四如意足、五根、五力、七菩提分、八正道，总计三十七品），净眼和净藏均十分了解且通达。他们二人在修行过程中又得菩萨净三昧、日星宿三昧、净光三昧、净色三昧、净照明三昧、长庄严三昧、大威德藏三昧，对这些三昧也同样是了解并通达。

云雷音宿王华智佛想引导妙庄严王入佛智，以及慈悲愍念一切众生的缘故，讲解《法华经》的真实义。但是由于妙庄严王信外道，并不信佛教，就增加了困难。净眼和净藏两兄弟了解到云雷音宿王华智佛的想法后，就苦思冥想，有什么办法可以让他们的父亲也信佛道。待他们想出办法后，来到他们母亲的住所，十指合并，向他们的母亲说道："希望母亲同我们一起到云雷音宿王华智佛所聆听《法华经》。我们应当侍从母亲一起去佛所，亲近、供养、礼拜这位佛。这位佛，现在于一切天人大众中，正在讲解《法华经》。这次机会难遇，我们应该听受，不应该错过成佛的机会。"净德夫人听后，内心想前往云雷音宿王华智佛所去听佛讲《法华经》，但是却面露难色，因为他的夫君妙庄严王不信佛法，而信受外道长生不老、出玄入牝的邪法，深信执著婆罗门法。如果执意同两个儿子前往，她担心妙庄严王会不开心。所以净德夫人告诉净眼和净藏："你们也应该到父亲的住所，向他说明这个消息，并想办法让他同我们一起去佛所，听佛讲法。"净眼和净藏了解到母亲的想法后，共同表示："我们在往昔修行菩萨道时，已经是法王之子，可是很不幸，生在这个邪见之家，我们要想办法将其改变为正见之家。""净眼、净藏，你们应当有孝顺之心，忧念你们的父亲，他在往昔的时候是我们的护法。我们现在是来度他成佛的，虽然现在他迷恋外道，不肯信正道，你们可以通过向他展现种种神变，当他看见你们的神通变化时，其心必定清净，就会觉悟。或者会听信我们的话，一同去往佛所，聆听云雷音宿王华智佛讲《法华经》。"净眼和净藏听了母亲的话后，觉得自己不应该有这样的想法，不应该觉得因自己生在妙庄严王家而不幸，所以他们感恩其父亲，想帮助妙庄严王改邪归正。于是，净眼和净藏两兄弟同他们的母亲净德夫人一同前往妙庄严王的住所，共同发挥自己的力量。

到达妙庄严王住所后，净眼和净藏立即开始展现自己的神通力。只见他们纵身一跃，没有任何借助之物就停留在虚空当中，其高度大概有七棵多罗树那么高，之后就是各种神奇变换。他们在虚空之中，在没有任何辅助的情况下，行走、安住、坐下、卧倒均可以非常自如地完成。让人不可思议的是，净眼和净藏两兄弟展现出身上出水、身下出火或者身下出水、身上出火，水火在身上相互融合、没有任何冲突的神奇之术。他们还可以现出大身，遍满虚空，或者大身忽然变成小身，小身又忽然变成大身。其变幻莫测之神通力实在是令人叹为观止。这时，他们两兄弟突然在虚空之中消失，稳稳地停落在地上，其降落之举如同入水一样容易，履水如同在陆地上行走一样。两位王子现出这种种神通变化，目的是令其父王心中清净，能生信仰佛法之心，放弃对外道法的迷恋。

这时候，妙庄严王看见两个儿子有这样的神通变换力和无穷的变化，心生大欢喜，他从来没有见过这样奥妙的境界，他所信奉的外道与这相比，实在是差得太大。妙庄严王连忙问道："你们的师父是谁？是谁教你们这些神通力的？"净眼和净藏两兄弟见到父亲的反应，心中也是十分欢喜，异口同声地说道："父亲，我们的师父是云雷音宿王华智佛，他现在正在七宝菩提树下，法座上坐，为一切世间天人大众广说《法华经》。"妙庄严王听净眼和净藏说完之后，说道："你们是徒弟，都有这样的神通力，那么作为你们的师父，他的神通力必定更不可思议，我可以和你们一同到佛所聆听《法华经》。"净眼和净藏听妙庄严王说完之后，在虚空中展现十八变，然后从虚空降下，来到他们母亲净德夫人的身边，合掌向母亲说道："母亲，我们的父亲，现在不信外道，而正估佛法、了解佛法了。父亲现在可以堪任发阿耨多罗三藐三菩提心。我们为父亲已经大做佛事，希望母亲看见及听到，允许我们兄弟二人到佛所，跟佛出家，修无上道。"净德夫人告诉二子说："好，我允许你们出家修道，因为佛是很不容易遇到的。希望你们出家之后，可以昼夜精进，修行菩萨道。"此二子对其父母说："善哉！父母慈爱我们，允许我们出家修道。因为不能报父母养育之恩，请父母宽恕未能尽孝之罪。希望父亲和母亲，时常到云雷音宿王华智佛的道场，亲近佛、供养佛。因为佛出兴于世，若没有善根的人，是不容易遇到佛的。"

于是，妙庄严王带领群臣、眷属同净德夫人及净眼、净藏来到佛所。当他们到达佛所后，皆五体投地向云雷音宿王华智佛顶礼，然后向右绕三匝，表示恭敬，退站一面，静候佛的教诲。这时，云雷音宿王华智佛详细地为妙庄严王说法，为他指示教化，使他得到功德利益。妙庄严王听闻佛法后，心中十分欢喜，与净德夫人当即解下身上所有珍珠璎珞披挂在佛身上。万万没有想到，这璎珞刚落到佛身上，就立刻化成一座有四根柱的宝台。宝台上安放着一张大宝床，床上铺满千千万万件天衣，更神奇的是天衣上有尊佛，结跏趺坐，大放光明，遍照十方世界。

这时，云雷音宿王华智佛向四众说道："你们有看见妙庄严王在我面前合掌站立吗？这位国王，在我法之中作比丘，精进勤恳，修习佛法，助佛弘扬正道法，将来应当证得佛果，名号为娑罗树王佛，国名为大光，劫名为大高王劫。"佛当着众人给妙庄严王封了佛号。妙庄严王听云雷音宿王华智佛如是之说，即时放弃王位，将国家委付给其弟治理，毅然决定同净德夫人和净眼、净藏二子以及诸眷属等，在云雷音宿王华智佛处出家修道，受持《法华经》的法门。妙庄严王出家之后，在八万四千岁中，从不懈怠，勇猛精进修行《法华经》。之后，获得一切净功德庄严三昧，即时踊身升入虚空，高达七棵多罗树之高。

释迦牟尼佛说："妙庄严王就是华德菩萨，净德夫人就是光照庄严相菩萨，两个儿子净眼和净藏分别是药王菩萨和药上菩萨。"

二、《药王菩萨本事品》

药王菩萨，往昔名号叫作一切众生喜见菩萨。顾名思义，他和一切众生结了善缘，所以一切众生都欢喜见到他。一切众生喜见菩萨，其燃身供佛的事迹更是广为流传。《法华经》之"药王菩萨本事品"中讲述了一切众生喜见菩萨燃身供佛的事迹。要知道，药王菩萨在其第一生为燃身供佛，在第二生为燃臂供佛。这种供养，不是一般人能够做到的。总而言之，药王菩萨能燃身供佛，这是真的供养。这位菩萨最慈悲，若众生有疾病，他一定会为彼解除痛苦，所以一切众生都欢喜见到他。

在过去无量恒河沙劫有佛，其名号为日月净明德如来。在这个佛国当中，没有女人、地狱、饿鬼、畜生、阿修罗，以及诸难。此国的大地，不仅平坦如掌，没有崎岖不平之处，而且其上物还都是用琉璃所建成，有七宝所造的树，排列成行，以庄严国土，有宝帐实盖覆在宝树之上，有垂下的宝华宝幡，有宝瓶宝炉，周遍于国界，处处可以感受到这种庄严之境界。一切众生喜见菩萨就生活在此佛国。他乐于修习苦行，在日月净明德佛之正法中，精进经行，绝不懈怠，常在树下禅定，专一其心以求佛道。终于，在修行满一万两千岁后，获得现一切色身三昧，也就是能变现一切色身、教化一切众生。想度化哪位众生，就可以变成同他一样的色身，以方便教化。一切众生喜见菩萨认为，他能获得一切色身三昧，完全是听闻《法华经》的缘故，故更加虔诚地供养日月净明德佛和《法华经》。

在一切众生喜见菩萨燃身供佛之前还有一段小故事。他想让佛法深入人心，使天地之间芸芸众生都知道佛的伟大，都感受到佛光的温暖。有一段时间，一直没有下雨，人们正在遭受着大旱带来的困苦。人们一次次地求雨，又一次次的失望。一切众生喜见菩萨见到这一情形，心里甚是着急，认为是该到使用佛法救难的时候了。一切众生喜见菩萨沐浴斋戒，在日月净明德佛像前五体投地，顶礼膜拜，祈祷如来保佑自己可显示神通，帮助众生脱离大旱之苦。他话音未落，天空突然风起云涌、乌云密布，瞬间就下起倾盆大雨。大雨过后，江河湖泊碧波荡漾，山峦平原郁郁葱葱，男女老少皆齐声欢呼，走出家门，享受着久旱逢甘雨后的美丽景色。这时候，天空突然开始降下看似云朵其实是带着露珠的曼陀罗花，还有一束束精美的旃檀香。这时有个很有悟性的长者，意识到天降甘雨、曼陀罗花、旃檀香，一定是如来大发慈悲，对众生的赏赐。于是跪倒在地，大声说道："感谢仁慈的佛祖拯救了我们，感谢仁慈的佛祖给我们的恩赐！"见到这种情形，其他人也一起跪了下来，齐声说道："感谢仁慈的佛祖！""这是我对大家的一点心意。"所有的人朝着答话的方向望去，只见一切众生喜见菩萨站在高高的山上向大家挥手致意。所有在场的人都被感动了，大家都热泪盈眶，向一切众生喜见菩萨欢呼，向一切众生喜见菩萨致敬！这是一种发自内心的、由衷的感激，没有任何虚情假意。

有了这次经历，一切众生喜见菩萨更加坚定了学佛、供佛以及成佛的决心。一切众生喜见菩萨雨降曼陀罗花、摩诃曼陀罗花，坚黑旃檀的细末，海此岸旃檀之香以供养佛。但是，一切众生喜见菩萨并不满意以神力供养佛，觉得还应以自己的身体来供养佛。于是，他随即服诸香，有旃檀香、熏陆香、兜楼婆香、毕力迦香、沉水、胶香，又饮服薝卜诸花所造的香油，令体内五脏六腑皆清净。当服香满一千二百岁之后，一切众生喜见菩萨用香油涂身，在日月净明德佛前用天宝衣将自己的身体缠起，灌满香油，运用自己的神通力将自己燃烧了起来。其燃烧的光明照遍八十亿恒河沙世界。诸佛皆称赞，此是真精进，是真法供养如来。它是华香、璎珞烧香、末香、涂香、天缯幡盖及海此岸旃檀之香，这类香供养所不能及的。一切众生喜见菩萨的身体燃烧了一千二百岁，身体全部燃烧完尽。待命终之后，一切众生喜见菩萨又生于日月净明德佛国，在净德国王家中，结双跏趺坐，忽然之间，化生成为一个儿童，称净德国王为父亲。虽然一切众生喜见菩萨出生在国王之家，有净德国王的宠爱，享受着荣华富贵，但是他并不去享受。他告诉净德国王，他曾经在日月净明德佛处精进修行，聆听佛宣说《法华经》，依照经中的道理修持，所以即时证得现一切色身三昧。他勤加修行这种法门，勇猛大精进，身精进、心精进、昼夜六时勤精进，把所爱的色身也舍了。他怀着万分的虔诚心，用三昧真火燃烧自己的身体以供养日月净明德佛。因为想求无上道，也就是佛的智慧——大圆镜智，现在日月净明德佛仍然在这世界上，他必须要继续供养。虽然净德国王不舍得儿子，但是他尊重儿子的意愿。于是一切众生喜见菩萨坐上七宝之台，上升到虚空之中，来到日月净明德佛所，即刻五体投地向佛顶礼，合其双掌，用偈颂来赞叹佛：容颜甚奇妙，光明照十方，我适曾供养，今复还亲觐。日月净明德佛见到一切众生喜见菩萨后，说："一切众生喜见菩萨，你在久远以来的每一个言行都充满了对佛的热爱，深深地打动了我，也打动了所有的人。我入涅槃的时候到了，灭尽时期来临，你现在可以安施床座，预备妥当，我在今天半夜时就要入大般涅槃。"日月净明德佛又敕令一切众生喜见菩萨："善男子！我把所有的佛法统统嘱累于你，还有诸菩萨和大弟子，并和阿耨多罗三藐三菩提法。用七宝所造的三千大千世界（一个佛刹），又有宝树和宝台，又有给侍的诸天，完全地嘱累于你。你要辛苦了，等我灭度之后所焚化得到的舍利，也咐嘱于你，你为我处理后事。应当将佛法流通，将舍利流布，广设供养佛法和舍利，应当建造若干宝塔作为供养舍利之处。"日月净明德佛在咐嘱一切众生喜见菩萨之后，在夜后分而入涅槃。一切众生喜见菩萨亲眼见日月净明德佛入涅槃，悲伤起来。他恋慕忆念佛，舍不得离开佛的左右。既然佛已入涅槃，他便用最名贵的海此岸旃檀为薪来焚化佛之遗体，将日月净明德佛的身焚化之后，遂收取无量的舍利，分别盛在八万四千个宝瓶之内，又造八万四千座宝塔，供养宝瓶中的舍利。这时，一切众生喜见菩萨又这样地念言："我在前生虽然焚身供养佛，但是仍然觉得不具足真诚之心。我现在要更进一步来供养佛的舍利。"便对着诸菩萨大弟子以及天龙八部一切大众说："你们大众应当专一心念，我现在要供养日月净明德佛的舍利。"一切众生喜见菩萨说完这话之后，即刻在八万四千座宝塔之前，燃烧他自己的百福庄严胳臂，经过了七万二千岁之久的时间，作为供养。

一切众生喜见菩萨因为要感化没有真诚心的众生，发起真诚心来供养佛舍利，为了要令无量求声闻大众，以及无量阿僧祇的人发阿耨多罗三藐三菩提心，所以再次燃臂供养佛，为的就是影响众生，使众生发菩提心，使一切众生住在一切色身三昧的境界中。在这个时候，诸大菩萨，天上的人，人间的人，以及阿修罗、鬼神众等，看到一切众生喜见菩萨没有了两臂，大家都忧恼和悲哀起来，异口同声地说："一切众生喜见菩萨是我们大众的师父，教化我们，令我们明白佛法，令我们修持佛法。可是现在他发愿燃臂供佛，身相不具足了。"这时，一切众生喜见菩萨在大众面前立下这样的誓言："我燃烧两臂供佛，将来必定能得佛的紫磨金色身。假如这是真实不虚的话，令我所烧的两臂，即刻恢复原状，再生出两只胳臂。"当他发了这种愿之后，自然而然再生出完整如初的两臂，与之前没有两样。这是什么原因？因为一切众生喜见菩萨，他的福德大，智慧也大，他既敦厚，又诚实，所以才有这种不可思议的感应的境界。三千大千世界普遍有六种震动，天雨宝华缤纷而降，一切人天皆认为这是稀有之象。在他们有生以来，并未见过这种的境界。

释迦牟尼佛告诉宿王华菩萨说："你感觉这种苦行怎样呢？你知道这位菩萨是谁？他就是现在的药王菩萨。他舍身于佛，布施于众生，已有无量百千万亿那由他那样多，这个数量是无法说穷尽的。不过，我现在只是说药王菩萨燃身和燃臂供养于佛的事迹而已。"

三、 药王菩萨的往昔因缘

药王菩萨以救死扶伤闻名于世，大家都赞颂他的功德无量，尤其是他燃身供佛的事迹更是让大家连连称赞，但是大家对他获得正果的经历却比较模糊。阿难问释迦牟尼佛，曰："世尊，此药王、药上二菩萨，在过去世时修过何种道行，种过何种功德，今此二菩萨犹如梵幢，被佛陀赞叹，也被大众称誉？"于是，释迦牟尼佛某时就在毗耶离国猕猴林中青莲池精舍为大比丘、菩萨摩诃萨、毗耶离诸离车子人讲述药王菩萨的来历，即药王菩萨和药上菩萨的往昔因缘。

在过去无量无边阿僧祇劫，那个时候有位佛，名号为琉璃光照如来，劫名正安隐，国名悬胜幡。出生在此佛国的众生，寿命八大劫。此佛世尊示现化身而出于世间经十六大劫，然后在莲花讲堂涅槃。佛涅槃后，悬胜幡国进入像法时期。这时有一千名比丘决心继承琉璃光照佛的衣钵，发誓愿要刻苦修行，为众生说法教化。在众比丘当中有一位比丘名叫日藏，他聪明多智，游历到聚落、村营城邑，僧房堂阁，阿练若处，以及到议论的地方，常常为诸大众广泛称赞大乘菩萨本来因缘，也说如来无上清净平等大慧。这时，众生当中有一长者，名星宿光，听闻大乘平等大慧后，心生欢喜，即从座位起来，手持诃梨勒果及诸杂药来到日藏菩萨的住处，讲道："大德，我听闻您说甘露药，正如您所说，服此药者，不老也不死。"说完之后，头面着地，礼拜比丘足，又手持此药，将其奉上比丘，讲道："仁者，今天我以此药奉上仁者您以及大德僧。"这时，日藏菩萨以唱诵或叙述咒语的方式为众生祈愿长者，并且接受诃梨勒。长者听闻佛法，又听闻祝愿，心大欢喜，礼拜十方无量诸佛，在日藏菩萨面前发弘誓愿说道："我听闻仁者您说佛慧妙药，如您所说的真实不虚，我今手持雪山良药给仁者您和众僧奉上，以此功德，愿我生生不求人天三界福报，正心回向阿耨多罗三藐三菩提。我今天以至诚之心发立志修行佛道之心，在未来世必当成佛，此愿不虚，必定能得到如尊者所说的佛的智慧。"那时，星宿光长者的弟弟名为电光明，当他见到兄长发菩提心，身心随喜，说道："大兄，我家中有醍醐及诸良药，愿兄听我普施一切，不限众僧。"电光明长者也随从大兄，欲发甚深阿耨多罗三藐三菩提心，并且发了大誓愿。

佛陀告诉阿难，因为大长者以诃梨勒雪山胜药供养众僧，诸大众都发阿耨多罗三藐三菩提心。诸大众相互说："今天我等因为此大士所施的两种药，可以发无上法王之心，当三千大千世界的法王，为报恩应当为此长者立名号。他是以这个法药而布施成就，这个行持行为，因行立名，故名药王。"星宿光弟弟电光明长者以药施人，世人称赞此长者药用来施众僧及施一切。服此药者得上气力，得妙上药，也可以听闻上妙大乘法药，所以世人因其行持立名，名叫药上。以上二人就是现在众所周知的药王菩萨和药上菩萨二兄弟。

听到这里，弥勒菩萨向佛陀请教道："药王菩萨、药上菩萨原来是两兄弟，现在他们两位都是菩萨，将来是否能成为佛？"释迦牟尼佛告诉弥勒菩萨："药王菩萨，久修梵行，诸愿已满，于未来世过算数劫，当得作佛，号净眼如来。国名常安乐光，劫名胜满。药上菩萨，次药王后，当得作佛，号曰净藏如来。"

《止观辅行传弘决》云："药王烧手者。药王菩萨，本于宝藏佛所发愿疗治众生身心两病。今故号汝名为药王。于日月净明德佛所，名一切众生喜见，彼佛灭后，起塔供养。一切众生喜见菩萨为供养塔故，于其塔前燃百福庄严臂，经七万二千岁，令无量阿僧祇人发菩提心，然后发誓两臂还复。此亦为求权实妙体。"

第三章　药王菩萨的传闻逸事

佛家有八苦：生苦，即出生时的痛苦；老苦，即年老体弱的痛苦；病苦，即患病时的痛苦；死苦，即临死时的痛苦；爱别离苦，即与所爱分离的痛苦；怨憎会苦，即与仇人见面的痛苦；求不得苦，即所求不遂的痛苦；五阴炽盛苦，即五阴的作用炽盛，盖覆真性，故死之后，复须再生。清代有位高德专门写了八苦诗，其中《病苦》云："四大因时偶暂乖，此身无计可安排。残灯留影不成梦，夜雨滴愁空满街。自昔欢娱何处去? 只今苦痛有谁怀! 岂知极乐清虚体，自在游行白玉阶。"据说为了消除人们的病苦，药王菩萨曾无数次来到尘世治病救人，并留下了许多广为传颂的故事。

一、巧治母亲眼病

药王菩萨的医术很高明，没有他治不好的病。有一次，他母亲的眼睛痛，吃了好多药却不见好转，兄弟两人只能干着急。这一天，药王菩萨给别人家治病去了，弟弟在家，对母亲说："娘，哥哥能治千病百疮，怎么就唯独您老的病治不好呢?"母亲说："这不能怪你哥哥，法都想尽了。现在我只想让你背我到后山上去看一看。""那可以。"母子收拾了一下，弟弟背起母亲就上山了。

到了半山腰，母亲说口干了，要喝水。弟弟就满山遍野找，却没找到一丁点儿水。后来只看到一个骷髅脑壳里装有一壳水，里面还有一条小黄蛇儿游上游下，他就端到母亲的面前说："娘呀，到处都没找到水，只看到这个骷髅脑壳里有一壳水，里面还有一条黄蛇儿在洗澡。"这时母亲口干了，就讲："管它枯脑壳、瘦脑壳，快点端来给我喝。"接着就咕噜咕噜把水喝光了。

这一喝下去，母亲感觉眼睛比先前要亮多了，心里也比先前舒服多了。歇了一会儿，弟弟又背起母亲往山顶上走。到了山顶，母亲说肚子饿了，想吃东西。弟弟又满山找，找到一户人家，屋里没有其他可吃的，只有一只黑母鸡，白天夜晚都歇在屋旁边的桃树上，主人又不愿意卖。屋主人想起屋里还有几个鸡蛋、一些红薯，就拿给了他娘俩，弟弟一数正好九个鸡蛋。他们就借主人的锅灶煮蛋，一打开，里面还有个双黄蛋。弟弟自己吃红薯，看到母亲的胃口好，把九个鸡蛋全部给她吃了。她一吃下去，病全好了，眼睛比好人的眼睛还要清亮，不用背，娘俩就走下山去了。

回到家里，弟弟对哥哥说："哥哥，亏你还是药王菩萨呢，连娘的眼睛都治不好，我只背娘到后山玩一玩就好了。""兄弟有所不知，娘的眼睛并不是我治不好，是找不到那几种药啊。""那你说说看，要用哪几种药？"弟弟想考考哥哥。"药书上写着，像咱娘的这种病，要千年骷髅水、黄蛇洗澡汤、乌鸡桃树歇、九蛋一双黄。看你在哪里找得到。"弟弟一听，"哎呀，哥哥还真是药王菩萨呢！"

二、 巧治富商怪病

佛教传说在很多劫以前，药王菩萨转世成为一名医术高明的医师，名为迦叶波。迦叶波不仅医术高超，而且非常了解病人的心理。有一天，有个总是忙得闲不下来的富商请迦叶波看病。富商的病症十分奇怪，找了许多医生都治不好，其中不乏有名的医生，这才不远千里慕名找到迦叶波。迦叶波详细了解了富商的病情以及他的生活习惯后，知道他是个闲不住的人，于是就针对这一点制订了治疗方案。迦叶波对富商说："你得的是一种怪病，很不容易治疗，现在的重点是你愿不愿意配合我的治疗？"富商从迦叶波的语气中了解到他的病有希望治好，欣喜地连忙答应道："我一定积极配合治疗，你要我怎么做我就怎么做。"迦叶波问他："好，要的就是你这个决心。我要你做到右侧卧七个月，左侧卧七个月，最后仰卧七个月。如果你认为你无法做到的话，你的病是难以治疗的。那么请回吧，我无能为力。"富商听到这样的治疗方案，经过再三考虑，最后迫于无奈地点点头，只得接受。于是，迦叶波打开了他的头颅，从中取出两条蛆虫，随后把伤口缝合好，要他卧床休养。卧床休养是十分无聊的，更何况对于本来就十分好动的富商。不过，好在迦叶波提前给他打了预防针，让好动的富商已经有了思想准备。于是他就乖乖按照迦叶波所说的在床上好好休息。富商右侧卧七天，左侧卧七天，最后仰卧七天就痊愈了。他感到很惊奇，在向迦叶波致谢时，顺便请教这是怎么回事。迦叶波解释道："如果我不事先要求你每侧卧七个月，恐怕你每侧就躺不了七天。"这是典型的医术与心理疗法相结合的例子。

三、 遏制瘟疫蔓延

佛教传说在很久很久以前，药王菩萨转世为一个僧人，法号无可。有一次，无可大师带着慧清、慧净两个弟子云游四方。他们来到了中原，一天，走在一条僻静的小路上，迎面遇到了一位老汉。老汉艰难地朝着他们走来，脚步蹒跚，摇摇晃晃，突然倒了下去。无可大师连忙走上前去，将老汉扶了起来。他见老汉满脸病容，便赶紧为老汉把脉。大师神色越来越凝重，一边取出药丸给老汉服下，一边对两个弟子说："看来这一带正在流行瘟疫，我们快去采集药材，施给四乡百姓。"草木茂盛的山野，微风拂林，处处可见灵药奇花。无可大师带着慧清、慧净上山，指导他们识别各种植物，采集药材。两个弟子提出许多问题，无可都一一做了解答。慧清看到一种花色艳紫、花瓣细小如丝的小草，正向自己频频点头，连忙问："师父，这种小草怎么会朝人点头呢？"无可回答："它虽然是一株小草，但却通人性，愿意和人们和睦相处。即使没有风的时候，只要有人走近它，它都会朝人点头打招呼。""这是什么草？"慧清又问。"它叫金步摇。"无可大师回答。慧净说："这名字真好听。"无可大师告诉慧净："这种小草不仅名字好听，而且很有药用价值。"山坡背阳之处，无可大师指着一种高约40 cm、叶子像羽片的植物，对两个弟子说："这种药叫贯众，俗称野鸡膀子，对预防传染病很有效。把它洗净放在饮水缸中，半月换一次，可以预防夏秋两季各种传染病。"慧清、慧净频频点头，表示记住了。他们还把贯众采下，放在草药袋中。无可大师带着两个弟子翻山越岭，采集了许多草药，再分头给发病严重的村庄送去。有个村庄的瘟疫蔓延特别广，人们惶惶不可终日。无可大师自告奋勇，忙着为病人治病。试了几种药之后，只能使病情稍微减轻，疗效并不理想。在一家厨房里，几只瓦罐冒着热气，汤药煎好之后，无可大师挨个尝味，调试药方，慧净关切地问道："师父，有的药是有毒性的，您这样逐一尝试下来，不是太危险了吗？如果毒性发作，怎么办？"无可大师回答："尝药是很危险的，但为师已经顾不上这些了。这两天，你们已经看到不少的乡亲病倒，救人一命胜造七级浮屠，现在必须赶快配出有效的药方来治病救人，遏制瘟疫的蔓延。"慧净说："刚才煎的几味药，毒性太大，还是让弟子来尝试吧！"慧清也说："师父，这药就让弟子来尝试吧！"无可大师道："不用争了，你们喝了这药后，不能体察药性的细微反应，更不知道它在体内的走向，喝了也没有用啊！""那您少喝点吧！"慧净关切地说。"不尽快完善药方，就不能有效地救人，尤其是那些重病人，可能会不治而死。"无可大师说。慧清、慧净还是争着要试药。"当务之急就是救人，为师怎么能不亲自试药呢？"无可大师说完这话，又端起一碗药汤喝掉了。慧清、慧净紧张地朝他看着，眼中满是敬佩和担心。试喝之后，无可大师踟蹰而坐，如同一尊佛像，庄严、坚定。但是，他的额头却慢慢地渗出汗珠，面色越来越红，两个弟子焦急地望着他。终于，无可大师开口了，轻轻地说道："行了。"慧清、慧净喜形于色，欢呼起来。无可大师对他们说："现在我们把药方分为两种：一种是用于预防的，一种是用于治疗的。"慧清、慧净将药方一一记下。他们背着草药袋，采药、配药去了。在太守府，太守看着各县的一份份关于瘟疫流行的告急文书，急得就像热锅上的蚂蚁团团转。他自言自语地说："怎么办？怎么办？瘟疫得不到控制，病人数每天都在增加，叫我如何是好！叫我如何是好！"太守忽然想到什么似的，连忙又翻开一份文书仔细看了起来，渐渐地脸上有了点喜色，拍案叫道："好，有希望了！"他叫来呈上这份文书的县令："听说无可大师有秘方能够防治瘟疫，所以你县的疫情得到了控制。这情况是否属实？"县令回答："大人，无可大师不仅医术高明，救活了许多垂死的病人，而且他是菩萨心肠，为了治病救人，控制疫情，可谓呕心沥血。本县的疫情能逐渐减轻，全是无可大师的功劳。"太守道："既然如此，本官亲自出马，请得大师秘方，抄给周围各县，以求在更大的范围内控制疫情。"在病人家里，无可大师正在紧张地治疗病人。慧净进来向他报告："师父，太守大人到。"无可大师忙着诊治，顾不上抬头，只吐出一个字"请"。太守走了进来，县令也紧随其后跟了进来。他们默默地看着无可大师认真地为病人治病，神情肃穆，谁也没吭声。无可大师诊治结束，缓缓地抬起头来。这时，站在一旁的太守开口了："大师，刚才的情景下官都看到了，真是十分感人。"无可大师说："救人一命胜造七级浮屠——这是出家人的信念；能够救治好这些病人，也是一种机缘。大人千万不要客气。"太守道："本州最近瘟疫流行，大师有驱魔除病之功，请助下官一臂之力。下官维系一方，所以亲临现场视察，刚才目睹大师治病救人的情景，就有了一些想法。"无可大师道："有什么要求，大人请直说。"太守道："想请得大师秘方，抄给周围各县，在更大范围内控制疫情。""大人所云，正是贫僧所愿。"无可大师高兴地说。他将能够防治瘟疫的秘方抄给了太守，很快，这一带的瘟疫得到了全面控制。

四、 舍命救父王

从前，有一个国家的国王治国有方，王后贤惠善良，他们深受百姓的尊敬和爱戴。可是，国王和王后有一件很烦心的事，那就是王后一直没有生育。为此，王后到处求医，每天向佛祈祷。十年后，王后终于如愿以偿，生下了一个聪明伶俐的王子。在国王与王后的严格教育和无微不至的关怀下，王子逐渐长大成人，他心地善良、乐善好施，在百姓中颇有威望。

然而，王子的贤德却招来了一个奸臣的嫉妒，他时时刻刻寻找着除掉王子的机会。这个机会终于来了。有一天，国王突然染上重病，生命垂危，全国上下都为国王担忧。王子心急如焚，召来群臣，商议如何挽救国王的性命。大臣们一个个低头不语，面色凝重，被王子逼急了，才吐出话来："如果找不到灵丹妙药的话，国王性命危在旦夕啊！"王子听了这话，悲痛欲绝。奸臣眼珠一转，上前说道："我听说有一种药或许能治好国王的病。"王子急切地问："快说，是什么药？我们一定要想尽办法救我父王。"奸臣回答道："微臣家里有一枝千年灵芝，吃了能够挽救生命垂危的人，但是它必须要用无嗔之人的眼睛和骨髓做药引。先不说这世上无嗔的人很难找，就是能找到这样的人，眼睛和骨髓是一个人最重要、最宝贵的部分，有谁愿意捐献出来呢？"王子听到大臣的描述，喃喃自语道："这样的人应该就是我呀！"于是，王子打定主意要用自己的生命来挽救父王的性命。他先来到母后那儿，感谢她的养育之恩，并且表达了自己献身救父王的决心。一边是相濡以沫的丈夫，一边是舐犊情深的儿子，王后的心都碎了。王子召来群臣，当众宣布："父王现在生命垂危，国不可一日无君，所以我决定贡献出自己的身体来挽救父王的生命。"说完这番话后，王子即叫人挖出自己的双眼，砸碎自己的身骨，取出骨髓，捣和成药，给国王治病。国王服下药后，病容迅速消退，脸上又有了红晕。他睁开了眼睛，见大臣们都眼含热泪地守在身边，就不解地问道："你们这是怎么了？我现在病好了，你们应该高兴才对啊，为什么一个个这副表情？"国王环视四周，并未见到王后和王子，就命令大臣："快去，把王后和王子找来，他们听到我痊愈的消息，一定会很开心的。"一个老臣再也忍不住了，泣不成声地说："是王子贡献出他的眼睛和骨髓做药引救了陛下您，可王子他，他……"这位老臣实在是说不下去了，脸上满是泪痕。

国王听到这个消息，如同晴天霹雳，放声痛哭起来。他挣扎着从床上爬起来，踉踉跄跄地赶到王子的身边。王子已经奄奄一息，听到父王的呼唤，王子的嘴角露出一丝欣慰的笑容，然后就咽了气。国王和王后痛不欲生。王子后来转世投胎，修得菩提正果，成为药王菩萨。

五、 治病和度人

佛家讲慈悲为怀，药王菩萨更是如此。据说他曾无数次转世来到人间，度人治病，世间流传有不少关于他的故事。药王菩萨来到尘世，常常是化为善于度人的高僧，同时又是妙手回春的名医。相传道明法师就是倒驾慈航来到人间的药王菩萨。道明法师医术极为高明，他驻锡的寺院附近的人生了病都找他医治。如果是穷人来看病，道明法师不仅不收费，而且还送药给他们。许多达官显贵也都找他看病。有一次，一个地方官到京师述职，正准备拜见皇上，但偏偏在这紧要关头，他儿子得了重病，连续几天卧床不起、粒米未进，生命危在旦夕。这时，有人向这位官员建议，不妨请道明法师来诊治一下。这位官员点了点头，当即派人去请道明法师。法师号脉后，告诉这位官员："对不起，你儿子已经完全丧失脾功能，熬不过明天就要去世，我实在是无能为力。"做父亲的听了这话，忍不住悲痛含泪。他想了想，恳切地请求道明："大师，出家人慈悲为怀，救救我的儿子吧，就是拖延几日也好。我知道他已经病入膏肓，但明天我必须进宫见皇上，如果儿子去世，我就不能送他上路了。请您无论如何想办法让他再拖几天，让我有时间为儿子操办后事。"道明法师见他一脸悲切，话又说到这个份上，心生同情，便道："好吧！让我试试。不过，你儿子除了肝气尚旺外，不仅脾气绝，其他各脏的功能也都已衰竭。脾属土、肝属木，木能克土，脾脏已经气绝，再遭肝克，所以就没有几个时辰了。现在我采取的疗法是给他吃点急泻肝气的药，使肝气消减，那么受克的脾的功能可稍稍恢复。这样做，也只能维持三天，过后就再也没有办法了。"说完这番话，道明法师立即开出药方，让这位官员的儿子服用。当晚，这位官员的儿子居然睁开了眼睛，还喝了点稀粥。翌日，他又吃了点其他食物。这位官员见儿子病情有所好转，心中十分高兴，面有喜色。但是道明法师却并不乐观，对这位官员说："他现在是肝木暂时被遏，脾土稍微感觉舒畅，这一阵过后就彻底没救了。你快去觐见皇上吧，别再耽误时间了。"这位官员赶紧进宫面圣，随后，他一刻不敢离开儿子的身边。三天后，这位官员的儿子去世了。他失子当然很伤心，但毕竟道明法师为他赢得了三天的宝贵时间，让儿子延长了三天生命，所以他非常感激道明法师，并由此而对佛教十分尊重。虽然道明法师没能挽回那个孩子的生命，但他已经做得非常出色了。他没有向病人家属宣传佛教教义，也没有空谈什么治病救人，却以自己的言行给人一种受到感召的力量——治病和度人，也许就是这样融合在一起了。

六、神奇的生长药

古时候，东方有个小国，用糊涂、昏庸、无能、暴虐、自负这样的词来形容这个小国的国王，实在是一点儿也不过分。有一年夏天，王后生了个儿子，这是她的第一个孩子，王后沉浸在初为人母的喜悦之中。她派人请国王来看看他们的孩子。哪想国王见到儿子长得那么小，完全不是他期望中高大勇猛的王子形象，立刻暴跳如雷，大声吼道："我的儿子怎么这么小？这副样子又怎能继承我的王位？"孩子被吼声吓得大哭起来，王后紧紧抱住儿子，流着泪说："陛下啊，儿子才出娘胎，当然是小的。如果是大的，那不是吓着人了吗？"但是这个国王根本听不进去，他把手一挥，狂怒道："不行！我的儿子是不可以这么小的！快把太医叫来，给我儿子吃点生长药，让他快快长大！"太医上气不接下气地赶过来，哆哆嗦嗦地说："启禀陛下，小孩子刚生下来当然是小的，他长大是需要时间的，是有个缓慢的过程的，是需要吃饭才能慢慢长大的，更何况这世界上就没有生长药啊！"国王把桌子拍得乒乓响，厉声地说道："胡说！你不肯给我的儿子吃生长药，拉出去斩了！"太医听了，吓得两腿发软，昏了过去。国王又派人把所有的医生都抓了起来，问他们有没有办法让小王子立刻长大。医生们面面相觑，要知道他们从来没有听说过如此无理的要求，纷纷摇头。这一摇头可就招来了杀身之祸，暴怒的国王下令把他们统统关起来，三天之后如果还想不出办法，就把他们全部杀掉。

消息传出去之后，全国上下一片哗然，人人都痛恨国王的昏庸愚昧，却又敢怒不敢言，更想不出什么法子能让那些医生免于一死，只得祈祷上苍显出奇迹。奇迹果然出现了。第四天午时三刻，那几百名医生正要被拉出去问斩之际，药王菩萨假扮的医生赶到，他自称有办法能让小王子快快长大，要求面见国王。国王立刻把他召入宫内。药王菩萨才踏进宫门，就看到那几百名无辜的医生浑身颤抖地挤成一堆，每个人都流露出恐惧绝望之色。

药王菩萨见到国王之后，说："启禀陛下，我的师傅曾经告诉过我，有一种药能使人很快长大。我想，如果小王子吃了，一定会立刻长大。"国王听了，大喜，急忙说道："太好了！快把这药拿来。"药王菩萨不急不缓地说："陛下，这种药十分珍贵稀罕，他生长在遥远的雪山上，极难采到。"国王强硬地说："再怎么难，你也必须把它给我找来。"药王菩萨说："是，我向陛下保证一定把药找到。不过，我还有一个条件。"国王不以为然地说："只要能找到这种生长药，什么条件都可以提，说吧。"药王菩萨说："在我找到此药之前，您不能再见小王子的面，否则这药就不灵了。等我找到药，给小王子吃了以后，马上把他带给您，您一定会看到一个长大的、您理想中的王子。"国王一口答应了药王菩萨的要求，还下令释放了关着的医生。药王菩萨扮成的医生以出门寻药为借口离开了王宫。光阴荏苒，转眼间，十五年过去了。在这十五年的时间里，愚蠢的国王倒是信守诺言，没有见过小王子一面，而小王子这时也已经长成了英俊逼人、高大俊美的少年。此时，药王菩萨再一次假扮成医生，来到王宫。

药王菩萨见到小王子之后，随便给他吃了一种药，就带着他去向国王汇报去了。糊涂的国王看见长大了的小王子高兴极了："医生，你的药可真灵啊，我的小王子一下子就长这么大了！"说完之后就下令赏给医生许多珍宝。药王菩萨这才现出原形，说道："陛下，世上根本没有这种神奇的生长药。你怎么不算一算十五年的时间，小王子都十五岁了，当然长大了！你却以为是药的力量，真是太愚昧无知了！"国王听了这番教诲，幡然醒悟，羞愧不已！

第四章　药王菩萨的史料记载

以下为《四库全书》中有关药王菩萨的史料记载。

《北齐书》："盖理本虚无，示诸方便，而妖妄之辈，苟求出家，药王燔躯，波论洒血，假未能然，犹当克命。宁有改形易貌，有异生人，恣意放情，还同俗物。龙宫余论，鹿野前言，此而得容，道风前坠。"这段文字讲的是北齐的文学家樊逊。其中有提到"药王燔躯"，正是佛教中药王菩萨燃身供佛的事迹。

《十六国春秋》卷六十二"法羽"曰："法羽，冀州人，慧始弟子也。始立行精苦，修头陀之业。羽操心勇猛，深达其道。常欲仰轨药王，烧身供养。弘始中与叔父晋王绪时镇蒲坂，羽以事白绪，绪曰：入道多方，何必烧身，不敢固达，幸愿三思。羽誓志既坚，即服香油，以布缠体，诵舍身咒，以火自燎。"

《御定月令辑要》中记载了药王菩萨的诞辰，即四月二十八日。"药王诞原佛书四月二十八日药王诞"。

《江西通志》："僧瑜，姓周，余杭人。元嘉中，与同学县温慧光等于庐山共建精舍，名曰招隐。瑜尝以为结累三涂情形故也，情将尽矣形亦宜捐。孝建二年，集薪为龛，是日密雨，乃誓曰：所志克明天当清朗。言已云景明霁。便入薪龛中，诵药王品，火焰交至犹合掌不散。后旬有四日，瑜房中生双桐根。识者以为婆罗宝树，因号双桐沙门安志。"

《江西通志》："宋法坚，庐山僧，以医名。宋太祖召见，赐紫方袍，号广济大师。景德二年，雍王元份久被疾，召赴阙，至则元份已薨。还山卒时，沙门法蕴，亦以善医工诊切，每先岁时言人生死多中。赐紫方袍，号广利大师。一时称药王药上再现云安志。"法坚，北宋高僧，佚其俗姓。住锡庐山，以医术知名。宋太祖曾召见他，赐号广济大师，并赐以紫方袍。景德二年（1005），赵王（宋太宗第四子赵元份）久病不愈，宋真宗召法坚赴京治疗，然法坚到京时赵王已病逝。法坚遂返回庐山，不久亦卒。法蕴，亦为北宋医僧，俗姓蓝，佚其名，潭州长沙（今属湖南）人。其母婚后多年无子，乃专诵佛经，后生蕴。洪蕴年十三出家于开福寺，师事智巴研习方技之书，乃精医学。后游于京师，为人治病，因效而以医知名。宋太祖曾召见他，赐紫方袍，赐号广利大师。太平兴国年间（976—984）诏购医方，法蕴录古方数十首以献。宋真宗在蜀邸，法蕴亦曾以汤药见长，并善诊断，能预测疾病进退情况，深得贵戚大臣崇信，有疾多诏遣诊疗。于景德元年（1004）卒。法坚和法蕴医术均高超，被称为药王菩萨和药上菩萨的再现。

《陕西通志》："会通，万年人。少欣俭素，苦节戒行，终始不渝投豹林谷潜隐，诵《法华经》至《药王品》，便欣厌舍，私积柴木，誓必行之。以贞观末年静夜，林中积薪为窟，诵至《药王》，便令下火，风惊焰发，烟火俱盛，卓尔跏坐，声诵如故。寻尔西南有白光流入火聚身，方偃仆，至晓身火俱灭，乃收其骨，为起塔铭。"（《高僧传》）

《医说》引《邵氏闻见录》"善针"："无为军张济，善用针，得诀于异人，能观解人，而视其经络，则无不精。因岁饥，疫人相食。凡视一百七十人，以行针，无不立验。如孕妇因仆地，而腹偏左，针右手指正；久患脱肛，针顶心而愈；伤寒翻胃呕逆，累日食不下，针眼眦，立能食。皆古今方书不著，陈莹中为作传云：药王，药王，为世良医，尝草木金石，名数凡十万八千，悉知酢咸淡甘辛等味。故从味，因悟入益知，今医家别药口味者古矣。"

《仁斋直指方论》："蛊毒证治：治蛊毒、挑生毒神咒，出大藏经典。凡在外饮食先默诵七遍，则其毒不行。咒曰：姑苏琢，磨耶琢，吾知蛊毒生四角，父是穿隆穿，母是舍耶女，眷属百千万，吾今悉知汝，摩诃萨，摩诃。如饮食上有蜘蛛丝，便莫吃。又法，每遇所到处念药王万福七遍，亦可辟之。灸蛊毒：于足小指尖处，灸三壮，即有物出。酒得之，随酒出；饭得之，随饭出；肉菜得之，随肉菜出。"

《仁斋直指方论》："东坡雄黄圆，治蛊毒及虫蛇畜兽毒。雄黄、明白矾（生研，等分），右端午日研细，熔黄蜡为圆，桐子大，每七圆念药王菩萨、药上菩萨七遍，熟水送下。"

《普济方》："通神丸（出《卫生家宝方》），治五种疟疾，热多寒少，诸疟不效者。神桃（二七个桃木上自干经不落者），黑豆（一两），巴豆（七粒，去壳并心膜，研细）。右为末，以冷水和丸，梧桐子大，以朱砂为衣，侵晨面东念药王菩萨七遍，以井花水吞下，立瘥。"

《普济方》："东坡雄黄丸（出《直指方》），崇治蛊毒及蛇兽毒。雄黄、明白矾（生研，等分）。右端午日研细，熔黄蜡为丸，如桐子大，每服七丸，念药王菩萨、药上菩萨七遍，熟水送下。"

《普济方》："菩萨散，治奶痈肿痛，时发寒热，状如伤寒，不可忍，已结未成，并治。霜杜荆子（今作杖子者是去皮，十二月、正月、二月采之），酵头（用作炊饼者微炒，勿令焦）。右二件，各捣为细末，以净盘子擎之，于佛前焚香，诵南无药王菩萨、南无观音菩萨圣号各一百八遍。等分拌匀，至心祷告，毕，炒三钱匕，以葱酒调下，食后稍空，进之。服药顷间，度药力到患处，即令人以手揉摩之，更令人吮出乳汁尤佳。饮酒人，多饮之，令有力，不饮酒者，以葱汤冲酒借气可也，得熟寐，即释然脱去矣，已结未成脓者立溃，并免痛楚。重者，不过两服。故人何伯逊高曾以来，久施此药，其效如神，秘而不传。近日，漕司李运幹家有一妇，患此病，恳而得方，一投而愈。"

《证治准绳·杂病》："佛说解蛊毒神咒：凡在旅中饮食，先默念七遍，其毒不行。咒曰：姑苏琢，磨耶琢，吾知蛊毒生四角，父是穿隆穿，母是耶舍女，眷属百千万，吾今悉知汝，摩诃萨，摩诃。凡见饮食上有蛛丝，便莫吃。又法，每遇所到处念药王万福七遍，亦验。灸蛊毒法：当足小指尖灸三炷，即有物出。酒上得者，酒出；肉果上得者，肉果上出；饭上得者，饭出。余如方。"

《证治准绳·类方》："东坡雄黄丸，治蛊毒及虫蛇畜兽毒。雄黄、明矾（生用，各等分）。右于端午日合研细，熔黄蜡和丸，如梧桐子大。每服七丸，念药王菩萨、药上菩萨七遍，白汤送下。"

《景岳全书》："咒语破蛊法，《大藏经》云：治蛊毒、挑生毒有咒法。凡人在外饮食，先默诵咒七遍，其毒自不为害。咒曰：姑苏琢，磨耶，吾知蛊毒生四角，父是穿隆穿，母是舍耶女，眷属百千万，吾今悉知汝，摩诃萨，摩诃萨。凡见饮食上有蛛丝，便莫吃。又法，每遇所到处，念药王万福七遍，亦可避。"

《图画见闻志》卷五"资圣寺"："资圣寺中窗间，吴道子画高僧，韦述赞，李严书。中三门外，两面上层，不知何人画，人物颇类阎笔。寺西廊北隅，杨坦画《近塔天女》，明睟将瞬。团塔院北堂，有铁观音，高三丈余。观音院两廊《四十二贤圣》，韩幹画，元载赞。东廊北壁散马，不意见者，如将嘶蹀。圣僧中龙树、商那和修，绝妙。团塔上菩萨，李嗣真画；四面花鸟，边鸾画；当中药王菩萨顶上茸葵，尤佳。塔中藏千部《法华经》，词人作诸画联句。"

《玉芝堂谈荟》卷十六"二十五圣"："《楞严经》二十五圣之证圆通也。憍陈那于声音得阿罗汉，优婆尼从色相得阿罗汉，香严童子从香一器得阿罗汉，药王、药上二法王子分剔味因倍登菩萨，跋陀婆罗妙触宣明成佛子住，摩诃迦叶以法空成阿罗汉。"

《初学记》卷二十三"菩萨第六"："《度世经》曰：菩萨著法冠帻，道印绶。《观药王药上二菩萨经》曰：药王、药上身长千二百由旬，随应众生或十八丈或八尺，紫金色。"

《天中记》卷四十："《医王本草序》云：医王子姓韦，名古，字老师，元是疏勒国得道人也。身被毳袍，腰悬数百葫芦，顶戴纱巾，手持藜杖，常以一黑犬同行。寿年五百余岁。洎开元中，孟夏之月，有人疾患稍多疼困，师发愿心存目想，遂普施药饵，无不痊平，睹之者便愈。后乃图形供养，皇帝敬礼，为药王菩萨。《神仙传》云：昔尧舜之时，殷汤之际，周秦以后，大汉至唐，凡五度化身来救贫病。其犬化为黑龙，背负老师，冲天而去《翻译名义》。"

《广博物志》："僧慧绍为僧，通《法华经》，苦行坚节。后随师僧要止，临行招提寺，常念佛恩之重，誓欲舍身以报。克日就山，建八关斋会，阖境奔赴云满山谷，至山绍自行香执烛，燃薪入龛而坐，诵药王舍身品，火沿至额，犹闻经声。大众忽见一星大如斗直下火中，俄而升天。绍尝谓同学曰：吾烧身处，当生梧桐木，切莫伐之。后三日，果而生并上。桓玄母马氏尝与同辈夜坐于月下，见流星坠铜盆水中，忽如二寸火珠，炯然明净，竟以瓢接取。马氏得而吞之，若有感，遂有娠及生，玄有光照室占者奇之，故小名灵宝《晋书》。"

《闻见后录》："无为军医张济，善用针，得诀于异人。云能解人而视其经络，则无不精。因岁饥疫，人相食，凡视一百七十人，以行针无不立验。如孕妇，因仆地而腹偏左，针右手指而正；久患脱肛，针顶心而愈；伤寒翻胃，呕逆累日，食不下，针眼眦，立能食。皆古今方书不著。陈莹中为作传，云：药王、药上为世良医，尝草木金石名数，凡十万八千，悉知苦酸咸淡甘辛等味，故从味因悟入，益知今医家别药，曰味者古矣。"

《开元释教录》："《观无量寿佛经》一卷亦云《无量寿观经》初出见道慧《宋齐录》及《高僧传》，《观药王药上二菩萨经》一卷第二出见《宋齐录》及《高僧传》，右二部二卷其本见在沙门畺良耶舍。宋云时称西域人，性刚直，寡嗜欲。善诵阿毗昙博涉律部，其余诸经多所该综。虽三藏兼明而以禅门专业，每一游览或七日不起，常以三昧正受传化诸国。以元嘉元年甲子远冒沙河萃于建业，文帝义隆深加叹异，敕止钟山道林精舍，沙门宝志崇其禅法。沙门僧舍请译《观无量寿》及《药王药上观》，舍郎笔受。以此二经是净土之法，因转障之秘术，故沉吟嗟昧，流通宋国，平昌孟颛承风钦敬，资给丰厚。颛出守会稽，固请不去，后移憩江陵。元嘉十九年西游岷蜀，处处弘道，禅学成群，后还。卒于江陵。春秋六十矣。"这段文字主要介绍了翻译《佛说观药王药上二菩萨经》的作者畺良耶舍。

《开元释教录》："《药王药上菩萨观经》一卷后汉安息三藏安世高译，第一译，右一经前后两译一存一缺。"说明这部《佛说观药王药上二菩萨经》的翻译作者有两位，一位是文中所提到的第一位翻译者安世高。安世高，我国佛教初期的译经僧，安息国人，名清，字世高，以安世高之名著称于世。为印度西北、波斯地方（今伊朗）的古王国（安息）王子。其姓盖从其出身地，故称安，因而有安侯、安世高之称。其幼时即以孝行著称，质敏性慈，博学多闻。其父殁后，安氏舍其王位而皈依佛门。他博晓经藏，尤精通阿毗昙学与禅经。于东汉桓帝建和二年（148），经西域诸国而至洛阳，从事翻译工作，至灵帝建宁三年（170）共20余年。其间先后译有《安般守意经》《阴持入经》《阿毗昙五法四谛》《十二因缘》《转法轮》《八正道》《禅行法想》《修行道地经》等约34部，40卷（一说35部，41卷），此经数系出自《出三藏记集》卷二，然另有异说。其所译之经，义理明晰、文字允正、辨而不华、质而不野，主要传播小乘佛教说一切有部之毗昙学和禅定理论。我国早期佛学之流布，由其奠定基础，且为将禅观带入我国之第一人。安世高所翻译的《佛说观药王药上二菩萨经》现在已经遗失。此经的另外一位译者就是现在广泛流传的译作的作者畺良耶舍。

《钱仲文集》卷五"静夜酬通上人问疾"："东林生早凉，高枕远公房。大士看心后，中宵清漏长。惊蝉出暗柳，微月隐回廊。何事沉疴久，含毫问药王。"

《禅月集》卷六"施万病丸"："我闻昔有海上翁，须眉皎白尘土中。葫芦盛药行如风，病者与药皆惺忪。药王药上亲兄弟，救人急于己诸体。玉毫调御遍赞扬，金轮释梵咸归礼。贤守运心亦相似，不吝亲亲拘子子。曾闻古德有深言，由来大士皆如此。"

《栾城集》卷十四"病中郭尉见访"："偶成三日寒兼热，知是多闻力未全。却问药王求妙剂，渐非摩诘已虚圆。劳公强说修行渐，顾我方为病垢缠。应是床头有新酒，欲邀佳客故留连。"

《弇州四部稿》卷四十一"王世贞得其遗像塔铭读之敬题于后"："药王深愿且行因，救得三千果位人。精进肯图超大劫，慈悲还拟化波旬。烟霄不染清凉界，火宅长抛梦幻身。欲识妙圆何处所，中天万古现金轮。"

《弇州四部稿》卷一百二十八"东明竺僧竺得疾日忧之"："和尚起居，少安稳，恶药食，多苦多恼作么生。如是我闻，药王大士只治有智人病，不治无智人病，何以故？有智人一了百了，无智人百了不了。故又闻药王大士只治无智人病，不治有智人病，何以故？无智人沦没欲海，由欲生爱，由爱生着，由着生病，急切难离，是以见了而发愍心。有智人何不速便解脱，了取无生，自陷鬼境，故和尚三载牛山，六时经行，总为什么来，今日与和尚约三日，愈三日，不愈时一把火烧却。和尚四大分散后，着谁受病恁时，即不骂王元美短行，须自认取，往东家作牛作马。"

《释文纪》："双桐沙门赞悠悠（僧瑜余杭人孝建二年焚身旬后房中生双桐连理辨为传赞）悠悠玄机，茫茫至道，出生入死，孰为妙宝（其一）。自昔药王，殊化绝伦，往闻其说，今睹斯人（其二）。英英沙门，慧定心固，凝神紫气，表迹双树（其三）。其德可乐，其操可贵，文之作矣，式飏仿佛（其四）。"

《御定全唐诗》中"临洮龙兴寺玄上人院同咏青木香丛"："移根自远方，种得在僧房。六月花新吐，三春叶已长。抽茎高锡杖，引影到绳床。只为能除疾，倾心向药王。"

第五章 后世有关药王的研究

一、药王

后世对有关药王的研究比较少，也比较零散，尤其是对药王菩萨的研究更是少之又少，《大藏经》当中仅有《佛说观药王药上二菩萨经》一部是完全讲述药王菩萨和药上菩萨的，《大藏经》中其他涉及药王菩萨内容的也只有《法华经·法师品》《法华经·药王菩萨本事品》《法华经·陀罗尼品》《法华经·妙庄严王本事品》等。后世对药王菩萨的研究，如《图说药王菩萨》《佛教画藏药王菩萨》等，内容大多不离《大藏经》中记述的内容。后世根据最早见于东晋时佛经译本中的药王菩萨——其慈悲为怀，救人于危难之间，常把同样能救人于危难的医生比喻成药王，如之前提到的神农、扁鹊、韦慈藏等。

药王被民间奉作医神，最迟出现在宋代。南宋时药王的原型有韦善俊（唐代卖药神仙）和韦慈藏（唐代御医），元代时则是韦古（唐代疏勒国人）。此时药王的形象均为有黑犬随行的仙医。明清时期各地的药王庙众多，而庙中的药王也非指同一神，其中主要的有河北任丘（古鄚州）药王庙祭祀的战国时期名医扁鹊、河北安国等地的药王庙祭祀的皮场王。北京等地的药王庙是由元代三皇庙演变而来的，除用于祭祀三皇以外，还配祀历代名医，其中药王韦慈藏、孙思邈列于诸名医之首。孙思邈家乡陕西耀州小五台山（清以后称药王山）的药王庙祭祀的就是孙思邈。清代以后民间所称的药王也大多指唐代名医孙思邈。根据民间传说，药王孙思邈的塑像大多为其坐虎针龙之雄姿。虽古代药王原型各有不同，但在民间，药王成为人们祈求安康、祛病禳灾的精神寄托，这也反映了民间对历代名医的纪念和尊崇。

（一）北宋名医庞安时

在北宋名医庞安时故里浠水县麻桥龙井村，有三处最令八方游人流连忘返的景点，那就是踏着"乌龟背"走进龙王庙、踩着"鲤鱼尾"瞻仰药王坟、观赏"龙女井"看望药王屋。在这里，导游还会给你讲述一个神奇而美丽的故事。

相传，这儿的龙井，是秦始皇赶山塞海时东海龙王最小最心爱的女儿在龟鲤二将护卫下来此避难的住所。后来龙女见回家无望，又迷上了这儿的奇山秀水，地利人和，乐不思返。到了北宋年间，龙女干脆变作民女，与一位郎中结为夫妻，并生下一个神童即庞安时。庞安时从小吃龙井水长大，聪敏过人，在父亲影响下对治病救人很感兴趣。他随父学医时，博览群书，过目不忘，在十几岁时他的医术及许多见解青出于蓝而胜于蓝，治病十有九愈。到二十多岁，他就在家里设置病床，接待四面八方前来求诊的病人，而且他给病人亲自开方煎药，必用他屋左边的龙井水。这龙井水直通东海，源远流长，水质清冽，四季不干，煎药治病，百验百灵。有一次，从江西来了一个孕妇，临产七日七夜，不能生下孩子，气息奄奄。家人四处求医问卜，却毫无结果，听人说庞安时是个神医，能治百病，医人无数，就在四邻的帮助下不远千里把孕妇母子生的希望寄托在这里。恰好这时庞安时从外地风风火火赶回家来。那陪伴孕妇来的老人双膝跪地哭着求救，并讲述了病人的情况。庞安时连忙扶起老人，一看孕妇就安慰道："不要哭，有救。"于是立即叫人从龙井里取来泉水，烧热，先给孕妇的肚子热敷，接着用手在她肚皮上上下按摩一会儿，然后又给扎了一针。说也奇，只见这孕妇几天没有睁开的眼睛睁开了，叹了一口气，呻吟几声，一个白胖胖的小男孩就落下了地。

庞安时的夫人做了这位孕妇的接生婆和贴身护士。孕妇的公公和丈夫笑得合不拢嘴，说："我今天真的碰见了活菩萨，救了我家两条人命。"在场众人也好奇地问庞安时："你用什么高招使这母子起死回生？"庞安时笑道："你们可以看看这娃娃，右手虎口上有一个红血点，我从孕妇肚皮外摸到这小生命出了胞衣手执母肠，待针扎到他的手他才松开，才有了母子平安。"大家齐声赞叹："这真是神医！"在这个孕妇离开时，庞安时听说他家的几亩薄田已经抵债，再无田可种，断了生活来路，这次从江西远道而来还是向别人借的盘缠，又是债台高筑，这次回去，更谈不上给孕妇加强营养了。

庞安时在和父母及夫人商量一阵之后，又给来人送了些钱，嘱他拿回去，一是买点好吃的给孕妇加强营养，二是将用于抵债的田地赎回来，以解决生活来源。这来人父子当时就推托不要，说："你今天救了我家两条命，已是感激不尽，再接受你的馈赠，我们怎好意思？"庞安时硬是把钱塞给了他，说："当医生就是治病救人，我家境比你好，我有饭吃，也不忍看到你们添人进口又饿肚皮啊。"自此以后，庞安时就被人们称作"庞善人"，说他有副菩萨心肠。

再说这孕妇一家后来不仅母子健康，而且抵债的田地也被赎回，一家人勤扒苦做，衣食无忧，那孩子也取名叫"怀安"，表示永远怀念庞安时。待小娃长到三岁时，为感谢这位救命恩人，他们全家老少带着自己养的几只鸡和一些当地土特产来到庞家。但他们哪里知道，这时庞安时已离开人世，在听说后悲痛万分，放声大哭，又带着祭品到庞安时坟前烧香磕头，后又到曾给他们救命的龙井泉边，直哭成泪人。恰好这时井边已围着四面八方求诊不见庞安时的远客，大家知道这就是庞安时"一针救二命"还得到帮助的人家前来谢恩，也一个个感动得流泪。传说庞安时在那年二月初六去世后，天天都有人来这儿看望他的家人和到井边哭泣，直到泪水覆盖了井面，变成一条通体透明的巨龙，摇头摆尾跃出井上丈余，而滴水不漏，瞬间潜入井底无形无声，这成了后来每年春天会出现一次的"龙井潮"奇观。为永远怀念庞安时，人们在龙井哭过之后，又纷纷捐赠钱物，在飞虎山建了一座药王庙。每年二月初六这天，到药王庙参加庙会的人，也都来观赏龙井潮，成了这儿的龙井会。由于这口井，既联系到龙女，又联系到药王庞安时，这一女一男的美好形象，传到后来就成了青年男女最为崇拜的偶像。每到春暖花开的季节，人们从四面八方前来观赏龙井潮的井会时，每一对相爱的青年男女，都要约到龙井定情亮相，双双面对井水时，只要男方说"我看到井里有个温柔美丽的龙女"，女方只要说"我看到了一个慈眉善眼的药王"，这就证明彼此两心相印，已定终身，无论父母怎样反对，他们终会圆满结合、白头偕老。如果双方有一方说"我谁都没有看到"，那就是自此告吹，婚姻无缘，好说好散。

（二）药王菩萨

农历的四月二十八日为药王菩萨圣诞日。望云寺主供药王菩萨，且寺院也因药王菩萨的殊胜因缘而修建，当方众生受药王菩萨慈恩普被及悲愿拔苦种种灵感不言而喻，此日四方信众云集望云寺，礼拜感恩药王。作为与望云寺及药王菩萨有缘的每位众生，应当了解认识药王菩萨的功德，才能更好地身拜药王、心系药王。如在生活中，你不去了解一个人，还想依靠不了解的这个人帮助你，那你就是自欺欺人，怎会得到他人更好的帮助？佛法讲感应，没感怎么会有应呢？

关于药王菩萨的由来，《佛说观药王药上二菩萨经》中有记载。过去久远劫有佛号"琉璃光照如来"，即药师佛，涅槃后，于像法时中有千比丘发心修行，其中有一比丘为日藏，聪明多智，为大众说大乘平等大智，在听经人中有一长者名星宿光，闻大乘法之后，心生欢喜，持诸饮食及杂药（此为四事供养中的两供养，饮食、衣服、卧具、医药，为出家人生活中的必需品），供养日藏比丘及听法的千比丘，长者之弟电光明，见兄如此亦随喜供养。受到供养的大众赞叹星宿光长者为"药王"，其弟为"药上"。佛告弥勒菩萨，星宿光长者修行成就后为药王菩萨，与人良药，救济众生身心二苦，当诸愿已满，于未来世成佛号净眼如来，其弟为净藏如来。

当我们明了药王菩萨的愿力时，我们当自知我们身体的病从何而来，心灵的苦从何而起。在人生的路上，有两件事对于自身来说很重要，一是幸福、福报，二是智慧、光明。有福报的人如果没有智慧，他就不懂得怎样去享受这个福报，保持增长这个福报，让爱生爱，使财生财，一变多，多变无量。有智慧的人如果没有福报，虽然他可以把事情想得很清楚，但就是样样事不如意，这样的人生就不圆满，充满遗憾。我们要懂得人生中真正需要去追求的是什么？很多人把追求名利、地位、钱财作为自己真正的目标，实际上，如果你得到了名利、地位和钱财，反而内心不安、思想矛盾、生活混乱，那么我觉得这些不是你真正想要的东西。药师佛及药王菩萨给我们指明了一个健康的人生。

什么是健康的人生？我们的生命需要健康，表现为以下三个方面。

（1）身体健康。如果我们身体有任何的不舒服，包括各种各样的病痛，常言道，病到如山倒，病走如抽丝，那时的你即使身边拥有再多的美好的东西，对于你来说也会无暇顾及，心生黯然。怎样才能身体健康？有四要素：不杀害众生，不偷盗成习，不贪淫纵欲，不饮酒过度。通过这四点洗涤身心罪恶，断除恶念，誓不更造，身体自然会健康，无量寿。莫求一步到位，但求步步到位。

（2）思想健康。在社会发展过程中，总会出现各种各样的事情，每个人也会遇到富贵穷贫，顺逆诸事，这些都是很正常的。如果没有一个健康的思想，很多时候就会自己吓唬自己，隐没自己，自己给自己找麻烦，所以有必要通过佛学来解放自己的思想，不要让自己的思想无谓地给自己找麻烦。即使遇见世间最麻烦的事，只要你的思想没有问题，都可以给予改善，这正好是锻炼自己、消除业障的机会。所以遇见好事，我们要平静，淡定；遇见坏事，我们就当消除自己的业障。这样我们的思想就健康了。心宁则智生，智生则事成。

（3）灵性健康。也就是心性，相信因果，任何事不会无缘无故降临到自己身上，一定有其原因，在今世找不到原因的，在前生一定有原因。作为佛弟子，我们一定对这个道理坚信不疑，要确信佛、菩萨的力量，众生业力不可思议，那么佛的加持力也是不可思议的。我们每个人的力量是有限的，一旦你遇到问题，只要想到求佛，佛、菩萨一定会帮助你，成就你。药王悲愿度众生，无病无痛无难苦，虔诚礼拜众受益，确信佛为真语者。

以上三点，汇聚简写成佛菩萨给我们开的药方就是：慈悲喜舍是药，忍辱柔和是药，正信三宝是药，勤修福慧是药，六波罗蜜是药，饱餐甘露是药，贪求法味是药，修真养气是药，返本还原是药，有过能改是药，善巧方便是药，不动声色是药，清心断欲是药。如大众身心不调，时取一药，心无疑惑，服之病即去之。

人生最可怕的并不是身、心二苦，而是不知自己有这两苦或知道了也不愿意断除此苦，让自己继续堕落，越陷越深，这样将自己一步步推向了绝路，恶道时长而难出，人间苦多而乐少。当自己在走向绝路偶尔回头的时候，请不要放弃自己，佛陀的慈悲之手正在接引着你，佛陀的愿力正在摄受着你，佛陀的声声呼唤正在盼你回归，不管你的心是坚如顽石，还是硬如钢铁，佛菩萨都不会放弃你，升起自己的正念吧，剪芥蒂于不萌枝之地，荡罪业于无何有之乡。药王菩萨自然会加持你，帮助你，成就你，我们生起一颗真诚心、忏悔心、惭愧心，发菩提心，那么我们整个世界的很多缘分就会向你心这个地方开始靠拢，大众同入无生证佛智。

由俞学明编文、武凯军等绘图的佛教画藏丛书中《药王菩萨》前言写道：

《法华经》中说，很久很久以前，喜见菩萨为了供养佛陀，先以燃身，次以焚臂，以完成自己的虔敬心愿。菩萨端坐在熊熊的火光中，不惊不怖，安详虔诚。这喜见菩萨就是药王菩萨的前身。

佛教是不主张过度的苦行的。佛祖释迦牟尼在成道的过程中，曾有六年苦行以致骨瘦如柴依然一无所获的教训。所以，佛教认为苦行并不能解决生死烦恼，一味的苦行是"无义苦行"。

药王菩萨之粉身碎骨，显然不是为了追求苦行，而是为了破除身执、我执，是难舍能舍、难忍能忍的大菩提行，是一种为法不惜身命的精神和智慧。

然而，仅此也不构成药王的慈悲胸怀。

把圆融的智慧转化为慈悲救世的践行，才能真正构成自度度人的菩萨。维摩诘居士说，众生病则我病。药王菩萨和药上菩萨正是有感于众生的无边病痛，如同自身身心熬煎，于是以无边的悲悯心悬壶济世，用药力方便救治众生，使众生脱离苦海。

口若悬河、辩才无碍地畅演佛法固然重要，但对于老百姓来说，最伟大、最平实的莫过于饥时得食、寒时得衣、病时得药、热时得风。药王、药上菩萨以极高的智慧、极广的愿力通往觉悟的顶峰，又以一叶一花、一草一风抚慰着在生死流转中熬煎的灵魂，那济世良药化作了菩提清凉。道至极高明处，峰回路转。

《法华经》《佛说观药王药上二菩萨经》就介绍了二位菩萨因病与药的济世情怀。

二、药王山及药王庙

除了药王，后世对供奉药王的药王山、药王庙的研究也比较多，但此类山庙多数不是供奉药王菩萨。比如著名的药王山，它位于陕西铜川耀州区，是唐代著名医学家孙思邈长期隐居之处。民间为纪念药王孙思邈，故在此修庙、建殿、塑像、立碑。药王山上在南北朝时期就开始建有佛教寺院，唐朝末年以来，宋、元、明、清各朝政府或民众陆续为孙思邈修建庙宇，使药王山成了寺庙林立、文物丰富的宝库。

拉萨药王山，位于布达拉宫右侧，海拔 3725 m。这座药王山由来已久，是在很早的时候，人们为了祭祀药王菩萨而建，里面供有蓝宝石的药王佛像。

同样，始建于明末天启年间，为武清侯所建，位于北京市东城区东晓市街的药王庙，其第一层大殿为药王殿，面阔 3 间，东、西两侧配殿各 3 间。正殿中供奉伏羲、神农、黄帝塑像及药圣孙思邈、药王韦慈藏。大殿两侧，分别站立着十大名医。每年农历四月二十八日为药王诞辰，从农历四月中旬开始，进香者、拜神者络绎不绝，人多时甚至挤不进庙门，于是便在庙外神路街设香池数处。到了清末，此处香火逐渐冷落，但到此赶庙会的人却越来越多，庙外商贩云集，各种物品应有尽有。

位于北京市丰台区新村街道看丹路的药王庙，始建于明代，为清乾隆三十年（1765）当地"老会"集资重修，形成了现在的规模。虽然这座药王庙是为纪念唐代著名医家孙思邈而修建的，但是关于这座药王庙也有个传说。据传，有一年丰台一带瘟疫蔓延，人们度日艰难，药王下界路过此地，得知疫情，立即点化村民，制药炼丹，并沿街寻治，救治了所有的病人。人们感念药王的恩德，修建了这座药王庙。这座药王庙坐东朝西，寓意药王守望家乡，守望故土。看丹路也因此得名，距今已有四百余年。农历四月二十八日，是药王的生日。古时，每到这天，十里八村的善男信女都来此庙进香祈福。

众所周知，释迦牟尼佛能医治百病，被称为大医王，相传药王就是释迦牟尼佛的一个化身。所以笔者的理解就是在我国各朝各代中所出现的，被人们尊称为药王的名医大家，可能就是药王菩萨的化身，来到世间为人们治疗疾病、解除痛苦。

三、 其他

后世对药王菩萨的有关研究，可见于相关期刊发表的文章。比如，《中医杂志》在1981 年第 10 期发表的一篇《"药王"典故漫谈》，作者是辽宁省新金县（今大连市普兰店区）卫生学校中医教研组杨日昌。他在文中虽然有提及佛教中的药王菩萨，但是主要还是探讨中国历史上真正的药王可能是谁，其中重点探讨了韦慈藏和孙思邈二人。

甘肃省敦煌研究院张元林发表一篇文章，名为《敦煌〈法华经变·药王菩萨本事品〉及其反映的"真法供养"观》。张元林首先通过对敦煌《法华经变》中《药王菩萨本事品》画面数量的统计分析得出，敦煌《法华经变》中的《药王菩萨本事品》始见于盛唐，在唐后期至五代达到高峰。这种数量上的不同，或许也可以反映出不同时期敦煌法华信仰侧重点的变化。其次，张元林发现在敦煌《法华经变》的《药王菩萨本事品》画面中都绘有一四角燃火焰的城池式建筑，城池内还可见平躺着一身人物。这一场景看似是《药王菩萨本事品》中的燃身供佛，实际上是表现诽谤《法华经》及持此经者所得的恶报。因为在这一画面上方有一方榜题，基本可识："此三人疑法华谤傍法华及持者/堕阿鼻地狱从地狱出复受驼驴等身时。"张元林还大概论述了关于《药王菩萨本事品》的画面表现是如何安排和布局的，主要有三种形式，即自下而上式、自上而下式和自左至右式。最后，张元林对《药王菩萨本事品》中所倡导的焚身、燃臂为代表的真法供养观进行了分析讨论。在《法华经》的二十八品中，有多品不同程度地表达了各种供佛的方式，但以焚身、燃臂为代表的真法供养方式被认为是最高、流传最广的。中国自南北朝以来，修法华行者以烧身供佛的实例有很多。当然，也有僧俗对此提出质疑乃至批判。如梁慧皎在其所撰《高僧传》卷 12《亡身第六》末尾就对此质疑道："夫三毒四倒，乃生死之根栽，七觉八道，实涅槃之要路。岂必燔炙形骸，然后离苦。若其位邻得忍，俯迹同凡，或时为物舍身，此非言论所及。至如凡夫之徒，鉴察无广，竟知尽寿行道，何如弃舍身命？或欲邀誉一时，或欲流名万代。及临火就薪，悔怖交切。彰言既广，耻夺其操。于是俛俯从事，空婴万苦。若然，非所谓也。"唐代义净在《南海寄归内法传》中也对此行为对初修行者产生的误导提出了批评："初学之流，情存猛利。未闲圣典，取信先人。将烧指作精勤，用然肌为大福。随情即作，断在自心。然经中所明，事存通俗，已身尚劝供养，何况诸余外财？是故经中但言若人发心，不道出家之众。意者出家之人，局乎律藏，戒中无犯，方得通经。于戒有违，未见其可……慈力舍身，非僧徒应作。比闻少年之辈，勇猛发心，意谓烧身便登正觉，遂相踵习，轻弃其躯……若希小果，即八圣可求；如学大因，则三祇斯克。始匆匆自断躯命，实亦未闻其理。自杀之罪，事亚初篇矣。检寻律藏，不见遣为。灭爱亲说要方，断惑岂由烧已……"

最后张元林总结道：《药王菩萨本事品》在敦煌《法华经变》中位于情节展开的最后位置或者是画面的最高处，这种布局显示出《法华经变》粉本设计者对于此品的特殊关注，其主要原因之一就是对该品所反映的真法供养的供佛观点的强烈认同。

《文苑·旅游》杂志刊载了一篇名为《关于建设药王山旅游文化名胜的构想》的文章，其中有一段内容如下："孙思邈既信仰道教，也信佛教。据《华严经》卷五十九后附《信受大经文》记载，他曾书写《华严经》七百五十部。孙思邈在治疗疾病的过程中，牢记佛陀要求对众生'无缘大慈，同体大悲'的教导。每当看到有人遭难时，就认为遭难的是自己；瞧见有人身患恶疾时，便觉得患在自己身上。他说过，要'发大慈悲恻隐之心，誓愿普救含灵之苦'（《备急千金要方》卷一'大医精诚第二'）。孙思邈教导医生要'心如药王、药上，愿救护一切众生，不作艰难，不求财物'（《千金翼方》卷二十九'禁经'）。其中的'药王''药上'是大乘佛教的两位菩萨。孙思邈是十分崇敬药王菩萨的，他死后，在人们的心目中，却变成了这位菩萨。"可见药王菩萨和药上菩萨的大影响力。

文章《华夏民间俗信宗教——药王菩萨》中亦有记录："'菩萨'之全称是'菩提萨埵'，为佛教名词，乃梵文的音译，本义为觉悟有情、道心众生，亦即慈悲为怀和拯救、利益众生之意。观音、普贤、文殊、地藏是佛教最为有名的四大菩萨。但是，在华夏民俗宗教信仰中，也生造出许多与民生休戚相关的"本土"菩萨，如土地菩萨、灵官菩萨等，其中崇信极为普遍以至于遍地建庙的还有药王菩萨。

"药王菩萨又称'药皇''药王''先医''医王'等，既是医生、药铺、药材贩运商、古代医学校等医药行（职）业供奉的祖师神，又是华夏民间俗信的医药神……其神源或为传说人物，或为杜撰俗神，或为历史人物而被神化。如被视之为华夏医药鼻祖的伏羲、神农、黄帝之'三皇'……相传他曾拯救龙王而获龙宫仙方，又降伏猛虎为其驮药，出入佛道，又故民间多以药王或药王菩萨相称呼。民间以四月二十八日为孙思邈生日，是为'药王诞'，医药从业者及民众于是日纷纷举办各种祭祀活动，病家亦于此日酬谢医家，蔚然成俗以至晚近。"

第六章 药王信仰的仪轨和道场

一、 何为仪轨

何为"仪轨"？原指密部本经所说诸佛、菩萨、天部等，于秘密坛场之密印、供养、三昧耶、曼荼罗、念诵等一切仪式轨则，后转为记述仪式轨则之经典的通称。全称为秘密瑜伽观行仪轨、念诵仪轨、秘密仪轨、三摩地仪轨，或称修行法、念诵法、供养法、三摩地法、密轨。

密部诸尊在诸经中多有规定其行法仪轨，如欠缺规定者则依通用之仪轨。于婆罗门经典中，各有其供养法、供祭法之书，此亦相当于密教之仪轨。仪轨行法如与经合则称经轨，由于诸尊甚众，且修法各异，故其经轨亦多，不下数百卷，宋元以后之《大藏经》虽均有收录，然至今多数已不流通于中国，唯独在日本流传。

日本之最澄、空海、常晓、圆行、圆仁、惠运、圆珍、宗睿八人相继来华，传写许多仪轨返日，世称八家相承，其书目则载于各师之请来录中。江户时代，日本黄檗山开版之录内仪轨有187部324卷，另有黄檗山、江户灵云寺、大和长谷寺等地刊行之仪轨，总称为录外仪轨，计133部180卷（其中亦含若干经典）。明治后之缩刷《大藏经》《大正新修大藏经》，均收有录内、录外及其他各种仪轨，前者收录570部931卷，后者收录612部961卷。又藏译《大藏经》亦收有各类仪轨。密教图像之所以复杂，系由仪轨繁复之故。

我国仪轨之述作系由印度传来，印度之仪轨则由龙树诵出。主要译者为善无畏、金刚智、不空等大师（来源于《佛光大辞典》）。

佛教借由仪轨来表现佛门中种种事物道理，通俗地说，它就像是一般的典礼，如古代国家的祭天大典、皇帝登基，又如现在的阅兵、祭孔等种种仪式，民间世俗有祭祀祖先、山神、河神、土地等，中国古人的礼节有殡礼、婚礼、成年的冠礼等，而这些礼节的目的都是为了达到谐和众人心灵、提升道德、表现高度的文明精神。佛门仪轨的精神意义也近乎世俗的这些仪式，然不同于世俗仪式之外，尚有变化生命流转理则、修正心性使身、口、意三业清净，透过修行转变业力，或感通诸佛菩萨天王龙神，以远离鬼魅、罪恶痛苦，得到生命中的轻安自在。

"仪"在佛法中表威仪，指我们的身、口、意三业，透过身、口、意三业带动了六尘的境界，由六尘境界转换，然后引发了身心、山河大地的缘起幻现、唯识道理的体认，这就是"仪"。"轨"表轨则，像铁路的双轨使火车行走得通行无碍。"轨"也像圆规，依着中心可以成就圆满，可以依靠依止，可以进行修行，改变生命境界、心性、人际关系的一种方法。所以把"仪""轨"结合起来，就是一种众人的身、口、意三业，配合以种种的法器、时间、因缘，种种建筑摆设如磬、钟、鼓、木鱼、铛及种种供养如香、花、灯、涂、果、乐、幔，再配上梵呗，唱念优雅的乐曲，以及寓意深远的经、咒、赞。佛法的仪式经由众生这些手舞足蹈、手印、身体的姿势、口说的话语、意念的观想，即由身、口、意来呈现，同时也经由仪轨化变众生的心性、人际关系、生命力量，甚至改变宇宙人生的境界。

药王菩萨咒：

阿目佉（一）摩诃目佉（二）痤隶（三）摩诃痤隶（四）柁翅（五）摩诃柁翅（六）尝求利（七）摩诃尝求利（八）乌摩致（九）摩诃乌摩致（十）柁翅柁翅（十一）摩诃柁翅（十二）兜帝兜帝（十三）摩诃兜帝（十四）阿偷阿偷（十五）摩诃阿偷（十六）楼遮迦（十七）摩诃楼遮迦（十八）陀赊寐（十九）摩诃陀赊寐（二十）多兜多兜（二十一）摩诃多兜（二十二）迦留尼迦（二十三）陀奢罗莎呵（二十四）阿竹丘阿竹丘（二十五）摩瞪祇（二十六）波登雌（二十七）遮梯（二十八）遮楼迦梯（二十九）佛驮遮犁（三十）迦留尼迦（三十一）莎呵

药上菩萨咒：

难那年（一）浮（音孚）噉浮（二）留浮丘留浮丘（三）迦留尼迦（四）蠡牟蠡牟迦留尼迦（五）鞞梯鞞梯（六）迦留尼迦（七）阿毗梯他（八）阿便他阿便他（九）迦留尼迦（十）珊遮罗（十一）莎呵

《胜军不动明王四十八使者秘密成就仪轨》曰："第二十一三界授天大王，是药王菩萨所变身（右持塔左持大刀，赤色衣形也，若人欲得官位者此呼使者）；第二十二俱多迁化天王，是药上菩萨所变身（右持弓左持加利摩多，赤色形，若欲得成一切法师王者此呼使者）。"

《种种杂咒经》，第一药王菩萨说：

跢（丁可反，下同）侄（地地反，下同）他（一）安泥（奴帝反，下同，二）曼（莫干反，下同）泥（三）磨（莫我反，下同）泥（奴羝反，四）磨磨泥（五）只羝（六）者唎羝（七）铄（上）迷（八）铄（上）弭多鼻（菩弥反，下同，九）羶（书安反，下同）羝（十）慕（上）迦（上）羝慕（上）迦（上）跢（十一）跢迷婆（上）迷（十二）阿（上）鼻沙（疏我反）迷（十三）阿（上）婆（上）磨婆（上）迷（十四）阇（上）曳（余羝反，下同，十五）叉（楚我反，下同）曳（十六）阿（上）叉曳（十七）阿（上）皷奶（奶皆反，十八）膻羝膻羝铄（上）弭羝（十九）阿啰（上）奶（奴绮反，二十）阿卢迦婆西（并长声，二十一）跛啰啼（都夜反）鞏（菩迷反）叉奶（奴皆反，二十二）鼻皤（白可反轻声外言之下同）啰（上）阿（上）便跢啰（上）偁鼻瑟麟（都皆反，下同，二十三）阿（上）颠哆跛唎输（上）提（二十四）坞矩黎（二十五）慕（上）矩黎（二十六）阿（上）啰（上）第（徒皆反，下同，二十七）跛啰（上）第（二十八）输（上）迦歆（二十九）阿（上）婆（上）磨婆（上）迷（三十）菩（上）驮（上）鼻卢枳羝（三十一）驮（上）啰（上）磨跛嚟绮羝（三十二）僧伽（上）你瞿沙（疏可反）奶（奴绮反，三十三）婆（上）耶（余何反）婆夜（余可反，下同，三十四）婆（上）夜输驮（上）你（奴移反，三十五）曼帝（都结反）嘿（三十六）曼跢啰叉夜羝（三十七）户噜羝户噜跢憍（俱昭反）铄（上）离（上）移（三十八）阿叉夜（三十九）阿（上）叉夜皤那（上）多夜（四十）皤卢阿（上）曼祢那（上）多夜（四十一句）

此陀罗尼神咒，六十二亿恒河沙等诸佛所说，若有侵毁此法师者，即为侵毁是诸佛已，此陀罗尼于诸众生，多所饶益。

二、 何为道场

何为"道场"？

（1）梵名 Bodhi－man！d！a，音译为菩提曼拏罗，又作菩提道场、菩提场。《大唐西域记》卷八云，释迦牟尼成道之处为道场。

（2）指修行佛道之区域，不论堂宇之有无，凡修行佛道之所在均称道场。《法华经》卷六"如来神力品"云："所在国土，若有受持、读诵、解说、书写、如说修行，若经卷所住之处，若于园中，若于林中，若于树下，若于僧坊，若白衣舍，若在殿堂，若山谷旷野，是中皆应起塔供养，所以者何？当知是处即是道场。"（《维摩义记》卷二末）

（3）指成就菩提动机之发心、修行等。如《维摩经》卷上"菩萨品"所说，直心是道场，深心是道场，菩提心是道场，布施是道场，三明是道场，于一念间知一切法是道场。（《华严经探玄记》卷二、《华严经疏》卷四）

（4）在密教，修瑜伽妙行时，须先行结界，次则建立本尊道场，以修道场观。其目的在观他方世界佛之身土，作为表示本尊之建立，或即观自心本来具有的本尊身土，迎他方世界本尊，使其与自心融为一体。

（5）一般所谓之道场，系指修习佛法的场所，故道场可作为寺院之别名。隋炀帝即尝下诏，明令天下之寺改称道场。此外，宫中行佛事之场所，称内道场或称内寺。临济宗专指供云水僧修行之场所为道场。日本天台宗之安然，称受戒之场所为道场。（《佛祖统纪》卷三十九、《续高僧传》卷十一"吉藏传"、《贞元新定释教目录》卷十五）

（6）指某些法会，如慈悲道场、水陆道场等。

（7）北魏僧。籍贯不详。又作道长。初从慧光出家。北魏永平元年（508），菩提流支来华，译出《十地经论》等，师投其门下，后因故触怒流支，遂遁入嵩山，十年之间精研《大智度论》，穷尽其旨。不久出洛阳，专讲智论。复于邺都大集寺大张讲筵，缁素云集，时人尊为"学者之宗"。师平素奉置天竺鸡头摩寺五通菩萨所画之阿弥陀五十菩萨像，后且以之转写于世。生卒年不详，仅知北齐后主隆化元年（576）时，师尚健在。另据《安乐集》卷下所载六大德相承之说，依次有道场、昙鸾之记载，准之，昙鸾或为师之门人。（来源于《佛光大辞典》）

道场，原指佛成道之所。作道场也泛指佛教、道教中规模较大的诵经礼拜仪式，如水陆道场、慈悲道场、天师道场等，佛教徒诵经、礼拜、修道的行为，超度亡人的法会等。

佛、道二教诵经、礼拜、修道的场所。晋支遁《五月长斋诗》云："腾波济漂客，玄归会道场。"《魏书·释老志》云："［始光间］崇奉天师，显扬新法，宣布天下，道业大行……遂起天师道场于京城之东南，重坛五层，遵其新经之制。给道士百二十人衣食，齐肃祈请，六时礼拜，月设厨会数千人。"唐王昌龄《诸官游招隐寺》诗云："回指岩树花，如闻道场鼓。"《宋史·真宗纪三》云："秋七月癸巳，上清宫道场获龙于香合中。"佛教徒诵经、礼拜、修道的行为。唐柳宗元《南岳般舟和尚第二碑》云："远大师修明要奥，得以观佛，浩入情海，洞开真源，道场专精。"僧尼诵经超度亡人的法会。元王实甫《西厢记》第一本第二折："人间天上，看莺莺强如做道场。"《水浒传》第三回："又只一拳，太阳上正着，却似做了一个全堂水陆的道场：磬儿、钹儿、铙儿，一齐响。"《红楼梦》第十五回："只有几个近亲本族，等做过三日道场方去的。"

另外，道场亦被用作寺院的别称。在寺院里做佛事、做法事，也称作道场。简言之，修法行道之处即是道场。把修法行道之功德回向某人，即是为人做道场。

中国佛教四大道场，即通常所说的中国佛教四大名山。道场是佛教术语，指佛祖或菩萨显灵说法的场所。中国佛教除敬奉西方佛祖如来之外，还特别敬奉他的 4 个东来使者，也就是四大菩萨。因此，分别在五台山、普陀山、峨眉山、九华山为他们各建立了一个道场，五台山为文殊菩萨的道场，普陀山为观音菩萨的道场，峨眉山为普贤菩萨的道场，九华山为地藏菩萨的道场。

九峰山护国西华禅寺，始建于明万历四十四年（1616），于清康熙元年（1662）由天童寺灵药慧宗禅师中兴。慧宗禅师精于医术，名闻一时，凡所诊治，药到病除，故得其师赐号灵药。康熙十年（1671）四月十二日，灵药慧宗禅师示寂。寂后，远近信众或感念威德或苦于疾病，常于座前祈祷，无不神验，遂辗转相告，识者以为灵药慧宗禅师即药王菩萨之化身。九峰山因而闻名西南，咸称药王道场。

《大佛顶如来密因修证了义诸菩萨万行首楞严经》曰："尔时，世尊普告众中诸大菩萨及诸漏尽大阿罗汉：汝等菩萨及阿罗汉，生我法中，得成无学。吾今问汝，最初发心悟十八界，谁为圆通？从何方便入三摩地……药王、药上二法王子，并在会中五百梵天，即从座起，顶礼佛足而白佛言：我无始劫，为世良医，口中尝此娑婆世界草木金石，名数凡有十万八千，如是悉知苦、醋、咸、淡、甘、辛等味，并诸和合俱生变异，是冷是热、有毒无毒悉能遍知。承事如来了知味性非空、非有，非即身心、非离身心，分别味因，从是开悟。蒙佛如来印我昆季，药王、药上二菩萨名。今于会中为法王子，因味觉明，位登菩萨。佛问圆通，如我所证，味因为上。"

《法华曼荼罗威仪形色法经》曰："既说二体如来色相，今说八大菩萨相好。其八叶花王从东北隅蕊右旋，以弥勒为首……第三药王菩萨：

顶上妙宝冠，绀发垂耳侧，

身相朝日色，左定拳着膝，

右惠云上日，跏趺右押左，

大悲救世相，身被妙花鬘，

天衣及璎珞，镮钏为臂玉，

细锦以腰中，赤绫为妙裳，

庄严相妙身，身光遍晖曜，

宝莲以为座，安住月轮海。

《千手千眼观世音菩萨大悲心陀罗尼》云："观世音菩萨说是语已，于众会前合掌正住。于诸众生起大悲心，开颜含笑，即说如是广大圆满无碍大悲心陀罗尼神妙章句。陀罗尼曰：南无喝啰怛娜哆啰夜哪此是观世音菩萨本身。大须慈悲用心读诵，勿高声神性急。一……悉啰僧阿穆佉耶此是药王菩萨本身。行疗诸病。六十四娑婆诃去声。六十五娑婆摩诃阿悉陀哪此是药上菩萨本身。行疗诸病。六十六……"

《千光眼观自在菩萨秘密法经》云："若欲消除身上众病者，当修杨柳枝药法。其药王观自在像，相好庄严如前所说。唯右手执杨柳枝，左手当左乳上显掌。画像已。印相右手屈臂，诸指散垂，诵真言已摩身上，真言曰：十二唵嚩日罗二合达磨金刚法陛殺上尔耶二合药也罗惹耶王娑嚩二合贺引。"

《大慈大悲救苦观世音自在王菩萨广大圆满无碍自在青颈大悲心陀罗尼》云：

娑婆诃 (五十八) (同上) 悉啰僧阿佉耶 (五十九)

此是山海惠菩萨手把金钩。

娑婆诃 (六十) (同上) 婆摩诃悉陀夜 (六十一) (同上)

娑婆诃 (六十二) (同上) 者吉啰阿悉陀夜 (六十三)

此是药王菩萨本身行魔。

娑婆诃 (六十四) (同上)

婆摩羯悉哆夜 (六十五)

是药上菩萨本身行魔痛。

第七章　药王法门的诊疗特点

《治禅病秘要法》中"初学坐者，鬼魅所著，种种不安，不能得定治之法"（尊者阿难所问）：

若行者坐时患两耳满，骨节疼痛，两手掌痒，两脚下痛，心下动项，筋转眼眩，坐处肶鬼来窃语或散香花作种种妖怪，当疾治之。治之法者，先当观药王、药上二菩萨手执金瓶，持水灌之；次复当观雪山神王持一白花，至行者所，覆其顶上，白光流入，润身毛孔，即得柔软，更无异相；然后复见阇婆童子持仙人花，散行者上，一一花间，雨诸妙药，润于毛孔，诸肶疼痒、种种苦痛、音声细语、诸鬼神辈永尽无余。药王菩萨、药上菩萨为说平等摩诃衍法。香山、雪山一切神王、阇婆童子，亦随其根，为说种种十二门禅、随病汤药、医方咒术。因是得见尊者宾头卢及诸罗汉、五百沙弥、淳陀婆等，一时悉来至行人所，一一声闻所说种种治病之法。或有罗汉随佛所说，教此比丘剃于顶上，使渐渐空，举身皆空，以油灌之。梵天持药，其药金色，灌身令满，菩萨医王说种种法。若发声闻心，随宾头卢所说，得须陀洹。若发大乘心，随药王、药上二菩萨所说，即得诸佛现前三昧。佛告阿难：佛灭度后，四部弟子若欲坐禅，先当寂静端坐七日，然后修心数息七日，复当服此除病等药，除声去肶、定心守意、修心修身，调和诸大，令不失时。一心一意，不犯轻戒及与威仪，于所持戒如护眼目、如重病人随良医教。行者亦尔，随数数增，不令退失，如救头燃。顺贤圣语，是名治病服暖身药。佛告阿难：汝好受持，慎莫忘失。时尊者阿难闻佛所说，欢喜奉行。

《治禅病秘要法》详述修禅者于阿兰若处修禅时对治身心病魔的方法。共列举十二种：①对治于阿兰若乱心病之七十二种法；②对治噎之法；③对治行者贪淫患之法；④对治利养疮之法；⑤对治犯戒之法；⑥对治喜乐音乐之法；⑦对治喜好歌呗偈赞之法；⑧对治因"水大"猛盛而患下之法；⑨对治因"火大"而头痛、眼痛、耳聋之法；⑩对治入地三昧见不祥事而惊怖失心之法；⑪对治"风大"之法；⑫对治初学坐禅者若为鬼魅所著而致种种不安、不能得定之法。在第十二种方法中，涉及药王法门的诊疗特点是先当观药王、药上二菩萨手执金瓶持水灌之，且药王菩萨、药上菩萨为说平等摩诃衍法。

《佛说金毗罗童子威德经》云：

尔时，会中有一菩萨名曰药王，从座立而合掌恭敬，白佛言如来：说如是自在神妙陀罗尼，十方诸佛皆从此度，我从昔来未闻是咒，世界我亦从无量劫来，修习众大陀罗尼及三摩跋陀门。我于无量佛所，久闻说诸陀罗尼门。我自在亦修持，未曾闻如来以是陀罗尼耶。世尊，我等今日发意，修习学此法门，及助如来宣扬教化，唯愿世尊许我受持。尔时，世尊赞言：善哉！善哉！善男子，汝能于如来密藏发意修行及助我法，今正是时，我速说如来知见，令诸众生必得解脱。时药王菩萨等及四众，闻佛许可，皆大欢喜，一心谛听受持。药王菩萨白佛言：世尊，若有诸众生，欲在世间复求出世间者，发意如来像法灭时拟护持使不断绝者，或发大猛心，欲求如来禅定智慧者，或救众生苦难者，先须持如来神咒十万遍然行诸方法。世尊，若有修行人，求见世辩才智者，取诃梨勒七颗、白檀香一大两，烧作灰，当颗各别烧白蜜和，每颗复作七丸，七七四十九丸，将药向释迦像前咒一千八遍，平旦时服一丸，于七七日间服尽。身中所有三十六藏，发毛爪齿皮革血肉，筋脉骨髓心肺脾肾，肝胆胞胃大肠小肠，屎尿涕唾涎沫汗痰肪䏶膜胭膟，身中如是不净之物并皆除断，身如琉璃内外明彻。辩才天中及诸天罗汉，六通神仙皆作导首，其药惟忌五辛及酒、肉、女色等。复次若欲入海龙宫取龙左耳如意宝珠者，先诵前咒一万遍，取菖蒲根三两，安息香和捣，向释迦像前，白蜜和之作丸，丸如豆许大，以咒咒一百八遍，广系前坛，将药坛中烧之，令彼龙宫振烈崩摧，大海枯竭。彼诸龙王及阿修罗王宫等，悉碎如微尘，其龙惶怕莫知所以。行人若遣苏息知其所须者，取白蜜、甘松香和彼药烧，某龙觉悟及知是人须此宝珠，两手捧献行人，欲令彼龙宫及阿修罗宫复旧者，勿烧彼药，宫即如旧也。复次世尊，若欲修此文殊救万病者，当取诃梨勒、掩果五两，和捣罗筛，先诵前咒一百八遍，即从于佛前胡跪，一心发大慈心，作医王想。取男子乳和了，后诵一千八遍，献佛三日，然后取用疗病。世尊，若人患喑哑者，与少分服之百日即语。复次若人患眼，于深室护风，涂药三日即差。又法，若患聋者，取药和白胶带渧之即差。又法，若人患疼者，涂药即差。又法，若人患跛者，涂药七日即差。又法，若人患三十六种大风者，取药和井花水服之，三日即差。

《法华经传记》卷六"唐洛州虞林通十五"：

贞观三年，虞林通发心，欲诵《法华》，俗寰劳务，多不能称素意，遂因患致死。忽有六人冥官，前后围绕，至大城门，傍见有一僧自云：吾是药王也，汝诵经愿，不称其意顿致死，即可诵一偈。教其文曰：每自作是念，以何令众生，得入无上道，速成就佛身。菩萨授偈，谓之曰：若诵此偈，能变地狱为莲华池，能转苦器，作佛界身，努力莫忘，林尽诵通，遂入城中见王。王问：此人有功德不？答：无别修善，唯诵一偈。王曰：其偈如何？林诵之声所及处，受苦之人皆得解脱，十八地狱变作华池。王曰：止止不须复诵，早还人间。即经二日方苏，说此因缘，详亲所见闻也。

《法华经传记》"外国清信女三"：

昔外国有一清信女，发愿即以白毡写《法华经》，一夏方讫，顶戴受持。至一国宿僧伽蓝，诵药王一品，而悲啼睡眠。至夜晓更见我身，即丈夫。寺众怪曰：昨日女人来投，今朝在丈夫何？答：前女今男。一身发愿，受持经故尔。众举不信。又问：何处人谁儿女。答：吾是外国善生婆罗门长女，本国造此经，以墨翰收室东角柱内，又苫内入金箍及珠一裹。若不信者，往诣其室，知虚实。即遣使奉问，实如所言，父母相见生希有念，舍室为寺，丈夫寺是也。

第八章　药王法门的传承与发展

《佛祖统纪》：

八年（720），北天竺不空三藏循南海至京师，于慈恩寺传瑜伽大法于金刚智。五月，京师人多疫病，医王韦老师施药以救，无不瘥。师每存心发愿，人睹之者病为愈。上闻之，召见，礼为药王菩萨。老师者，疏勒国人_{西域}，常衣氅袍，腰悬数百胡卢，顶纱巾，持藜杖，一黑犬同行，自云已五百年。尧舜殷汤周秦汉唐，凡七度化身来救贫病。其犬一日化为黑龙，背负老师冲天而去。

《释氏稽古略》：

药王，姓韦氏，名古，字老师，疏勒国人。开元二十五年至京，纱巾、氅袍，杖藜而行，腰悬数百葫芦，普施药饵。以一黑犬自随。凡有患者，古视之即愈。帝敬礼为药王菩萨，皇后图其形而供养之_{出《本草序》及《神仙传》}。

《翻译名义集》：

阿迦云，此故药王。《观药王药上菩萨经》云：过去有佛，号琉璃光照。灭度之后，时有比丘，名为日藏，宣布正法。时有长者，名星宿光，闻说法故，持诃梨勒及诸杂药，奉上日藏并诸大众，因此立名药王。后当作佛，名为净眼。星宿光弟名电光明，闻说法故，以其醍醐上妙之药，而用供养。因此立名，名为药上。后当作佛，名为净藏。《文句》云：若推此义，星光应在喜见之后，从舍药发誓已来，名药王故。《本草序》云：医王子姓韦，名古，字老师，元是疏勒国得道人也。身被氅袍，腰悬数百葫芦，顶戴纱巾，手持藜杖，常以一黑犬同行，寿年五百余岁。洎开元中，孟夏之月，有人疾患，稍多疼困。师发愿，心存目想，遂普施药饵，无不瘥平，睹之者便愈。后乃图形供养，皇帝敬礼为药王菩萨。又《神仙传》云：昔尧舜之时，殷汤之际，周秦已后，大汉至唐，凡五度化身来救贫病。其犬化为黑龙，背负老师冲天而去。

以上三部佛经中均提及韦老师，其被认为是药王菩萨，曾经数度化身来救贫病。"其犬一日化为黑龙，背负老师冲天而去"一句，更是将韦老师推向神坛。

《三宝感应要略录》:

第三十八代州总因寺释妙运画药王药上像感应（新录）。释妙运，住总因寺。诵《法华经》为业，常愿生兜率天上，奉事弥勒菩萨，更画药王、药上二菩萨像。祈愿感应，生年七十有余，微疾顿发。语师友言，化佛来迎。说此言，汝画药王、药上二菩萨像。若有人识二菩萨名字者，一切人天亦应礼拜，不久必生兜率内院，奉事慈氏菩萨云，不久而卒矣。

《广清凉传》"东廊六院":

大圣菩萨院、观音菩萨院、药王菩萨院、虚空藏菩萨院、大慧菩萨院、龙𧰼菩萨院。

《续清凉传》中"附传":

续传既行，信而游者，发于诚心，靡不感应。四年二月，本路都总管司走马，承受公事刘友端，于罗睺殿前，雪中祈见金灯一，分而为三，跃而上者一。五月末，转运司句当公事傅君俞，于中台，祈见圆光五，摄身光一，清辉阁前，雨中飞金灯一。经略司准备差遣潘璟，于清辉阁前松林中，祈见白光三道直起，万菩萨队仗罗列，金色师子，游戏奋迅，金殿一圆光三，圆光中现佛头，如地踊状。一菩萨骑师子一，白衣观音一，金桥三，银灯一，而往来者八，金灯三，而明灭者十五。璟，自以三世奉罗汉，一生以医术济人，而未睹罗汉药王相状，默有所祷。行至金阁，空中现大金船一，上有罗汉数百，行者立者，礼拜者，又行至藏头。见白云西来，药王菩萨立于云端，心冠大袖，皂绦皂屦。凡璟之所见，独多且异，不可具纪。六月末，僧温约，自京来，施金襕袈裟，及赍内中香来，监镇曹谞，晨至菩萨殿。启香之际，殿前长明灯上，忽吐大金光，如车轮飞，照殿中，经略司句当公事李毅，侍其母亲，及阳曲县尉江沄之母王氏游。祈见圆光摄身光直光金灯，毅以书来言曰：今日乃知续传非虚也。资政殿学士知河南府李清臣，闻之曰：文殊与释迦文，异名一体。虽已为古佛，其实寿蔽天地，示迹垂化，尚尔老婆心。龙图阁学士本路经略安抚使曾布曰：布昔移帅广东，游庐山天池，登文殊台，大风振林木昏霾，咫尺不辨道路，灯烛火炬俱灭，而下视莽苍中。金灯四出，或远或近，或大或小，或隐或现。会夜分疲寝，所见盖有未尽者，然大风所不能摧，昏霾所不能掩，非大光明有无量神力不可思议。其孰能若是乎，顾言之难信，不敢纪以示人。及观天觉续《清凉传》，则布之闻见，未足怪也。或谓商英曰：外道波旬，大力鬼神，山精木魅，皆能为光为怪，子何信之笃邪？答曰：尔所谓光怪，或道果垂成，见而试之，或正法将胜，出而障之。今吾与诸人，自视决然，未有以致光怪者。夫何疑哉？精进精进，损之又损，运木杓于粥锅，乃吾曹之常分。

《一切经音义》：

《观药王药上菩萨经》　慧琳音

椋翅梵语真言句上嘲革反下翅字若依本音即与文句乖宜书枳字音鸡以反也

阿偷准此字音他侯反即与文句甚乖宜作踰字音羊朱反即与文句相顺也

摩蹬祇经作瞪非也甚乖文句今依梵文可音登亘反从足作蹬下句登字亦准此音经。

第九章 《佛说观药王药上二菩萨经》考释研究

一、作者简介

畺良耶舍，人称三藏法师，即精通经、律、论三藏的法师。刘宋元嘉元年（424），他从冒沙河（唐玄奘所经过的流沙河）千辛万苦来到京邑，当时的皇帝对他深加赞叹。那时有个出家人叫僧含，请畺良耶舍尊者翻译《佛说观药王药上二菩萨经》及《观无量寿经》，僧含比丘做笔受。《佛说观药王药上二菩萨经》的翻译时间是424—452年。

畺良耶舍，此云时称，西域人，性刚直，寡嗜欲。善诵阿毗昙，博涉律部，其余诸经多所该综。虽三藏兼明，而以禅门专业，每一游观或七日不起，常以三昧正受，传化诸国。以元嘉之初，远冒沙河，萃于京邑，太祖文皇深加叹异。初止钟山道林精舍，沙门宝志崇其禅法，沙门僧含请译《药王药上观》及《无量寿观》，含即笔受。以此二经是转障之秘术，净土之洪因，故沉吟嗟昧，流通宋国。平昌孟顗，承风钦敬，资给丰厚。顗出守会稽，固请不去，后移憩江陵。元嘉十九年，西游岷蜀，处处弘道，禅学成群。后还，卒于江陵。春秋六十矣。时又有天竺沙门僧伽达多、僧伽罗多等，并禅学深明，来游宋境。达多尝在山中坐禅，日时将迫，念欲虚斋，乃有群鸟衔果飞来授之。达多思惟，狝猴奉蜜，佛亦受而食之，今飞鸟授食，何为不可？于是受而进之。元嘉十八年夏，受临川康王请，于广陵结居，后终于建业。僧伽罗多，此云众济，以宋景平之末来至京师，乞食人间，宴坐林下，养素幽闲，不涉当世。以元嘉十年卜居钟阜之阳，剪棘开榛，造立精舍，即宋熙寺是也。（《大藏经·高僧传》卷第三）

二、释题

首先，为什么叫"佛说"？佛就是一个觉察者、觉行者。阿罗汉是自觉，菩萨是自觉、觉他，而佛是自觉、觉他、觉行圆满，所以叫"佛说"。其次，为什么要"观"？因为我们没有办法马上拥有高深的智慧，必须要从观察开始。比如花，你可以看到花，也可以看到花架子，你要有智慧珍惜和它的相遇，同时也要有智慧知道它不是永恒的。这叫作"观"，即观照、观察、观行、观妙、观用。"药王"喻为智慧，"药上"为行持成就。如来身者即是药王，必须善受，用智慧运观，必须善行，叫作"药上"。佛陀讲法，最后总结八个字戒律：诸恶莫作，众善奉行。"诸恶莫作"的同时就是智观，以智慧启发你内在的药王妙用；"众善奉行"就是起行，就是药上，随时随地，举手投足，全部都是以广利益众生为主。因为这样的缘故，我们要自心当中启发"药王、药上"。为什么叫"二菩萨经"？药王、药上经过长期的修行布施，行一切善法业，这样修行菩萨行的经过。药王、药上在我们智慧的运用上、行持的运用上，随时随地，除了我们自身是成就药王，殊胜的药王，也就是给一切众生甘妙良药外，我们也要以这样的殊胜法布施一切众生。以自觉、觉他、觉行这样的经过观察药王、药上二菩萨这一个殊胜的法门。这是这部经的经题，也是这一个法门修持的方法。（西行法师）

三、 主要内容

《佛说观药王药上二菩萨经》主要是佛陀讲法，关于药王、药上二菩萨因地度生、陀罗尼、修行发愿、授记、著名的称说过去五十三佛名忏悔灭罪法、成佛利益众生、往昔因缘的经典。有关对药王、药上二菩萨的论述在《大藏经》中仅有此一篇经文，所以此经是精华，是经典。

讲法者：佛陀

地点：毗耶离国猕猴林中青莲华池精舍

时间：一时

参与集会人员：大比丘众千二百五十人，菩萨摩诃萨一万人，毗耶离诸离车子五百人

讲法内容：

（1）佛陀现稀有之瑞相，即入三昧，普放光明照十方世界。

（2）宝积佛为未来被无明烦恼所覆蔽众生向佛陀请法。

（3）未来众生需要具有五种因缘才可以得闻药王、药上二菩萨名。此五种因缘分别为：一者慈心不杀，具佛禁戒，威仪不缺；二者孝养父母，行世十善；三者身心安寂，系念不乱；四者闻方等经，心不惊疑，不没不退；五者信佛不灭。于第一义心如流水，念念不绝。

若有众生具有这五种因缘，会因得以听闻药王、药上二菩萨名号而在生生之处，五百阿僧祇劫不坠入恶道。

（4）药上菩萨宣说神咒，听闻此咒、诵读此咒、持念此咒的人可以获得十种功德利益。此十种功德利益分别为：一者此咒威神力故，杀生之罪疾得清净；二者毁（毁坏）禁（破戒）恶名，皆悉除灭；三者人若非人，不得其便；四者凡所诵念，忆持不忘，犹如阿难；五者释梵护世，诸天所敬；六者国王大臣之所敬重；七者九十五种诸邪论师，不能屈伏；八者心游禅定，不乐世乐；九者十方诸佛及诸菩萨之所护念，及诸声闻，皆来咨受（咨询受教）；十者临命终时，净除业障，十方诸佛放金色光，皆来迎接，为说妙法，随意往生清净佛国。

（5）佛陀分别为药王、药上二菩萨授记。

（6）若有众生一心思维观想药王菩萨，当作五想：一者系念数息想；二者安定心想；三者不出息想；四者念实相想；五者安住三昧想。

（7）药王菩萨功德相貌及具足身相。佛陀灭度后，若欲见、欲念药王菩萨，当修行二种清净之行：一者发菩提心，具菩萨戒，威仪不缺；二者佛灭度后，一切凡夫具烦恼缚。若有欲见药王菩萨，当修四法：一者慈心不杀，不犯十恶，常念大乘，心不忘失，勤修精进，如救头然；二者于师父母四事供养，苏灯、油灯、须曼那华油灯及竹木火以为照明。复以苏灯、油灯、须曼那华油灯及诸照明，以供养佛及法僧宝并说法者；三者深修禅定，乐远离行，常乐冢间、树下、阿练若处，独处闲静，勤修甚深十二头陀；四者于身命财一切放舍不生恋着。

（8）佛陀灭度后，若欲观药上菩萨之清净色身，应当修行七法：一者常乐持戒，终不亲近声闻缘觉；二者常修世间善法及出世善法；三者其心如地不起憍慢，普慈一切；四者心无贪着，犹若金刚，不可沮坏；五者住平等法，不舍威仪；六者常修毗婆舍那，修舍摩他，心无懈倦；七者于大解脱般若波罗蜜心不惊疑。

具有修行此七法之人，可以迅速地见到药上菩萨的清净色身。

（9）五十三佛名。称念五十三佛名之利益，为修行者授记后，获得惟无庄严三昧。获得惟无庄严三昧后，为修行者宣说各种法门。

（10）阿难请求佛陀讲述药王、药上二菩萨的往昔因缘。药王菩萨为兄，名星宿光，药上菩萨为弟，名电光明。

（11）药王菩萨发愿，在得菩提清净力时，虽然没有成佛，但是若有众生耳闻药王菩萨的名号，希望能除去众生的三种病苦：一者众生身中四百四病，但称我名即得除愈；二者邪见愚痴及恶道苦愿永不受，我作佛时生我国土诸众生等，悉皆悟解平等大乘，更无异趣；三者阎浮提中及余他方有三恶趣名，闻我名者永更不受三恶趣身。设堕恶趣，我终不成阿耨多罗三藐三菩提。若有礼拜，系念观我身相者，愿此众生消除三障，如净琉璃内外映彻，见佛色身亦复如是。若有众生见佛清净色身者，愿此众生于平等慧永不退失。

（12）药上菩萨亦发愿，我今以此醍醐良药以施一切，复以妙华上十方佛，回此功德，愿如大兄所发誓愿等无有异。

（13）众僧服过诃梨勒雪山胜药，并得以耳闻妙法，此药力可除二种病：一者四大增损；二者烦恼嗔恚。

（14）诸大众为星宿光立名号曰"药王"。药王菩萨发愿：愿我两手雨一切药，摩洗众生，除一切病。若有众生闻我名者、礼拜我者、观我身相者，当令此等皆服甚深妙陀罗尼无阂（没有障碍）法药，当令此等现在身上除去诸恶，无愿不从。

（15）世人为电光明立名号为"药上"。药上菩萨发愿：愿我后世得成十种清净力时，以上法药普施一切。愿诸众生闻我名者，烦恼盛火速得消灭。若有众生礼拜我者、称我名者、观我身相者，当令此等得服上妙不死解脱甘露上药。

（16）药王菩萨、药上菩萨以前在菩萨位时的行迹的因缘，是娑婆世界人的疾病的良药。

（17）大众听闻佛陀讲法，获得利益，欢喜奉行，作礼而退。

四、全文译注

原文：

如是我闻[1]：

一时，佛在毗耶离国猕猴林中青莲华池精舍，与大比丘众千二百五十人俱，尊者[2]摩诃迦叶、尊者舍利弗、尊者大目犍连、尊者摩诃迦旃延，如是等众所知识。复有菩萨摩诃萨[3]一万人俱，其名曰妙臂菩萨、善音菩萨、寂音菩萨、宝德菩萨、慧德菩萨、文殊师利菩萨、弥勒菩萨，如是等上首[4]者也。复有十亿菩萨摩诃萨从十方来，贤首菩萨、千首菩萨、观世音菩萨、大势至菩萨、药王菩萨、药上菩萨、普贤菩萨、贤护菩萨、梵天菩萨、梵幢菩萨等。复有毗耶离诸离车子[5]五百人俱，长者主月盖、长者子宝积等，皆悉集会。

_____

注释：

[1] **如是我闻** 为佛经的五种证信之一，译为我亲自听到佛这样说。

[2] **尊者** ①智德俱尊的人。②阿罗汉的尊称。

[3] **菩萨摩诃萨** （术语）具名菩提萨埵、摩诃萨埵。菩提萨埵，旧译作道众生，新译曰觉有情。摩诃萨埵，旧译作大众生，新译曰大有情。求道果之众生，故云道众生；求道果者通于声闻、缘觉，故为简别于彼，更曰大众生。又，菩萨有中高下之诸位，但为示地上之菩萨，更曰摩诃萨。《佛地经论》卷二曰："菩萨摩诃萨者，谓诸萨埵求菩提故，此通三乘。为简取大，故须复说摩诃萨言……此通诸位。今取地上诸大菩萨，是故复说摩诃萨言。"《法华嘉祥疏》曰："摩诃萨埵者，摩诃云大。《十地论》云：大有三种。愿大行大度众生大。萨埵云众生，即大众生也。……摩诃萨者简异二乘，亦求小道。今明求于大道，故名大众生。"

[4] **上首** （术语）一座大众中之主位，称为上首。或举其中一人为上首，或举多人为上首，依经不同。

[5] **离车子** （杂名）离车，梵语，种族之称，居住在毗舍离城的刹帝利种族名。子，总称其族类也。

译文：

我亲耳听到佛这样说：

某时，佛在毗耶离国猕猴林中青莲华池精舍与诸尊者、菩萨等集会。与会者有一千二百五十位大比丘众，其中有平等的大众所了知的尊者摩诃迦叶、舍利弗、大目犍连、摩诃迦旃延；又有菩萨摩诃萨即求无上菩提之大乘修行者一万人，妙臂菩萨、善音菩萨、寂音菩萨、宝德菩萨、慧德菩萨、文殊师利菩萨、弥勒菩萨等上首；又有从十大方向而来的摩诃萨，贤首菩萨、千首菩萨、观世音菩萨、大势至菩萨、药王菩萨、药上菩萨、普贤菩萨、贤护菩萨、梵天菩萨、梵幢菩萨等；还有毗耶离国离车子族的五百人，长者主月盖和长者之子宝积等。

原文：

尔时，世尊入普光三昧[1][2]，身诸毛孔放杂色光[3]，照猕猴林作七宝色，光出林上，化成宝盖[4]，十方世界诸希有事悉现盖中。

注释：

[1] **普光三昧** （术语）普放光明照十方界之三昧也。

[2] **三昧** 一般修行大都止心一处，不令散乱，保持安静，此一状态称为三昧。达三昧的状态时，即起正智慧而开悟真理，故以此三昧修行而达到佛之圣境者，称三昧发得或发定。

[3] **色光** 乃"心光"的对称，指佛菩萨色身所放之光明。又作外光、身光。于各种色光之中，由佛之全身发出之光，称为举身光；由一相放出之光，称为随一相光；由白毫相（眉间）发出之光，称为白毫光、毫光、眉间光；由毛孔发出之光，称为毛孔光；由项边发出之圆光，称为头光；由佛像背后所发出之光，称为后光。

[4] **宝盖** （物名）饰以宝玉之天盖，佛菩萨及讲师读师之高座上所悬者。《维摩诘所说经》卷上"佛国品"曰："毗耶离城有长者子，名曰宝积，与五百长者子，持七宝盖，来诣佛所。"

译文：

那时，世尊普放光明照十方界，起正智慧而开悟真理，全身毛孔释放杂色光，照耀猕猴林成为七宝（金、银、琉璃、颇梨、车渠、赤珠、玛瑙七种宝物）色，光出林上变化成宝盖，十方世界中众多稀有的事情均出现在宝盖当中。

原文：

尔时，长者子宝积即从座起，诣阿难所，白言：大德[1]，世尊今日入于三昧，举身放光，必说妙法。唯愿大德，宜知此时。阿难答曰：长者子，佛入三昧，吾不敢请。说是语时，佛眼放光，照药王、药上二菩萨顶，住其顶上如金刚山，十方一切无量[2]诸佛映现此山。是诸世尊亦放眼光，普照一切诸菩萨顶，在其顶上如琉璃山，十方世界诸得首楞严三昧[3]菩萨摩诃萨，映现此光山。此相现时，猕猴池中生宝莲华，作白宝色，其色鲜白不可为譬。有诸化佛[4]坐莲华上，身相[5]微妙，亦入三昧，各放眼光照药王、药上二菩萨顶，及照一切诸菩萨顶。

注释：

　　［1］**大德**　于印度，为对佛、菩萨或高僧的敬称。又，比丘中之长老，亦称大德。指很有道德且精通佛法的人。

　　［2］**无量**　不可计量之意。指空间、时间、数量之无限，亦指佛德之无限。

　　［3］**首楞严三昧**　即坚固摄持诸法之三昧。为百八三昧之一，乃诸佛及十地之菩萨所得之禅定。又作首楞严三摩地、首楞伽摩三摩提、首楞严定。意译作健相三昧、健行定、勇健定、勇伏定、大根本定。

　　［4］**化佛**　以神通力变化而出现的佛身。

　　［5］**身相**　（术语）身之相貌也。

译文：

　　这时，长者子宝积（见此殊胜的景象）立即从座位上起来，并到阿难的住所，说道："大德，世尊今日入于三昧，全身放光，必定会说妙法。希望大德知道，此时是恭请世尊说法最适宜的时候。"阿难答道："长者子，佛入三昧，需保持安静，我不敢请佛说法。"话音未落，佛陀双眼放光，光照在药王、药上二菩萨顶上，如金刚山安住在药王、药上二菩萨顶上般坚定不移，十方一切无量诸佛均映现在此山中。所有世尊也双眼放光，普照所有菩萨顶，如琉璃山安住在菩萨顶上，十方世界坚固摄取，修持诸法之起正智慧而开悟真理的诸菩萨显现在此山中。此形相出现于世，猕猴池中生出白宝色的宝莲花，没有什么可以用来比喻其颜色之鲜白。以神通力变化而出现的诸佛身坐在莲花上，身之相貌出现微妙的变化，也达三昧的状态，各自双眼放光，照药王、药上二菩萨顶，以及诸菩萨顶。

原文：

　　尔时，世尊从三昧起，熙怡微笑，有五色光从佛口出，照满月面。时佛面相，倍更光显[1]，胜于常仪百千万倍。长者子宝积，睹佛威相，叹未曾有。即从坐起，整衣服，偏袒右肩[2]，绕佛[3]七匝，长跪合掌，瞻仰尊颜，目不暂舍，白佛言：世尊，如来[4]今日放大光明，照十方诸佛及诸菩萨，皆已云集。我于佛法海中，欲少咨问，唯愿世尊，为我说之。

注释：

[1] **光显** 指显明光耀。

[2] **偏袒右肩** （术语）挂袈裟而偏袒右肩。是表比丘恭敬尊者之相。

[3] **绕佛** 为佛教礼仪之一。即围着佛右绕（即顺时针方向行走）一圈、三圈或百千圈，表示恭敬仰慕之意。又作旋绕、绕佛、行道。原为古代印度礼节之一，佛陀住世时即保留此仪礼，后更应用于修持上或法会行道中。绕佛的次数不定，或仅一匝，或三匝、七匝，或百千匝、无数匝，其数随礼者之意而定。

[4] **如来** 为佛十号之一。即佛之尊称。盖梵语 tatha^gata 可分解为 tatha^ – gata（如去）、tatha^ – a^gata（如来）二种。若作前者解，为乘真如之道，而往于佛果涅槃之义，故称为如去；若作后者解，则为由真理而来（如实而来），而成正觉之义，故称如来。佛陀即乘真理而来，由真如而现身，故尊称佛陀为如来。

译文：

这时，世尊出定，面带和乐微笑，有五色光从佛口出来，照满月面。这时佛陀的面相加倍显明光耀，胜于平常仪态百千万倍。长者子宝积目睹佛陀的威仪相貌，感叹这是从未出现过的。于是立即从座位上起来，挂袈裟，偏袒右肩，绕佛七匝，后长跪合掌，瞻仰尊颜，目光不舍离开，向佛陀说道："世尊，您今日大放光明，照耀着十方世界诸佛及诸菩萨，现在皆已云集。我在学习佛法过程中，很少咨询，希望世尊可以为我说法。"

原文：

佛告宝积：恣汝所问。

译文：

佛陀告诉宝积："你尽情问你想问的。"

原文：

尔时，宝积白佛言：世尊，如来今者双目放光，如金刚山住药王、药上二菩萨顶，十方诸佛及诸菩萨映现光山。此二菩萨威光明，犹如意珠倍更明显，胜余菩萨百千万倍。佛灭度[1]后，正法灭时，若有众生闻此二菩萨名者，得几所福？若善男子[2]、善女人，欲断罪障业者，当云何观药王、药上身相光明？

注释：

[1] **灭度** 谓命终证果，灭障度苦，即涅槃、圆寂、迁化之意。此谓永灭因果，开觉证果，即永远灭尽分段、变易等二生死，而度脱欲、有、见、无明等四暴流。

[2] **善男子** （术语）佛称在家、出家之男女曰善男子、善女人。善者，美其信佛闻法也。

译文：

这时，宝积向佛陀说道："世尊，您今日双目放光，如金刚山安住在药王、药上二菩萨顶，十方世界中诸佛及诸菩萨均显现在此山中。药王、药上二菩萨威严光明，好像如意珠倍加显明，胜于其他菩萨百千万倍。在佛陀涅槃后，真正之法灭尽之时，如果有众生耳闻药王、药上二菩萨名，能得到多大的福报？如果有善男子、善女人想断除罪恶的业障，应该如何观想药王、药上身相的光明？"

原文：

佛告宝积：谛听[1]！谛听！善思念之。吾当为汝分别解说。说是语时，五百长者子同时俱起，为佛作礼，各以青莲华供散佛上，愿乐欲闻。时会大众及诸菩萨，异口同音赞叹宝积，而唱是言：善哉[2]！善哉！宝积乃能为于未来世中盲冥[3]众生，问于如来甘露妙药灌顶[4]之法。说是语已，咸皆默然。

注释：

[1] **谛听** 受持经典之十种法行之一。即从心中明白地听闻佛法。

[2] **善哉** 为契合我意之称叹语。

[3] **盲冥** 谓盲昧暗冥，为无明烦恼所覆蔽，则无见理之明，如盲者之无法见物。

[4] **灌顶**　密教有灌顶法。灌者，大悲护念义；顶者，佛果最上义。谓诸佛以大悲水灌顶，能使功德圆满之意。

译文：

　　佛陀告诉宝积："谛听！谛听！请好好地思考。我将为你分别解说这两个疑问。"话音未落，五百位长者子同时起立，为佛作礼，各自用青莲花供养及散于佛陀，云非常愿意听闻佛陀讲法。这时参加集会的大众及诸菩萨异口同音地赞叹宝积，说道："善哉！善哉！宝积能为未来世中的被无明烦恼所覆盖的众生，向佛陀问得如来甘露妙药灌顶妙法。"说完此话，大众及诸菩萨全部静默不语。

原文：

　　佛语宝积：未来众生具五因缘[1]，得闻药王、药上二菩萨名。何谓为五？一者慈心不杀，具佛禁戒，威仪不缺；二者孝养父母，行世十善[2]；三者身心安寂，系念不乱；四者闻方等经[3]，心不惊疑，不没不退；五者信佛不灭，于第一义[4]心如流水，念念不绝。

注释：

　　[1] **因缘**　凡一事一物之生，本身的因素叫作因，旁助的因缘叫作缘。例如稻谷，种子为因，泥土、雨露、空气、阳光、肥料、农作等为缘，由此种种因缘的和合而生长谷子。

　　[2] **十善**　十种的善业，即不杀生、不偷盗、不邪淫、不妄语、不两舌、不恶口、不绮语、不贪、不嗔、不痴。

　　[3] **方等经**　（术语）大乘经之总称。

　　[4] **第一义**　至高无上的真理。

译文：

　　佛陀告诉宝积："未来众生需要具有五种因缘才能得以听闻药王、药上二菩萨名。此五种因缘是什么？一者，具有慈悲之心，不杀生，能够遵守修持佛法所要求的戒规，具有威严的仪态；二者，孝敬、赡养父母，在世修行十种善业，即不杀生、不偷盗、不邪淫、不妄语、不两舌、不恶口、不绮语、不贪、不嗔、不痴；三者，身心安寂，心念系于一处而不思其他；四者，了解大乘经典，心中不惊疑，也不退失；五者，坚定对佛的信念，永不灭寂，将至高无上的真理埋藏在心中，念念不绝，如同流水。"

原文：

佛告宝积：若有众生，具此五缘，生生[1]之处，常得闻此二菩萨名，及闻十方诸佛菩萨名，闻方等经心无疑虑。以得闻此二菩萨名，威神力[2]故，生生之处，五百阿僧祇劫[3]不堕恶道[4]。

注释：

[1] **生生** 指生死、死生，即流转轮回之无穷无极。

[2] **威神力** 威严与神通的力量。

[3] **阿僧祇劫** （术语）无数劫也。劫者，年时名。

[4] **恶道** 顺着恶行而趋向的道途，如地狱、饿鬼、畜生等三恶道是。

译文：

佛陀告诉宝积："若有众生具有这五种因缘，生生世世，常常得以听闻药王、药上二菩萨名，以及十方世界诸佛菩萨名，听闻大乘经典时心中毫无疑虑。由于得以听闻药王、药上二菩萨名，则其具有威德与神通的力量，生生世世，具有这五种因缘的众生于五百阿僧祇劫不堕入恶道，即地狱、饿鬼、畜生三恶道。"

原文：

佛说是语时，药王菩萨承佛威神[1]，即说咒曰：阿目佉一摩诃目佉二痤隶三摩诃痤隶四柁翅五摩诃柁翅六尝求利七摩诃尝求利八乌摩致九 摩诃乌摩致十 柁翅柁翅十一摩诃柁翅十二兜帝兜帝十三摩诃兜帝十四阿偷阿偷十五摩诃阿偷十六楼遮迦十七摩诃楼遮迦十八陀赊寐十九摩诃陀赊寐二十多兜多兜二十一摩诃多兜二十二迦留尼迦二十三陀奢罗莎呵二十四阿竹丘阿竹丘二十五摩瞪祇二十六波登雌二十七遮掂二十八遮楼迦掂二十九佛驮遮犁三十迦留尼迦三十一莎呵。

注释：

[1] **威神** （术语）威势勇猛，不可测度也。威，即威德，对外能令人敬畏；神，即神力，对内难以测度。

译文：

佛陀正在讲法的时候，药王菩萨蒙受佛陀的威德与神通力量，立即说咒："阿目佉（一）摩诃目佉（二）痤隶（三）摩诃痤隶（四）柂翅（五）摩诃柂翅（六）尝求利（七）摩诃尝求利（八）乌摩致（九）摩诃乌摩致（十）柂翅柂翅（十一）摩诃柂翅（十二）兜帝兜帝（十三）摩诃兜帝（十四）阿偷阿偷（十五）摩诃阿偷（十六）楼遮迦（十七）摩诃楼遮迦（十八）陀赊寐（十九）摩诃陀赊寐（二十）多兜多兜（二十一）摩诃多兜（二十二）迦留尼迦（二十三）陀奢罗莎呵（二十四）阿竹丘阿竹丘（二十五）摩瞪祇（二十六）波登雌（二十七）遮捭（二十八）遮楼迦捭（二十九）佛驮遮犁（三十）迦留尼迦（三十一）莎呵。"

原文：

尔时，药王菩萨摩诃萨说是咒已，白佛言：世尊，如此神咒，过去八十亿佛之所宣说，于今现在释迦牟尼佛，及未来贤劫千佛[1]亦说是咒。佛灭度后，若比丘、比丘尼、优婆塞、优婆夷，闻此咒者，诵此咒者，持此咒者，净诸业障[2]、报障[3]、烦恼障，速得除灭。于现在身修诸三昧，念念之中见佛色身[4]，终不忘失阿耨多罗三藐三菩提心[5]。若夜叉[6]、若富单那[7]、若罗刹[8]、若鸠槃茶[9]、若吉遮[10]、若毗舍阇[11]，啖人精气，一切恶鬼，能侵害者，无有是处。命欲终时，十方诸佛皆悉来迎，随意往生[12]他方净国[13]。

注释：

[1] **贤劫千佛** 现在的住中劫，称贤劫。在此中劫的二十小劫中，有一千佛出世，始自拘留孙佛，终至楼至佛，是名贤劫千佛。本师释迦牟尼佛，为其中之第四尊佛。

[2] **业障** 由前生所做的种种罪恶而生今生的种种障碍。如所作所为皆不如意就是业障的缘故。

[3] **报障** （术语）三障之一。报为果报。依烦恼惑业而得地狱、饿鬼、畜生等恶趣之果报。

[4] **色身** （术语）三种身之一。自四大五尘等色法而成之身，谓之色身。

[5] **阿耨多罗三藐三菩提心** 简称菩提心。菩提心，即成佛的心、觉悟的心、大智慧的心。

[6] **夜叉** 华译捷疾鬼，能够在天空中飞行。

[7] **富单那** （异类）又作布单那。饿鬼名。饿鬼中之最胜者。

[8] **罗刹** 恶鬼的总名，男的叫罗刹娑，女的叫罗刹私，或飞空或地行，喜欢食人的血肉。

[9] **鸠槃荼** 鬼名。译作瓮形鬼、冬瓜鬼。啖人精气之鬼。南方增长天王之领鬼。

[10] **吉遮** 意译所作、造、事。为恶鬼之名，指起尸鬼。

[11] **毗舍阇** 意为食血肉鬼、啖人精气鬼或癫狂鬼。

[12] **往生** 谓命终时生于他方世界。

[13] **净国** （术语）清净之佛国也。

译文：

药王菩萨摩诃萨说完神咒之后，向佛陀说道："世尊，如此神咒，是过去八十亿佛所宣说过的，也是现在的释迦牟尼佛及未来贤劫千佛宣说的神咒。佛陀灭度后，若比丘、比丘尼、优婆塞、优婆夷，有听闻此咒者、持诵此咒者、修持此咒者，可以快速除灭、净化所有的业障，即因前生所做的种种罪恶而生今生的种种障碍、报障，即依烦恼惑业而得地狱、饿鬼、畜生等恶趣之果报及烦恼障。于现在身修行所有的三昧，在念念之中可见佛身相，终不会忘记阿耨多罗三藐三菩提心，即成佛的心、觉悟的心、大智慧的心。若夜叉、富单那、罗刹、鸠槃荼、吉遮、毗舍阇，吃人精气，一切恶鬼，能侵害人，没有这种道理，根本不可能。当生命快要结束时，十方世界诸佛都来迎接，随修行者意愿送到往生清净之佛国。"

原文：

尔时，世尊赞药王菩萨言：善哉！善哉！善男子快说此咒，三世诸佛亦说此咒，我于此咒深生随喜[1]。

注释：

[1] **随喜**　①见人做善事或离苦得乐而心生欢喜。②随着自己的欢喜。

译文：

此时，世尊赞叹药王菩萨道："善哉！善哉！善男子快说此神咒，三世诸佛也说此神咒，我对此神咒心生深深的欢喜。"

原文：

尔时，药上菩萨亦于佛前而说咒曰：难那牟—浮音孚敨浮二留浮丘留浮丘三迦留尼迦四蠡牟蠡牟迦留尼迦五鞞揨鞞揨六迦留尼迦七阿毗揨他八阿便他阿便他九迦留尼迦十珊遮罗十一莎呵。

译文：

这时，药上菩萨也在佛陀的面前说咒，曰："难那牟（一）浮（音孚）敨浮（二）留浮丘留浮丘（三）迦留尼迦（四）蠡牟蠡牟迦留尼迦（五）鞞揨鞞揨（六）迦留尼迦（七）阿毗揨他（八）阿便他阿便他（九）迦留尼迦（十）珊遮罗（十一）莎呵。"

原文：

药上菩萨说是咒已，白佛言：世尊，我今于如来前，说是降烦恼海[1]灌顶陀罗尼[2]。此陀罗尼咒，三世诸佛之所宣说。若有比丘、比丘尼、优婆塞、优婆夷，闻此咒者，诵此咒者，持此咒者，得十功德[3]利。何等为十？一者此咒威神力故，杀生之罪疾得清净；二者毁禁恶名，皆悉除灭；三者人若非人，不得其便；四者凡所诵念，忆持不忘，犹如阿难[4]；五者释梵护世[5]，诸天所敬；六者国王、大臣之所敬重；七者九十五种诸邪论师[6]，不能屈伏；八者心游禅定，不乐世乐；九者十方诸佛及诸菩萨之所护念[7]，及诸声闻[8]皆来咨受；十者临命终时，净除业障，十方诸佛放金色光，皆来迎接，为说妙法，随意往生清净佛国。药上菩萨说是咒已，合掌恭敬，顶礼佛足，却住一面。

注释:

[1] **烦恼海** （譬喻）众生之烦恼深广，譬之于海。

[2] **陀罗尼** 华译为总持，即总一切法，持无量义。原有四种，咒陀罗尼不过是其中一种，但通常皆以咒为陀罗尼。咒陀罗尼，依禅定力起咒术，能消除众生之灾厄。

[3] **功德** 亦谓行善所获之果报。

[4] **阿难** 为佛陀十大弟子之一。全称阿难陀。意译为欢喜、庆喜、无染。系佛陀之堂弟，出家后20余年间为佛陀之常随弟子，善记忆，对于佛陀之说法多能朗朗记诵，故被誉为多闻第一。

[5] **释梵护世** （天名）帝释，梵王，为护持世界佛法之天神，故云护世。

[6] **论师** （术语）造论而弘法者。

[7] **护念** 谓佛、菩萨、诸天等保护佛教徒使不遭受各种障害。又，佛、菩萨经常守护佛教徒，与之不离片刻，使恶鬼等障害不能亲近其身，故称影护护念。又，为立证佛说之教法为真实，诸佛、菩萨立下誓证，谓若众生信受奉行，将受无穷利益，此称证诚护念。

[8] **声闻** 闻佛说四谛法之音声而悟道的人。

译文:

药上菩萨说完神咒后，向佛陀说道："世尊，我今天在您面前说降烦恼海灌顶陀罗尼。此陀罗尼咒是三世诸佛所宣说的。若有比丘、比丘尼、优婆塞、优婆夷，听闻此咒，持诵此咒，修持此咒，则可以得到十种功德利益。此十种功德利益是什么呢？一者，由于此神咒威德与神通的力量，杀生的罪恶很快能得以清净；二者，毁坏、破戒的恶名都能除灭；三者，当持此咒时，有大威德力，有一些人类或其他道的众生不能够伤害你；四者，凡念诵此咒者，记忆持续不忘，犹如阿难；五者，为帝释梵天，护持世界佛法之天神恭敬；六者，为国王、大臣所敬重；七者，九十五种诸邪的造论及弘法者不能将其屈服；八者，心以禅定为乐，不以世间乐为乐；九者，为十方世界诸佛及诸菩萨所护念，以及闻佛说四谛法之音声而悟道的人全部来咨询受教；十者，在临生命终结时，业障全部得以净除，十方世界诸佛放金色光，都来迎接，为修行者说妙法，随修行者意愿送到往生清净的佛国。"药上菩萨说完此神咒，合掌恭敬，顶礼佛足，起身面向佛陀倒退而行，于适当的地点停住。

原文：

尔时，世尊赞药上菩萨言：善哉！善哉！善男子快说此咒，十方三世诸佛亦说是咒。我今深心随汝欢喜。

译文：

这时，世尊赞叹药上菩萨说道："善哉！善哉！善男子快说此咒，十方三世诸佛也说此咒。我今对此咒心生深深欢喜。"

原文：

时二菩萨说是咒已，各脱宝[1]璎以供养[2]佛。药王菩萨所散璎珞[3]，如须弥山[4]住佛右肩上；药上菩萨所散璎珞，如须弥山住佛左肩上。二山顶上有梵王宫[5]，百千万亿诸梵天王，恭敬合掌侍立。宫内有宝莲华，如摩尼珠[6]遍覆三千大千世界，在宫墙上忽然来下，合而为一，如千叶金华[7]。住宫墙内，有十方佛坐金华上，东方佛名须弥灯光明，东南方佛名宝藏庄严，南方佛名栴檀摩尼光，西南方佛名金海自在王，西方佛名大悲光明王，西北方佛名优钵罗莲华胜，北方佛名莲华须庄严王，东北方佛名金刚坚强自在王，上方佛名殊胜月王，下方佛名日月光王。

注释：

[1] **宝**　于诸经论中多载有诸佛菩萨及其国土以各种璎珞、宝物严饰之事，其中如"七宝"之称广见于经论中。七宝，系指世间珍贵之金、银、琉璃、颇梨、车渠、赤珠、玛瑙七种宝物。

[2] **供养**　奉养的意思。对上含有亲近、奉事、尊敬的意思，对下含有同情、怜惜、爱护的意思。

[3] **璎珞**　由珠玉或花等编缀成的饰物，可挂在头、颈、胸或手脚等部位。在古代印度，一般王公贵人皆佩戴之。

[4] **须弥山**　华译为妙高山，因此山是由金、银、琉璃、水晶四宝所成，所以称"妙"，诸山不能与之相比，所以称"高"。又，高有八万四千由旬，阔有八万四千由旬，为诸山之王，故得名"妙高"。此山为一小世界的中心，山形上下皆大，中央独小，四王天居山腰四面，忉利天在山顶，山根有七重金山，七重香水海环绕之，在金

山之外有碱海，碱海之外有大铁围山，四大部洲即在此碱海的四方。

[5] **梵王宫** 大梵天王所住的宫殿。

[6] **珠** 梵语 maṇi，巴利语同。音译为摩尼，即宝珠，通常又将音译、意译并称为摩尼珠。于诸经论之中，多处记载有摩尼宝珠的各种殊胜功德，如清净光明、众相满足、能治冷热或癞疮恶肿及毒螫所致诸病。为转轮圣王七宝之一。

[7] **金华** 金波罗华的简称，即金色的莲花。

译文：

当药王、药上二菩萨说完咒后，各自取下璎珞用来供养佛陀。药王菩萨所散璎珞，如须弥山安住在佛的右肩上；药上菩萨所散璎珞，如须弥山安住在佛的左肩上。两座山顶上有梵王宫，百千万亿诸梵天王恭敬合掌，站立随侍。梵王宫内有宝莲华，如宝珠普遍覆盖三千大千世界，在宫墙上所有宝莲华忽然来下，合而为一，如千叶金华。安住在宫墙内者，有十方诸佛坐在金华上，分别为东方佛名须弥灯光明，东南方佛名宝藏庄严，南方佛名栴檀摩尼光，西南方佛名金海自在王，西方佛名大悲光明王，西北方佛名优钵罗莲华胜，北方佛名莲华须庄严王，东北方佛名金刚坚强自在王，上方佛名殊胜月王，下方佛名日月光王。

原文：

如是十方诸佛，异口同音赞叹药王、药上二菩萨言：汝等所说咒，十方三世诸佛之所宣说。我等往昔行菩萨道[1]时，得闻此咒，深心随喜。以是随喜善根[2]因缘力故，即得超越五百九十六亿劫生死之罪，于今现在得成为佛。若有众生得闻汝等二菩萨名，及闻我等十方佛名，即得除灭百千万劫生死之罪，何况受持、读诵、礼拜、供养。

注释：

[1] **菩萨道** 菩萨之修行。即修六度万行，圆满自利利他，成就佛果之道。故菩萨道乃成佛之正因，成佛乃菩萨道之结果，欲成佛，必先行菩萨道。

[2] **善根** 即产生诸善法之根本。无贪、无嗔、无痴三者为善根之体，合称为三善根。

译文：

就这样十方诸佛异口同声地赞叹药王、药上二菩萨，说道："你们所说的神咒，为十方三世诸佛所宣说。我等从前修行菩萨道时，得以听闻此咒，心生深深的欢喜，也是心生欢喜而产生善根这个因缘力的缘故，得以超越五百九十六亿劫生死之罪，到今现在可以成为佛。若有众生得以听闻你们二菩萨之名及听闻我等十方佛之名，即可以除灭百千万劫生死之罪，何况是有修持、读诵神咒，礼拜、供养你们二菩萨及我等十方诸佛的修行者呢？"

原文：

尔时，十方诸佛说是语已，如入禅定[1]，默然而坐。

注释：

[1] **禅定** 禅与定皆为令心专注于某一对象，而达于不散乱之状态。

译文：

这时，十方世界诸佛说完之后，如入禅定，静默不语而坐。

原文：

尔时，释迦牟尼佛告大众言：汝等今者，见是药王、药上二菩萨，宝璎供养，合掌住立在我前不？

译文：

这时，释迦牟尼佛向大众问道："你们今天见到药王、药上二菩萨，宝璎供养，合掌住立在我的面前了吗？"

原文：

是时，大众弥勒为首，白佛言：世尊，唯然已见。

译文：

此时，以弥勒为首的大众向佛陀说道："世尊，我们已经见到。"

原文：

佛告弥勒阿逸多：是药王菩萨，久修梵行[1]，诸愿已满，于未来世过算数劫，当得作佛，号净眼如来，应供[2]、正遍知[3]、明行足[4]、善逝[5]、世间解[6]、无上士[7]、调御丈夫[8]、天人师[9]、佛、世尊[10]。国名常安乐光，劫名胜满。彼佛出时，其地金刚色如白宝，至金刚际，空中自然雨白宝华，团圆正等五十由旬[11]，遍满其国。彼土众生无身心病，天献甘露不以为食，纯服无上大乘[12]法味[13]。彼佛寿命五百万亿阿僧祇劫，正法住世四百万阿僧祇劫，像法[14]住世百千万亿阿僧祇劫。生彼国者，皆悉住于陀罗尼门，念定[15]不忘。药王菩萨得受记[16]已，即从座起，踊身虚空[17]，作十八变[18]，从上来下，华散佛上，所散之华，如金华林，列住空中。

―――――――――――

注释：

[1] **梵行** 清净的行为，也就是断绝淫欲的行为。修梵行的人死后可生于梵天。

[2] **应供** 音译阿罗汉、阿罗诃，为如来十号之一。又作应真、应。指断尽一切烦恼，智德圆满，应受人天供养、尊敬者。亦即应受一切人天以种种香、花、璎珞、幢幡、伎乐等供养者。

[3] **正遍知** 音译作三藐三佛陀。为如来十号之一。即真正遍知一切法。

[4] **明行足** 为如来十号之一。明，即阿耨多罗三藐三菩提；行足，即戒、定、慧等。佛依戒、定、慧而得阿耨多罗三藐三菩提，故称明行足。

[5] **善逝** 为如来十号之一。善，是好。逝，是去。佛修正道，入涅槃，向好的去处而去，故号善逝。

[6] **世间解** 为如来十号之一。即佛能了知众生、非众生二种世间之一切，既了知世间之因、世间之灭，亦了知出世间之道。

[7] **无上士** 为如来十号之一。无上之士夫也，人中最胜无有过者，故云无上士。

[8] **调御丈夫** 为如来十号之一。佛能调御一切可度的丈夫，使他们发心修道。

[9] **天人师** 为如来十号之一。又作天人教师。谓佛陀为诸天与人类之教师，示

导一切应作不应作、是善是不善，若能依教而行，不舍道法，能得解脱烦恼之报，故称天人师。

[10] **佛、世尊** （术语）依成实论则，佛为十号中之第九号，世尊为第十号，合云佛世尊。依《智度论》则佛为第十号，世尊为具十号尊德之总号。佛即为觉悟真理者之意，亦即具足自觉、觉他、觉行圆满，如实知见一切法之性相，成就等正觉之大圣者。此乃佛教修行之最高果位。世尊之梵名为薄伽梵，即为世间所尊重者之意，亦指世界中之最尊者。

[11] **由旬** 印度计里程的数目，每由旬有三十里、四十里、五十里、六十里四种说法，但说四十里为一由旬者居多。

[12] **大乘** 菩萨所修的道法。

[13] **法味** 爱乐于正法而产生殊妙之味，称为法味或禅味。

[14] **像法** 正像末三时之一。像者，相似。在佛入灭后五百年为正法时代，其后一千年间所行之法，与正法相似而非正法，故名像法时代。

[15] **念定** 正念与正定。

[16] **受记** 从佛处接受将来必当作佛的记别。

[17] **虚空** 虚与空。虚与空都是"无"的别名。虚无形质，空无障碍，故名虚空。

[18] **十八变** （术语）罗汉入定之时现十八种之神变。

译文：

佛陀告诉弥勒阿逸多："药王菩萨长久修清净，所有的愿力都已经圆满。在未来世经过很多劫，可以成为佛，号净眼如来，是断尽一切烦恼，智德圆满，应受人、天供养、尊敬，真正遍知一切法，依戒、定、慧而得阿耨多罗三藐三菩提，佛修正道，入涅槃，向好的去处而去，能解答世间的各种问题，人中最胜，无有过之，能调御一切可度的丈夫，使他们发心修道，为诸天与人类的教师，示导一切应做不应做、是善是不善，若能依教而行，不舍道法，能得解脱烦恼之报，觉悟真理，是世界中最尊者。其国名常安乐光，劫名胜满。这个佛出现于世间时，其大地为金刚色如白色的妙宝，到金刚际，空中降下白宝华，每一朵花团团圆圆正等五十由旬那么广大，满满覆盖其国。在这个国土上生存的众生没有身心疾病，不以小乘法为要，纯粹以大乘法修行。

这个佛的寿命为五百万亿阿僧祇劫，正法住世四百万阿僧祇劫，像法住世百千万亿阿僧祇劫。生于这个国家的人，全部安住在总持陀罗尼门当中，念念都在三昧正定。"药王菩萨从佛处接受将来必当为佛的记别后，即从座位起来，跃身空中，做罗汉入定之时现十八种之神变，从上来下，把花散于佛上，所散之花如金华林，按次序排列安住在空中。

原文：

尔时，世尊复告弥勒：是药上菩萨，次药王后，当得作佛，号曰净藏如来，应供、正遍知、明行足、善逝、世间解、无上士、调御丈夫、天人师、佛、世尊。净藏如来出现世[1]时，此白宝地变为金色，金华金光充遍世界。其国众生，悉皆具足无生法忍[2]。净藏如来，寿命六十二小劫，正法住世百二十小劫，像法住世五百六十小劫。尔时，药上菩萨闻授记已，即入三昧，化身为华，如瞻卜[3]林，七宝庄严，化成华云，以此华云持供养佛。时华云中放金色光，金色光中出琉璃云，琉璃云中说偈颂[4]曰：

正遍知世尊，无染释师子[5]。

十方无等侣[6]，慧光[7]照一切。

普愍于一切，出现于世间。

我今头面礼，大悲[8]三念处[9]。

尔时，药上菩萨说是偈已，还复本座[10]。

注释：

[1] **出现世** 出世：①出世间之略称。即超越世俗、出离尘之意。又作出尘。②指诸佛出现于世间成佛，以教化众生，如谓"诸佛出世之本怀"。③禅师于自身修持功成后，再度归返人间教化众生，亦称出世。或被任命住持之职、升进高阶位之僧官等，皆称为出世。

[2] **无生法忍** 简称无生忍，即把心安住在不生不灭的道理上。

[3] **瞻卜** 瞻卜，又作瞻波树、瞻博迦树、占婆树、瞻婆树、占博迦树。意译为金色花树、黄花树。

[4] **偈颂** （杂名）梵语偈陀，此译为颂。梵、汉双举云偈颂，吴音也。梵之偈陀如此方之诗颂，字数句数有规定，以三字乃至八字为一句，以四句为一偈。

[5] **释师子** 释尊的德号。因佛在三界之中无畏自在，就像兽中的狮子王。

[6] **等侣** （术语）同类之人。

[7] **慧光** （术语）慧智之光。

[8] **大悲** 悲，意为拔苦。诸佛菩萨不忍十方众生受苦而欲拔济之，其心称大悲，乃佛菩萨为救度众生痛苦之悲愍心。

[9] **三念处** 又名三念住。佛大慈大悲，为了摄化众生，时常安住在三种之念中。第一念住是众生信佛，佛也不生欢喜心，而恒常不变地安住在正念与正智之中；第二念住是众生不信佛，佛也不生忧恼心，而恒常不变地安住在正念与正智之中；第三念住是同时有一类众生信佛、一类众生不信佛，佛知道了也不生欢喜与忧戚心，而恒常不变地安住在正念与正智之中。

[10] **座** 指佛、菩萨、诸天、比丘之座所或座物而言。

译文：

这时，世尊又告诉弥勒："药上菩萨，在药王之后可以成为佛，号净藏如来，是断尽一切烦恼，智德圆满，应受人、天供养、尊敬，真正遍知一切法，依戒、定、慧而得阿耨多罗三藐三菩提，佛修正道，入涅槃，向好的去处而去，能解答世间的各种问题，人中最胜，无有过之，能调御一切可度的丈夫，使他们发心修道，为诸天与人类的教师，示导一切应做不应做、是善是不善，若能依教而行，不舍道法，能得解脱烦恼之报，觉悟真理，是世界中最尊者。净藏如来出现于世间时，白宝地变为金色，金华的金光充满世界。其国土的众生全部都具足把心安住在不生不灭的道理上的修行。净藏如来，寿命六十二小劫，正法住世百二十小劫，像法住世五百六十小劫。"此时，药上菩萨从佛处接受将来必当为佛的记别后，即入三昧，幻化为华，如瞻卜林，七宝庄严，幻化成华云，用此华云修持、供养佛。这时华云中放出金色光，金色光中显现出琉璃云，琉璃云中有偈颂说："真正遍知一切法的世尊，没有被污染的释尊。十方世界没有同类之人，智慧之光照耀一切。普遍怜悯一切，出现于世间。我今行头面礼，为救度众生痛苦之悲愍心，不忍十方众生受苦而欲拔济之，为了摄化众生，时常安住在三种之念中。即第一念住是众生信佛佛也不生欢喜心，而恒常不变地安住在正念与正智之中；第二念住是众生不信佛佛也不生忧恼心，而恒常不变地安住在正念与正智之中；第三念住是同时有一类众生信佛，一类众生不信佛，佛知道了也不生欢喜与忧戚心，而恒常不变地安住在正念与正智之中。"

在药上菩萨说完偈颂后，回到自己的座位。

原文：

佛告大众：佛灭度后，若有众生系念[1]思惟[2]观药王菩萨者，当作五想：一者系念数息[3]想；二者安定[4]心想[5]；三者不出息想；四者念实相[6]想；五者安住三昧想。

注释：

[1] **系念** 谓将心念系于一处而不思其他之意。

[2] **思惟** 即思考维度。思考真实之道理，称为正思惟，系八正道之一；反之，则称邪思惟（不正思惟），乃八邪之一。

[3] **数息** 全称"数息观"，又称安般。即计数入息或出息的次数，以收摄心于一境，使身心止息。此为除散乱、入正定之修法。

[4] **安定** 已脱离欲界定，初现色界定之寻、伺、喜、乐等禅支，心呈安止之境界，称为安定。相当于有部之根本定。

[5] **心想** 意识心王之思想。

[6] **实相** 原义为本体、实体、真相、本性等，引申为一切万法真实不虚之体相或真实之理法、不变之理、真如、法性等。此系佛陀觉悟之内容，意即本然之真实，举凡一如、实性、实际、真性、涅槃、无为、无相等，皆为实相之异名。以世俗认识之一切现象均为假相，唯有摆脱世俗认识才能显示诸法常住不变之真实相状，故称实相。

译文：

佛陀告诉大众："佛陀灭度后，若有众生将心念系于一处而思考观想药王菩萨者，应当作五想：一者，除散乱、入正定之修法，即数息；二者，已脱离欲界定，初现色界定之寻、伺、喜、乐等禅支，心呈安止之境界之修法，即净心；三者，定心之修法，即定心；四者，思考一切万法真实不虚之体相之修法，即观想；五者，安住三昧，起正智慧而开悟真理之修法，即住心。"

原文：

佛告弥勒：若善男子及善女人，修此五想者，于一念[1]中即便得见药王菩萨。是药王菩萨身长十二由旬，随应众生，或十八丈，或现八尺。身紫金色，三十二相[2]，八十随形好[3]，如佛无异。顶上肉髻[4]有十四摩尼珠，其一一珠有十四楞，一一楞间有十四华[5]，以严天冠[6]。其天冠内有十方佛及诸菩萨，皆悉影现，如众宝钿。眉间毫相白琉璃色，绕身七匝如白宝帐。身诸毛孔流出光明，如摩尼珠，数满八万四千，其一一珠宛转右旋，如七宝城优钵罗[7]华，一一华上有一化佛，方身丈六如释迦牟尼，一一如来有五百菩萨以为侍者。是药王菩萨，其两修臂如百宝色，手十指端雨诸七宝。若有众生，观此菩萨十指端者，四百四病自然除灭，身诸烦恼皆悉不起。其两足下雨金刚宝，一一珠化成云台，其云台中有化菩萨[8]，无数诸天[9]以为侍者。时化菩萨演说[10]四谛[11]、苦[12]、空[13]、无常[14]、无我[15]，亦说甚深诸菩萨行[16]。此想成时，是名初观药王菩萨功德相貌。

注释：

[1] **一念** ①一个念头。②（喻）极短的时间。

[2] **三十二相** 系转轮圣王及佛之应化身所具足之三十二种殊胜容貌与微妙形相。

[3] **八十随形好** 为佛、菩萨之身所具足之八十种好相。又称八十种好、八十随好、八十微妙种好、八十种小相、众好八十章。佛、菩萨之身所具足之殊胜容貌形相中，显著易见者有三十二种，称为三十二相；微细隐秘难见者有八十种，称为八十种好。两者亦合称相好。转轮圣王亦能具足三十二相，而八十种好则唯佛、菩萨始能具足。

[4] **肉髻** 佛顶上有一肉团，如髻状，名肉髻，即三十二相中之无见顶相。

[5] **华** 华，俗作"花"，经典中多作"华"。指草木之花。献于佛、菩萨前，称为献华；将花散布，则称散华。花供养为源于印度之佛教仪式之一。密教修法以花为重要供养物之一。

[6] **天冠** 又作宝冠。乃诸天头上所戴之冠或类似诸天之冠的微妙之冠。以其精微殊妙，非人中所有，故称天冠。

[7] **优钵罗** 花名。译曰青莲花、黛花、红莲花。

[8] **化菩萨** （术语）佛、菩萨以神通力变化之菩萨身。

[9] **诸天** 依诸经言，欲界有六天（六欲天），色界之四禅有十八天，无色界之四处有四天，其他尚有日天、月天、韦驮天等诸天神，总称为诸天。

[10] **演说** 谓集众人而对之讲说如来深妙之理。

[11] **四谛** 审实不虚之义。即指苦、集、灭、道四种正确无误之真理。此四者皆真实不虚，故称四谛、四真谛；又此四者为圣者所知见，故称四圣谛。苦与集表示迷妄世界之果与因，而灭与道表示证悟世界之果与因，即世间有漏之果为苦谛，世间有漏之因为集谛，出世无漏之果为灭谛，出世无漏之因为道谛。

[12] **苦** 泛指逼迫身心苦恼之状态。苦与乐是相对性的存在，若心向着如意之对象，则感受到乐；若心向着不如意之对象，则感受到苦。

[13] **空** 与"有"相对。音译为舜若。意译为空无、空虚、空寂、空净、非有。一切存在之物中，皆无自体、实体、我等，此一思想即称空。亦谓事物之虚幻不实或理体之空寂明净。空可大别为人空与法空两者。人空，意谓人类自己无其实体或自我之存在；法空，则谓一切事物之存在皆由因缘而产生，故亦无实体存在。

[14] **无常** 为"常住"之对称。即谓一切有为法生灭迁流而不常住。一切有为法皆由因缘而生，依生、住、异、灭四相，于刹那间生灭，而为本无今有、今有后无，故总称无常。

[15] **无我** 又作非身、非我。我，即永远不变（常）、独立自存（一）、中心之所有主（主）、具有支配能力（宰），为灵魂或本体之实有者。主张所有之存在无有如是之我，而说无我者，称为诸法无我；观无我者，称为无我观。无我系佛教根本教义之一，于三法印中即有"无我印"。通常分为人无我、法无我二种：①有情（生者）不外是由五取蕴（即构成凡夫生存之物心两面之五要素）假和合而成，别无真实之生命主体可言，称为人无我，又称我空。②一切万法皆依因缘（各种条件）而生（假成立者），其存在本来即无独自、固有之本性（自性）可言，称为法无我，又称法空。

[16] **菩萨行** 菩萨自利利他圆满佛果的大行，也就是布施等六度。

译文：

佛陀告诉弥勒："若有善男子及善女人修行此五想，可以在极短的时间内得以见到药王菩萨。药王菩萨身长十二由旬，常常利益众生之故，可随着众生心念而感应，在十八丈之内出现或在八尺之内出现。其全身为紫金色，具足转轮圣王及佛之应化身的三十二种殊胜容貌与微妙形相，具足佛菩萨之身的八十种好相，如佛一样，没有差异。顶上肉髻有十四摩尼珠，即如意珠，能够让众生随心满愿，每一个摩尼珠有十四棱角，每一个棱间有十四朵花，以庄严天冠。其天冠内有十方世界诸佛及诸菩萨，全部影现于其中，如同许多璎珞金片。眉间毫相为白琉璃色，绕身七匝如白宝帐，全身毛孔流出光明，如摩尼珠覆盖八万四千，每一个摩尼珠宛转右旋，如七宝城优钵罗华，每一个华上有一个以神通力变化而出现的佛身，其身体一丈六如释迦牟尼，每一个如来有五百菩萨为其随侍。药王菩萨，其两修臂如百宝色，因两手臂常常施予一切众生安乐，令一切众生离苦，所以手臂会有光彩，手十指端如雨一样降下七宝。若有众生看到此菩萨十指端降下七宝，四百四病自然就会除灭，也不会生身体上的烦恼。药王菩萨两足降下金刚宝，每一个金刚宝变化成云台，云台中有以神通力变化而出现的菩萨，无数诸天神为其随侍。这时以神通力变化而出现的菩萨演说四谛，即苦、集、灭、道四种正确无误之真理。此四者皆真实不虚，故称四谛、四真谛；又此四者为圣者所知见，故称四圣谛。苦与集表示迷妄世界之果与因，而灭与道表示证悟世界之果与因；即世间有漏之果为苦谛，世间有漏之因为集谛，出世无漏之果为灭谛，出世无漏之因为道谛。苦，即泛指逼迫身心苦恼之状态。空，即空无、空虚、空寂、空净、非有。无常，即一切有为法皆由因缘而生，依生、住、异、灭四相，于刹那间生灭，而为本无今有、今有后无。无我，也说甚深的菩萨自利利他圆满佛果的大行。此五想修行成功的时候，即可以初观药王菩萨的功德相貌。"

原文：

第二观者，心渐广大，得见药王菩萨具足[1]身相。时药王菩萨心如栴檀摩尼珠，开敷清净，有百亿光明。此诸光明绕身百匝，如百亿宝山。其一一山有百亿宝窟，一一窟中有十亿化佛，身色相好，皆悉庄严。是诸化佛异口同音，皆共称说：药王菩萨本行[2]因缘。此相现时，念念之中，见十方佛为诸行者随宜说法。

注释：

[1] **具足** （杂语）具备满足。

[2] **本行** 指成佛以前尚在菩萨位（因位）时之行迹，乃成佛之因的根本行法。

译文：

想再次深入地看到药王菩萨的人，心念要渐渐广大，修行要更加深入，才可以得见药王菩萨具备满足的身相。这时的药王菩萨心如栴檀摩尼珠，开放，散布清净，有百亿光明。所有的光明绕身百匝，如同百亿宝山。每一座山上有百亿宝窟，每一个宝窟中有以神通力变化而出现的佛身，身色相好，全部庄重威严。所有的以神通力变化而出现的佛身异口同声地说："由于药王菩萨成佛以前尚在菩萨位（因位）时之行迹的因缘，此相显现的时候，念念之中，可以见到十方世界诸佛为所有的修行者说法。"

原文：

时药王菩萨一一毛孔放百亿摩尼珠光照诸行者，行者见已，得净六根[1]，寻[2]时即见十方世界，五百万亿那由他[3]佛及诸菩萨，为说除罪甘露妙药。服此药已，实时皆得五百万亿旋陀罗尼[4]门。因此药王菩萨本愿力[5]故，缘念[6]药王菩萨自庄严故，十方诸佛与诸菩萨至行者前，为说甚深六波罗蜜[7]。是时，行者因见诸佛故，即得百千万亿观佛三昧海门。

注释：

[1] **六根** 即眼、耳、鼻、舌、身、意。眼是视根，耳是听根，鼻是嗅根，舌是味根，身是触根，意是念虑之根。根者，能生之义，如草木有根，能生枝干，识依根而生，有六根则能生六识，亦复如是。其中何根生何识，各有其界限，不相混，例如眼根只能生眼识，并不能生耳、鼻等识，余可类推。

[2] **寻** 寻伺，寻与伺。寻，是寻求各种的事理，是一种粗相的动心；伺，是伺察各种的事理，是一种细相的动心。

[3] **那由他** 数目字，相等于今天的亿数。

[4] **旋陀罗尼** （术语）法华三陀罗尼之一。谓于法门得旋转自在之力。

[5] **本愿力** 即诸佛菩萨于过去世未成佛以前之因位所起誓愿之力用，于果位而得发显成就。

[6] **缘念** （术语）攀缘境界之事物而思想也。

[7] **六波罗蜜** 波罗蜜译为度，为到彼岸之意，即为达成理想、完成之意。

译文：

这时药王菩萨的每一个毛孔放出百亿摩尼珠光，照耀所有的修行者。修行者见到后可以清净六根，即眼、耳、鼻、舌、身、意。其中眼是视根，耳是听根，鼻是嗅根，舌是味根，身是触根，意是念虑之根。在寻求各种事理的时候即可以见到十方世界五百万亿那由他，即很多的佛以及诸菩萨，为修行者说除罪甘露妙药。服此药后，立即可以得到五百万亿旋陀罗尼门，即于法门得旋转自在之力。因为药王菩萨于过去世未成佛以前之因位所起誓愿之力用，于果位而得发显成就的缘故，也因为药王菩萨庄重威严的缘故，十方诸佛与诸菩萨在修行者的面前，为他们说甚深的六波罗蜜，即到达彼岸，达成理想。此时，修行者因为见到诸佛的缘故，即得以观无量多佛菩萨入三昧。

原文：

佛告弥勒：我灭度后，若天[1]，若神，若龙[2]，若比丘、比丘尼，若优婆塞，若优婆夷，若欲见药王菩萨、欲念药王菩萨者，当修二种清净[3]之行。一者发菩提心[4]，具菩萨戒[5]，威仪不缺。以得具足菩萨戒故，十方世界诸菩萨伴，一时来集，住其人前，药王菩萨为其和尚。药王菩萨为于行者，即说百千万亿旋陀罗尼门，以得闻此陀罗尼故，超越九十亿劫生死之罪，应时即得无生法忍。二者佛灭度后，一切凡夫具烦恼缚。若有欲见药王菩萨，当修四法[6]：一者慈心不杀，不犯十恶[7]，常念大乘[8]，心不忘失，勤修精进[9]，如救头然；二者于师父母四事[10]供养，苏灯、油灯、须曼那华油灯及竹木火以为照明。复以苏灯、油灯、须曼那华油灯及诸照明，以供养佛及法、僧宝并说法者；三者深修禅定，乐远离[11]行，常乐冢间、树下、阿练若[12]处，独处闲静，勤修甚深十二头陀[13]；四者于身命财一切放舍，不生恋着。行此法者，念念之中，得见药王菩萨为其说法，或于梦中见药王菩萨授其法药[14]。寤已，寻自忆识过去无量百生千生宿命之事，心大欢喜，即应入塔观像礼拜，于像前得观佛三昧海，及见无量诸菩萨众，唯见药王菩萨为其说法。

注释：

[1] **天** 光明之义，自然之义，清净之义，自在之义，最胜之义，是享受人间以上胜妙果报的所在，总名为天趣。六趣之一。身有光明，自然受快乐之众生，名为天。

[2] **龙** 梵语叫作伽，为八部众之一，有神通力，能变化云雨。

［3］**清净** （术语）离恶行之过失，离烦恼之垢染，称为清净。

［4］**菩提心** （术语）菩提旧译为道，求真道之心曰菩提心。新译曰觉，求正觉之心曰菩提心。

［5］**菩萨戒** 发大心修大乘法的行者所受持的戒律。

［6］**修四法** 修法，又作行法、秘法、密法。在密教所修的加持祈祷等法，即奉上各种供物而修护摩，依所定规则，口唱真言，手结印契，心持念本尊，行者与本尊融成一体，以获得所期望成果之做法。

［7］**十恶** 又名十不善，即杀生、偷盗、邪淫、妄语、绮语、恶口、两舌、贪欲、嗔恚、愚痴。

［8］**大乘** 交通工具之意，系指能将众生从烦恼之此岸载至觉悟之彼岸的教法而言。

［9］**精进** 又作精勤、勤精进。谓勇猛勤策进修诸善法，亦即依佛教教义，于修善断恶、去染转净之修行过程中，不懈怠地努力上进。

［10］**四事** ①衣服、饮食、卧具、汤药。②房舍、衣服、饮食、汤药。

［11］**乐远离** 指初禅之乐，即远离欲与恶不善法之乐。

［12］**阿练若** 又作阿练茹、阿兰若、阿兰那、阿兰攘、阿兰拏。略称兰若、练若。译为山林、荒野。指适合于出家人修行与居住的僻静场所。又译为远离处、寂静处、最闲处、无净处。即距离聚落一俱卢舍而适于修行之空闲处。

［13］**头陀** 华译为抖擞，即抖擞衣服、饮食、住处等三种贪着的行法。修头陀行者要遵守十二条规则，叫作十二头陀。俗称行脚乞食的僧人为头陀，亦称行者。

［14］**法药** 佛法能治众生之苦，故称法药。

译文：

佛陀告诉弥勒："我灭度后，若天，若神，若龙，若比丘、比丘尼，若优婆塞，若优婆夷，若欲见药王菩萨、欲念药王菩萨者，应当修两种离恶行之过失、离烦恼之垢染的修行。一者，发菩提心。具足发大心修大乘法的修行者所受持的戒律，威仪不缺失。是具足菩萨戒的缘故，十方世界诸菩萨陪伴，在此时集合，安住在修行者之前，药王菩萨为修行者的师父。药王菩萨为修行者，即说百千万亿旋陀罗尼门，因为听闻到此陀罗尼咒的缘故，修行者可以超越九十亿劫生死之罪，到时即可把心安住在不生不灭的道理上。二者，佛陀灭度后，一切凡被烦恼所束缚的人，若欲见药王菩萨，应当修习四法。一者，具有慈悲之心，不杀生，不触犯十恶，即杀生、偷盗、邪淫、妄语、绮语、恶口、两舌、贪欲、嗔恚、愚痴。常念大乘，即能将众生从烦恼之此岸载至觉悟之彼岸的教法，内心从来不忘失，勤加修行，不懈怠，努力上进，如救头的样子。二者，对师父、父母四事供养，苏灯、油灯、须曼那华油灯及竹木火以为照明。也用苏灯、油灯、须曼那华油灯及所有的照明，来供养佛及法、僧宝和为修行者说法者。三者，精深修行禅定，乐于远离欲与恶不善法的修行，常常乐于在冢间、树下、阿练若处，即寂静处，独处闲静，勤加修行甚深的修头陀行者要遵守的十二条规则。四者，对生命财产等一切舍得放弃，不生留恋。修行此法的人，在念念之中可以得见药王菩萨为其说法，或者在梦中见到药王菩萨为其授法药。悟出，寻找出自己记忆中过去、现在生生之事，心中十分欢喜。应该立即入塔观像礼拜，在像前获得观无量多佛菩萨三昧，以及见到无量诸菩萨众，见药王菩萨为修行者说法。"

原文：

佛告阿难：佛灭度后，若有四众[1]，能如是观药王菩萨者，能持药王菩萨名者，除却八十万劫生死之罪。若能称是药王菩萨名字，一心礼拜，不遇祸对，终不横死。若有众生于佛灭后，能如是观者是名正观，若异观者名为邪观。

注释：

[1] **四众** ①指佛说法时听者共有四众：A. 发起众，发起讲经的人；B. 当机众，时常跟着佛的人，如千二百五十人是；C. 影响众，如他方来助佛宣扬佛法的菩萨；D. 结缘众，如一般下根的薄福众生。②指出家之四众，即比丘、比丘尼、沙弥、沙弥尼。③指僧俗四众，即比丘、比丘尼、优婆塞、优婆夷。

译文：

佛陀告诉阿难："佛陀灭度后，若有四众能像以上说法这样观想到药王菩萨，能持诵药王菩萨名，便可以除却八十万劫生死之罪。若能称念药王菩萨的名字，一心礼拜，则不会遇到灾祸，不会突然死亡。若有众生在佛陀灭度后，能像以上说法这样观想到药王菩萨是正观，即真正之观，若不能像以上说法而观想到药王菩萨则是属于邪观，即不依经说之观法。"

原文：

佛告弥勒：佛灭度后，若有四众，云何观是药上菩萨清净色身？若欲观者，当修七法。何等为七？一者常乐持戒[1]，终不亲近声闻[2]、缘觉[3]；二者常修世间善法及出世善法；三者其心如地，不起憍慢，普慈一切；四者心无贪着，犹若金刚，不可沮坏；五者住平等法[4]，不舍威仪；六者常修毗婆舍那[5]，修舍摩他，心无懈惓；七者于大解脱般若波罗蜜心不惊疑。

注释：

[1] **持戒** 六波罗蜜之一。与"破戒"相对应。护持戒法之意，即受持佛所制之戒而不触犯。

[2] **声闻** 指听闻佛陀声教而证悟的出家弟子。

[3] **缘觉** 指独自悟道的修行者。

[4] **平等法** 众生平等成佛之法。

[5] **毗婆舍那** 译曰观、见、种种观察等。观见事理也。

译文：

佛陀告诉弥勒："佛陀灭度后，若有四众询问应该如何才能观想药上菩萨清净色身？如欲观者，应当修行七法。这七法是什么？一者，常常乐于护持戒法，始终不修持小乘法；二者，常常修行世间善法及超越世俗、出离世尘之善法；三者，其心如大地一样宽广，不起骄慢，对待一切都充满慈悲之心；四者，心无贪念，犹若金刚一般，坚不可摧；五者，安心修行众生平等成佛之法，不会失去威仪；六者，常常修行毗婆舍那，修舍摩他，内心没有任何懈怠；七者，修行大解脱般若波罗蜜心法，没有惊疑。"

原文：

佛告弥勒：若有善男子、善女人具此法者，疾得见药上菩萨。是药上菩萨身长十六由旬，如紫金色，身诸光明，如阎浮檀那金色。于圆光[1]中有十六亿化佛，方身八尺，结跏趺坐[2]，坐宝莲华。一一化佛，有十六菩萨以为侍者，各执白华，随光右旋。通身光内有十方世界，诸佛、菩萨及诸净土[3]皆于中现。顶上肉髻如释迦毗楞伽摩尼宝[4]珠，肉髻四面显发金光，一一光中有四宝华[5]，具百宝色，一一华上化佛菩萨，或显或隐，数不可知。是药上菩萨，三十二相，八十随形好，一一相中有五色光，一一好中有百千光。眉间毫相如阎浮檀那金色，百千白宝珠以为璎珞。其一一珠放百宝光，庄校金毫如颇梨幢，盛真金像[6]，世间珍妙，诸庄严具悉于中现。

注释：

[1] **圆光** （术语）放自佛菩萨顶上之圆轮光明也。

[2] **结跏趺坐** 佛陀的坐法，即盘膝而坐。略有二种：若先以右足置于左腿上，再以左足置于右腿上，叫作降魔坐；若先以左足置于右腿上，再以右足置于左腿上者，则叫作吉祥坐。

[3] **净土** 指以菩提修成的清净处所，为佛所居之所。

[4] **释迦毗楞伽摩尼宝** 一般译作帝释持，意即帝释天之所有。又译作能胜、离垢。摩尼，为宝珠之总称，即帝释天之颈饰，常能放光。经典中亦以之为释尊、观世音、弥勒等佛菩萨之庄严具。

[5] **宝华** （杂名）至宝之妙华也。

[6] **真金像** （术语）如来之身色如真金也。

译文：

佛陀告诉弥勒："若有善男子、善女人具足此七法，那么很快就能见到药上菩萨的清净色身。药上菩萨身长十六由旬，如同紫金色，全身都明显光耀，如阎浮檀那金色。在佛菩萨顶上之圆轮光明中有十六亿化佛，身长八尺，盘膝而坐，坐在宝莲华上。每一个化佛有十六位菩萨为其随侍，各自手执白华，随着光右旋。通身光内有十方世界，诸佛、菩萨及诸净土都显现在其中。顶上肉髻如释迦毗楞伽摩尼宝珠，肉髻四面显现发出金光，每一个光中有百宝色的四宝华，每一个华上有化佛菩萨，或者是显现的或者是隐藏的，其数不可知。药上菩萨，三十二相，八十随形好，每一个相中有五色光，每一个好中有百千光。药上菩萨眉间毫相如阎浮檀那金色，百千白宝珠为璎珞。每一个珠释放百宝光，庄严金毫如玻璃幢，很像真金像，是世间珍妙，诸庄严全部都显现于其中。"

原文：

若有四众，闻是药上菩萨名者，持是药上菩萨名者，称是药上菩萨名者，观是药上菩萨身者，是药上菩萨放身光明摄受[1]彼人。此菩萨光，或为自在天像，或为梵天像，或为魔天[2]像，或为帝释像，或为四天王[3]像，或为阿修罗像，或为干闼婆[4]像，或为紧那罗像，或为摩睺罗迦[5]像，或为迦楼罗[6]像，或为人非人[7]像，或为龙像，或为帝王像，或为大臣像，或为长者像，或为居士像，或为沙门像，或为婆罗门像，或为仙人[8]像，或为祖父母像，或为父母像，或为兄弟姊妹、所爱妻子及诸亲像，或为良医像，或为善友像。

注释：

[1] **摄受** 又叫作摄取，即佛以慈悲心去摄取众生。

[2] **魔天** （天名）恶魔之天神。居于欲界之顶上，称为他化自在天者是也。

[3] **四天王** 指东方持国天王、南方增长天王、西方广目天王、北方多闻天王。

[4] **干闼婆** 又八部众之一。乐神名。不食酒肉，唯求香以资阴身，又自其阴身出香，故有香神，乃至寻香行之称。与"紧那罗"同，奉侍帝释而司奏伎乐。紧那罗者法乐，干闼婆者俗乐。

[5] **摩睺罗迦** 又译作摩绚罗迦。八部众之一。即大蟒神，其形人身而蛇首。

[6] **迦楼罗** 又作迦留罗。译为金翅鸟，它取龙为食，为八部众之一。

[7] **人非人** ①人与非人之并称。"非人"谓夜叉、恶鬼王众等。②乐神名。乃八部众之一，为印度俗神紧那罗之别名，以其形态似人而实则非人，故称人非人。

[8] **仙人** 即住于山林，保持长寿之人。

译文：

若在四众当中，有耳闻药上菩萨者，有修持药上菩萨名者，有称念药上菩萨名者，有观想药上菩萨身者，这时药上菩萨释放身体之光明以摄受修行者。此菩萨光，或为自在天像，或为梵天像，或为魔天像，或为帝释像，或为四天王像，或为阿修罗像，或为干闼婆像，或为紧那罗像，或为摩睺罗迦像，或为迦楼罗像，或为人非人像，或为龙像，或为帝王像，或为大臣像，或为长者像，或为居士像，或为沙门像，或为婆罗门像，或为仙人像，或为祖父母像，或为父母像，或为兄弟姊妹、所爱妻子及诸亲像，或为良医像，或为善友像。即药上菩萨会根据不同的修行者所释放之菩萨光显现不同的像。

原文：

尔时，行者即于梦中见上诸像，随现为说药王、药上所说神咒，即得灭除如上所说劫数之罪。

译文：

此时，修行者可以在梦中见到以上诸像，众生应受何种身得度者，即现何种身像，并且为修行者说药王、药上所说的神咒，即可以灭除如上所说的许多罪恶。

原文：

觉已忆持，终不忘失，系念三昧，即于定中，得见药上菩萨净妙色身，即为行者称说过去五十三佛名，告言：法子[1]，过去有佛，名曰普光，次名普明，次名普静，次名多摩罗跋栴檀香，次名栴檀光，次名摩尼幢，次名欢喜藏摩尼宝积，次名一切世间乐见上大精进，次名摩尼幢灯光，次名慧炬照十，次名海德光明，次名金刚牢强普散金光，次名大强精进勇猛，次名大悲光，次名慈力王，次名慈藏，次名栴檀窟庄严胜，次名贤善首，次名善意，次名广庄严王二十，次名金花光，次名宝盖照空自在王，次名虚空宝花光，次名琉璃庄严王，次名普现色身光，次名不动智光，次名降伏诸魔王，次名才光明，次名智慧胜，次名弥勒仙光三十，次名世静光，次名善寂月音妙尊智王，次名龙种上智尊王，次名日月光，次名日月珠光，次名慧幡胜王，次名师子吼自在力王，次名妙音胜，次名常光幢，次名观世灯四十，次名慧威灯王，次名法胜王，次名须弥光，次名须曼那花光，次名优昙钵罗花殊胜王，次名大慧力王，次名阿閦毗欢喜光，次名无量音声王，次名才光，次名金海光五十，次名山海慧自在通王，次名大通光，次名一切法常满王佛。

注释：

[1] **法子** （杂语）凡随顺佛道，为法所资养者，谓之法子。

译文：

当觉行已显现，且修持忆根成就，持咒入定时，即见药上菩萨本尊相，立即为修行者称念过去五十三佛名，道："法子，过去有佛，名曰普光，次名普明，次名普静，次名多摩罗跋栴檀香，次名栴檀光，次名摩尼幢，次名欢喜藏摩尼宝积，次名一切世间乐见上大精进，次名摩尼幢灯光，次名慧炬照（十），次名海德光明，次名金刚牢强普散金光，次名大强精进勇猛，次名大悲光，次名慈力王，次名慈藏，次名栴檀窟庄严胜，次名贤善首，次名善意，次名广庄严王（二十），次名金花光，次名宝盖照空自在王，次名虚空宝花光，次名琉璃庄严王，次名普现色身光，次名不动智光，次名降伏诸魔王，次名才光明，次名智慧胜，次名弥勒仙光（三十），次名世静光，次名善寂月音妙尊智王，次名龙种上智尊王，次名日月光，次名日月珠光，次名慧幡胜王，次名师子吼自在力王，次名妙音胜，次名常光幢，次名观世灯（四十），次名慧威灯王，次名法胜王，次名须弥光，次名须曼那花光，次名优昙钵罗花殊胜王，次名大慧力王，次名阿閦毗欢喜光，次名无量音声王，次名才光，次名金海光（五十），次名山海慧自在通王，次名大通光，次名一切法常满王佛。"

原文：

时，药上菩萨说是过去五十三佛名已，默然而住。

译文：

当药上菩萨说完过去五十三佛名之后，静默不语而安住。

原文：

尔时，行者即于定中，得见过去七佛[1]。世尊毗婆尸佛，而赞叹言：善哉！善哉！善男子，汝所宣说五十三佛，乃是过去久远旧住娑婆世界，成熟众生而般涅槃。若有善男子、善女人及余一切众生，得闻是五十三佛名者，是人于百千万亿阿僧祇劫不堕恶道；若复有人能称是五十三佛名者，生生之处常得值遇十方诸佛；若复有人能至心[2]敬礼五十三佛者，除灭四重五逆[3]及谤方等，皆悉清净，以是诸佛本誓[4]愿故，于念念中即得除灭如上诸罪。尸弃如来、毗舍浮如来、拘留孙如来、拘那含牟尼如来、迦叶如来，亦赞是五十三佛名。亦复赞叹善男子、善女人，能闻是五十三佛名者，能称名者，能敬礼者，除灭罪障，如上所说。

注释：

[1] **七佛** 又称过去七佛。指释迦佛及其出世前所出现之佛，共有七位，即毗婆尸佛、尸弃佛、毗舍浮佛、拘留孙佛、拘那含牟尼佛、迦叶佛、释迦牟尼佛。

[2] **至心** 即至诚之心、至极之心。

[3] **四重五逆** 指四重罪与五逆罪。四重罪，即杀生、偷盗、邪淫、妄语。五逆罪于小乘佛教所说为害母、害父、害阿罗汉、出佛身血、破和合僧等弃坏恩田福田之五种罪业；大乘佛教所说则一为破坏寺塔，二为毁谤声闻、缘觉与大乘法，三为妨害出家人修行或杀害之，四为犯小乘五逆之一，五为否定业报而行十不善业或教唆他人行十恶。

[4] **本誓** 诸佛、菩萨在因地时所建立的根本誓约。

译文：

此时，修行者立即入于定中，得以见到过去七佛。世尊毗婆尸佛赞叹道："善哉！善哉！善男子，你所宣说的五十三佛是过去很久以前曾在娑婆世界度众生，众生得成就以后，而入涅槃。若有善男子、善女子及其余一切众生，得以耳闻五十三佛名者，则修行者与百千万亿阿僧祇劫不堕入恶道；若又有修行者能称念五十三佛名者，则生生之处常常遇到十方世界诸佛；若又有修行者能用至诚之心恭敬礼拜五十三佛者，可以除灭四重罪、五逆罪以及用话攻击他人等罪恶，全部都能清净，这是诸佛菩萨在因地时所建立的根本誓约的缘故，在念念之中即可以除灭如上所有罪恶。"尸弃如来、毗舍浮如来、拘留孙如来、拘那含牟尼如来、迦叶如来，也赞叹五十三佛名。同样赞叹善男子、善女人，有能耳闻五十三佛名者、能称念五十三佛名者、能恭敬礼拜五十三佛者，可以除灭如上所说的罪障。

原文：

尔时，释迦牟尼佛告大众言：我曾往昔无数劫时，于妙光佛末法之中出家学道，闻是五十三佛名。闻已，合掌，心生欢喜，复教他人令得闻持。他人闻已，展转相教，乃至三千人。此三千人异口同音，称诸佛名，一心敬礼[1]。以是敬礼诸佛因缘功德力故，即得超越无数亿劫生死之罪。其千人者，华光佛为首，下至毗舍浮佛，于庄严劫[2]得成为佛，过去千佛是也。此中千佛者，拘留孙佛为首，下至楼至如来，于贤劫[3]中次第成佛。后千佛者，日光如来为首，下至须弥相，于星宿劫中当得成佛。

注释：

[1] **敬礼** 又作礼、礼敬。恭敬礼拜之意。即起恭敬心礼拜三宝。

[2] **庄严劫** 在三世的三大劫中，过去的大劫叫作庄严劫。在任一大劫中都有成住坏空的八十增小劫，在住劫的二十小劫中有千佛出世，以华光佛最先，毗舍浮佛最后。因有千佛出世以庄严其劫，故名庄严劫。

[3] **贤劫** （术语）过去之住劫，名为庄严劫；未来之住劫，名为星宿劫；现在之住劫，名为贤劫。现在之住劫二十增减中，有千佛出世，故称之为贤劫。亦名善劫。

译文：

这时，释迦牟尼佛告诉大众："我曾经很多年，在妙光佛末法时代出家学道，听闻五十三佛名。听闻后，我合掌心并心生欢喜，又教导其他修行者，让他们可以听闻修持五十三佛名。其他修行者听闻后，辗转相互教导，一直到三千人。此三千人异口同音，称念诸佛名，一心恭敬礼拜。也是恭敬礼拜诸佛因缘功德力的缘故，即可以超越无数劫生死之罪。其千人者，华光佛为首，下至毗舍浮佛，在庄严劫中成佛，这是过去千佛。此中千佛者，拘留孙佛为首，下至楼至如来，在贤劫中按顺序依次成佛。后千佛者，日光如来为首，下至须弥相，在星宿劫中当可以成佛。"

原文：

佛告宝积：十方现在诸佛善德如来等，亦曾得闻是五十三佛名故，于十方面各皆成佛。若有众生欲得除灭四重禁[1]罪，欲得忏悔五逆十恶，欲得除灭无根谤法极重之罪，当勤诵上药王、药上二菩萨咒。亦当敬礼上十方佛，复当敬礼过去七佛，复当敬礼五十三佛，亦当敬礼贤劫千佛，复当敬礼三十五佛[2]，然后遍礼十方无量一切诸佛，昼夜六时[3]，心想明利，犹如流水，行忏悔法，然后系念念药王、药上二菩萨清净色身。若有念是药王、药上二菩萨者，当知此人已于过去无量劫中，于诸佛所种诸善根，以本善根力庄严故，于一念中得见东方无数诸佛，是时，东方一切诸佛，即皆同入普现色身三昧。南西北方、四维上下亦复如是，皆悉同入普现色身三昧。实时，十方一切诸佛，皆悉现身，住行者前，为说甚深六波罗蜜。是时，行者见诸佛已，心生欢喜，于诸佛前即得甚深观佛三昧海，见无数佛。一一世尊异口同音，授行者记，而作是言：汝今念是二菩萨故，于未来世当得作佛。是时，行者闻授记已，身心欢喜，即得三昧。此三昧名惟无庄严。

_____

注释：

[1] **四重禁**　又名四重罪、四弃、四波罗夷罪等，即犯淫戒、犯盗戒、犯杀人戒、犯大妄语戒。

[2] **三十五佛**　指常住十方一切世界的三十五佛。

[3] **六时**　指昼夜六时。乃将一昼夜分为六时，即晨朝、日中、日没（以上为昼三时），初夜、中夜、后夜（以上为夜三时）。

译文：

佛陀告诉宝积："十方现在诸佛善德如来等，也曾经得以听闻五十三佛名的缘故，分别在十方各自成为佛。若有众生想除灭四重禁罪，想忏悔五逆、十恶，想除灭没有根据诽谤正法的极重罪过，应当勤加读诵药王、药上二菩萨咒。也应当恭敬礼拜十方佛，恭敬礼拜过去七佛，恭敬礼拜五十三佛，恭敬礼拜贤劫千佛，恭敬礼拜三十五佛，然后普遍礼拜无量一切诸佛。昼夜六时，当我们的心起任何一种运想时，都必须自我明白通利，犹如流水，修行忏悔法，然后一心忆念药王、药上二菩萨清净色身。若有忆念药王、药上二菩萨者，应当知道此人已经在过去无量劫中，由于诸佛所种的诸善根，本善根力庄严的缘故，可以在极短的时间内得以见到东方无数诸佛，到时候东方一切诸佛即共同现色身入普三昧。南西北方、四维上下都是如此，全部都现色身入普三昧。到时十方一切诸佛全部现身，安住在修行者面前，为修行者说甚深六波罗蜜，即大乘佛教中菩萨欲成佛道所实践之六种德目。这时，修行者见到诸佛，心生欢喜，在诸佛面前即可以得到甚深观佛三昧海，见到无数佛。每一个世尊异口同音，为修行者授记并讲道：由于你们今忆念药王、药上二菩萨的缘故，在未来世当成为佛。当修行者听闻授记以后，身心欢喜，即得三昧。此三昧名惟无庄严。"

原文：

因是三昧力，故倍更增进，普见十方无数诸佛。时，十方诸佛，或为行者说檀波罗蜜，或为行者说尸波罗蜜，或为行者说羼提波罗蜜，或为行者说毗梨耶波罗蜜，或为行者说禅那波罗蜜，或为行者说般若波罗蜜，或为行者说方便波罗蜜，或为行者说愿波罗蜜，或为行者说力波罗蜜，或为行者说智波罗蜜，或为行者说慈悲[1]喜舍[2]，或为行者说四念处[3]，或为行者说四正勤[4]，或为行者说四如意足[5]，或为行者说五根，或为行者说五力[6]，或为行者说七觉分[7]，或为行者说八正道分[8]，或为行者说苦圣谛，或为行者说集圣谛，或为行者说灭圣谛，或为行者说道圣谛，或为行者说六和敬法[9]，或为行者说六念法[10]，如是种种分别广说无量法门[11]。

注释：

[1] **慈悲** 即慈与悲，愿给一切众生安乐叫作慈，愿拔一切众生痛苦叫作悲。

[2] **喜舍** 四德之一,四德即菩萨慈悲喜舍。与乐之心为慈，拔苦之心为悲，喜众生离苦获乐之心曰喜，于一切众生舍恳亲之念而平等一如曰舍。慈悲喜舍又叫四无量。缘无量众生而起此心，谓之无量。又曰四等、四梵行。

[3] **四念处** 又名四念住。即身念处、受念处、心念处、法念处。身念处是观身不净；受念处是观受是苦；心念处是观心无常；法念处是观法无我。此四念处的四种观法都是以智慧为体、以慧观的力量，把心安住在道法上，使之正而不邪。

[4] **四正勤** 即已生恶令断灭、未生恶令不生、未生善令生起、已生善令增长。此四正勤就是精进，精进勤劳修习四种道法，以策励身口意，断恶生善。

[5] **四如意足** （术语）又名四神足。为三十七科道品中次四正勤所修之行品。四种之禅定也。前四念处中修实智慧，四正勤中修正精进，精进智慧增多，定力小弱，今得四种之定以摄心，则定慧均等，所愿皆得，故名如意足，又名神足。

[6] **五力** 五根坚固发生力量，叫作五力，即信力、精进力、念力、定力、慧力。信力是信根增长，能破诸邪信；精进力是精进根增长，能破身之懈怠；念力是念根增

长，能破诸邪念；定力是定根增长，能破诸乱想；慧力是慧根增长，能破三界之诸惑。

[7] **七觉分** 又名七菩提分、七觉支、七等觉支。为五根五力所显发的七种觉悟。①择法菩提分，即以智慧简择法的真伪；②精进菩提分，即以勇猛心力行正法；③喜菩提分，即心得善法而生欢喜；④轻安菩提分，即除去身心粗重烦恼而得轻快安乐；⑤念菩提分，即时刻观念正法而令定慧均等；⑥定菩提分，即心唯一境而不散乱；⑦舍菩提分，即舍离一切虚妄的法而力行正法。

[8] **八正道分** 又名八圣道，即八条圣者的道法。①正见，即正确的知见；②正思惟，即正确的思考；③正语，即正当的言语；④正业，即正当的行为；⑤正命，即正当的职业；⑥正精进，即正当的努力；⑦正念，即正确的观念；⑧正定，即正确的禅定。修此八正道，可证得阿罗汉果。

[9] **六和敬法** 即求菩提、修梵行之人需互相友爱、敬重之六种事。亦即大乘佛教所称，菩萨与众生有六种和同爱敬。

[10] **六念法** 又作六随念、六念处、六念。①念佛，念佛之大慈大悲无量功德；②念法，念如来所说三藏十二部经能利益大地众生；③念僧，念僧具足戒、定、慧，能为世间众生作良福田；④念戒，念戒行有大势力，能除众生之诸恶烦恼；⑤念施，念布施有大功德，能除众生之悭贪；⑥念天，念三界诸天皆因往昔修持净戒、布施、闻慧等之善根，而得此乐报。

[11] **法门** 佛所说之法，因是众生超凡入圣的门户，故称法门。

译文：

三昧力的缘故，修行之力加倍增进，可以见到十方无数诸佛。这时十方诸佛，或为行者说檀波罗蜜（全然施惠），或为行者说尸波罗蜜（全然持守教团之戒律），或为行者说羼提波罗蜜（全然忍耐之意），或为行者说毗梨耶波罗蜜（全然努力之意），或为行者说禅那波罗蜜（心全然处于一境），或为行者说般若波罗蜜（圆满之智慧，系超越人类理性之无分别之智慧），或为行者说方便波罗蜜（救济众生之巧妙方法），或为行者说愿波罗蜜（得智慧即菩提后，救济众生的殊胜之愿），或为行者说力波罗蜜（能正确判断所修所行的全然之能力），或为行者说智波罗蜜（享受菩提之乐，并教导众生得全然之智慧），或为行者说慈悲喜舍，或为行者说四念处，或为行者说四正勤，或为行者说四如意足，或为行者说五根，或为行者说五力，或为行者说七觉分，或为行说八正道分，或为行者说苦圣谛（关于生死实是苦之真谛），或为行者说集圣谛（关于世间人生诸苦之生起及其根源之真谛），或为行者说灭圣谛（关于灭尽苦、集之真谛），或为行者说道圣谛（关于八正道之真谛），或为行者说六和敬法，或为行者说六念法，如是种种分别广说无量法门。

原文：

复因此惟无三昧海庄严力故，广为行者分别解说甚深十二因缘法[1]。因是药王、药上二菩萨威神力故，复见东方无量诸佛及诸菩萨，身紫金色，相好无比。南西北方、四维上下，亦悉睹见一一如来身相众好，广说如观佛三昧海。若有行者称是药王、药上二菩萨名者，若有念是二菩萨者，若有持是二菩萨名者，若有观是二菩萨身者，若诵是二菩萨所说陀罗尼神咒者，舍身[2]来世[3]得净六根，恒得生于大菩萨家，面貌端严，犹如帝释无可恶相，身力强壮，如那罗延[4]威伏一切。其所生处，恒得值遇诸佛菩萨，闻甚深法。闻已，欢喜，即得无量妙三昧门及陀罗尼。

注释：

[1] **十二因缘法** 又名十二有支或十二缘起，用于说明有情生死流转的过程。十二因缘是无明（贪、嗔、痴等烦恼为生死的根本）、行（造作诸业）、识（业识投胎）、名色（但有胎形六根未具）、六入（胎儿长成眼等六根的人形）、触（出胎与外境接触）、受（与外境接触生起苦乐的感受）、爱（对境生爱欲）、取（追求造作）、有（成业因能招感未来果报）、生（再受未来五蕴身）、老死（未来之身又渐老而死）。以上十二有支，包括三世起惑、造业、受生等一切因果，周而复始，至于无穷。

[2] **舍身** 指舍弃身命。又作烧身、遗身、亡身。以舍身供养佛等或布施身肉等予众生，乃布施行为之最上乘。

[3] **来世** 意指死后将来之世。

[4] **那罗延** 天上力士之名，或梵天王之异名。

译文：

又此惟无三昧海庄严力的缘故，广为修行者分别解说甚深十二因缘法，即无明、行、识、名色、六入、触、受、爱、取、有、生、老死。因为药王、药上二菩萨的威神力，也可以见到东方无量诸佛及诸菩萨，身紫金色，相好无比。南西北方、四维上下，也可以看到每一个如来身相众好，广说如观佛三昧海。若有修行者称念药王、药上二菩萨名者，若有忆念二菩萨者，若有修持二菩萨名者，若有观想二菩萨身者，若有读诵二菩萨所说的陀罗尼神咒者，舍弃生命，在将来之世可以清净六根，可以生在大菩萨家，面貌端严，犹如帝释没有恶相，身力强壮，如那罗延威严可以降伏一切。其所出生之处，可以遇到诸佛菩萨，听闻诸佛菩萨讲甚深法。听闻以后，心生欢喜，即可以得无量妙三昧门及陀罗尼。

原文：

佛告阿难：若有众生，但闻是二菩萨名，得福无量，不可穷尽，何况具足如说修行？

译文：

佛陀告诉阿难："若有众生，听闻药王、药上二菩萨名号，可以得无量福报，不可穷尽，何况是具足一切的修行者？"

原文：

尔时，阿难闻佛世尊，赞叹是二菩萨甚深智慧，无量德行[1]，即从座起，绕佛七匝，长跪合掌，白佛言：世尊，此药王、药上二菩萨，过去世时，修何道行，种何功德，今于此众犹如梵幢，佛所赞叹，亦为大众之所称誉？如来今者双目放光，如摩尼珠现在其顶，此妙瑞相昔所未睹，唯愿天尊，为我解说此二菩萨往昔因缘。

注释：

[1] **德行** （术语）所成之善谓为德，能成之道谓为行。德行，即功德与行法也，又具足功德之行法也。

译文：

这时，阿难听闻佛世尊之后，赞叹二菩萨甚深智慧，无量功德与行法，即从座位起来，绕佛七匝，长跪合掌，对佛陀讲道："世尊，此药王、药上二菩萨，在过去世时，修何道行，种何功德，今此二菩萨犹如梵幢，被佛陀赞叹，也被大众称誉？如来您今天双目放光，如摩尼珠在其顶，此妙瑞相从未目睹过，希望天尊，为我解说此二菩萨的往昔因缘。"

原文：

尔时，世尊告阿难言：谛听！谛听！善思念之。吾当为汝分别解说，药王、药上二菩萨往昔因缘。

译文：

这时，世尊告诉阿难："谛听！谛听！请好好地思考。我当为你分别解说此二菩萨的往昔因缘。"

原文：

佛告阿难：乃往过去无量无边阿僧祇劫，复倍是数，数不可说，彼时有佛，号琉璃光照如来，应供、正遍知、明行足、善逝、世间解、无上士、调御丈夫、天人师、佛、世尊，劫名正安隐，国名悬胜幡。生彼佛国众生，寿命八大劫。彼佛世尊出现[1]世间经十六大劫，然后乃于莲华讲堂入般涅槃[2]。佛涅槃后，正法住世满八大劫，像法住世亦八大劫。于像法中，有千比丘，发菩萨心，求菩萨戒，普为众生游行[3]教化[4]。

注释：

[1] **出现** 谓诸佛、菩萨为教化众生之故，示现化身而出于世间。

[2] **般涅槃** （术语）译为入灭。常略曰涅槃。

[3] **游行** 即遍历修行。巡行各地参禅闻法或说法教化之谓。又作飞锡、游方。禅宗称之为行脚。一般游行之僧侣，称为行脚僧。

[4] **教化** 教，以善法教导他人；化，令远离恶法。为教导感化之意，即通过说法引导众生而令其受感化。

译文：

佛陀告诉阿难："在过去无量无边阿僧祇劫，更加倍数，多到说不出的时候，那个时候有佛，号琉璃光照如来，应供、正遍知、明行足、善逝、世间解、无上士、调御丈夫、天人师、佛、世尊，劫名正安隐，国名悬胜幡。出生在此佛国的众生，寿命八大劫。此佛世尊示现化身而出于世间经十六大劫，然后在莲花讲堂涅槃。佛涅槃后，正法住世八大劫，像法住世八大劫。在像法时代，有千比丘，发菩萨心，求菩萨戒，为众生说法教化。"

原文：

尔时，众中有一比丘，名曰日藏，聪明多智，游历聚落、村营、城邑、僧房、堂阁、阿练若处[1]及至论堂，为诸大众广赞大乘菩萨本缘[2]，亦说如来无上清净平等大慧[3]。

注释：

[1] **阿练若处**　译为远离处或空闲处，即远离热闹的空闲处。

[2] **本缘**　与"本生"同义。指有关释尊、弥陀、弥勒等佛菩萨或佛弟子等，于过去世之永劫中受生为各种不同的趣类、身形、角色、身份等，而行菩萨道之故事。这类故事在经典中被归纳为本缘部，称为本生经、本生谭，为九部经或十二部经之一。

[3] **平等大慧**　指唯有一乘之佛慧，即佛宣说《法华经》之实智，此智亦为诸佛之实智。盖以此智能证平等之理性，故称平等；又以众生皆可齐得此智慧，故称平等。

译文：

这时，众比丘当中有一位比丘，名叫日藏，聪明多智，游历聚落、村营、城邑、僧房、堂阁、阿练若处，以及到议论的地方，常为诸大众广赞大乘菩萨本来因缘，也说如来无上清净平等大慧。

原文：

尔时，众中有一长者，名星宿光。闻说大乘平等大慧，心生欢喜，即从座起，持诃梨勒果及诸杂药，至日藏所，白言：大德，我闻仁者说甘露药，如仁所说，服此药者不老不死。作此语已，头面着地，礼比丘足，复持此药奉上比丘，白言：仁者，今以此药奉上仁者及大德僧。

译文：

这时，众生当中有一长者，名星宿光，听闻大乘平等大慧后，心生欢喜，即从座位起来，手持诃梨勒果及诸杂药来到日藏菩萨的住处，讲道："大德，我听闻您说甘露药，正如您所说，服此药者，不老也不死。"说完之后，头面着地，礼拜比丘足，又手持此药将其奉上比丘，讲道："仁者，今天我以此药奉上仁者您以及大德僧。"

原文：

尔时，日藏即为咒愿[1]，受诃梨勒。长者闻法，复闻咒愿，心大欢喜，遍礼十方无量诸佛。于日藏前发弘誓愿，而作是言：我闻仁者说佛慧药，如仁所说真实不虚，今持雪山良药，奉上仁者并及众僧，以此功德，愿我生生不求人天三界福报，正心回向阿耨多罗三藐三菩提。我今至诚发无上道心[2]，于未来世必当成佛。此愿不虚，必如尊者所说佛慧。

注释：

[1] **咒愿** 指沙门于受食等之际，以唱诵或叙述咒语的方式为众生祈愿。又作祝愿。

[2] **道心** 又作道念。立志修行佛道之心，称为道心。

译文：

这时，日藏菩萨以唱诵或叙述咒语的方式为众生祈愿，并且接受诃梨勒。长者听闻佛法，又听闻祝愿，心大欢喜，礼拜十方无量诸佛。在日藏菩萨面前发弘誓愿，说道："我听闻您说佛慧妙药，如您所说的真实不虚。我今手持雪山良药，给仁者您和众僧奉上，以此功德，我生生不寻求人天三界福报，只希望正心回向阿耨多罗三藐三菩提。我今天以至诚之心发立志修行佛道之心，在未来世必当成佛。此愿不虚，必定能得到如尊者所说的佛的智慧。"

原文：

我得菩提清净力时，虽未成佛，若有众生闻我名者，愿得除灭众生三种病苦：一者众生身中四百四病[1]，但称我名即得除愈；二者邪见愚痴及恶道苦愿永不受，我作佛时，生我国土诸众生等，悉皆悟解平等大乘，更无异趣；三者阎浮提中及余他方有三恶趣名，闻我名者，永更不受三恶趣身，设堕恶趣，我终不成阿耨多罗三藐三菩提。若有礼拜、系念、观我身相者，愿此众生消除三障[2]，如净琉璃内外映彻，见佛色身亦复如是。若有众生见佛清净色身者，愿此众生于平等慧永不退失。发此愿已，五体投地，遍礼十方无量诸佛。

注释：

[1] **四百四病**　即人类所有疾病之总称。

[2] **三障**　指烦恼障、业障、报障。烦恼障，如贪欲、嗔恚、愚痴等之惑是；业障，如五逆、十恶等之业是；报障，如地狱、饿鬼、畜生等之苦报是。众生因有此三障，所以不能开悟佛道。

译文：

我得到菩提清净力时，虽然没有成为佛，但若有众生听闻我名者，愿能除灭众生三种病苦：一者，众生身体得四百四病，只要称念我名即可以痊愈；二者，任何邪见、愚痴以及恶道苦，愿永远不受，我作佛时，生在我国土的所有众生，都能体悟理解平等的大乘，没有其他异趣；三者，娑婆世界以及其余他方有三恶趣名，听闻我名者永远不再受地狱、饿鬼、畜生身，假设堕入恶趣，我终不成阿耨多罗三藐三菩提。如有礼拜、系念、观想我身相者，愿此众生可以消除三障，即烦恼障、业障、报障，如清净的琉璃，内外映彻，可以当下见佛色身也是如此。若有众生见到佛清净色身者，愿此众生平等大慧永不退失。发愿完毕后，五体投地，礼拜十方无量诸佛。

原文：

礼诸佛已，持真珠华，散日藏上，白言：和尚[1]，因和尚，故得闻无上清净佛慧。我闻是已，于和尚前，已发甚深阿耨多罗三藐三菩提心。此愿不虚，必成佛者，令我所散妙真珠华，化为华盖[2]，住和尚上。作此语已，所散宝珠，如宝莲华行列空中，变成华盖，其盖有光，金色具足。一切大众睹见此事，异口同音，赞叹大长者星宿光言：善哉！善哉！大长者，汝能于此大众之中，已能深发大弘誓愿，乃现如此微妙瑞相。我等今者观此瑞相，必得成佛，无有疑也。

注释：

[1] **和尚** 吾师的意思。为僧徒对其亲教师的尊称。

[2] **华盖** （物名）以花而饰之伞盖。

译文：

礼拜诸佛后，长者手持真珠华，散在日藏菩萨身上，讲道："和尚，因和尚，故可以耳闻无上清净佛慧。我听闻之后，在和尚面前，已经发甚深阿耨多罗三藐三菩提心。此愿不虚，必定成为佛者，令我所散的妙真珠华，变化为华盖安住在和尚上。"说完此话，长者所散的宝珠，如宝莲华按次序排列在空中，变成华盖，其盖上有光，具足金色。一切大众目睹此事，异口同音，赞叹大长者星宿光，说道："善哉！善哉！大长者，你能在此大众之中，发如此大弘誓愿，才现如此微妙祥瑞之相。我等今天看到这个殊胜的吉瑞之相，必定会成为佛，这是没有疑问的。"

原文：

尔时，星宿光长者有弟，名电光明，见兄长者发菩提心，身心随喜，白言：大兄，我今家中大有醍醐[1]及诸良药，愿兄听我普施一切，不限众僧。其兄报言：听随汝意。

注释：

[1] **醍醐** 指由牛乳精制而成的最精纯之酥酪。乃五味之一，即乳、酪、生酥、熟酥、醍醐五味中的第五种味，故亦称醍醐味。为牛乳中最上之美味，故佛学经典中每以醍醐比喻涅槃、佛性、真实教。

译文：

那时，星宿光长者有弟，名电光明，他见兄长发菩提心，身心随喜，说道："大兄，我家中有醍醐及诸良药，愿兄听我普施一切，不限众僧。"其兄回复道："随你的心愿去成就。"

原文：

尔时，电光明长者白其兄言：我今亦复随从大兄，欲发甚深阿耨多罗三藐三菩提心。其兄答言：若欲发心[1]，汝今应礼十方诸佛，于大和上日藏比丘前，宜发甚深无上道意[2]。弟白兄言：我今以此醍醐良药以施一切，复以妙华上十方佛，回此功德，愿如大兄所发誓愿等无有异。若我所愿，诚实不虚，令我所散上妙莲华，住虚空中，犹如华树。时会大众见电光长者所散莲华，列住空中，其一一华如菩提树，列住空中，华果具足。尔时，大众异口同音，亦皆赞叹电光长者而作是言：汝今瑞应，如兄长者等无有异，于未来世必得成佛，无有疑也。

注释：

[1] **发心**　为发菩提心之略称。指发愿求无上菩提之心。即发起求解脱苦难、往生净土或成佛的愿望。菩提心乃一切诸佛之种子，净法长养之良田，发此心，勤行精进，以速证无上菩提。

[2] **道意**　犹言道心，即无上道心、无上道意，亦即菩提心。

译文：

这时，电光明长者对其兄说道："今天我也随从大兄，欲发甚深阿耨多罗三藐三菩提心。"其兄回答道："若欲发愿求无上菩提之心，你应该礼拜十方诸佛，在大和尚日藏比丘面前，应发甚深无上道心。"弟对兄讲道："今天我用这个醍醐良药以施一切，又以妙华散在十方佛上，回此功德，愿如大兄所发誓愿一样，没有不同。若我所发誓愿，诚实不虚，令我所散的妙莲华安住在虚空中，犹如华树。"正在这时，大众见到电光明长者所散的莲华有次序地排列安住在空中，每一个华如菩提树，有次序地排列安住在空中，具足华的果实。这时，大众异口同音，也全部赞叹电光明长者，说道："你今天的祥瑞之相，如兄长的一样，没有不同，在未来世必定会成为佛，这是没有任何疑问的。"

原文：

佛告阿难：汝今当知，时大长者以诃梨勒雪山胜药，以施众僧。众僧服已，得闻妙法，以药力故除二种病：一者四大增损；二者烦恼嗔恚。因此药故，时诸大众皆发阿耨多罗三藐三菩提心，而唱是言：我等于未来世悉当成佛。时诸大众各相谓言：我等今者因此大士[1]施二种药，得发无上法王[2]之心，当王三千大千世界，为报恩故，当为立号，因行立名，故名药王。

注释：

[1] **大士** 菩萨的通称。士，是事的意思，指成办上求佛果、下化众生的大事业的人。如观世音菩萨又叫作观音大士。

[2] **法王** 佛之尊称。王，有最胜、自在之义；佛，为法门之主，能自在教化众生，故称佛为法王。

译文：

佛陀告诉阿难："你今天应当知道，那时大长者以诃梨勒雪山胜药以施众僧。众僧服药之后，并得以听闻妙法，以药力可以除两种疾病：一者四大增损，四大即地、水、火、风；二者烦恼、嗔恚。因为这个药的缘故，那时诸大众都发阿耨多罗三藐三菩提心，讲道：'我等在未来世全部会成为佛。'那时诸大众相互说：'今天我等因为此大士所施的两种药，可以发无上法王之心，当三千大千世界的法王，为报恩，应当为长者立名号，因为他是以这个法药而布施成就，所以因行立名，故名药王。'"

原文：

佛告阿难：汝今当知，此药王菩萨闻诸大众为立号时，敬礼大众而作是言：大德，众僧为我立号名曰药王，我今应当依名定实。若我所施回向佛道，必得成就，愿我两手雨一切药，摩洗众生，除一切病。若有众生闻我名者，礼拜我者，观我身相者，当令此等皆服甚深妙陀罗尼无阏法药，当令此等现在身上除去诸恶，无愿不从。我成佛时，愿诸众生具大乘行。作是语时，于虚空中雨七宝盖，覆药王上，盖光明中而说偈言：

大士妙善愿，施药济一切。

未来当成佛，号名曰净眼。

广度诸天人^[1]，慈心无边际。

慧眼^[2]照一切，未来当成佛。

注释：

[1] **天人** 又作天众。即住于欲界六天及色界诸天之有情。亦指住于天界或人界之众生。

[2] **慧眼** 指智慧之眼。为二乘所证之眼，为三眼之一，亦为五眼之一。了知诸法平等、性空之智慧，故称慧眼。因其可照见诸法真相，故能渡众生至彼岸。

译文：

佛陀告诉阿难："今天你应当知道，此药王菩萨听闻诸大众为其立名号时，恭敬礼拜大众而说道：'大德，众僧为我立名号为药王，我今应当做到名副其实。若我所施回向佛道，必定得到成就，愿我两手降下一切法药，能够摩洗一切众生，除掉一切病。若有众生听闻我名者，礼拜我者，观想我身相者，应当让此等众生都服甚深妙陀罗尼无碍法药，应当除去此等现在身上的诸恶，没有誓愿不成。我成为佛时，愿诸众生具有大乘的修行。'正在说时，在虚空中降下七宝盖，覆盖在药王上，七宝盖的光明中有偈，说道：'大士妙善弘愿，施药救济一切众生。未来世必定成为佛，号名为净眼如来。广泛度化众生，其慈悲之心是无边无际的。其慧眼能够照彻一切幽冥，未来必定成为佛。'"

原文：

尔时，药王闻此偈已，身心欢喜，即入三昧。其三昧名曰惟无庄严。三昧力故，见佛无数，净除业障，即得超越九百万亿阿僧祇劫生死之罪。

译文：

那时，药王听闻此偈后，身心欢喜，即入三昧。其三昧名为惟无庄严。由于三昧力的缘故，药王得以见到佛无数，净除业障，即可以超越九百万亿阿僧祇劫生死之罪。

原文：

尔时，众中为立号者，今此药王菩萨摩诃萨是。

译文：

那时，众生为立名号者，就是今天的药王菩萨摩诃萨。

原文：

佛告阿难：汝今当时，知弟长者药施人者，因药施故，世人称赞此长者药，用施众僧及施一切。服此药者，得上气力，得妙上药，亦闻上妙大乘法药。

译文：

佛陀告诉阿难："你今天应当知道弟长者是以药施人者，因为所施药的缘故，世人称赞此长者药用来施众僧以及施一切。服此药者，得上气力，得妙上药，也可以听闻上妙大乘法药。"

原文：

尔时，世人因行立名，名曰药上。

译文：

这时，世人因其行持立名，名曰药上。

原文：

尔时，药上菩萨闻诸世人，称赞己德，名曰药上。因发誓愿：今此世间一切大众，为我立号，名曰药上，愿我后世得成十种清净力时，以上法药普施一切。愿诸众生闻我名者，烦恼盛火速得消灭。若有众生礼拜我者，称我名者，观我身相者，当令此等得服上妙不死解脱甘露上药。

译文：

这时，药上菩萨听闻诸世人称赞自己的功德以及行为，并且名叫药上。因此发誓愿：愿此世间一切大众，为我立名号，名叫药上者，愿我后世得成十种清净力时，以上法药可以普施一切。愿诸众生听闻我名者，烦恼盛火快速得以消灭。若有众生礼拜我者，称念我名者，观想我身相者，当令他们可以服上妙不死解脱甘露上药。

原文：

尔时，大众闻是语已，各脱璎珞，共散药上菩萨，所散璎珞如七宝台停住空中，台中有光，纯黄金色，声如梵音[1]而说偈言：

善哉胜大士，显发弘誓愿。

必度苦众生，心无有疑虑。

未来当成佛，号名曰净藏。

救护诸世间，没于苦海者。

注释：

[1] **梵音** 又作梵声。指佛菩萨之音声，即佛报得清净微妙之音声，亦即具四辩八音之妙音。佛三十二相中即有梵音相。据《大智度论》卷四，佛之梵音如大梵天王所出之声，有五种清净之音：①甚深如雷；②清彻远播，闻而悦乐；③入心敬爱；④谛了易解；⑤听者无厌。

译文：

大众听闻这话语后，各自脱下璎珞，一起散在药上菩萨上，所散璎珞停住在空中如同七宝台，台中有纯金黄色的光，声如佛菩萨之音声而说偈，曰：善哉！胜大士，显现发弘誓愿。必定度化受苦的众生，内心没有任何的疑虑。未来必定成佛，号名为净藏菩萨。救护诸世间中沉没于苦海的人。

原文：

佛告阿难：汝今好当谛听，佛语慎勿忘失！此药王、药上二菩萨者，乃是过去、现在、未来诸佛世尊灌顶法子。若有众生闻此二菩萨名者，永度苦海，不堕生死，恒得值遇诸佛菩萨，何况具足如说修行？若有善男子、善女人，闻二菩萨所说神咒，若观此二菩萨身相者，于现在世必得见药王、药上，及见于我、贤劫千佛，于未来世见无数佛，一一世尊为其说法，生净佛土，其心坚固，终不退转[1]阿耨多罗三藐三菩提心。

注释：

[1] **退转** 又作退堕、退失。略称作退。指于求佛道之中途，退失菩提心，而堕于二乘凡夫之地；或退失已证得之行位。

译文：

佛陀告诉阿难："今天你应当好好听，千万不能忘掉佛语！此药王、药上二菩萨者，乃是过去、现在、未来诸佛世尊的灌顶法子。若有众生听闻此二菩萨名，将永度苦海，不堕入生死轮回，能遇到诸佛菩萨，更何况是具足的修行者呢？若有善男子、善女人听闻二菩萨所说的神咒，若有观想此二菩萨身相者，在现在世必可以见到药王、药上二菩萨，以及见到我、贤劫千佛，在未来世可以见到无数佛，每一个世尊为他们说法，出生在净佛土，其心坚固，始终不退失阿耨多罗三藐三菩提心。"

原文：

尔时，阿难即从座起，为佛作礼，绕佛七匝，白佛言：世尊，当云何名此经？云何奉持之？

译文：

这时，阿难即从座位起来，给佛陀作礼，绕佛七匝，说道："世尊，这部经应该是什么名字？应该怎么奉持？"

原文：

佛告阿难：谛听！谛听！善思念之。此法之要名《灭诸罪障》，亦名《忏悔恶业神咒》，亦名《治烦恼病甘露妙药》，亦名《观药王药上清净色身》。

译文：

佛陀告诉阿难："谛听！谛听！请好好思考。根据此部法的要点，可以名为《灭诸罪障》，也可以名为《忏悔恶业神咒》，也可以名为《治烦恼病甘露妙药》，也可以名为《观药王药上清净色身》。"

原文：

佛告阿难：此法之要，有如是等殊胜[1]妙名。我灭度后，若有比丘及比丘尼闻此经者，至心[2]随喜，经须臾[3]间，四重恶业皆悉清净。若有优婆塞、优婆夷闻此经者，至心随喜，经须臾间，若犯五戒[4]，破八支斋[5]，疾得清净。若国王、大臣、刹利[6]、居士、毗舍[7]、首陀[8]、婆罗门[9]等及余一切闻此经者，经须臾间，至心随喜，五逆十恶悉得清净。

注释：

[1] **殊胜** 事之超绝而稀有者，称为殊胜。

[2] **至心** （术语）至诚之心也，又至极之心也，心源彻到也。

[3] **须臾** 表示短时间，即暂时、少顷之意。

[4] **五戒** 指五种制戒，即不杀生、不偷盗、不邪淫、不妄语、不饮酒。

[5] **八支斋** 八戒的别名。为优婆塞、优婆夷于一日一夜中学习出家所守之戒。此为六斋日所持之戒，除五戒（其中不邪淫戒在此为不淫戒）外，尚有离眠坐高广严丽床座（即不坐高座、不卧好床）、离涂饰香鬘（即身不涂香油或装饰）、离歌舞观听（即不观戏听歌）、离非时食戒（即过午不食）等三戒。

[6] **刹利** 刹帝利，略作刹利。意译为地主、王种。乃印度四姓中之第二阶级，地位仅次于婆罗门，乃王族、贵族、士族所属之阶级，系从事军事、政治者。释尊即出身于此阶级。

[7] **毗舍** 又作吠奢、吠舍、毗奢、鞞舍。意译为居士、田家、商贾。印度四姓之第三阶级，指从事农业、畜牧、工业、商业等生产事业的一般平民阶级。

[8] **首陀** 又作首陀罗，新作戍陀罗、戍达罗、戍捺罗。天竺四大姓之第四，指农人奴隶阶级。

[9] **婆罗门** 又作婆啰贺磨拏、婆罗欱末拏、没啰憾摩。意译为净行、梵行、梵志、承习。奉事大梵天而修净行之一族。印度四姓中最上位之僧侣、学者阶级。为古印度一切知识之垄断者，自认为是印度社会的最胜种姓。

译文:

佛陀告诉阿难:"根据此法之要点,应该有像这类的殊胜的妙名。我灭度后,若有比丘及比丘尼听闻此经,至心随喜,那么在很短时间内,造作的四重罪、十恶业皆可清净。若有优婆塞、优婆夷听闻此经,至心随喜,短时间内如果有触犯五戒、破八支斋,很快能得以清净。若国王、大臣、刹利、居士、毗舍、首陀、婆罗门以及其余一切听闻此经者,在很短时间内,至心随喜,五逆、十恶之罪都可以清净。"

原文:

佛告阿难:此药王、药上本行[1]因缘,是阎浮提人病之良药。

————————————

注释:

[1] **本行** 指成佛以前尚在菩萨位(因位)时的行迹。此乃成佛之因的根本行法。

译文:

佛陀告诉阿难:"此药王、药上二菩萨成佛以前尚在菩萨位(因位)时之行迹的因缘,所有是娑婆世界人之疾病的良药。"

原文:

尔时,世尊说是语已,默然而住,如入三昧。

译文:

世尊说完话后,静默不语,如入三昧。

原文:

尔时,长者子宝积及尊者阿难,无数大众,闻佛所说,皆大欢喜。以欢喜故,长者众中,五千人得无生法忍;他方来诸菩萨等有十千人,住首楞严三昧;舍利弗弟子五百比丘,不受诸漏[1],成阿罗汉[2]。天龙八部[3],其数无量,皆发无上正真道意。

————————————

［1］**诸漏**　指一切的烦恼。漏，即烦恼的别名。

［2］**阿罗汉**　为声闻四果之一，如来十号之一。略称罗汉、啰呵。意译为应供、应真、杀贼、不生、无生、无学、真人。指断尽三界见、思之惑，证得尽智，而堪受世间大供养之圣者。此果位通于大、小二乘佛教，但一般皆作狭义之解释，专指小乘佛教中所得之最高果位而言。若广义言之，则泛指大、小二乘佛教中之最高果位。

［3］**天龙八部**　又称八部众。即：天众、龙众、夜叉、阿修罗、迦楼罗、干闼婆、紧那罗、摩睺罗迦。为守护佛法而有大力之诸神。八部众中，以天、龙二众为上首，故标举其名，统称天龙八部。

译文：

此时，长者子宝积、尊者阿难以及无数大众，听闻佛陀所说之佛法后，皆大欢喜。由于大众心生欢喜，在长者之众中有五千人得以把心安住在不生不灭的道理上；从他方而来的菩萨有十千人，安住在首楞严三昧；舍利弗有五百比丘弟子，不受所有烦恼的侵扰，成为阿罗汉；天龙八部，即天众、龙众、夜叉、阿修罗、迦楼罗、干闼婆、紧那罗、摩睺罗迦，为守护佛法而有大力之诸神，其数无量，都发无上正真道心。

原文：

尔时，诸比丘、比丘尼及诸大众，闻佛所说，欢喜奉行[1]，作礼而退。

注释：

［1］**奉行**　奉持佛陀教法而修行之，称为奉行。

译文：

那时，所有的比丘、比丘尼以及大众，听完佛陀所讲之佛法后，欢喜奉行，作礼而退。

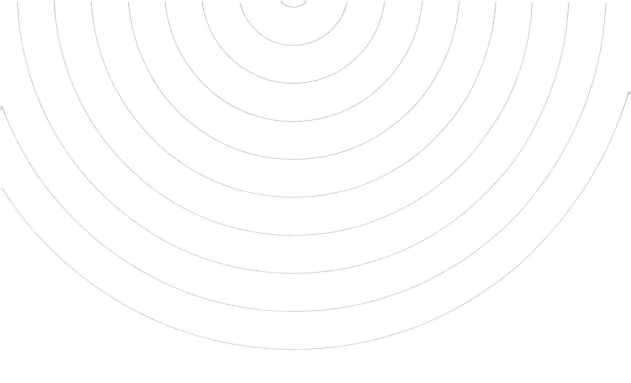

药师文化探论

李良松　郭洪涛／编著

张　波　周　华／整理

上编

第一章　药师佛信仰的由来　　　　　　　725

第二章　药师法门的理论体系　　　　　　728

一、十二神将　　　　　　　　　　　728

二、八大菩萨　　　　　　　　　　　729

三、七佛药师　　　　　　　　　　　729

四、七层轮灯　　　　　　　　　　　730

五、七佛药师法　　　　　　　　　　730

六、药师讲　　　　　　　　　　　　731

七、千灯供　　　　　　　　　　　　731

八、日光菩萨　　　　　　　　　　　731

九、月光菩萨　　　　　　　　　　　732

十、药师咒　　　　　　　　　　　　732

十一、药师三尊　　　　　　　　　　733

十二、药师净土　　　　　　　　　　733

十三、药师如来十二大愿　　　　　　734

十四、《药师琉璃光如来本愿功德经》　734

十五、我国重要寺院中的药师佛　　　735

十六、其他有关药师佛的知识　　　　　　　736

第三章　药师法门的历史价值　　　　738

第四章　药师文化的传承和发展　　　　745

第五章　药师佛经籍的研究和考证　　　748

一、佛教藏经有关《药师经》的经典及后人讲记　　　748

二、《药师经》的版本与翻译问题　　　749

三、《药师经》的内容　　　　　　　750

四、药师佛与药师七佛的佛身同异问题　　　752

第六章　药师佛与药王菩萨的关系　　　753

第七章　药师法门的仪轨和道场　　　757

一、药师法门之修持概要　　　　　757

二、药师法门的仪轨　　　　　　　757

三、药师法门的道场　　　　　　　758

第八章　药师法门与大唐密宗　　　761

一、何谓法门　　　　　　　　　　761

二、宗派与法门　　　　　　　　　761

三、药师法门显密双修　　　　　　762

四、大唐密宗　　　　　　　　　　763

第九章　药师法门之诊疗特色　　　766

一、真言疗法　　　　　　　　　　766

二、修持疗法　　　　　　　　　　767

三、愿力疗法　　　　　　　　　　768

四、除障疗法　　　　　　　　　　768

五、消业疗法　　　　　　　　　　769

第十章　药师信仰对佛医学的影响　　　770

第十一章　后世有关药师之研究　　　772

第十二章　药师法门的现状与展望　　　778

下编

药师琉璃光如来本愿功德经　　　785

药师琉璃光七佛本愿功德经　　　827

上

编

在佛教文化中，药师佛是一位十分重要的佛门教主。在佛国世界中，中央娑婆世界、东方净琉璃世界和西方极乐世界是最著名的三大乐土。中央娑婆世界是佛祖释迦牟尼的世界，东方净琉璃世界是药师佛的世界，西方极乐世界是阿弥陀佛的世界。东方之药师佛与西方之阿弥陀佛是影响最大的两方圣主，在信仰佛教的国度里有着较多的信众。阿弥陀佛、观世音菩萨和大势至菩萨被尊为西方三圣；药师佛、日光菩萨和月光菩萨则被尊为东方三圣。现就有关药师佛的知识进行简要介绍。

第一章　药师佛信仰的由来

药师佛，音译作鞞杀社窭噜，又作药师如来、药师琉璃光如来、大医王佛、医王善逝、十二愿王，为东方净琉璃世界之教主。此佛于过去世行菩萨道时，曾发十二大愿，愿为众生解除疾苦，使具足诸根，导入解脱，故依此愿而成佛，住净琉璃世界，其国土庄严如极乐国。此佛誓愿不可思议，谓若有人身患重病，死衰相现，眷属于此人临终时昼夜尽心供养礼拜药师佛，读诵《药师琉璃光如来本愿功德经》四十九遍，燃四十九灯，造四十九天之五色彩幡，其人得以苏生续命。此种药师佛之信仰自古即盛行。

据《药师琉璃光王七佛本愿功德念诵仪轨供养法》载，药师佛之形象为左手执持药器（又作无价珠），右手结三界印，着袈裟，结跏趺坐于莲花台，台下有十二神将。此十二神将誓愿护持药师法门，各率七千药叉眷属，在各地护祐受持药师佛名号之众生。

日光菩萨、月光菩萨胁侍药师佛左右，与药师佛并称为药师三尊。此二胁侍在药师佛之净土为无量众中之上首，是一生补处之菩萨。此外，亦有以观音、势至二菩萨为其胁侍者，或以文殊师利、观音、势至、宝坛华、无尽意、药王、药上、弥勒八菩萨为其侍者。

我国的许多佛教寺院都设有专门的大殿供奉药师佛，并且每年都会如期举办相应的法会。因此，药师佛信仰在我国具有很大的教众群体。

药师佛信仰文化历史悠久。早在佛教创立之前，人们就希望能有解救众生疾苦的圣人出世，让芸芸众生能够颐养天年，不受疾病的折磨和困扰。因此，在古代的原始信仰中，就有了对医药神灵的崇拜和敬仰。

佛教诞生之后，佛门医药神系十分庞大，医药神灵的信仰成为最重要的信仰成分。中国佛教最先出现药师信仰，其经典理据为刘宋时期（420—479）所翻译的《大灌顶经》（原称《佛说灌顶经》）第十二卷《灌顶拔除过罪生死得度经》，此经之末提及

"佛言此经凡有三名：一名《药师琉璃光佛本愿功德》；二名《灌顶章句十二神王结愿神咒》，三名《拔除过罪生死得度》"。宋孝武帝大明元年（457）秣陵比丘慧简依经抄录，成《药师琉璃光经》一卷。据僧祐《出三藏记集》卷五称，慧简抄录之经，"后有续命法，所以遍行于世"。据此可知，经过佛教界推行"续命之法"的仪式化实践，药师法门在刘宋时期的江南地区已经开始盛行。于此值得关注的是，药师法门之所以广为人知，是因为其"续命之法"，这可说是药师法门在中国盛行的最重要特质。

入隋以后，天竺三藏达摩笈多再译《药师如来本愿经》。参与译事的慧炬法师说："《药师如来本愿经》者，致福消灾之要法也。曼殊以慈悲之力请说尊号，如来以利物之心盛陈功业。十二大愿彰因行之弘远，七宝庄严显果德之纯净。忆念称名，则众苦咸脱。祈请供养，则诸愿皆满。至于病士求救，应死更生；王者攘灾，转祸为福。信是消百怪之神符，除九横之妙术矣。昔宋孝武之世，鹿野寺沙门慧简已曾译出在世流行，但以梵宋不融、文辞杂糅，致令转读之辈多生疑惑。炬早学梵书，恒披叶典，思遇此经，验其纰缪。开皇十七年（597），初获一本，犹恐脱误，未敢即翻。至大业十一年（615）复得二本，更相雠比，方为揩定。遂与三藏法师达磨笈多，并大隋翻经沙门法行明则、长顺海驭等，于东都洛水南上林园翻经馆重译此本。深鉴前非，方惩后失，故一言出口，必三覆乃书，传度幽旨，差无大过。其年十二月八日翻勘方了，仍为一卷。所愿此经深义人人共解，彼佛名号处处遍闻。十二夜叉，念佛恩而护国。七千眷属，承经力以利民。帝祚遐永，群生安乐，式贻来世。"慧炬法师又说："新翻《药师经》，大业十二年（616）十二月八日，沙门慧矩等六人，于东都洛水南上林园译出。此本最定，诸读诵者愿莫更疑，得罪不轻。"此"最定"本之基本定位即"致福消灾之要法"。

药师佛信仰与佛家提倡慈悲为怀、普度众生，主张自觉觉他、积德行善的教义和思想，在中国医学史上产生了积极的影响。佛教的道德风范对医学伦理学的形成和发展亦起到了积极的推动作用，一批批医德高尚、医术精湛的佛教医药人物不断涌现出来，他们以济世救人、普度众生为己任，不思物欲，不求回报，为解除人类病苦做出了贡献。

显然，无论是从"致福"来看，还是从"消灾"来看，药师法门或药师信仰的关怀均具有现世性和人间性。当然，对于药师法门的具体修持，经典提出了明确要求。药师信仰及其法门的现世性具体体现于药师佛的因位修行、十二大愿的人格实践及其作为普泛净土的东方净琉璃世界。

药师佛在广大教众的心目中具有非常崇高的地位，人们在孤立无援、贫病交加时，往往通过信仰的力量来寻求生存的勇气和心灵的慰藉。

参考文献

[1] 李良松. 药师佛信仰对我国医药文化的影响 [J]. 中医药文化, 2010 (5)：36 – 38.

[2] 陈永革. 论药师法门的文化精神及其现实内涵 [J]. 佛学研究, 2012 (21)：64 – 74.

第二章 药师法门的理论体系

药师法门旨在阐释《药师琉璃光如来本愿功德经》经义,揭示修持《药师琉璃光如来本愿功德经》对资生延寿、提高人们的生命力、开发智能、治疗身体及心理疾病的重大作用。只有了解了药师法门的理论知识,才能更好地修行药师法门。

一、 十二神将

十二神将,指守护诵持《药师琉璃光如来本愿功德经》者之十二位护法神,又称药师十二神将、十二神王或十二药叉大将,为药师如来的眷属,亦有以其为药师佛之分身者。《药师琉璃光如来本愿功德经》云:"此十二药叉大将,一一各有七千药叉以为眷属,同时举声白佛言:'世尊,我等今者蒙佛威力,得闻世尊药师琉璃光如来名号,不复更有恶趣之怖,我等相率皆同一心,乃至尽形归佛法僧,誓当荷负一切有情,为作义利、饶益安乐。'"这十二位神将誓愿护持药师法门、饶益众生,每一神将各拥有七千药叉,故十二神将下有八万四千护法神。

十二神将即:①宫毗罗,又作金毗罗,意译为极畏,身呈黄色,手持宝杵,以弥勒菩萨为本地;②伐折罗,又作跋折罗、和耆罗,意译为金刚,身呈白色,手持宝剑,以大势至菩萨为本地;③迷企罗,又作弥佉罗,意译为执严,身呈黄色,手持宝棒或独钴,以阿弥陀佛为本地;④安底罗,又作頞你罗、安捺罗、安陀罗,意译为执星,身呈绿色,手持宝锤或宝珠,以观音菩萨为本地;⑤頞尔罗,又作末尔罗、摩尼罗,意译为执风,身呈红色,手持宝叉或矢,以摩利支菩萨为本地;⑥珊底罗,又作娑你罗、素蓝罗,意译为居处,身呈烟色,手持宝剑或螺贝,以虚空藏菩萨为本地;⑦因达罗,又作因陀罗,意译为执力,身呈红色,手持宝棍或鉾,以地藏菩萨为本地;⑧波夷罗,又作婆耶罗,意译为执饮,身呈红色,手持宝锤或弓矢,以文殊菩萨为本地;⑨摩虎罗,又作薄呼罗、摩休罗,意译为执言,身呈白色,手持宝斧,以药师佛为本地;⑩真达罗,又作真持罗,意译为执想,身呈黄色,手持胃索或宝棒,以普贤菩萨为本地；⑪招度罗，又作朱杜罗、照头罗，意译为执动，身呈青色，手持宝锤，以金刚手菩萨为本地；⑫毗羯罗，又作毗伽罗，意译为圆作，身呈红色，手持宝轮或三钴，以释迦牟尼佛为本地。十二神将各率七千药叉眷属于昼夜十二时、四季十二个月轮流守护众生，若以十二地支逆配十二神将，则宫毗罗属亥，伐折罗属戌，招度罗属丑，毗羯罗属子等。

二、 八大菩萨

八大菩萨分别是文殊师利菩萨、观世音菩萨、得大势菩萨、无尽意菩萨、宝檀华菩萨、药王菩萨、药上菩萨、弥勒菩萨，他们是引导众生进入净土世界的大菩萨。

《药师琉璃光如来本愿功德经》云："若有四众：苾刍、苾刍尼、邬波索迦、邬波斯迦，及余净信善男子、善女人等，有能受持八分斋戒，或经一年或复三月受持学处，以此善根愿，生西方极乐世界无量寿佛所，听闻正法而未定者，若闻世尊药师琉璃光如来名号，临命终时，有八大菩萨，其名曰文殊师利菩萨、观世音菩萨、得大势菩萨、无尽意菩萨、宝檀华菩萨、药王菩萨、药上菩萨、弥勒菩萨。是八大菩萨乘空而来，示其道路，即于彼界种种杂色众宝华中自然化生。或有因此，生于天上，虽生天中，而本善根，亦未穷尽，不复更生诸余恶趣。天上寿尽，还生人间，或为轮王，统摄四洲，威德自在，安立无量百千有情于十善道；或生刹帝利、婆罗门、居士大家，多饶财宝，仓库盈溢，形相端严，眷属具足，聪明智慧，勇健威猛，如大力士。若是女人，得闻世尊药师如来名号，至心受持，于后不复更受女身。"

三、 七佛药师

《药师琉璃光七佛本愿功德经》是《药师经》的另一种译本，由唐中宗神龙三年（707）义净法师于佛光寺译成。该经云："佛告阿难陀：'此经名《七佛如来应正等觉本愿功德殊胜庄严》，亦名《曼殊室利所问》，亦名《药师琉璃光如来本愿功德》，亦名《执金刚菩萨发愿要期》，亦名《净除一切业障》，亦名《所有愿求皆得圆满》，亦名《十二大将发愿护持》。'"该经中所说的七佛指善名称吉祥王如来、宝月智严光音自在王如来、金色宝光妙行成就如来、无忧最胜吉祥如来、法海雷音如来、法海胜慧游戏神通如来、药师琉璃光如来七佛。此七佛住于东方去此四恒河沙乃至十恒河沙世界，尝各于因位发愿拔济众生的苦恼。上述七佛名出自《药师琉璃光七佛本愿功德经》

卷上，然而玄奘所译《药师琉璃光如来本愿经》唯说东方药师佛一佛未出七佛名。对于"七佛"古来多有议论，或就经题所称"药师琉璃光七佛"，谓前六佛乃药师佛之分身，且就《药师本愿功德经》所云"造彼如来形像七躯"认为"七佛"乃药师佛本身所造之七体，或谓"七佛"为别尊，经题所称的"药师七佛"乃言总意别云云。

善名称吉祥王如来，所住世界名曰光胜，有八大愿。宝月智严光音自在王如来，所住世界名曰妙宝，有八大愿。金色宝光妙行成就如来，所住世界名曰圆满香积，有四大愿。无忧最胜吉祥如来，所住世界名曰无忧，有四大愿。法海雷音如来，所住世界名曰法幢，有四大愿。法海胜慧游戏神通如来，所住世界名曰善住宝海，有四大愿。药师琉璃光如来，所住世界名曰净琉璃，有十二大愿。药师七佛各有其庄严佛土，以药师佛为首，共称"药师光王七佛"，但亦有把开示此七佛法门之本师释迦如来加入而尊为"药师八佛"的叫法。

四、 七层轮灯

七层轮灯，指在密教中，修普贤延命法或药师法时所用之四十九盏供养灯，又名七层车轮灯，因灯有七层，故名。《陀罗尼集经》卷二云："令作药师佛像一躯，写《药师经》一卷，造幡一口，以五色成四十九尺，又复教燃四十九灯，灯作七层，形如车轮，安置像前。"《药师琉璃光七佛本愿功德经》卷下云："昼夜六时，恭敬礼拜七佛如来，读诵此经四十九遍，燃四十九灯，造彼如来形像七躯，一一像前各置七灯，其七灯状圆若车轮，乃至四十九夜，光明不绝。"修药师法时所建之七层轮灯，系以《药师琉璃光如来消灾除难念诵仪轨》、《陀罗尼集经》卷二等为依据，此灯置于本尊与大坛之间。修普贤延命法时所建之七层灯，则以《佛说一切诸如来心光明加持普贤菩萨延命金刚最胜陀罗尼经》为依据，据古德所述，此灯或置于佛像与大坛之间，或置于大坛与护摩坛之间。

五、 七佛药师法

七佛药师法，为日本密教修法之一，又称七坛御修法，以七佛药师为本尊，其理论依据出自《药师琉璃光七佛本愿功德经》与《药师琉璃光如来本愿功德经》。在日本，慈觉大师曾于嘉祥三年（850）为息灾而修此法，天历十年（956）良源再修此法。这是日本修七佛药师法的滥觞，此后，日本台密即以七佛药师法为四秘法之一。东密也在药师法之外别修七佛药师法，此七佛药师法系用于祈求灭五无间罪、祛病延命、生产安稳，或遇日月蚀等天变、风雨之灾，以及时节不顺时所修的息灾或增益法。

《药师琉璃光七佛本愿功德经》卷下云："若复有人有所祈愿，应当造此七佛形像，可于静处以诸香华、悬缯幡盖、上妙饮食及诸伎乐而为供养，并复供养菩萨、诸天，在佛像前端坐诵咒，于七日中持八斋戒，诵满一千八遍，彼诸如来及诸菩萨悉皆护念，执金刚菩萨并诸释、梵、四天王等亦来拥卫此人。所有五无间罪一切业障悉皆消灭，无病延年，亦无横死及诸疾疫。他方贼盗欲来侵境、斗诤战阵、言讼仇隙、饥俭旱涝，如是等怖一切皆除，共起慈心犹如父母，有所愿求无不遂意。"关于此法之修持仪轨及相关事宜，还可参阅《阿娑缚钞》《觉禅钞》等书。

六、 药师讲

药师讲，为日本佛教活动之一，是宣讲药师法门的法会。药师讲的主要目标为为信徒祈求病愈与延寿。法会日期在每年的 1 月 8 日、4 月 8 日、12 月 8 日，以及 1 月、5 月、9 月的"缘日"（8 日、12 日）等。日本天台宗创始人最澄（传教大师）所撰《药师如来讲式》为此法门之宣讲仪轨。

七、 千灯供

千灯供，又称药师千灯供。修药师法时，点千灯以庄严道场，以千灯供养药师佛，此谓之千灯供。《陀罗尼集经》卷二云："以手掌摩，随日而转。摩地已竟，地上布置千灯，道场上方四方皆以种种杂宝庄严，悬缯幡盖，宝网交络。其地面上以五色粉，周匝间布作七重院，各开四门。其七重院状，如此地水砡风轮，院院各有众多隔子。"关于此供养法门的布置方法，可参阅《阿娑缚钞》之"药师"条、《觉禅钞》之"七佛药师"条。

八、 日光菩萨

日光菩萨为药师佛的左胁侍，与右胁侍月光菩萨在东方净琉璃国土中并为药师佛的两大辅佐，也是该佛国中无量菩萨众的上首菩萨。日光菩萨与药师佛的关系甚深。在久远的过去世，电光如来行化世间。当时有一位梵士，养育二子，有感于世间之浊乱，乃发菩提心，誓愿拯救病苦众生。当时的电光如来对之甚为赞叹，劝梵士改名号为医王，二子改名为日照、月照。这位蒙电光如来指点的梵士，成佛之后就是药师佛，二位子嗣就是日光菩萨、月光菩萨两大胁侍，当时的日照就是后来的日光菩萨。日光菩萨的名号取自"日放千光，遍照天下，普破冥暗"。日光菩萨持其慈悲本愿，普施三昧，以照法界俗尘，摧破生死之暗冥，犹如日光之遍照世间，故取此名。日光菩萨与观世音菩萨的大悲咒也有密切关系。持诵大悲咒者，日光菩萨会与无量神人来为其作证，并增益其效验。凡持诵大悲咒者，如能再持日光菩萨陀罗尼（收在《大正藏》第20册第660页），则能灭一切罪，也能辟除魔障及天灾，得不可思议果报。

九、 月光菩萨

月光菩萨，为东方净琉璃世界药师佛之右胁侍，与左胁侍日光菩萨并为药师佛的两大辅佐。在药师佛的无量菩萨眷属里，他与日光菩萨是位居上首的重要菩萨，两位菩萨都位居补处，秉持着药师佛的正法宝藏。月光菩萨的本生事迹与日光菩萨相同，二者都与药师佛有密切的关系。前面所说二子中之月照就是月光菩萨。如同日光菩萨一样，月光菩萨与观世音菩萨的大悲咒也有密切的关系。凡至心持诵大悲咒的修行者，月光菩萨也会与无量神人来增益其持咒效验。修行者在持诵大悲咒过后，如果能再加诵月光菩萨陀罗尼（收在《大正藏》第20册第660页），则能除去一切障难与病痛，并成就一切善法，远离各种怖畏。

十、 药师咒

药师咒有大咒、小咒之分。大咒为《药师琉璃光如来本愿功德经》等所说："南无薄伽伐帝鞞杀社窭噜薜琉璃钵喇婆喝啰阇也怛陀揭多耶阿啰喝帝三藐三勃陀耶怛侄他唵鞞杀逝鞞杀逝鞞杀社三没揭帝莎诃。"这也是药师琉璃光如来灌顶真言，是药师佛的根本真言，是佛教界普遍诵念的知名咒语。药师咒有两大作用。一是在生病、受伤时诵念，祈求药师佛为患者加持，可减除患者的痛苦，帮助患者早日痊愈。其用法一般是对食物或饮水诵念108遍，给患者服用。二是与药师佛相应，可以为亡灵诵念，使之在命终之后，往生药师佛的东方净琉璃世界。小咒即《陀罗尼集经》卷二等所说："唵呼卢呼卢战驮利摩橙祇莎诃。"药师佛心咒："喋雅他嗡贝堪则贝堪则玛哈贝堪则喇杂萨目（儿）嘎喋梭哈。"在佛经里，咒语皆是从梵文音译而来的，是诸佛如来秘密语言，虽无实际意义，但却含有诸佛无量的本愿功德。药师佛心咒，即内含药师佛所发十二大愿的无量功德的咒。持药师咒是易行的药师法门，若能至心修持，不仅可消灾（免除疾病、横逆、贫困等之苦）、延寿满愿，还可促使众生早成佛道的功德。

十一、 药师三尊

药师三尊，佛像术语，为主尊药师佛、左胁侍日光菩萨及右胁侍月光菩萨之合称。其中，日光菩萨、月光二菩萨在《灌顶拔除过罪生死得度经》（卷十二）中之译名为日耀菩萨、月净菩萨。药师佛，通称为药师琉璃光如来。药师佛能除生死之病，故名药师；能照三有之暗，故云琉璃光。药师佛是东方净琉璃世界的教主，率领着日光与月光二大菩萨等眷属，在东方净土化导众生。据《药师琉璃光如来本愿功德经》所说，东方净琉璃世界纯一清净，无诸欲染，也没有三恶趣等苦恼之声，地是净琉璃所敷，城阙宫殿及诸廊宇也都由七宝所造成，其庄严殊胜之处，恰好与阿弥陀佛西方净土相互辉映。药师佛的弘法利生工作秉承成道以前所发的十二大愿而来。十二大愿中之较具体者，有"使众生饱满所欲而无乏少""使一切不具者诸根完具""除一切众生众病，令身心安乐，证得无上菩提""使众生解脱恶王劫贼等横难"等愿。这些誓愿虽然也在促使众生早证菩提，但另一方面，它们也注重为众生求得现世的安乐，这与阿弥陀佛偏向来生安乐稍有不同。因此，佛教界将药师法会视为现生者消灾延寿的法门。

十二、 药师净土

净土指以菩提修成之清净处所，为佛所居之所，全称清净土、清净国土、清净佛刹，又作净刹、净界、净国、净方、净域、净世界、净妙土、妙土、佛刹、佛国。相对于净土而言，众生居住之所有烦恼污秽，故称秽土、秽国。净土专于大乘经中所宣说，以灰身灭智无余涅槃为理想之小乘教则无此说。大乘佛教认为涅槃有积极之作用，而得涅槃之诸佛，各在其净土教化众生，故凡有佛所住之处皆为净土（净琉璃世界）。药师净土是药师佛（药师琉璃光如来）的净土。这一净土在十恒河沙国土以外的东方，所以又称为东方净土。东方净土以琉璃为地，所以又称净琉璃世界，它是与阿弥陀佛的西方极乐世界相互辉映的佛化国度。依《药师琉璃光如来本愿经》所说，此佛土"一向清净，无女人形，离诸欲恶，亦无一切恶道苦声。琉璃为地，城阙垣墙，门窗堂阁，柱梁斗拱，周匝罗网，皆七宝成。如极乐国，净琉璃界庄严如是"。这是依药师佛因地本愿所证成的依报世界。在药师净土里，除了药师佛之外，另有日光、月光两大上首菩萨，以及八位引导众生进入净土世界的大菩萨。此外，还有誓愿护持药师法门的十二药叉神将。他们各率七千药叉眷属，在各地护佑受持药师佛名号的众生。

十三、 药师如来十二大愿

药师如来十二大愿，即药师如来在过去世行菩萨道时所发之十二大愿（又称十二上愿）：①愿我来世得菩提时，自身光明炽然，照耀无量世界，以三十二相、八十种好庄严，令一切众生如我无异；②愿身如琉璃，内外清净无瑕垢，光明过日月，令于昏暗中之人能知方所，随意所趣，做诸事业；③以智能方便众生，令众生受用无尽；④令行异道者，安立于菩萨道中，行二乘道者，以大乘安立之；⑤令于我法中修行梵行者，一切皆得不缺减戒；⑥令诸根不具之聋、盲、跛躄、白癞、癫狂，乃至种种身病者，闻我名号皆得诸根具足、身分成满；⑦令诸患逼切无护无依，远离一切资生医药者，闻我名号，众患悉除；⑧若女人愿舍女形者，闻我名号，得转丈夫相，乃至究竟无上菩提；⑨令一切众生解脱魔网，安立于正见；⑩令为王法系缚，无量灾难煎迫者，皆得解脱一切苦恼；⑪令饥火烧身，为求食故做诸恶业者，先得妙色香味饱身，后以法味毕竟安乐；⑫贫无衣服者，我当施以所用衣服，乃至庄严具。简而言之，药师如来十二大愿即自他身光明炽盛之愿，威德巍巍开晓众生之愿，使众生饱满所欲而无乏少之愿，使一切众生安立大乘之愿，使一切众生行梵行、具三聚戒之愿，使一切不具者诸根完具之愿，除一切众生众病并证得无上菩提之愿，转女成男之愿，使诸有情解脱天魔外道缠缚并引摄正见之愿，使众生解脱恶王劫贼等横难之愿，使饥渴众生得上食之愿，使贫乏无衣服者得妙衣之愿。

十四、《药师琉璃光如来本愿功德经》

《药师琉璃光如来本愿功德经》，唐玄奘译，又称《药师如来本愿功德经》，简称《药师经》，主要论述药师佛之本愿及其功德，被收录在《大正藏》第14册。该经卷首述佛在广严城乐音树下对文殊菩萨述说药师佛之十二大愿，并说药师佛之净土是在过东方十殑伽沙等佛土之净琉璃世界，其功德庄严如西方极乐世界；若堕恶道者，闻药师佛名号，则得生人间；又愿生西方极乐世界而心未定者，若闻药师佛之名号，则命终时将有八大菩萨乘空而来，示其道径，使其往生彼国。另外，经文又述救脱菩萨对阿难说续命幡灯之法，谓修此法可以起死回生；谓若遭逢人众疾疫、他国侵逼、自界叛逆、星宿变怪、日月薄蚀、非时风雨、过时不雨等灾难，能供养药师佛，则国界得以安稳，自身可免于九种横死云云。该经除玄奘译本外，另有 4 种汉译本：①东晋时期帛尸梨蜜多罗译，名为《拔除过罪生死得度经》；②南朝宋代慧简译，名为《药师琉璃光经》；③隋代达摩笈多译，名为《药师如来本愿经》；④唐代义净译，名为《药师琉璃光七佛本愿功德经》。其中，慧简译本与帛尸梨蜜多罗译本完全相同，故为诸经录所剔除。此外，西藏译本有 2 种：一种相当于本经，另一种相当于义净译本。注释《药师琉璃光如来本愿功德经》的书有窥基、靖迈、神泰、遁（道）伦、憬兴等所撰之《药师本愿经疏》各一卷，以及太贤《药师本愿经古迹》二卷等。具体可见第五章"药师佛经籍的研究和考证"。

十五、 我国重要寺院中的药师佛

药师佛信仰十分广泛，我国对药师佛的崇拜主要体现在以下几个方面。

第一，在佛教的主殿中供奉。在我国许多名院古刹的大雄宝殿中，供奉的三尊大佛分别为释迦牟尼佛（居中）、阿弥陀佛（又称无量寿佛，居右）、药师佛（居左）。

第二，建专门的寺院供奉，如北京房山、浙江上虞的药师寺等。北京的药师寺位于房山涞沥水村，始建于唐朝中期，后毁于火灾，又于明代复建。药师寺所处的涞沥水村山高林密，植被茂盛，中草药品种繁多。经中草药长期浸泡的山泉水，有一定的医疗效果。用当地山泉水治愈各种疾病的神奇故事不胜枚举。于是，便有了药师佛在此地"显灵"之传说，也就有了供奉药师佛的药师寺。浙江的药师寺位于上虞丰惠镇祝家庄（祝英台故里），始建于明崇祯元年（1628），清乾隆十年（1745）至嘉庆十三年（1808）经不断修建后，具备了相当大的规模。国外最著名的药师寺位于日本奈良，该寺距今已有1300多年的历史，如今已成为重要的世界文化遗产之一。

第三，在寺院的药师殿中供奉。在我国规模较大的佛教寺院中都建有药师殿，药师殿位于大雄宝殿之后。北京的潭柘寺、杭州的灵隐寺、南京的毗卢寺、福州的开元寺、晋宁的盘龙寺、大理的崇圣寺、重庆的宝轮寺等都建有药师殿，其中以杭州的灵隐寺和南京的毗卢寺的药师殿影响最大，香火最为兴旺。杭州灵隐寺的药师殿气势恢宏，其正面悬挂赵朴初手书的"药师殿"匾额，药师殿面阔五间，进深三楹，单层重檐歇山顶，殿上供奉药师佛，两旁为象征光明与清凉的日光菩萨、月光菩萨，东西两厢分立十二药叉大将，其是佛教的十二生肖保护神。南京的毗卢寺的药师殿分上、中、下3层，二楼的正中供奉了东方药师佛、日光菩萨、月光菩萨三尊佛像。这三尊佛像是用汉白玉雕刻出来的，堪称"国宝"。

第四，在寺院的其他殿堂中供奉药师佛。此以北京的雍和宫为代表。在雍和宫的第三进大殿永佑殿中，供奉了阿弥陀佛、药师佛和狮吼佛。在佛教中，释迦牟尼佛、阿弥陀佛、药师佛并称为"横三世佛"。"横"所代表和展示的是一种空间的概念，也就是说阿弥陀佛位于西方极乐世界，释迦牟尼佛位于中央娑婆世界，药师佛位于东方净琉璃世界，这三个世界是并列并存的。中央的阿弥陀佛，是西方极乐世界之首。他经常为众生说法，能不断地接引善男信女们去往西方净土，所以又叫作接引佛。汉传佛教认为众生若常念阿弥陀佛的佛号，将来可以得到他的接引，去往西方极乐世界。常念阿弥陀佛可以免去灾祸和烦恼，得到吉祥与安乐。西侧的药师佛，全名药师琉璃光如来，也叫大医王佛，位于东方净琉璃世界。如果寺庙中单独供养药师佛，那么他的左右还会有日光菩萨和月光菩萨，他们合称为"药师三尊"。药师佛当年曾发十二誓愿，要满足众生一切欲望，拔除众生一切痛苦，治一切无名之痼疾，令一切众生身心安乐，因此说药师佛有起死回生之力。东边的狮吼佛是汉地其他寺庙里所没有的。狮吼佛中的"狮吼"一词原是佛教术语。佛是人中狮子，因此佛在说法的时候声音洪亮，震动天地，就好像狮子可以镇伏修持中所遇到的一切魔障一样。此佛也是智慧的化身，他经常跨狮出游，宣讲佛法，因此名狮吼佛。狮吼佛的功德在于克除惑障，启发智慧，度化众生。

十六、 其他有关药师佛的知识

在杭州灵隐寺的药师殿中，有一副由著名国学大师姜亮夫先生撰写的楹联，上联是"药师如来，大愿发十二教循，遵礼苦行修善事"，下联为"琉璃世界，尊经诵卅九度诚，念拜誓求得再生"。在另一间寺院的药师殿中，则题有这样一副楹联："日光月光佛光光光互摄摄入琉璃光，人心天心禅心心心相印印在菩提心。"从这两副楹联可以看出，药师佛的信仰早已深入人心。药师佛的十二大宏愿和普救众生的伟大情怀是人们对消除灾祸、祈望健康的美好向往，药师佛是广大信众心目中重要的救世之主。

信众在祈求药师佛庇佑时的做法有三：一是诵《药师经》，二是背药师咒，三是念"南无消灾延寿药师佛"佛号。如时间允许，诵读《药师经》乃最佳之选择；如有重大之祈祷，则以背诵或默念药师咒为佳；若没有合适的时间和地点，闭眼潜心反复念

"南无消灾延寿药师佛" 9 字佛号，也会收到与前两项同样的效果。

药师佛诞生于农历九月三十日。每年在药师佛圣诞之日，各个寺院都会在大雄宝殿举行祝圣仪式，以祈求一切众生都能消灾延寿、离苦得乐，同时也祝愿所有的善男信女消灾除祸、健康长寿。据说信奉药师佛能够医治百病，能够解除各种顽疾苦痛，能够消灾延寿、护佑平安。因此，在我国历史上，药师佛信仰十分兴盛。许多寺院每年都会举办药师佛法会、庆生消灾法会、药师佛千供法会等以药师佛为中心的各种宗教祈祷活动，以祈求信众健康长寿和护佑一方之平安。

参考文献

李良松. 药师佛信仰对我国医药文化的影响. 中医药文化 [J]. 2010（5）：36 – 38.

第三章　药师法门的历史价值

对于药师法门的重要价值和深刻内涵，历代许多高僧、国学大师等都做了精辟的阐述，特别是近现代以来，印光法师、弘一法师、南怀瑾先生、吴立民先生、太虚法师和噶玛巴·邬金钦列多杰等做了深入的研究。

南怀瑾在《药师经的济世观》中说："《药师经》和《法华经》一样，属于大乘佛法中最上乘的秘密，是一切佛的秘密之教，不是普通密宗，是一切佛的最高秘密。""药师佛的正法宝藏是什么？这就是我们大家需要深入研究的了。不要忘记，十二基本大愿就是正法宝藏，这十二大愿的精神所在是什么？就是'舍己为人'四个字，忘记了我自己，而为一切众生着想。换句话说，药师如来的正法宝藏是一切利人，不是利己。所以，我们研究《药师经》，归纳起来，就是四个字：舍己为人。一切为利他而着想，这才是他的正法宝藏。"

近代印光法师（净土法门的第十三祖师）在《药师如来本愿经重刻跋》中写道："佛与众生心体是一，而心之相用则天渊悬殊，由相用悬殊故，其所受用者，亦复天渊悬殊也。佛则唯以无缘大慈，同体大悲，度脱众生为怀，了无人我彼此之心，纵度尽一切众生，亦不见能度所度之相，故得福慧具足，为世间尊。众生则唯以自私自利为事，虽父母兄弟之亲，尚不能无彼此之相，况旁人世人乎哉！故其所感业报，或生贫穷下贱，或堕三途恶道，即令戒善禅定自修，得生人天乐处，但以无大悲心，不能直契菩提，以致福报一尽，仍复堕落，可不哀哉。是则唯欲利人者，正成就其自利，而唯欲自利者，乃适所以自害也。药师如来本愿经者，乃我释迦世尊，愍念此界一切罪苦众生，为说药师如来因中果上，利生之事实，为究竟离苦得乐之无上妙法也。众生果能发慈悲喜舍之大菩提心，受持此经此咒及此佛名号，推其功效，尚可以豁破无明，圆成佛道，况其余种种果位，种种福乐乎哉？然在佛心固欲以无上觉道，全体授予一切众生，而众生智有浅深，固不得不随其所乐，令彼所求各个如愿也。须知药师一经及与佛号，并其神咒，即释迦、药师所得之阿耨多罗三藐三菩提法。凡至诚受持者，即是以佛庄严而自庄严也。"

当代高僧弘一法师（李叔同）慈悲为怀，从其为《药师经》留下的文字，足以看出这位大德对《药师经》的推崇。弘一法师在当年答佛学书局的一封信中说："前承惠书，谓今年药师如来圣诞，才疑别刊行专号撰文以为提倡。近多忙碌未暇撰文，谨拙见如下，以备参考焉。余自信佛法以来，专宗弥陀净土法门，但亦尝讲《药师如来本愿功德经》，讲此经时所最注意者三事：一若犯戒者，闻药师名号已，还得清净；二若求生西方极乐世界而未定者，得闻药师名号，临命终时，有八大菩萨示其道路，即生极乐众宝华中；三现生种种厄难悉得消除。故亦劝诸缁素，应诵《药师功德经》，并执持药师名号。而于求生东方净琉璃世界之文，未及详释，谓为别被一机也。今者佛学书局诸贤，欲弘扬药师圣典，提倡求生于东方，胜愿大心，甚可钦佩，但依拙见，唯可普劝众生诵经、持名。至于求生何处，宜任其自然，则昔日求生极乐或求生兜率者，亦可发心诵《药师经》并持名号，而于本愿无违。因经中谓求生极乐者，命终有八大菩萨示路。又东晋译本云：若欲得生兜率天上见弥勒者，亦当礼敬药师琉璃光佛。如是则范围甚广，可以群机并育矣。略陈拙见，敬乞有以教之，幸甚。"

弘一大师也讲了药师法门的四大利益："一，维持世法。佛法本以出世间为归趣，其意义高深，常人每难了解。若药师法门，不但对出世间往生成佛的道理屡屡言及，就是最浅近的现代实际的人类生活亦特别注重。如经中所说'消灾除难，离苦得乐，福寿康宁，所求如意，不相侵陵，互为饶益'等，皆属于此类。就此可见佛法亦能资助家庭社会的生活，与维持国家世界的安宁，使人类在这现生之中即可得到佛法的利益。或有人谓佛法是消极的、厌世的、无益于人类生活的，闻以上所说药师法门亦能维持世法，当不至对于佛法再生种种误解了。二，辅助戒律。佛法之中，是以戒为根本的，所以佛经说：'若无净戒，诸善功德不生。'但是受戒容易，得戒为难，持戒不犯更为难。今若能依照药师法门去修持力行，就可以得到上品圆满的戒。假使于所受之戒有毁犯时，但能至心诚恳持念药师佛号并礼敬供养者，即可消除犯戒的罪，还得清净，不致再堕落在三恶道中。三，离苦得乐。佛法的宗派非常之繁，其中以净土宗最为兴盛。现今出家人或在家人修持此宗，求生西方极乐世界者甚多。但修净土宗者，若再能兼修药师法门，亦有资助决定生西的利益。依《药师经》说：'若有众生能受持八关斋戒，又能听见药师佛名，于其临命终时，有八位大菩萨来接引往西方极乐世界众宝莲花之中。'依此看来，药师虽是东方的佛，而也可以资助往生西方，能使吾人获得决定往生西方的利益。再者，吾人修净土宗的，倘能于现在环境的苦乐顺逆一切放下，无所挂碍，则固至善，但是切实能够如此的，千万人中也难得一二。因为我们是处于凡夫的地位，在这尘世之时，对于身体、衣食、住处等，以及水、火、刀、兵的天灾人祸，都不能不有所顾虑，倘使身体多病，衣食、住处等困难，又或常常遇着天灾人祸的危难，皆足为用功办道的障碍。若欲免除此等障碍，必须兼修药师法门以为之资助，即可得到《药师经》中所说'消灾除难，离苦得乐'等种种利益也。四，速得成佛。《药师经》决非专说世间法的。因药师法门，惟是一乘速得成佛的法门。所以经中屡云'速证无上正等菩提，速得圆满'等。若欲成佛，其主要的原因，即是'悲智'两种愿心。《药师经》云'应生无垢浊心，无怒害心，于一切有情起利益安乐、慈悲喜舍平等之心'就是这个意思。前两句从反面转说，'无垢浊心'就是智心，'无怒害心'就是悲心。下一句正说，'舍'及'平等之心'就是智心，余属悲心。'悲智'为因，菩提为果，乃是佛法之通途。凡修持药师法门者，对于以上几句经文，尤宜特别注意，尽力奉行。假使不如此，仅仅注意在滋养现实人生的事，则惟获人天福报，与夫出世间之佛法了无关系。若是受戒，也不能得上品圆满的戒。若是生西，也不能往生上品。所以我们修持药师法门的，应该特别注意以上几句经文，依此发起'悲智'的弘愿。假使如此，则能以出世的精神来做世间的事业，也能得上品圆满的戒，也能往生上品，将来速得成佛可无容疑了。药师法门甚为广大，上所述者，不过是我常对人讲的几样意思。将来暇时，尚拟依据全部经义，编辑较完备的药师法门著作，以备诸君参考。最后，再就持念药师佛名的方法，略说一下。念佛名时，应依经文，念曰'南无药师琉璃光如来'，不可念'消灾延寿药师佛'。"

吴立民先生是传承唐密和东密的著名学者。1992 年，他在河北赵县柏林禅寺举办的药师法会中讲演《药师琉璃光七佛如来本愿功德经》。此外，吴立民先生还著有《药师经法研究》一书，法缘非常殊胜。吴立民认为："药师法是圆融世出世间之法；是圆通显密之法；是释迦、药师、大日，非一非二，本师本尊一具之法；是般若空、般若不空双显之法；是法性、法相双融之法；是曼殊室利、执金刚对扬之法；是了生脱死，即在生活中了生死，以药物为第一性、性空为第二性来认识人生而改造人生。不离实际，不尚空谈，现前脚下立地起修之大法也。""药师佛于过去世行菩萨道时，曾发十二大愿，愿为众生解除疾苦，使具足诸根，导入解脱，故依此愿而成佛，住净琉璃世界，其国土庄严如极乐国。此佛誓愿不可思议，若有人身患重病，死衰相现，眷属于此人临命终时，昼夜尽心供养礼拜药师佛，其人得以苏生续命。这种药师佛之信仰古已盛行，其中有关人体生命力、生活力、智能开发、心理、生理治疗等合理因素，至今仍有积极意义。无论从佛教信仰，还是从人体科学上说，《药师经》都是十分重要的一部经典，值得吾人信受奉行。人生在世，最大的问题，莫过于生死。诸佛出世，无非将自己所证知的如何解决生死问题的经验与方法告诉我们，使众生依之实行，得以解决人生最大、也是最难解决的生死问题。现在世间所流传的佛法，都导源于释迦佛。但许多寺院大雄宝殿中，除了供养释迦佛外，还供药师与弥陀佛，这是为什么呢？因为释迦牟尼佛能达生死本空而使众生明白究竟解脱的真理，所以释迦牟尼佛居于供养三佛之正中，为主佛，而把济生、度死之大事，付与东方之药师佛和西方之弥陀佛。中国佛教，自唐宋以来，注重于救度亡灵，或临终往生，所以弥陀法门十分盛行，以至有的人认为佛教就是超度死人的宗教，对于生人无益，其实这是误解。我们今天了解《药师经》，奉持药师法门，就是着重了解佛教对于资生延寿的重大作用。"

1934年，太虚法师在宁波阿育王寺曾专门详细讲解过《药师经》，留有《药师本愿经讲记》。太虚法师认为药师法门是补偏救弊的法门。"中国自唐宋以来，于佛法注重救度亡灵或临终往生，偏向弥陀法门，故以弥陀法门最极弘盛。中国人有不知释迦与药师之名者，而弥陀则人人皆知，可见唐宋后之中国佛教，偏于度亡方面，信而有征矣。由此之故，社会人民往往有认佛教为度死人之所用；死后方觉需要，而非人生之所需，是甚昧于佛教之全体大用。近年以来佛教渐普及于中国现社会各界人士中，种种经营建立佛教之团体，且依之修学者，不乏其人，尤其注重于应用到现代社会之新佛教精神，如办佛教孤儿院、义务学校、施医所等社会公益事业，改善家庭社会之生活，使一般人于现生中得佛法之益。过去偏重于荐魂度鬼之佛教，已一变而为资养现实人生之佛教矣。然此资生之佛教，即为释迦付托与药师之法门，而说明在此经中者，此于过去专重度亡之佛教，有补偏救弊之功能，尤合于现代人类生活相资相养之关系，故今有讲此经之需要。但人生依是药师、弥陀二佛，对于生死二事虽得相当办法，然究竟办法，仍在直达如如不动之主中主释迦佛。此即真如法界，人人本具，各个不无之天真佛也。若能契会于如如理，则真如境内本无生佛假名，平等慧中何有自他形相！涅槃生死，等同空花，是则第一义谛中尚觅生死了不可得，何有生死大事之欲待解决耶！良以无始不觉，飘堕于如梦幻泡影之生死海中，旋转无已，此诸佛所以出世，佛教所由建立也。由是而体达生死本空，了不可得，固无须向外他求；若或生

药师文化探论

存之欲求未尽，则须仗药师法门而消灾除难，成就福寿，即此人生，可得无上利乐。如由父母妻子之相资相生，即成家族，由各个家族相助相养，即成社会，由维持社会秩序，即成国家，乃至诸国互济相资，即成全人类世界。不但此也，即宇宙间之形形色色，动物植物，皆有相生相养、相资相成之关系，而构成有情与器世间也。复次，世界既有成住坏空，则众生栖息其中，亦有生老病死，死生生死，生死流转，故无生而不死或死而不生者，所谓'死者乃生之始，生者乃死之终'，正明生死不断。而生时即有父母、妻子、朋友、家族、社会种种关系，若能依此消灾延寿之法门，做种种资生之事业，则生之问题解决矣。然死后须随善恶业因，升沉于天上、人间、鬼、畜、地狱，若依出世三乘教法修行，即得超越轮回六趣；或依弥陀法门而得生净土，则死之问题解决矣。故人生时则有相资相生之关系，依佛教法，得消灾延寿之益；临命终时，则转生善道，或往生净土，乃至六亲眷属，广作佛事，水陆空行，超度亡灵；而人世之生死二大事，均有办法矣。故于释迦佛法中，济生之事，须借此经，度死之事，乃属《弥陀》等经。今欲将唐宋以来偏重度亡之佛教，变为适应今日现实人生之佛教，以逗近人学佛注重现生应用之机宜，乃提倡讲演此经之第一因缘也。……再推广言之，以今世交通所及之地球人类，概依药师如来如何发愿修行而成琉璃世界之方法行之，则人类之理想世界，亦不无实现之希望也。故今日之学佛者，应将药师如来，如何发愿修行之方法牢记于心，孤掌难鸣，众擎易举，集众人之力量，方可转此污浊娑婆为清净琉璃也。"

关于药师法门，噶玛噶举十七世噶玛巴·邬金钦列多杰讲道："生活在世间，我们每一个人都遇到过各种身、心方面的痛苦，有些人有身体上的病痛，有些人有心理方面的疾病。事实上，很多痛苦是因为内、外的病而起的，依止药师如来可帮助我们消除身心内外的各种病苦。药师佛和医药有关，能满足众生所需的医药救怙。因此，依止药师佛可帮助我们自己及他人消除身心内外各种病苦。……诸佛菩萨的愿力不同，因此有和愿力相符的各种法门。药师佛法是针对有身心疾病障碍及面临死亡的法。佛陀宣说各种药师法门之后，梵天、帝释天、为数各十万的十二药叉等，发愿守护任何持诵药师名号者。……修持药师法的利益非常多，但实际的利益取决于信心。……只要诚心修诵药师仪轨确实就能远离恶道、解除痛苦、成就祈愿。这也正是佛陀宣说药师法门的目的。新时代的众生有各种业力的覆障，有各种新起的疾病和痛苦。末法时，佛教也会衰败，许多咒语的力量也会减弱。然而，药师佛法门是特别为末法时代的众生宣说的，由于佛的愿力，药师咒的力量在末法时期反而更加强大。药师咒是阿难尊者为了帮助末法时期的众生对治疾病而请佛宣说的，因此对恶世众生的利益特别强大。药师咒尤其能对治猛烈的疾病，例如各种瘟疫，并能帮助病者尽快复原。因此，在我们这时代修持药师法和咒语的利益特别强大，胜于修其他本尊法和咒语。当我们得病时，有些疾病是可治疗的，但有些疾病是无法治疗的。此外，就医的条件也有地域上的差别，有些地方幅员广大，求医不易；也有些地方，医疗落后。在这种状况下，若能修诵药师仪轨将可获得间接的医疗利益。功德利益：僧众免于毁犯戒律；偶一毁犯，还得清净，不堕恶趣；三恶道业，亦得清净，不生于彼，亦可迅速解脱，转生善趣，渐成佛果；且此生衣食无缺，财物丰足；病魔、咒诅、王法等虐，悉皆消灭；并蒙金刚手、梵天、帝释、四大天王及十二药叉大将，与其七十万眷众之护卫，而可免于十八种非时死。”

修药师法门的功德利益有以下几个方面。

第一，药师法门以读诵《药师琉璃光如来本愿功德经》，念药师咒，念南无药师琉璃光如来名号为根本，法门殊胜。修药师法门的人切记多多帮助有病苦的人，多多施药、关心患者，如经所说而行。如法修持，获福无边。

第二，药师法门是现生就能得福慧的法门。药师佛行菩萨道时发十二大愿，令我们发挥财富，所求皆得。

第三，药师法门最适合相貌不好的人修。有人身下劣、诸根不具，有丑陋顽愚、盲聋喑哑、挛躄背偻、白癞癫狂种种病苦，念南无药师琉璃光如来名号，就会一切皆得，端正黠慧，诸根完具，无诸疾苦。

第四，药师法门最适合贫穷的人修。可令诸有情皆得无尽所受用物，令众生不会有所乏少。

第五，药师法门最适合有病苦的人修。若众人有病，逼切无救无归，无医无药，无亲无家，贫穷多苦，念南无药师琉璃光如来名号，则众病悉得除，身心安乐，家属资具悉皆丰足，乃至证得无上菩提。

第六，药师法门最适合诸事不顺的人修。众生心中随所乐求，一切皆遂，求长寿得长寿，求富饶得富饶，求官位得官位，求男女得男女。

第七，药师法门最适合一心求生极乐世界而没有把握的人修。有人愿生西方极乐世界阿弥陀佛所，听闻正法，而未定者，修学药师法门，临命终时有八菩萨乘神通来示其道路，即于彼界种种杂色众宝华中自然化生。易得弥陀本愿海，唯修药师本愿海。

第八，药师法门最适合持戒不严的人修。有人学习如来正法而破戒律，有虽不破戒律而破轨则，有于戒律轨则虽得不坏，听到药师琉璃光如来名号，便舍恶行修诸善法，不堕恶趣；设有不能舍诸恶行，修行善法，堕恶趣者，由于如来本愿威力，令其现前暂闻名号，从彼命终还生人趣，得正见精进，善调意乐。

第九，药师法门最适合灾难重重的人修。灾难起时，所谓人众疾疫难、外国侵逼难、国家政变难、星宿变怪难、日月薄蚀难、非时风雨难、过时不雨难，如果能供养药师琉璃光如来，众难解脱。

第十，修药师法门，不会九横死，不会中邪，因为有药叉大将保护。

第十一，若是女人讨厌女人身，听到世尊药师如来名号，至心称念，于后不复更受女身。

第十二，修药师法门，聪明智慧，勇健威猛，如大力士，速成佛道。

佛教有八万四千法门，主要对治人们的八万四千烦恼。生死问题是人们的一大根本烦恼。药师法门不仅在解脱人们的生死方面自成体系，而且有其独特的一面，即在现世求得解脱，在生活中求得解脱，不尚空谈，立地起修，这是它的殊胜之处。随着时代的发展和科技的进步，人们必将越来越清楚地认识到药师法门的价值。

药师佛之十二大愿犹如琉璃光一般照耀着我们的世界，净化着我们的灵魂。近代大德所提倡的人间佛教的思想，就是要我们人人都发药师大愿，行药师法门，转此娑婆世界为人间净土。

第四章 药师文化的传承和发展

在释迦牟尼佛法中，有药师法门与净土法门等重要人间佛法。药师法门重在现生的消灾延寿，释迦牟尼佛把此延生法门付于药师佛；净土法门是重在将来度亡往生，释迦牟尼佛把此法门付于西方的阿弥陀佛。如果弘法的法师不分东西，同时弘扬之，则其所弘之法为正真之佛法。学佛之人，延生度亡，各有所托，如车之两轮，鸟之两翼，缺一不可。但由于门径和法脉的影响，不同的宗派则有不一样的侧重。古人云："道不同不相为谋。"今既同为佛为道，自然可以并行不悖，兴旺佛法。但在当前，修净土法门，念阿弥陀佛的信众很多，而修东方净土的药师法门者则比较少，有的佛教信众甚至从未听过南无药师琉璃光如来的圣号，诚为可叹。释迦牟尼佛晚年讲《药师琉璃光如来本愿功德经》，反复阐明像法、末法时期的诸多问题。

西晋太康年间《药师琉璃光如来本愿功德经》尚未在我国翻译刊行，药师佛信仰为何先至中土，这依然是个谜。但可以断定的是，一定有修持药师法门的高僧从西方来到东土，并将药师之风普及中原大地。从南北朝至晚唐，中国佛法经历了三武一宗毁法，天台、贤首、性相各宗经论皆被摧毁，唯禅宗不立文字，不用经典，山林水边，皆可做其功夫，故唯禅宗流盛，其他显教各种法门皆告衰微。到了宋代，宗匠不多，禅宗亦渐走向下坡路，而念佛法门有起而代之之势。一句弥陀，天下披靡，所以净土法门独盛，人皆偏于念佛往生、送死度亡，致使消灾增福、现生可以遂愿所求的药师法门反而隐晦不扬，好似全部佛法就只有净土法门全权代表，其他法门都一落千丈了。六朝以后药师信仰非常盛行。

到了清代，玉琳国师在阅览《大藏经》时发现《药师琉璃光如来本愿功德经》，觉到药师佛所发的十二大愿多注重福利现世众生、繁荣现实社会。玉琳国师认为这个法门很符合时代潮流，对偏重净土法门来讲，有补偏救弊的作用。玉琳国师提倡大众修行药师法门，且为《药师琉璃光如来本愿功德经》流通本做了一篇很好的序文，里面有两句动人的诗句——"人间亦有扬州鹤，但泛如来功德船"。可见玉琳国师对这部经可谓推崇备至。在这两句诗中还有一个典故。从前有4个友人闲谈自己的爱好：一个爱钱，享受富贵生活；一个爱去扬州玩耍，觉得扬州是人间天堂；一个爱骑鹤上天，云游四海；另一个则爱钱，爱去扬州，亦爱骑鹤，正所谓"腰缠十万贯，骑鹤下扬州"，样样都要得到。这两句诗的意思是说，只要诵《药师琉璃光如来本愿功德经》，照《药师琉璃光如来本愿功德经》修行，游泛药师师的功德法船，就可以求得人间富贵，至于"腰缠十万贯，骑鹤下扬州"，就更无问题了。

关于药师佛文化的发展，东方山弘化禅寺方丈正慈法师认为，如今很多人都会念阿弥陀佛，但是少有人知道药师佛和了解药师文化，更不用说信仰药师佛了。

生老病死和人们的生活最贴近。人们为什么去求佛、求平安？就是为了得到健康和心安。药师佛信仰相对来说是我们中国佛教所不重视、还没有普及的一种信仰。不同于其他法门信仰的是，药师佛信仰更多地体现在人们当下的生活中。然而我们的信众求的更多的是来生或者往世，这和我们佛教所提倡的"活在当下"还是有一定区别的。只有关注今生，关注当下，才能有好的未来。这些在药师佛信仰中都能找到，人们可从生活细节中去体会和体验这种"生活中的信仰"。因此，关注药师佛就是关注我们自己，这也是我们学佛的一个最基本的"离苦得乐"的开始。在众多信仰法门中，药师佛才是最亲近人类的，因为药师佛关系人的活。在生活行为中树立自己的信仰是我们每一个学佛人应该做到的，也是我们学佛觉醒的一个开端。

人们生活的世界是一个娑婆世界，人们不可能脱离烦恼的困扰，故在烦恼来了之后，如何端正自己的心态以及处理好这些烦恼则显得尤为重要。学佛，学的是什么？其实学佛就是学如何得福报，学如何获得智慧，进而使之融入生活，指导我们人生的道路。

现今社会出现的一种普遍现象是一味地去追求物质需求而忽视了精神需求，这样做是不利于人类发展的。很多人物质生活比以前好了，但烦恼也同样增多了。家庭矛盾、社会矛盾等把人们框在一个物质生活圈，或者说是一个狭隘的精神世界里，使人们无法冲破自己心灵的禁锢，无法获得快乐。

药师法门，是秉持药师佛在行菩萨道时所发的十二大愿而来的。这十二大愿满足众生世间、出世间的诸般愿求。在世间上，药师佛希望"使众生饱满所欲而无令少""使一切不具者诸根完具""除一切众生众病，令身心安乐""使众生解脱恶王劫贼等横难"等愿；在出世间上，药师佛希望在成就菩提时"令一切有情如我无异""证得无上菩提"等。这些誓愿一方面促使众生早证菩提，另一方面也注重为众生求得现世的安乐。这也是佛教界称药师佛为"消灾延寿药师佛"，而将药师法门视为现生者消灾延寿法门的原因。

当今社会人们的生活越来越忙乱，药师佛文化提倡的健康觉醒的生活方式，对于提升人们的生活幸福感有着重要意义和价值。通过深入研究药师佛文化的精髓，弘扬药师佛健康养生理念，扩大药师佛文化、健康禅文化的社会影响力，向社会大众宣传一种健康觉醒的生活方式，具有重大的现实意义。

第五章　药师佛经籍的研究和考证

《药师琉璃光如来本愿功德经》简称《药师经》，亦称《药师如来本愿功德经》《药师本愿功德经》《药师本愿经》等，是佛教净土宗的重要经典之一。在中国佛教经典的传译过程中，《药师经》颇为引人注目，特别是其显密圆融的特征，更为佛教界所称道。

一、佛教藏经有关《药师经》的经典及后人讲记

根据笔者统计，《大正新修大藏经》（以下简称《大正藏》）中有药师佛相关经籍15部。

（1）《大正藏》第十四卷"经集部"收有《佛说药师如来本愿经》（1卷，隋代达摩笈多译）、《药师琉璃光如来本愿功德经》（唐代玄奘译）和《药师琉璃光七佛本愿功德经》（唐代义净译）。

（2）《大正藏》第十九卷"密教部"收有《药师琉璃光如来消灾除难念诵仪轨》（唐代一行撰）、《药师如来观行仪轨法》（唐代金刚智译）、《药师如来念诵仪轨》（唐代不空译）、《药师琉璃光王七佛本愿功德经念诵仪轨》（元代沙啰巴译）、《药师琉璃光王七佛本愿功德经念诵仪轨供养法》（元代沙啰巴译）、《药师七佛供养仪轨如意王经》（清代工布查布译）、《修药师仪轨布坛法》（清代阿旺札什补译）、《净琉璃净土标》（佚名）。

（3）《大正藏》第二十卷"密教部"收有《佛说观药王药上二菩萨经》（南朝宋代畺良耶舍译）、《日光菩萨月光菩萨陀罗尼》（出《千手千眼观世音菩萨广大圆满无碍大悲心陀罗尼经》，唐代伽梵达摩译）。

（4）《大正藏》第二十一卷"密教部"收有《佛说灌顶拔除过罪生死得度经》（东晋时期帛尸梨蜜多罗译）。

（5）《大正藏》第三十八卷"经疏部"收有《本愿药师经古迹》（新罗时期太

贤注）。

其他各种《大藏经》版本也有很多关于《药师经》的注释，如唐代窥基的《药师经疏》1 卷，靖迈的《药师经疏》1 卷，神泰的《药师经疏》1 卷，遁伦的《药师经疏》1 卷，憬兴的《药师经疏》1 卷，净挺的《药师经镫焰》1 卷，灵耀的《药师经直解》1 卷、附《梵文神咒》，善珠的《药师经钞》2 卷，亮汰的《药师经纂解》4 卷。

近代太虚法师在浙江宁波阿育王寺曾讲过 1 次《药师经》（1934），印顺法师在台湾善导寺讲过 1 次《药师经》（1954），演培法师于新加坡佛教学院讲过 1 次《药师经》（1981），这三位法师的弟子分别将其师父所讲内容整理为《药师经讲记》。此外，1934 年上海佛学书局出版了何培著的《药师经旁解》。1990 年 11 月，上海市佛教协会出版了金兆年、吴秋琴的《药师经白话解释》，弘一大师的《药师经析疑》，伯亭老人疏钞、普露择要的《药师经疏钞择要》等。

二、《药师经》的版本与翻译问题

《药师经》的同本异译有四译或五译的说法，不同的版本具有不同的特点。

（1）南朝宋代孝武帝大明元年（457）丁酉，沙门释慧简于秣棱鹿野寺译《药师琉璃光经》（亦名《灌顶拔除过罪生死得度经》）。此经自《佛说大灌顶经》第十二卷抄出，据说早已失传，仅在古《大藏经》目录中载有篇名。因此，实际传下来的药师经籍汉译本只有以下 4 种。

（2）东晋之帛尸梨蜜多罗所译之《佛说灌顶大神咒经》第十二卷，名《佛说灌顶拔除过罪生死得度经》，与《药师琉璃光如来本愿功德经》同本。此经没有单行本。《乾隆大藏经》将《佛说灌顶大神咒经》合订为 6 卷，该经即其中最后 1 卷。

（3）隋大业十一年（615）南印度罗啰国达摩笈多（此据《开元录》与《贞元录》；《大唐内典录》与《翻经图纪》则云北天竺乌场国沙门达摩笈多及法行、明则、长顺、海驭等），在东都（洛阳）洛水南上林园翻经馆重译，名为《药师如来本愿经》。

（4）唐代三藏法师玄奘在京师（长安）大慈恩寺翻经院翻译了《药师琉璃光如来本愿功德经》。据《内典录》所载，该译本可能为贞观年间所译，但《开元录》及《贞元录》则认为该译本是永徽元年（650）五月五日所译，沙门慧立笔受。该译本即现今流通本所据的译本。但现今流通本与玄奘原译本略有不同，现今流通本有增文两节，即依东晋译本补入八大菩萨名，又依唐代义净法师译本补入药师真言（神咒）及前后文 20 余行。

（5）唐代沙门义净于和帝（唐中宗）神龙三年（707）丁未在佛光寺内翻译《药师琉璃光七佛本愿功德经》2 卷。《药师经》的前 3 种译本大体一致，唯义净译本稍有不同，前 3 种译本只提药师净土，义净译本则有七佛净土，且译有"药师琉璃光如来大陀罗尼（神咒）"。义净译本上卷讲述东方药师七佛净土，下卷讲述药师净土及其本愿功德。

三、《药师经》的内容

（一）今流通本《药师经》之内容

1. 序言

讲《药师经》的成书背景，即文殊菩萨请佛演说诸佛名号及大愿功德，令闻者业障消除，以利乐像法诸有情等。

2. 十二大愿

讲佛于行菩萨道时，曾发利乐有情之十二大愿。

3. 果德

东方净琉璃世界今日之德，乃往昔无数劫之果报。说明药师佛土之庄严，与极乐世界等无差别。其国一向清净，无有女人、恶趣，有无量菩萨众，而以日光遍照、月光遍照二大菩萨为上首。

4. 佛号功德章

论述听闻及忆念佛号之种种功德。因听闻及忆念药师佛号能布施、持戒、精进、忍辱诸波罗蜜速得圆满，亦能解脱一切磨难、咒术、障碍，恒生善道。

5. 八大菩萨

论述文殊菩萨、观世音菩萨、得大势菩萨、无尽意菩萨、宝檀华菩萨、药王菩萨、药上菩萨、弥勒菩萨八大菩萨能够使人转迷觉悟、往生净土。

6. 转女成男

佛经认为，至心持念药师佛法，来世能得转女成男。

7. 药师真言

演说药师真言及其种种功德、使用方法。

8. 文殊菩萨

文殊菩萨誓于像法时，以种种方便，令诸净信得闻药师佛名号。若能称扬药师名号，能免除一切横死，及各种侵扰。

9. 阿难

佛问阿难，是否信解药师佛之功德？阿难言："我于如来所说契经，不生疑惑。"

10. 救脱菩萨

救脱菩萨问佛："诸众生为病患所困，死相现前，琰魔法王与俱生神交涉时，如何解脱？"佛告以病人亲属、知识，若能为彼皈依药师佛，读诵《药师经》，燃七层之灯，悬续命五色神幡，供养药师佛，经七日、二十一日、三十五日或四十九日，彼神识得还。救脱菩萨复对阿难说明了续命幡、灯造法以及帝王解脱治国之七难而得七福的做法。救脱菩萨还对阿难说，供养药师佛可脱离九种横死。

11. 十二神将

十二药叉大将及其七千药叉眷属共同护持药师琉璃光如来法门，若有受持药师佛名号及供敬、供养、流布《药师经》者，彼将使之解脱一切苦难，并教有疾厄、求度脱者，读诵此经，以五色缕结十二药叉神将名字，得如愿已，然后解结。

（二）唐代义净所译《药师琉璃光七佛本愿功德经》之内容

唐代义净于神龙三年翻译之《药师琉璃光七佛本愿功德经》（以下简称《药师七佛经》）有上下2卷，其内容如下。

卷上内容：①此经的说处与听众；②此经之启请者曼殊师利法王子；③为未来世像法众生说此经；④东方过四殑伽河沙佛土的光胜世界有善名称吉祥王如来，行菩萨道时立八大愿；⑤东方过五殑伽河沙佛土的妙宝世界有宝月智严光音自在王如来，建立八大愿；⑥东方过六殑伽河沙佛土的圆满香积世界有金色宝光妙行成就如来，建立四大行愿；⑦东方过七殑伽河沙佛土的无忧世界有无忧最胜吉祥如来，建立四大行愿；⑧东方过八殑伽河沙佛土的法幢世界有法海雷音如来，建立四大行愿；⑨东方过九殑伽河沙佛土的善位世界有法海胜慧游戏神通如来，建立四大行愿；⑩东方过十殑伽河沙佛土的净琉璃世界有药师琉璃光如来，建立十二行愿。

卷下内容：①净琉璃世界之净土功德及日光、月光菩萨；②无量寿佛与药师如来；③药师如来真言；④七佛供养法；⑤七佛如来甚深功德；⑥琰魔法王；⑦四十九灯与杂彩幡四十九首；⑧救脱菩萨；⑨十二药叉大将；⑩如来定力琉璃光大神咒；⑪八戒斋；⑫执金刚菩萨；⑬于佛像身安佛舍利；⑭未来世后五百岁，法灭时护持是经；⑮此经之各种名称。

此外，《药师经》在西藏亦有翻译。在西藏藏经中也有两部《药师经》，其中一部与玄奘译本相当，另一部则与义净所译之《药师琉璃光七佛本愿功德经》相当。

四、 药师佛与药师七佛的佛身同异问题

药师佛与药师七佛名号各别，佛土亦异，但自古以来，关于药师七佛是一体还是异体的问题，看法不尽相同。

我们认为，药师七佛并非七位药师佛，而是药师佛的七种化生。就像释迦牟尼、观世音菩萨有着各种各样的化生，而本体只有一个一样，药师佛也有各种化生，但本体只有一个。药师七佛的名称分别为善名称吉祥王如来、宝月智严光音自在王如来、金色宝光妙行成就如来、无忧最胜吉祥如来、法海雷音如来、法海胜慧游戏神通如来、药师琉璃光如来。

《阿娑缚钞》说："《本愿经》云'造彼如来形像七躯'。二经不同也，《本愿经》只见药师像七体，《七佛经》明七佛各别名并净土本愿。智泉云：'二经心各别也，随依一意可修之。'"据此可知，二经根本上有所不同，其所依之心要和七佛之体、净土、本愿亦有所不同。所以《阿娑缚钞》又说："依二卷经（《药师七佛经》）修之者，善名称等七佛为本尊；依一卷本（《药师经》）者，药师七体。"《药师经疏》认为，前六佛是药师的分身，药师佛本体统摄诸佛。东密则认为药师七佛皆为净琉璃世界的药师佛。

从以上内容可以看出，认为《药师经》与《药师七佛经》同本者，亦认为一佛与七佛同体。有的学者认为《药师经》与《药师七佛经》的来源不同，有各自的传承体系。有的学者认为《药师七佛经》是《药师经》在传承中逐步演化和扩展而成的。药师法门为显密兼修的法门，就内容而言，《药师经》偏向于显宗，而《药师十佛经》偏向于密宗。

参考文献

[1] 李良松. 走近药师佛 [M]. 香港：亚洲医药出版社，1995.

[2] 黄维中. 药师经释译新考 [J]. 西南民族大学学报（人文社会科学版），2014（6）：80-85.

第六章　药师佛与药王菩萨的关系

很多初次接触佛学的人，可能会把药王菩萨和药师佛混淆，或者直接就认为他们就是同一个人。那么药王菩萨和药师佛是同一个人吗？答案很明确，药王菩萨和药师佛不是同一个人。在这里非常有必要将药王菩萨介绍一下。事实上，关于药王菩萨和药师佛的某些传说内容非常接近，所以初次接触佛教的人很容易将二者混淆。比如有一个传说讲：在过去世有一位名叫星宿光的长者，曾经以良药供奉僧众，后来成佛，号为药师如来，他出世于过去无量阿僧祇劫，立下十二大誓愿，一心一意要为众生消除痛苦。读过《佛说观药王药上二菩萨经》的读者一定会发现，在这部经当中有一位持诃梨勒果及诸杂药供养日藏比丘及众僧的长者，也叫星宿光，而他就是药王菩萨。药王菩萨于未来世成佛，号净眼如来。虽然传说的可靠性比较低，但我们可以确定的是，药王菩萨与药师佛不是同一个人，而是佛国乐土中的两位医药之王，分属于两个不同的世界。药师佛为东方净琉璃世界之教主，药王菩萨为西方阿弥陀佛二十五菩萨之一。药王菩萨还有一位弟弟，号净藏如来。

药王菩萨是西方极乐世界的医药之王，是广施良药，救治众生身、心两种病苦之菩萨。据《佛说观药王药上二菩萨经》载，过去无量阿僧祇劫，有佛号琉璃光照如来，其国名悬胜幡。彼佛涅槃后，于像法中，有日藏比丘，聪明多智，为大众广说大乘如来之无上清净平等大慧。时众中有星宿光长者，闻说大乘平等大慧，心生欢喜，以雪山之良药，供养日藏比丘及众僧，并发愿以此功德回向无上菩提，若有众生闻己名者，愿其得灭除三种病苦。时长者之弟电光明，亦随兄持诸醍醐良药供养日藏比丘及诸僧众，亦发大菩提心，愿得成佛。其时，大众赞叹其兄星宿光长者为药王，其弟电光明为药上，二者后即为药王、药上二位菩萨。《佛说观药王药上二菩萨经》还记载，二菩萨久修梵行，诸愿已满，药王菩萨于未来世成佛，号净眼如来；药上菩萨亦成佛，号净藏如来。

《妙法莲华经·药王菩萨本事品》中之"一切众生喜见菩萨"是药王菩萨，药王菩萨是燃烧自身以供养诸佛的大菩萨，也是施良药给众生，以除治众生身、心两种病苦的大士。《妙法莲华经》载，在久远的过去世，日月净明德如来在世时，曾为一切众生喜见菩萨讲授《妙法莲华经》，该菩萨依之修行，而得现一切色身三昧。为了感谢日月净明德如来的教诲，此菩萨燃烧自身，以供养他。此菩萨烧身命终之后，又生在日月净明德如来国土中净德国王家中，称净德国王为父亲，其时日月净明德如来即将涅槃，特别将弘扬佛法的重任付嘱此菩萨。此菩萨在日月净明德如来涅槃后，起八万四千塔供奉如来舍利，旋又在八万四千塔前燃烧自己的双臂以表示对如来舍利的供养，不久又以誓愿力使双臂恢复如故。这位累劫以来经常舍身布施的一切众生喜见菩萨，就是《法华经》内的药王菩萨。《妙法莲华经·妙庄严王本事品》记载，过去无量无边不可思议阿僧祇劫有佛，名曰雷音宿王华智多陀阿伽度阿罗诃三藐三佛陀，其国名为光明庄严，劫名喜见。此佛国有妙庄严王，妙庄严王有二子，一名净眼，一名净藏。此二人即药王菩萨和其弟弟药上菩萨。

药王菩萨与药上菩萨有时候取代文殊菩萨和普贤菩萨，被认为是佛陀的左右胁侍。他们是施与良药，救治众生身、心两种病苦之菩萨。农历四月二十八是药王菩萨的诞辰日。

菩萨，为菩提萨埵之略称。菩提，即觉、智、道的意思；萨埵，即众生、有情的意思。菩提萨埵，意译为道众生、觉有情、大觉有情、道心众生，意思是求道求大觉之人、求道之大心人。菩提萨埵与声闻、缘觉合称三乘，为十界之一。菩提萨埵指以智上求无上菩提，以悲下化众生，修诸波罗蜜行，于未来成就佛果之修行者，亦即自利利他二行圆满、勇猛求菩提者。对于声闻、缘觉二乘而言，若由其求菩提（觉智）之观点视之，亦可称其为菩萨；而特别指求无上菩提之大乘修行者，则称为摩诃萨埵。

药王菩萨之形象一般为顶戴宝冠，左手握拳置于腰部，右手屈臂置于胸前，而以拇指、中指、无名指执持药树。三昧耶形为阿迦陀药，或为莲花。真言为"唵鞞逝舍罗惹耶（药王）莎诃"，或"曩莫三曼多没驮南讫叉拏多罗阇剑莎诃"。《佛说观药王药上二菩萨经》讲，释迦牟尼佛告诉大众，要想见到药王菩萨的色身，必须先修行五想，五想即系念数息想（数息）、安定心想（净心）、不出息想（定心）、念实相想（观想）、安住三昧想（住心）。只有修此五想者，才可以在一念之中见到药王菩萨。此经对药王菩萨的功德相貌亦有描述，云："药王菩萨身长十二由旬，随应众生，或十八丈，或现八尺。身紫金色，三十二相，八十随形好，如佛无异。顶上肉髻有十四摩尼珠，其一一珠有十四楞，一一楞间有十四华，以严天冠。其天冠内有十方佛及诸菩萨皆悉影现，如众宝钿。眉间毫相白琉璃色，绕身七匝如白宝帐，身诸毛孔流出光明，如摩尼珠数满八万四千，其一一珠宛转右旋，如七宝城优钵罗华，一一华上有一化佛，方身丈六如释迦牟尼，一一如来有五百菩萨以为侍者。是药王菩萨，其两修臂，如百宝色，手十指端雨诸七宝。若有众生，观此菩萨十指端者，四百四病自然除灭，身诸烦恼皆悉不起。其两足下雨金刚宝，一一珠化成云台，其云台中有化菩萨，无数诸天以为侍者。时化菩萨演说四谛、苦、空、无常、无我，亦说甚深诸菩萨行。"

　　同样，若有善男子、善女子想见到药上菩萨的清净色身，也需要修行七法。此七法分别为：①常乐持戒，终不亲近声闻缘觉；②常修世间善法及出世间善法；③其心如地不起憍慢，普慈一切；④心无贪着，犹若金刚，不可沮坏；⑤住平等法，不舍威仪；⑥常修毗婆舍那，修舍摩他，心无懈倦；⑦于大解脱般若波罗蜜心不惊疑。

　　修行者修得此七法，即可见到药上菩萨的清净色身。《佛说观药王药上二菩萨经》云："药上菩萨身长十六由旬，如紫金色，身诸光明如阎浮檀那金色，于圆光中有十六亿化佛，方身八尺，结跏趺坐，坐宝莲华。一一化佛有十六菩萨以为侍者，各执白华随光右旋，通身光内有十方世界，诸佛菩萨及诸净土皆于中现。顶上肉髻如释迦毗楞伽摩尼宝珠，肉髻四面显发金光，一一光中有四宝华具百宝色，一一华上化佛菩萨，或显或隐，数不可知。是药上菩萨，三十二相，八十随形好，一一相中有五色光，一一好中有百千光。眉间毫相如阎浮檀那金色，百千白宝珠以为璎珞，其一一珠放百宝光，庄校金毫如颇梨幢，盛真金像世间珍妙，诸庄严具悉于中现。"

　　药王菩萨可以为受持、读诵、书写《妙法莲华经》的善男子及善女子说陀罗尼咒而守护他们，因为他们的功德很大。其咒曰："安尔（一）曼尔（二）摩祢（三）摩摩祢（四）旨隶（五）遮梨第（六）赊咩（羊鸣音）（七）赊履（网雉反）多玮（八）膻（输千反）帝（九）目帝（十）目多履（十一）娑履（十二）阿玮娑履（十三）桑履（十四）娑履（十五）叉裔（十六）阿叉裔（十七）阿耆腻（十八）膻帝（十九）赊履（二十）陀罗尼（二十一）阿卢伽婆娑（苏奈反）簸蔗毗叉腻（二十二）祢毗剃（二十三）阿便哆（都饿反）逻祢履剃（二十四）阿亶哆波隶输地（途卖反）（二十五）沤究隶（二十六）牟究隶（二十七）阿罗隶（二十八）波罗隶（二十九）首迦差（初几反）（三十）阿三磨三履（三十一）佛䭾毗吉利裒帝（三十二）达磨波利差（猜离反）帝（三十三）僧伽涅瞿沙祢（三十四）婆舍婆舍输地（三十五）曼哆逻（三十六）曼哆逻叉夜多（三十七）邮楼哆（三十八）邮楼哆憍舍略（来加反）（三十九）恶叉逻（四十）恶叉冶多冶（四十一）阿婆卢（四十二）阿摩若（荏蔗反）那多夜（四十三）。"

随着药王菩萨的广泛传播，有关药王菩萨的传说也越来越丰富、生动。药王菩萨的那些救死扶伤、以良药治病的故事，更是被许多人所熟悉。星宿光、一切众生喜见菩萨等药王菩萨前世的名字，也常常被佛门弟子挂在嘴上。像药王菩萨这样知名度很高的大菩萨的形象确实已经走出佛门，其形象已进入众多善男信女的心中。

药师佛，音译为鞞杀社窭噜，又称药师如来、药师琉璃光如来、大医王佛、医王善逝、十二愿王，为东方净琉璃世界之教主。释迦牟尼佛法力无边，能治众生之一切疾苦，故有大医王的美称。后大医王泛指诸佛和十方菩萨。佛菩萨善能分别病相，晓了药性、治疗众病，故以大医王喻称之。《杂阿含经》以大医王所具有之四法成就比喻佛菩萨之善疗众病，此四法成就是：①善知病；②善知病源；③善知对治疾病之法；④善治病已，令当来更不复发。此大医王能分别病相，通晓药性，视众生之病而予之药方，使之乐服，故以大医王广喻佛菩萨。药师为药师如来之特称，能除生死之病，故又名药师；能照三有之暗，故云琉璃光。药师佛率领着日光菩萨与月光菩萨等眷属，在东方净土化导众生。在寺院中我们通常见到的药师佛像有两种。一种是中央为娑婆世界释迦牟尼佛，左为净琉璃世界药师佛，右为极乐世界阿弥陀佛；一种是中央为药师佛，左为日光菩萨，右为月光菩萨。《药师琉璃光如来本愿功德经》云："于其国中有二菩萨摩诃萨，一名日光，二名月光。于彼无量无数诸菩萨众最为上首，持彼世尊药师琉璃光如来正法之藏。"药师佛于过去世行菩萨道时，曾发十二大愿，愿为众生解除疾苦，使具足诸根，导入解脱，故依此愿而成佛，住净琉璃世界，其国土庄严如极乐国。此佛誓愿不可思议。若有人身患重病，死衰相现，眷属于此人临命终时昼夜尽心供养礼拜药师佛，读诵《药师琉璃光如来本愿功德经》四十九遍，燃四十九灯，造四十九天之五色彩幡，此人即神识还复，得续其命。此种药师佛之信仰自古即盛行。

不少佛教寺院在大雄宝殿之后还建有药师殿以供奉"东方三圣"。在我国重要的药师殿中，以杭州灵隐寺的药师殿影响最大，香火最兴旺。该药师殿正中尊供药师佛，左为日光菩萨，右为月光菩萨。有关药师佛的事迹前已述及，此处从略。

参考文献

［1］李良松. 佛医知识问答［M］. 北京，学苑出版社，2014.

［2］陶晓华，廖果. 佛医人物传略［M］. 北京：学苑出版社，2014.

第七章　药师法门的仪轨和道场

　　药师法门依《药师经》建立，是深契时机、消灾免难，求获人天福报的无上法门。在《药师经》中还有一个特别的说法，即人有两个"俱生神"。这两个"俱生神"记载我们一生所做的善恶，一神记善，一神记恶（"随其所作，若罪若福，皆具书之"），历历分明，一丝不紊。到各人临终之时，此二神负责将此记录罪福之书，"尽持授与琰魔法王"，由王凭此记录推算罪福而判定之。有福者上升，自无问题；造罪者将沦苦处，忧怖万状，那时若有在生亲戚家眷为他诵经礼忏，忏悔修福，则可减轻他们的业报。可见，《药师经》除了注重延生求福、延寿外，还注意到亡者的利益，可谓"冥阳两利，存殁均沾"之宝典。学佛的目的为"净佛国土，成就众生"，因此必须注意修习药师法门。

一、 药师法门之修持概要

　　修持药师法门最紧要的是知药师佛心，而知药师佛心当依药师佛愿。药师佛的悲愿广大不可思议，能成就一切众生世间、出世间的愿望。在药师佛第一大愿中，愿一切如彼无异，具足相好，不正是愿一切众生成佛吗？第二愿，表现了药师佛净土与身相的特殊庄严——身如琉璃、内外清净、无复瑕垢。这是修持药师法门的行人所不可或忘的。药师佛能使众生远离一切恼害，能满足现实的一切愿求。修持药师法门，当具足药师的因地愿行，如此不管持名、诵咒、观想、结印，自然能尽速趋入药师法海，成就净琉璃世界，圆满药师琉璃光如来。

二、 药师法门的仪轨

　　至于仪轨方面，则有诺那上师传授的药师琉璃光王修持仪轨，贡噶上师传授的药师琉璃光王如来修持仪轨，以及《薰修药师忏仪》、梅光羲居士校正的《药师七佛供养仪轨》等。在中国佛教历史上，相对于一些佛教宗派的根本佛典而言，针对药师经典的疏释之作数量并不多。对于此情形，历史上曾经有人认为，《药师经》"直捷显了，无事解释"。如果过于注重仪式性的教化，就可能忽视《药师经》在文化精神方面的现实内涵。近世随着佛教从山林隐修、死人超度的传统佛教向注重人世、关怀人间的弘化佛教转型，《药师经》及药师法门的社会文化取向、现世价值内涵，得到了越来越多的佛教信众的认同。从佛教教义内容方面来看，药师法门所尊崇的药师佛是东方净琉璃世界的教主，其率领着日光与月光二大菩萨等眷属，在东方化导众生。据《药师如来本愿功德经》所说，东方净琉璃世界纯一清净，无诸欲染，也没有三恶趣等苦恼之声，清净而庄严殊胜，与尊崇阿弥陀佛的西方净土交相辉映。东方胜境与西方乐境构成了佛教净土理想国。据经典所示，药师佛的弘法利生源于其因位修行成道的十二大愿（或称十二愿、十二本愿）。从根本上说，十二大愿的内容不仅体现了药师佛证道成佛的菩萨情怀，更体现了药师佛与生俱来的关注现实众生的慈悲本怀，如"使众生饱满所欲而无乏少""使一切不具者诸根完具""除一切众生众病，令身心安乐，证得无上菩提""使众生解脱恶王劫贼等横难"等。这些本怀誓愿的主旨，固然是希望诸有情众生早证菩提，但同时也提醒众生要妥善处理修行佛道与现世安乐之间的关系。药师法门关注众生现世生命的信仰诉求，与阿弥陀佛、弥勒佛等偏重来生安乐的信仰有所不同，突出了现世性（或此世性）、生活性的精神特质。因此，在佛教传统中，药师法门一直被视作现世人生消灾延寿的续命法门，其通过诸多仪式化的行为，让众生正视现实，自主而自在地参与现世福乐安康的建设。正是这一现世性、自主性特质，使药师法门特立于他力性、来世性的弥陀净土法门。

三、 药师法门的道场

（一）当代第一座东方药师佛七佛道场——药师古刹

药师古刹是当代第一座东方药师佛七佛道场（佛家道场就是佛菩萨弘法办公的驻地，中国五大佛教名山都是佛菩萨道场，普陀山是观世音菩萨道场，峨眉山是普贤菩萨道场，五台山是文殊菩萨道场，九华山是地藏菩萨道场，千山是弥勒佛道场）。在此之前，东方药师七佛在国内外没有道场，药师古刹建成，药师七佛方在世间落座，药师古刹也就成为国内第一座东方药师七佛的道场。药师古刹坐落在镜泊湖山庄码头南侧的龙泉山上，占地10000平方米，建筑面积2600平方米，有7座殿堂，规模宏伟。

药师古刹的复建有深厚的历史渊源。1994年，国家佛教界资深专家考察古渤海国上京龙泉府遗址，认定这里早在唐代就有东方药师佛七佛道场的存在，故提出复建的建议。1995年12月，黑龙江省宗教局批准复建，选址在镜泊湖景区内，题名为药师古刹。2000 年一期工程竣工。同年 8 月 5 日（农历七月初六），举行山门、天王殿、钟鼓楼落成及佛像开光庆典。为了纪念药师古刹开光庆典，药师古刹住持释融光长老同古刹建筑委员会同仁研究决定，以每年的农历七月初六为镜泊湖药师佛节，届时邀请国内诸山长老、大德、高僧举办 3 天恭敬药师佛吉祥法会，以弘扬佛法，造福众生。

药师古刹全称为东方药师琉璃光王七佛道场，这是依据佛家重要宝典《药师琉璃光七佛本愿功德经》如理如法确定的。整座道场规划三进殿规模。

第一层次，天王殿、钟鼓楼（地藏殿、观音殿），供奉弥勒佛、四大天王、韦驮菩萨、观世音菩萨、地藏王菩萨，设置佛家重要法器吉祥钟和幽冥鼓。钟鼓楼设计风格别致、典雅。

第二层次，药师宝殿，建筑面积1080 平方米，高 24 米，雄浑壮美。殿内供奉药师七佛，佛像连同须弥座、背光高 8 米，用珍贵香樟木制成，贴 24k 金，高大庄严。宝殿还供奉日光菩萨、月光菩萨和十二药叉大将。

第三层次，藏经琉璃塔，高 38.5 米，收藏经书、各种珍贵资料及佛家宝物。琉璃塔顶层可供游人登临观光。此塔为药师古刹中最高建筑，登临望远当别有一番景致和气势。另外，道场还根据需要设置配房、念佛堂等，供僧人居住、念经修行，并可供接待结缘的客人使用。

2006 年，药师宝殿落成圆满，七佛落座。中国佛教协会会长一诚长老特为药师宝殿题写了匾额。药师七佛道场全国唯一，世界稀有。

（二）专门弘扬药师法门的道场——福建寿宁三峰寺

三峰寺，位于鳌阳镇西 1.5 千米处，占地10656 平方米。寺后山如荷花倒置，寺前有三山并立，故名。三峰寺始建于后梁开平三年（909）至后唐清泰二年（935）间。宋淳化元年（990），礼部侍郎陈洪轸捐产扩建。明永乐元年（1403）重修，景泰年间（1450—1456）增建法堂、两廊、钟鼓楼，嘉靖二十三年（1544）增建疏林小径亭、门楼。三峰寺距今约 1100 年，千年来香火从未断过，寺院几经修建。1982 年，大雄宝殿被重建。1986 年 1 月，三峰寺被列为县级文物保护单位。

三峰寺住持释顿超法师发药师十二大愿，以弘法利生为己任，决心将三峰寺建成一个清净道场。2006 年 5 月 1 日，他礼请深圳市佛教协会副会长兼秘书长、深圳弘法寺都监释心静法师，宁德市佛教协会副会长兼福安市佛教协会会长释慧照法师（心净法师、慧照法师曾是原上海龙华寺方丈明旸大和尚侍者）、香港释贤融法师主法启建

"祈祷世界和平、社会和谐、延寿安宁"药师法会七永日，开始建立专门弘扬药师法门的专业道场。寺内全体僧众把学习药师法门作为必修课。除了举办前面介绍的药师法会外，三峰寺还将早晚功课改为诵《药师经》，寺院和尚都要能用《药师经》给居士开示。

三峰寺信众能如实信解药师法门，皆因一生所系菩萨。我们能闻药师琉璃光如来真是多劫蒙药师佛加被。

今后，三峰寺还拟建立药师殿和药师坛，未来走进三峰寺就如同进入琉璃光世界。

（三）药师佛道场——哈尔滨天恒山卧龙寺

卧龙寺坐落于天恒山西南端，占地40000平方米，建筑面积10000平方米，主要供奉三大如来之一的药师佛和日光菩萨、月光菩萨及十二位药叉神将。寺庙建筑按照中国古建筑传统排列方式——以中轴线为主，两边呈对称格局，寺庙主要殿宇包括山门殿、天王殿、钟鼓楼、药师殿、大雄宝殿、藏经楼，两侧还建有观音殿、文殊殿、普贤殿、地藏王殿、禅堂、忏堂、念佛堂、云水堂、僧寮室等。寺庙建筑属清代风格，金碧辉煌，气势恢宏。

药师殿高36米，面宽55米，进深32米，占地1760平方米。药师殿的形式为3层、重檐庑殿，气势宏伟。药师殿两侧为日光亭、月光亭。药师殿内供奉我国最大室内药师佛铜质金身坐像。佛像净高9.3米，意为纪念药师佛圣诞（农历九月三十）；佛像总高20.06米，意为2006年迎奉。

卧龙寺的东面是佛善广场，广场上的主要景观为药师佛巨像和莲花祈愿座。庄严而又慈祥的药师佛圣像体现了佛法力无边、普济众生的特点。莲花祈愿座设置3个莲花宝座，宝座上并无佛像，但暗喻药师三尊，因佛教中有"信则有，不信则无"的偈语。

天恒山卧龙寺弘扬了东方净琉璃世界的佛教和谐文化理念，造就了一个东方净琉璃世界的圣地。

除了上述3个道场外，我国还有消灾延寿药师佛道场——厦门海沧新阳灵鹫山石室禅院，消灾延寿药师佛应迹弘化道场——浙江文成西坑镇安福寺，东海佛国药师道场——浙江慈溪龙山镇伏龙山伏龙禅寺，药师七佛道场——海南普度寺，宝莲城药师佛道场——北京南郊，药师佛道场——上海洪福寺，东方琉璃世界成道禅寺——山东烟台海阳招虎山国家森林公园内，药师佛道场——湖北黄石青龙寺，世界最高的药师佛——江苏姜堰泰州古寿圣寺，实修药师法门的洞窟古刹——天台山慈恩寺，神农架酒壶坪启建药师如来道场——净莲寺，台湾的琉璃山药师寺、东方净苑、护国吉祥寺、法林寺等。

第八章　药师法门与大唐密宗

一、　何谓法门

法门，即佛法、教法。佛所说而为世之准则者，谓之法。此法既为众圣人道之通处，复为如来圣者游履之处，故称为门。又《起信论义记》云："轨生物解曰法，闻智通游曰门。"《法界次第》亦云："门谓之能通。"故知门之一字，实为通入之义。门者，亦含差别之意。以佛所说之法义有种种差别，故称"如来开法门，闻者得笃信""以种种法门，宣示佛道"。如是，"法门"一词既可作为佛所说教法之总称，而以"不二法门"总括其教说之绝对性，又可以"八万四千法门"含摄其重重无尽之个别性。法门应众生千差万别、重重无尽之烦恼，盖众生有八万四千之烦恼，故佛乃为之说八万四千之法门。法门可无尽无量，故可以大海喻其深广浩瀚，不可测量，而称之为法门海。《华严经》亦谓："佛刹微尘法门海，一言演说尽无余。"准此，一切菩萨初发心时，即以"法门无尽誓愿学"一语为四宏誓愿中之一愿，而缘四圣谛中之道谛，以广学无尽之法门。

二、　宗派与法门

禅宗源于印度佛教，是中国佛教的一个主要宗派。据《大梵天王问佛决疑经》载，佛陀在灵鹫山为大梵天王说法时，闭口不言，拈花而立，全场只有摩诃迦叶尊者破颜微笑，而就在众人不明的情况下，佛陀以"佛心印心"的方式将法传给了摩诃迦叶尊者。佛陀曰："吾有正法眼藏，涅槃妙心，实相无相，微妙法门，不立文字，教外别传，付嘱与摩诃迦叶。"因此，摩诃迦叶尊者为西天（印度）禅宗第一代祖师。据说禅宗在印度历经二十八代，传到菩提达摩大师时，其从西天来中土弘扬印心佛法，为中土禅宗第一代祖师、西天第二十八祖师。

净土宗是佛教的一个宗派，流传于中国、日本、韩国、越南等地。净土宗的修行方法是日常念佛修行，命终时借着阿弥陀佛的慈悲愿力往生西方极乐世界。这是一个以自力加上他力的修行方法。净土是一个统称，可分为 4 种：常寂光净土、实报庄严土、方便有余土、凡圣同居土。这四者又细分为九品，九品高下不同。修行人因念佛功夫深浅的不同而各往生净土，所得之品位，亦有高下之殊，但若能不断功用，自然日有胜进。（注：往生后以四土九品区分，并不是佛陀有分别心，而是类似因材施教的性质。因为往生西方的众生程度参差不齐，所以阿弥陀佛把这些众生依程度区分成九品，并给予不同方式的教学。）在往生净土以后，由于极乐世界没有三恶道，所以往生的众生就算本身的恶业未除，亦不会再生起作恶的念头。此外，往生的众生还能够亲听阿弥陀佛、观世音菩萨及大势至菩萨说法，证得无生忍。学有所成以后的菩萨将会返回娑婆世界去帮助其他的人。由于净土宗能够三根（指上、中、下根性的人）普被，而且容易修习，所以弘扬净土宗的大德都将之判别为"易行道"，以跟其他依靠自力的修行方法（即"难行道"）作分别。

也有人认为，众生根器不同，释迦牟尼佛慈悲为怀，设八万四千法门，其中比较大型的法门因有很多人学习，逐渐形成了宗派。药师法门、地藏法门、弥勒法门等，由于学的人不是特别多，所以没有形成宗派。因此，药师法门既不是净土宗，也不是密宗，只是个法门。法门与宗派的区别在于修学人数的多少。

三、 药师法门显密双修

佛法判教，分大乘、小乘，亦分显教、密教。显教是指明显显露之教。如三藏十二部大、小乘经典，为佛亲说，记录流通，各人可以听讲经文，求解其理，或自行读诵研究，了悟其义，这谓之显露之教。密教，是秘密之教。本来佛教的教理是公开的，不是神化不可告人的。这里的秘密有两个含义。一是佛说法的时候，听众各人根底程度不同、智慧浅深有异，同听一法，得益各有不同，非他人所能尽知，故叫作秘密。例如天台宗的八教有藏、通、别、圆、顿、渐、秘密、不定，其中的秘密就是听法得益、互不相知的意思。二是现在密教所讲的秘密，这个秘密指陀罗尼咒语。梵语陀罗尼，意译为总持，总一切法，持一切义。因此不论什么咒语，若专心持诵，则三密相应，所求皆得。读诵显教经典，需要解求义理。若诵密教咒语，不必求解意义，只需念其梵音，因名召德，一心虔诚，就会所求必应，决无欺诈。就如一个人生病，必须延医诊治。医生开方，你拿去配药，煎饮即可愈；若医生不开药方，只包些丸、散、膏、丹，你拿去吞食亦可痊愈，你不需要医生解释说明丸、散、膏、丹是什么药配制的。药方比喻显教，药丸比喻密教，显密的方法虽不同，而以法药医病所得的结果是一样的。

《药师经》是显密双修的法门。经中十二大愿，以及前后长行经文所述各种修福、修富、求寿、求子等仪轨和方法，都是显教的修法。其中的密咒即平常所说的药师咒，或药师灌顶真言。诵此咒时，身手结印，口诵真言，意密观想，药师如来以甘露水灌我顶门，涌入全身，一切罪业，皆可消灭，一切所求，无不如意。经中所谓"求富贵得富贵、求长寿得长寿、求男子得男子"等，并非讲经的人特别强调，故张其词，叫人信仰。《诸经日诵集要》云："世尊告阿难言：'如我称扬彼世尊药师琉璃光如来所有功德，此是诸佛甚深行处，难可解了，汝为信否？'阿难白言：'大德世尊！我于如来所说契经不生疑惑，所以者何？一切如来身、语、意业，无不清净。世尊，此日月轮可令堕落，妙高山王可使倾动，诸佛所言，无有异也。'"阿难是深晓佛理的尊者，他根据自己的体验与认识，以坚强的信念，发出这种誓词，可知佛语不虚，毋庸疑惑。但诵经修法要获得灵感，须具备3个条件：一要信心坚固，无有疑惑；二要虔诚恭敬；三要保持善心，不可作恶。如果已具备了前面两个条件，而没具备第三个条件，即一面诚心求佛菩萨庇佑，一面又自己三业不净，别有所谋，为了私益，侵损他人，那么就要反省自己，勉励求道，决不可错怪修学佛法而不得灵验。

四、 大唐密宗

经过历代演进，至唐代时中国佛教已分为成实、俱舍、禅、律、天台、华严、法相、法性、净土、密等十宗。然而在印度，佛教只分显密两宗。显宗教显义著，学者但善观经典，即可如法修行。密宗教义潜藏法海，非经师传不可。

密宗，又名密教、秘密教、瑜伽宗、金刚顶宗、真言乘、金刚乘、秘密藏、持明藏、总持藏、陀罗尼藏、密乘、果乘等。该宗受法身佛大日如来深奥秘密教旨传授，为真实言教，行者依理事观行，修习三密瑜伽（相应）而获得悉地（成就），故名。

密教始祖为法身佛大日如来（音译作摩诃毗卢遮那，又作毗卢遮那佛、最高显广眼藏、遍照王如来、光明遍照、大日遍照、遍一切处、遍照尊）。大日如来传法金刚萨埵（与普贤菩萨同体，又称金刚手、金刚手秘密主、执金刚、持金刚、金刚持、一切如来普贤、普贤萨埵、普贤金刚萨埵，是为密宗第二祖）。金刚萨埵据大日如来内证法乐之境界集成密法之两部根本经典——《大毗卢遮那成佛神变加持经》和《金刚顶一切如来真实摄大乘现证大教王经》，并将之纳入南天铁塔（然其全息意义乃有情本身法界之塔也），以期后世有缘者。释迦牟尼佛（化身佛）灭度后800多年时，龙树菩萨（亦翻译为龙猛）开启南天铁塔，亲自从金刚萨埵得受密法，成为密宗第三祖。龙树传法给其弟子龙智，龙智成为第四祖。又过数百年，龙智在700多岁时传法给善无畏与金刚智，善无畏与金刚智成为第五祖。

唐密属于印度中期密教，大约于719年经过南海传入大唐。开元三大士（即善无畏、金刚智和不空）广弘密法，后一行、惠果等祖师通过努力，将金刚界、胎藏界两部大法集于一身，是为"两部一具"，此法因在唐代盛极一时，故称唐密。西安大兴善寺是唐密祖庭之一。845年，武宗会昌法难使唐佛法几乎遭遇毁灭性打击。北宋时，唐密只有几个小支派流传于巴蜀、五台山一带，其后则仅在极个别地方传承，一般寺庙只传续了大悲咒、瑜伽焰口施食等，后来诸如禅宗、律宗、法华宗等逐渐恢复，唯有仪轨森严的密法被湮没。

唐德宗贞元二十二年（804），日本空海法师和最澄法师随遣唐使来华求法。空海法师在长安从惠果阿阇黎亲受灌顶。惠果从金刚智的弟子不空灌顶，又从善无畏弟子玄超学习密法，故将金刚界密法和胎藏界密法融会贯通。空海受法于不空，回日本后在高野山建立密宗道场，并受赐东寺作为真言宗传布的永久基地，故其所传密教被称为东密。空海被尊为日本真言宗初祖。最澄法师来华之后，先在天台山学习天台宗教法和禅法，受大乘戒，后到达越州（今绍兴）龙兴寺，从善无畏的再传弟子顺晓阿阇黎受三昧灌顶。最澄融天台教义于密宗之中，其所传的密法被称为台密。在空海和最澄的极力弘传下，真言宗在日本广泛传播，东密和台密一直持续至今。

在20世纪，国内大德、大勇、持松等法师及顾净缘、王弘愿等居士陆续东渡日本学修唐密，日本僧人也来中国传法于广州王弘愿。由于众多居士学者在各地大力弘传唐密，一时间国人学密热情高涨，入坛灌顶者不计其数，唐密出现了重生和复兴迹象。但是，很快国人的热情由学唐密转向了学藏密，这是因为藏密保存的密法文献与传统更为完备。唐密除了不及藏密保存古代密法多之外，又由于历史等原因未能弘显，其中大勇法师后入藏学藏密不知所终及显荫、王弘愿等唐密弘法人才的相继谢世，也给唐密复兴带来一定困难。但人们一直为唐密的复兴不断努力，如顾净缘居士曾经短暂传法，其婿吴立民先生得传；持松法师曾经在武汉、上海等地开坛，并有若干修持很好的俗家弟子以其著述等身。这为唐密发展奠定了基础。唐密回传复兴有赖于唐密文献的回归、唐密传统复归、中国僧俗对此重启的修行体验等。唐密乃我华夏法宝，非日本密教。佛法没有时空隔阂，唐密、日本密教本为一支，然因地理、文化、习惯的差异而有了不同的表现形式，好比一味，众口各词，区别乃因众生心相。佛法显密均是如来醍醐宝藏，因有情根机差异而有分别：显教重理，密教理事并举。

第九章　药师法门之诊疗特色

药师法门的诊疗特色主要有五个方面，即真言疗法、修持疗法、愿力疗法、除障疗法和消业疗法。

药师佛的本愿有称名简易、密法方便、净土依归、心法独特等特点，可得摄受佛力、度化众生、增加福报、消灾解厄、消业得福之善果。佛教其他法门修的多为来世报，而药师法门修的则多为现世报，强调因人、因时、因地、因事和因果制宜，在显密两教中均备受重视，这在佛教世界中非常难得。

一、真言疗法

药师真言，亦即药师咒，是佛教重要的十大真言之一，具有消除疾厄、解除灾难、增加福报的效力。除诵读药师咒之外，常念药师佛号，亦可达到相应的效果。药师法门因药师佛本愿所加持，能够让芸芸众生转迷觉悟、解除痛苦、改善现世生活，不断提高思想境界和福报的维度。

真言疗法有次第之别，初级为诵念"南无药师琉璃光如来""南无消灾延寿药师"；中级为更衣、沐浴、焚香，诵药师真言；高级为在前面两级的基础上，建坛城、诵《药师经》。由于每个人的根器不同，不必一味追求高级，其实用初级的方法也可臻至究竟真理、直指人心、涅槃寂静的终极目标。

其实，药师佛号本身就是一种真言的总持。《总释陀罗尼义赞》云："如来于百千俱胝阿僧祇劫，积集菩提资粮，加持陀罗尼真言文字，令顿悟菩萨与此相应，顿集福德智慧资粮，于大乘修菩萨道二种修行，证无上菩提道……陀罗尼者梵语，唐翻名为'总持义'。"

佛号也是如来于百千俱胝阿僧祇劫，积集菩提资粮所加持。玄奘本《药师经》云："愿我来世得阿耨多罗三藐三菩提时。"此句是以成佛的功德来度化众生、实现其本愿之意。又云："有诸众生，信根不具，闻说诸佛甚深行处，作是思惟：'云何但念药师琉璃光如来一佛名号，便获尔所功德胜利？'"《药师七佛经》云："尔时世尊告阿难言：'如我称扬彼七如来名号功德，此是诸佛甚深境界。'"

在此，我们对药师佛的名号一具体的分析。药：以法药、物药治疗众生身心诸病、业障，有消灾延寿（息灾）之功德，可得药师佛第五、六、七、八、十大愿之功德加持。师：导化众生入于正道（怀摄），可得药师佛第四、九大愿之功德加持。琉璃：为七宝之一，佛以累世成就之百福庄严琉璃身加持众生，有赐予众生福报、招财纳福（增益）之功德，生起布施心、欢喜心，可得药师佛第一、二、十一、十二大愿之功德加持。光：佛的光明照耀十方世界，见此光者可开智慧、做诸事业，生起智慧心、无畏心，有照破一切邪恶暗冥（降伏）之功德，可得药师佛第一、二、三、九大愿之功德加持。故可知药师名号即是具足本愿功德的总持名咒。

二、 修持疗法

修持什么？怎么修持？笔者认为修持的重点在于对药师法门的理解和认知，在于对药师文化的高度热爱与坚定信念。修持就是修持本心、修持智慧、修持佛法。

根据研究，修持佛法有三十六益，指修持佛法对身、心、灵健康有 36 种好处，即闻名难得益、睡中闻名益、业障销除益、但念获利益、得戒清净益、犯戒专念益、端正黠慧益、病除安乐益、苦难解脱益、妙食法味益、衣具随心益、所愿皆得益、转女成男益、不受女身益、生子安隐益、怨贼不侵益、怖畏解脱益、无复横死益、不夺精气益、百怪隐没益、咒诅不害益、远诸邪道益、国乱解脱益、药叉卫护益、天众守护益、诸佛护念益、贪吝暂闻益、邪见闻名益、善因忆念益、临终示路益、人天善生益、不堕恶趣益、生十方国益、值遇明师益、无不作佛益、功德无量益。

现以病除安乐益与药叉卫护益为例简单说明。关于病除安乐益，玄奘本《药师经》指出："若诸有情众病逼切，无救无归，无医无药，无亲无家，贫穷多苦；我之名号一经其耳，众病悉除，身心安乐，家属资具悉皆丰足，乃至证得无上菩提。"关于药叉卫护益，玄奘本《药师经》指出："此十二药叉大将，一一各有七千药叉以为眷属。同时举声白佛言：'世尊！我等今者，蒙佛威力，得闻世尊药师琉璃光如来名号，不复更有恶趣之怖。我等相率，皆同一心，乃至尽形归佛法僧，誓当荷负一切有情，为作义利，饶益安乐。随于何等村城国邑、空闲林中，若有流布此经，或复受持药师琉璃光如来名号，恭敬供养者，我等眷属卫护是人，皆使解脱一切苦难，诸有愿求，悉令满足。'"

三、 愿力疗法

愿力即誓愿的力量，多指善愿功德之力与宏大的精神力量，此精神力量可带来强大的果报。地藏菩萨的愿力为"地狱未空，誓不成佛"。药师佛的愿力，主要体现在十二大愿之中。

人有愿力，可以改变人生格局、提高思想境界、增长知识与智慧；佛的愿力，可以改变文化的走向、改变思想的维度、优化社会的环境。愿力疗法可分为自愿力和他愿力。立下以我的慈悲喜舍之心来拯救自己、普度天下众生的宏伟愿力，这是自愿力，即我之愿力；立下以佛菩萨之法门来救度六道一切苍生的痛苦与烦恼，达到无我的境界，这是他愿力，即践行佛菩萨之愿力。愿力比理想、志向和目标更具有感染力、号召力和影响力，因为只有矢志不移的誓愿之力，才能称得上是愿力。

在佛成就正觉时，以法性缘起力、本愿力、三摩地力、善根力加持芸芸众生，能赐给众生圆满的安乐。诸佛历劫行道，发无量大愿，修集无量善根，最后善根圆满，大愿成就，无量不可思议的三摩地现前，感召不可思议之力，以诸法的法性缘起力感召无上之果报。

四、 除障疗法

障分为内障和外障，内障指自己的无知或本心被尘埃或无明所覆盖；外障指外邪侵扰或本心被外道或邪魔蒙蔽与迷惑。

我执是障碍，贪、嗔、痴是障碍，烦恼、焦虑是障碍，无明是障碍，无德是障碍。有的人心有障碍而不自知，有的人心有贪念而不自知，有的人被邪气侵扰而无法自知。因此，消除障碍、扫尽尘埃是除障疗法的重要方法。

走出心灵的误区，消除不利于身、心、灵健康的各种因素，才能使自己的身体更健康，才能使自己更有实力，更具有利济天下苍生的伟大情怀。

不同的时期，有不同的外障和内障。当今之时，内障多为各种原因导致的抑郁、焦虑、烦恼、痛苦；外障多为信仰、文化、知识、外邪等方面在认知上出现的偏差。心理的障碍如果迈不过去，自己的人生将会一片灰暗。因此，通过四法印找到病因之所在，消除心灵上的各种障碍，是药师法门的重要特色。

五、 消业疗法

业即业力，是指一个人的言行举止在永恒的时空中所留下的、不可磨灭的痕迹。这种痕迹会对今后的人生导向及来世的命运产生重要的影响。做好事，留下的是善业；做坏事，留下的是恶业。我们必须消除的是恶业，而善业是不需要消除的，也没有必要消除。

使用消业疗法，首先要找到业，找到对于身心灵健康产生不利影响的恶业。密教特别重视对 恶业的消除。

密咒的宣说是最明显、最具密法特色之处。虽然玄奘本《药师经》的原始版本没有收录药师咒，但从晋译本《药师经》、义净本《药师经》来看是有药师咒的，所以后来玄奘本《药师经》的坊间流通版，也加入药师咒。持诵药师咒，能够增强药物的力量、心灵的力量、智慧的力量。藏医在做好药物之后，往往会禅修药师佛，并持药师咒加持药物，以期使药物更加有效。加持后的药物除了有药物所含成分本身的功效之外，还有佛法的力量，更能使病人迅速康复。

佛教提倡方便法门，具体的消灾解厄的方法，在《药师经》中有着明确的记载，如采用供养佛像、燃灯造幡等具体的方法，并通过念佛来获得加持。此外，药师法门亦有一般显教经典没有特别强调的不共的十二药叉忿怒护法的护持，而这也是药师法门密法的主要特色之一。

药师法门的诊疗特色除了上述五个方面之外，还有许多方便法门，这些方便法门在疾病的诊断和治疗方面形成了重要的优势和特色。

参考文献

[1] 李良松. 走近药师佛 [M]. 香港：亚洲医药出版社，1995.

[2] 普光. 药师法门三大特色——末法当扬药师佛本愿功德 [Z].

[3] 普光. 闻持礼敬药师佛本愿名号的殊胜利益 [Z].

[4] 普光. 药师经四译十二大愿广摄东方六佛愿力表 [Z].

[5] 益西彭措堪布. 诸佛万德洪名为何能予众生圆满安乐 [Z].

第十章 药师信仰对佛医学的影响

佛医学是以古印度医方明（即为声明、工巧明、医方明、因明、内明五明之一，为古印度学术之门类。医方明指有关疾病、医疗、药方、咒术之学）为基础，以佛学理论为指导，吸收和借鉴中国传统医药学理论和临床特点而形成的独具特色的传统医药学体系。佛医学的理、法、方、药等理论框架和临床诊疗体系是在中国形成的，因此，我们所说的佛医学实际上就是中国佛医学。

在基础理论方面，佛教的四谛、五蕴、十二因缘、四大、三学（戒、定、慧）等均对佛医学产生了较大的影响，并被吸收和引入佛医学理论之中。

在病因学方面，佛医学认为病有三因：外因——地、水、风、火四大不调；内因——贪、嗔、痴三毒为患；业因——前世孽债宿根之果报。

中国佛医学的形成和发展受历史、文化、环境等诸多因素的影响，这些影响因素归纳起来主要有以下6个方面：第一，随着佛教和佛经的广泛传播，佛教哲学被僧医和通佛之医家用于解释生理、病理和指导临床；第二，伴随着佛教传入的古印度医学和西域医学被用于临床；第三，僧侣为了达到普度众生的目的，往往利用医药以救治贫病之民众；第四，佛教寺院多建在穷乡僻壤或名山大川，大都远离城市和集镇，为了自身防治疾病的需要，许多高僧大德都研习医术以自救、救人；第五，自古以来，寺院主动或被动作为病人收容和战伤救护的重要场所，促使寺院积累了一定的诊疗技术；第六，历代有不少的医家潜心研习佛学，并将佛学理论应用于临床，丰富了佛医学和中医学的内涵。

药师信仰主要从精神上和身体上对佛医学产生重要影响。

第一，在精神方面，佛医学认为病由心生，病从心灭。佛教所谓的心病并非现代意义上的精神病或神经病，而是指人们心中错误的认识和不健康的精神活动。佛教认为，人们因不能正确认识世间万象皆是因缘条件的组合、本质是空是幻的道理，妄起贪爱执着，而产生种种毒害身心、降低人体抗病能力和恢复能力的烦恼。只有通过对佛法的闻、思、修，致力于持戒、习定、修慧，才能转烦恼为菩提（觉悟），转凡夫为圣人。佛医学常用心药和法药治疗疾病。心药，指能救治世间一切疾苦之佛法。佛教以出世之教法医治众生之心病。众生之心原本清净，无有垢染，然以无明覆盖之故，生起种种烦恼，沉沦于世间诸苦繁生之海，故须以强调出世间法之佛教教法对治之。"法药"一词，见于《佛说无量寿经》、北本《大般涅槃经》。佛法能治众生之苦，故称法药。《佛说灌顶经》云："使我来世十方世界，若有苦恼无救护者，我为此等摄大法药，令诸疾病皆得除愈，无复苦患，至得佛道。"《往生要集》卷中云："佛如医王，法如良药……设服法药不持禁戒，无由除愈烦恼病患。"

作为佛教中的重要法门之一，药师法门所包含的内容均具有从精神方面治疗疾病的作用。药师，本可为一切佛的通称，佛都能治众生病。佛体察众生的种种病情，能施设运用种种法药——八万四千法门（即八万四千法药，如作大类分别，则有人天法药、小乘法药，以及自利利他的菩萨法药等）。依此说法，一切诸佛都是无上医王，都是大药师。不过由于东方净土的如来特别重视消灾免难，特别注重治理众生身病，所以特以"药师"为名。

第二，在身体方面，佛医学亦可以通过药物对疾病进行治疗。关于身病的病理机制，佛教继承了印度的传统观念，认为身病是构成人体的地、水、火、风四大要素（简称四大）的增损失衡所致，认为若地大过盛，则会产生肿结沉重、身体枯瘠等 101 种病；若水大过盛，则会产生痰积胀满、腹痛下痢等 101 种病；若火大过盛，则会产生煎寒壮热、肢节皆痛等 101 种病；若风大过盛，则会产生虚悬战掉、呕逆气急等 101 种病。佛教还主张通过相应的调理或对治，使四大调和（平衡），疾病自愈。

治疗身病可采用以下方法：①服汤药，包括服草、木、金石等药；②针灸、按摩；③节食或食疗；④加强运动，如经常散步，练瑜伽、太极拳等；⑤静坐、观想。

第十一章　后世有关药师之研究

当代药师佛文化研究，以广东六祖寺大愿法师和厦门石室禅院忠明法师为主要代表，他们以诠释药师经典、弘扬药师法门为己任，在药师文化研究与传播方面取得了很大成就。

2012年12月18—19日，首届"药师佛文化与健康禅学术研讨会"在武汉隆重召开。本次研讨会旨在使更多的人关注东方智慧中的健康养生文化，让大众对药师法门和健康禅有一个更加直观、全面、深切的了解和认识，向大众倡导健康科学的生活方式，促进大众身心健康。会议诠释了全新的健康禅理念：身体健康无疾病、心灵健康无烦恼、灵性健康得解脱，以此引导公众运用禅学智慧去追求自我、整体、全面的健康，为全面建成小康社会而服务。

药师佛文化研究是本次研讨会重点关注、深层次探讨的主要议题，在本次论文集中关于其的论文也占据着较大的比重。徐文明《药师佛与健康佛教》，指出通过弘扬药师法门，将佛教与健康紧密结合起来，可使大众更加领悟佛教的健康理念，改变生活当中的不健康习惯，有效地提高生活质量。降边嘉措《药师佛与藏传佛教的静修法》，则从藏医学视角诠释药师法门，提出药师法门誓愿宏深，以大慈悲之心消除各种苦难。陈永革《论药师法门的生命精神及其文化内涵》，从药师法门的特质、社会文化内涵及普世价值三方面来深刻探讨中国佛教文化建设中药师净土的敬、净、境、静四要义的精神价值及现实内涵。李向平、赵翠翠《药师佛信仰及其当代社会认同》，从宗教社会学角度来挖掘和梳理药师佛信仰及其修持实践对社会良性发展和建设的社会意义与文化价值。嘉木扬·凯朝《东方净琉璃世界药师佛修持仪轨研究》，选取北京雍和宫所珍藏的《药师经仪轨》为例，深入分析和研究藏传佛教当中的药师佛信仰的宗教实践体系。海波《药师信仰提升生死品质的价值初探》，侧重从佛教生死学的角度来研究药师信仰所包容的提升生命质量、抚慰临终关怀的宗教情怀。崔峰《药师佛信仰的中土传播与中土化适应》，则是从民众佛教信仰需求的视角来研究药师佛信仰的中国化历程，并对药师佛信仰的民间化做了深刻的思考与探究。谢志斌《十二药叉信仰概述及若干相关问题探索》，首次对药师佛法眷——十二药叉神将信仰进行了深刻研究，并就信仰内容、历史传承、思想内涵、神性意义、当代价值做了诸多的探索。此外，在本次研讨会上对于药师佛经典的考证和药师佛信仰体系的研究也标新立异，新知迭出。如姚卫群《〈药师经〉的主要内容及其社会作用》，从药师经典切入，进一步解释药师法门的基本观念和深刻内涵，分析和探讨该佛教信仰对当代社会精神文明建设和谐社会构建所具有的积极作用。韩廷杰《〈药师经〉是真经》、张静川《〈药师经〉在经录中地位的转变及其原因》、刘田田《从〈药师经讲记〉看太虚大师的"人间佛教"思想》、宗捷《〈药师经〉中"车轮"一词浅谈》、孙绪会及崔峰《初唐以前敦煌石窟中的〈药师经变〉及药师信仰》则分别从药师经典的历史流变与真伪辨析等方面来进一步探究药师法门的信仰演变与独部别行状况。

首届"药师佛文化与健康禅学术研讨会"是在全国人民深入学习和贯彻落实中共"十八大"会议精神之际召开的一次佛学盛会，本次研讨会的成功举办必将对药师法门和健康禅的研究产生积极而深远的推动作用。

黄夏年《人类身心的垂护使者——药师佛——兼论药师佛的现代意义》："苦、集、灭、道四谛是佛教对人生的根本认识。四谛在借鉴了四善知的思想后建立了自己的理论认识，又成为佛教医学体系的根本指导思想。药师佛信仰是以崇拜药师佛为特点的一种佛教特有的崇拜形式。东方药师佛旨在解决人生在世时出现的生、老、病三大苦，药师佛对人间的疾病有深入洞察，旨在为人类解除痛苦。药师佛信仰由于契合了人类生存的最基本要求及人类生存的最低欲望，就具有了无尽的生命力，也成为人类精神世界的永远诉求，是人们延续生命、提高生命质量的直接愿望。"

台湾佛教图像学研究中心的赖文英《具有密法性质的药师佛——由榆林25窟药师佛说起》："安西榆林窟第25窟开凿于中唐时期，窟内壁画内容反映吐蕃统治敦煌初期汉藏文化之交流以及显密佛教之融合，其正壁仅残存右半部的卢舍那佛、四菩萨与药师佛立像，但在图像发展与石窟研究中均具有特殊意义。榆林25窟正壁面中央的卢舍那佛与八菩萨为敦煌石窟中首度结合，并以曼荼罗形式呈现，而一侧持钵、执锡杖的药师佛立像与卢舍那佛或八菩萨曼荼罗的关系则是本文关注的重点……榆林25窟的药师佛位于正壁北侧，左手持钵、右手执锡杖，足踏莲花，身体微侧，朝向其左方的卢舍那佛与八菩萨曼荼罗。……榆林25窟卢舍那佛虽以密教大日如来形象搭配密教八菩萨，但榜题'清净法身卢舍那佛'，点出卢舍那佛的法身特质，在壁画中，药师佛在卢舍那佛与密教八菩萨的发展中扮演了重要角色。"

党燕妮在《中古时期敦煌地区的药师佛信仰》写道："药师佛信仰指信仰崇奉药师佛，祈求药师佛拔除生、老、病、死等疾苦和灾难的信仰观念和修行实践活动。……敦煌在北朝的时候就出现了药师信仰。藏经洞出土有4件北朝时期的《药师经》写经，其中一件写于北魏太和十一年（487），距离该经译出的时间只有30年，说明敦煌的药师信仰和中原是同步的。此后药师信仰在敦煌逐渐流行，信众越来越多，到唐以后就十分盛行了。从敦煌文书和敦煌艺术资料来看，敦煌民众的药师信仰主要表现在以下几个方面：①抄写读诵《药师经》；②称念名号、礼拜供养药师佛；③供奉药师像；④燃灯悬幡；⑤药师法会。"

王忠林《药师佛造像的仪轨与配置》摘要写道："本文主要论述药师佛造像的仪轨与配置，并阐释药师佛图像的文化特质与精神内涵。同其他诸佛和菩萨像相比，药师佛的组合像显然是最中国化的，它既是佛教中国化的结果，又是印度文化与中国文化相融合的产物，更蕴含着中国人对佛教人生、对宇宙时空的理解。"其还在《药师佛造像的历史演变》摘要中写道："药师佛造像在佛教造像艺术史中占有重要的地位，并普遍受到欢迎，上至皇家贵族，下至百姓僧侣，都喜欢参与其中。药师佛造像不仅对药师信仰的传播起到了巨大的推动作用，而且造像本身的特质与演变也折射出佛教艺术的丰富内涵及中国文化的圆融历程。"

在《药师佛与藏医学》中，云公保太主要谈了药师佛在藏民族中的影响和地位以及产生这种影响的原因："7世纪，医学伴着佛学从汉地和尼泊尔两地传入藏区，与古老的本教医学逐渐有机地结合为一个整体。当藏传佛教最终形成时，藏医学也得到了完善和提高。酷爱医学的藏族人在视为神圣的寺院里为医学安排了一席之地，同时也在自己的心间留下了对药师佛坚定不移的信仰。……在藏传佛教的发展史上，医学所起的作用是不容忽视的。当佛教与本教形同水火时，赤松德赞支持佛教而排斥本教……据藏文佛教史籍记载，赤松德赞派出的以南喀宁布为首的5个青年人自印度学佛归来后，受到赤松德赞的信任，其原因是南喀宁布'曾经为赤松德赞治好了疾病'。在佛本形同水火并渴求得到吐蕃赞普支持时，医学起了不可忽视的作用。……修法者对于药师佛是极其推崇的，比如将药师佛置于头顶上的观念，从形式到内容都可以看出对药师佛的虔诚。又从药师佛溶入修法者身体，而修法者自身成为琉璃色身，与药师佛身、语、意完全达到一致的修法，可以看出。古代寻求医学的藏族人，并不是跪着祈求药师佛恩赐什么灵丹妙药，而是把自己极信仰的本尊——药师佛溶入自身，使自己具有与药师佛一样的品性与智慧。从药师佛修法，说明了藏族人民对医药知识有一种全身心的渴求，而这种渴求充满着一种不动摇的自信与勇气。如果仅仅拜在药师佛脚下，藏医学绝不会在今天使然受到人们的高度重视。"

在《中国传统药师佛坛城的恢复设计》一文中，雷絮根据福建一所寺庙的设计要求，研究并恢复了传统药师佛坛城，并且对于传统药师佛仪轨中的佛菩萨等法相、供养仪轨以及布坛法方面做了系统的研究；依照密教喇嘛绘制曼陀罗时的资料翻译了阿旺杂布补译的《修药师仪轨布坛法》，并经过不断的比对、细心的绘制，对药师供养仪轨布坛法中诸佛菩萨的法相以及布坛方位做了系统而综合性的研究。

伍小劫《〈大灌顶经〉研究——以〈灌顶拔除过罪生死得度经〉为中心》提出了以下观点："一、《大灌顶经》十二卷均为伪经……经文多处抄袭自先前翻译出来的佛经和中土编著经典。二、不仅《灌顶拔除过罪生死得度经》为刘宋鹿野寺沙门慧简编著，《大灌顶经》的其他十一卷也为慧简编著……三、《大灌顶经》的形成经历了两个阶段。后三卷先形成，前九卷后形成，457 年《大灌顶经》十二卷被集中编集修订；四、慧简编著《大灌顶经》受到了当时社会环境的影响。一是北魏太武帝灭佛，佛教界中末法感非常强烈；二是当时的道教和民间巫道发展都很快，佛教界中像慧简这样的僧人受到了道教和民间巫道的刺激，转而创撰了《大灌顶经》；五、《大灌顶经》的编撰有一定的目的，全经体现了慧简的宗教理想。那就是囊括人生的各个时段，涵盖世间的各个方面，甚至于把道教和民间巫道的诸多方面纳入佛教体系中；六、《灌顶拔除过罪生死得度经》已被证明是伪经，其经又先后三译，体现了文化汇流这一现象的历史性，是为这一历史文化现象的具体案例。"

西安美术学院艺术与考古研究所副教授白文在《关中唐代药师佛造像图像研究》中写道："在中国佛教史上，随着药师佛经典的传译，药师佛信仰在中土日渐兴盛。特别是在关中唐代佛教石窟以及长安佛教寺院里，都有许多药师佛造像，这是印度佛教不断中国化、世俗化的结果。关中唐代药师佛造像表明，药师佛不仅具有拯救幽冥众生职能，还是横化三世佛之一，这一角色的转换，可以说是中国文化的选择。"

在《东千佛洞西夏壁画中的药师佛及其审美意蕴》中史伟写道："东千佛洞位于我国河西走廊西端，她清新瑰丽的艺术风格，既是河西地区佛教洞窟艺术的继承，又是西夏社会宗教历史的体现，更是西夏晚期佛教艺术的一朵奇葩。汉魏以来佛教在河西地区流传发展，汉、羌、鲜卑、回鹘、吐蕃、党项等民族又在这里融会交流，正是在这样的历史文化背景之下，孕育出凝聚党项民族智慧，涵盖多民族、多风格的西夏东千佛洞佛教绘画艺术。尤其是东千佛洞的药师佛形象伟岸、气宇轩昂、真实动人，对芸芸众生充满无限慈悲与关爱，给人以深刻难忘的美好印象。"

杨维中在《〈药师经〉翻译新考》提出："《药师经》关乎药师信仰的研究。疑经的风气兴起以来，它受到了颇多怀疑，于今益盛。《药师经》的翻译，记载本来是清楚的，但由于现存对十二卷《大灌顶经》解释的分歧，一些学者以为《药师经》是中土伪造的。《大灌顶经》前九卷甚至整个十二卷具有很明显的道教特性，费长房将其著录为帛尸梨蜜多罗翻译，有怀疑空间；将作为依据的《杂录》称为子虚乌有，甚至说是费长房的伪造，都是过度怀疑的结果，需要重新审定。20世纪初，斯坦因在今克什米尔吉尔吉特地区发现的一批梵文佛经中就有药师经典。假定吉尔吉特地区发现的《药师经》真的是慧简所造本的'回译'，时间的衔接太过紧密，不合当时印度文化传入中土有相当长的时滞的现实，而且这个时候正是中土僧人'西行取经'的热情迸发期，'回译'说更令人难于置信。澄清《药师经》的翻译问题，对中国佛教史、文化研究殊为必要。"

厦门石室禅院忠明法师，长期致力于药师经典的研究、讲授与传播，在两次海峡两岸药师文化学术论坛中，邀请了海内外著名的专家学者前来做学术报告，为汇集海峡两岸的专家学者的研究成果做出很大贡献。同时，石室禅院忠明法师还和笔者共同开展"海峡两岸药师文化研究"科研项目，取得了一系列的研究成果。

后世对药师的研究还有很多，随着药师信仰的盛行，人们对药师的研究还会继续深入。

参考文献

[1] 史全超. 首届"药师佛文化与健康禅学术研讨会"在武汉举行 [J]. 法音, 2013 (1)：54 - 56.

[2] 赖文英. 具有密法性质的药师佛——由榆林 25 窟药师佛说起 [N]. 中国社会科学报, 2011 - 05 - 26 (12).

[3] 黄夏年. 人类身心的垂护使者——药师佛——兼论药师佛的现代意义 [J]. 四川文理学院学报, 2012 (1)：50 - 58.

［4］党燕妮. 中古时期敦煌地区的药师佛信仰［J］. 南京晓庄学院学报, 2013 (6)：84 – 94.

［5］王忠林. 药师佛造像的仪轨与配置［J］. 艺海, 2013 (11)：180 – 182.

［6］王忠林. 药师佛造像的历史演变［J］. 理论观察, 2013 (12)：52 – 53.

［7］云公保太. 药师佛与藏医学［J］. 青海民族学院学报, 1994 (3)：17 – 19.

［8］雷絮. 中国传统药师佛坛城的恢复设计［D］. 苏州大学, 2012.

［9］伍小劼.《大灌顶经》研究［D］. 上海师范大学, 2010.

［10］白文. 关中唐代药师佛造像图像研究［J］. 陕西师范大学学报（哲学社会科学版）, 2010, 39 (2)：148 – 155.

［11］史伟. 东千佛洞西夏壁画中的药师佛及其审美意蕴［C］//中国社会科学院西夏文化中心、宁夏大学西夏学研究院、中国人民大学国学院. 西夏学（第九辑）——第三届西夏学国际学术论坛暨王静如先生学术思想研讨会专辑（上）. 银川：宁夏大学西夏学研究院, 2014：254 – 259.

［12］杨维中.《药师经》翻译新考［J］. 西南民族大学学报（人文社会科学版）, 2014, 35 (6)：80 – 85.

药师文化探论

第十二章 药师法门的现状与展望

太虚大师将佛教的传播历程分为 3 个时期，即正法时期、像法时期、末法时期。在此我们将太虚大师定义的 3 个时期之内涵整理如下。①正法时期（超欲梵行）。这一时期的弘化内涵是"修超欲界之梵行——戒定——证出三界之涅槃"，就是说其主要目标是以超出三界为主要行持的出世间的解脱。这一时期的弟子从佛教化，根器锐利，很容易就证道解脱。这一时期也包含了大乘的弘化，但此时期的大乘还是基于以"出三界涅槃"为主要目标的教法的。②像法时期（即欲咒术）。这一时期是修"欲界天色身"为主的时期。太虚大师说"依所得天色身之等流果成就佛身，故特重即身成佛"，更以最下之合为无上瑜伽法的双身法为"像法期佛教之主潮"。这些密法流传于印度和中国西藏等地。因为汉地原本重视礼仪与儒家思想的伦理道德影响，"即欲咒术（以欲离欲）"的无上密法传入中原而不受行，在中原并没有流行起来。这种修法必须发大乘菩提心、修大乘般若慧，否则就容易流入猥杂垂尽的末流。③末法时期（人生佛教）。太虚大师曾很笃定地说，在此时期超欲梵行及欲咒术皆将退为旁流，人生佛教成为主流。

太虚大师理想中的组合应该是以唐代禅宗为主，并辅用锡兰律行以安心立僧，或以日本真宗为主，并辅用西藏密咒以经世济生。太虚大师认为应以唐代的直指人心的禅宗为主加以南传佛教的律仪来规范、安定僧团，以净土真宗强调的佛陀本愿为主，加以藏密的咒术经世济生。

太虚大师说："此资生之佛教，即为释迦付托与药师之法门……此于过去专重度亡之佛教，有补偏救弊之功用，尤合于现代人类生活相资相养之关系。"（太虚大师《药师本愿经讲记》）讲养生，讲现实生活，讲在生活中了生死、在了生死中生活、变婆娑世界为人间净土，这便是当今弘扬药师经法的实质所在。

惟贤法师也认为现代社会应该提倡药师佛法，他说："念佛必须要与现实人生相结合。念佛如果不修福德智慧资粮，光是想到今后生西方极乐世界，光想到临命终时往生净土，殊不知，弥陀法门还必须修三福业……这三福业即是人天善、声闻善、菩萨善的内容，包括人生方面的止恶行善，明因识果；进一步净化心灵，把内心打扫干净，求心解脱；再发菩提心，修大乘菩萨行。念佛就必须与这些方面相结合，而这些方面又是必须结合现实人生来实行的。""药师佛的精神就是人间佛教的精神。学佛与现实相结合，就是人间净土。这方面的内容《药师经》讲得很圆满，讲消灾延寿，实际上不仅仅是表面上的消灾延寿，它与佛法的中心思想是相结合的。比如说三身，法身就是常住世界，遍满虚空，充满法界；报身就是福德智慧圆满；化身就是大悲心，发愿度众生。实际上三身是一体的，假若没有般若，就达不到法身圆满；没有福德，就达不到报身圆满；没有悲心，就达不到化身圆满。所以说三身是一体的，而这三身在现实中经过一定阶段的修行，就逐步可以实现，就可完全与药师佛消灾延寿思想结合起来。延寿就可以法身常住，消灾就有福德，有福有德就可以消灾，要做到有福德，就要修悲心，以悲心行方便，这都不是脱离现实、脱离人生的，这就是《药师经》的深刻意义……学习《药师经》不单是拜一下佛，念一下《药师经》，只是求消灾延寿，平平安安过日子，还必须要与现实人生相结合，做到净化人生、净化心灵、净化世间。这个意义就很深刻、很广大、很深微。这也就是如何做人的道理，如何修菩萨行的道理，在现实生活中如何走正道的道理。"

中国佛教协会副会长、成都文殊院方丈宗性法师说："现代人，身体有问题，不健康；心灵更有问题，也不健康。故而，到处求养生之道、心灵鸡汤。《药师经》就是一部教育人们如何拥有健康身心的经典。""它介绍的就是药师佛累生累世勤奋思考和探索，并且奋勇实践后验证的经验。""以至诚的恭敬之心，无怨无悔地慈愍一切众生，平等饶益一切众生，不求回报，永无疲厌，这就是诸佛菩萨大人所觉悟的身心健康之道。这就是诸佛菩萨的养生之道、一切圣贤的心灵鸡汤。""《药师经》的中心思想归纳为四句话：在利益大众中充满喜悦，在充满喜悦中身心健康，在至心恭敬中道交感应，在道交感应中祛病延年。""药师经法属大乘密部最上乘秘密之教。佛陀以人身应化于世间；人身难得是世尊谆谆教诲。珍视人生、关怀人生、净化人生，这不仅是大乘佛教本来的义趣，更是佛法常住的重要保证。普劝一切众生发菩提心，行药师愿，建立人间净土！"

药师七佛曾经发大弘誓，要利益五浊恶世中之苦难众生。七位如来共发四十四本誓。由于佛陀不会作妄言，故应着他们的誓愿，在末法时代中的我们最宜依止药师七佛。

五浊是众生浊、见浊、烦恼浊、劫浊与命浊五种末法时代的现象。众生浊指末法中之众生不信因果善恶、不孝不忠等普遍现象；见浊指在末法中与正法相违、相矛盾之邪见充斥世间；烦恼浊指末法中之众生贪痴极重而增长；劫浊指末法中天灾人祸频生，仿佛大自然之定律变得大乱似的；命浊指末法中众生横死、短命、夭寿之现象多见，这是由众生之不善共业所致。我们现在正值五浊炽盛的时代。

其他的四种浊，基本上都来自烦恼浊。众生的无明、瞋心、贪欲及其他的烦恼之所以如此炽盛，是因为众生未曾在修行道上开展心性。

烦恼浊导致命浊。命浊表现为平均寿命减短。《黄帝内经》云："上古之人，春秋皆度百岁。"上古时期，圣贤多有长寿者。如"真人""至人""圣人""贤人"等都比较长寿。当今人们却不能那么长寿。

烦恼浊也导致众生浊。众生浊表现为众生的心变得非常顽固，很难调伏，很难修安忍、慈心、悲心等，即使听受开示，不是根本无法修行，就是感到难以修行。因为内心烦扰、不调伏，即使有人向他们解说佛法，他们也无法了解。

烦恼浊也导致时浊。时浊表现为国与国之间的斗争、战争以及天灾——地震、旱灾、饥荒及疾疫等日益频繁。

烦恼浊也导致见浊。见浊表现为相信真理的人越来越少，相信谎言及邪说的人越来越多。人们往往难以相信或了解别人由衷说出的真话，却很容易相信谎言。（此处我们谈的是世俗谛，而不是胜义谛。）此外，人们也很容易执持邪见，如善行不是乐因、恶行不是苦因等。人们轻信颠倒的苦乐因，却难以了解或相信正确无误的苦乐因。人们也很难了解胜义谛。

由于五浊炽盛，新的疾病不断出现，病证也不断改变，医生很难认知新的疾病，也不知道如何治疗。这些征象正如莲花生大师一千多年前所预言的一样。

因为现在众生的心更加堕落，一切也都更加堕落，食物和药物的力量减退了，甚至咒语的力量也削弱了。因此现在修本尊法，都必须比以前持更多的咒。不过，基于药师诸佛往昔许诺的力量，实际上药师咒在浊世反而更有威力，这是很有必要持诵药师咒的理由之一。

佛在说《妙法莲华经》时有一譬喻，佛是大医生，能医众生之病，能救众生之苦。佛开的是什么药方呢？中药？西药？佛在《药草喻品》中说，大地的一切都是药。众生因为心病以及身病，整天不是头昏昏，就是心里烦闷，要吃哪种药才治得好？当然心病仍要心药医，而心药只有佛法。我们求佛、学佛，是为医治身心的病而找药，但始终没能治好自己的病，因为药没有吃对，病当然不会治好。

文殊菩萨叫他的弟子善财童子去采药，善财童子抓一根草并对师父说，你叫我去采药，哪里不是药？文殊菩萨言：对，到处都是药，毒药也可以治病，而且有些重病还必须用毒药才能治好。补药，大家都认为是好的，但吃多了也会出问题，例如，伤风感冒患者吃高丽参等补药，常常会出问题。然而我们的身心之病究竟用哪一种药才能治好呢？那就要求教药师佛了！

《药师经》之根本在十二大愿。言为心声，愿为心师。世法做人之根本端在立志，佛法之根本首在发愿。圣贤讲立志，菩萨讲发愿，实质一也。有药师之十二大愿，才有琉璃光世界。心大世界大，心净佛土净，愿真诚就真也。人本具欲，心可发愿。愿之与欲，本体是一，用则有异。有我则欲，无我则愿；迷者是欲，觉者是愿；识者是欲，智者是愿。凡欲学药师经法者，必先立药师之大愿，修药师之大定，无我为人，净心行愿。近代大德倡导人间佛教思想，就是希望人人发药师愿，行药师行，修药师定，成药师身，转娑婆世界为人间净土。现前人间世，转成琉璃光，这就是药师如来十二大愿之根本总愿。

药师佛法门具有强大的威力，带来现前及究竟的成功。那是由于药师七佛往昔在菩萨位时，为有情发了许多广大愿，并承诺将在释迦牟尼佛教法衰微的浊世，实现有情所有的祈愿。每一尊药师佛都发过许多愿，要纾解众生的种种困境。

《药师经》教我们如何消除身心病苦。

如果用1个字来概括药师法门，那就是禅，包括如来禅、祖师禅和秘密禅。如来禅是用定发慧，是渐修的方法，是从呼吸下手，断惑证真。祖师禅是心法，以慧摄定，明心见性，顿证菩提。秘密禅是色法，告诉我们如何在饮食方面修行。一个人要活下来就离不开饮食、呼吸、睡眠，而药师佛就告诉我们如何在饮食、呼吸、睡眠方面修秘密禅及如来禅和祖师禅。

如果用2个字来概括药师法门，那就是健康。身体健康无病苦，心灵健康无烦恼，灵性健康出轮回。药师佛开示我们善于正确地运用身体，那么基本就不会生病，就算生病了，也可以很快痊愈。现在虽然科学进步了，医学技术也提高了，但是现代的医学对一些慢性病（如高血压、心脏病、糖尿病、肿瘤、红斑狼疮、尿毒症等）没有办法根治，只能够控制。许许多多的慢性病都只能够依靠终身服药来维持，而最后的结果却是身心煎熬，人财两空。希望我们透过药师法门，能够在身体没有发病之前，根据一些征兆判断可能会得什么病，应该怎样去预防、去调理。希望我们根据药师法门里的一些口诀，从当下所处的时空点上就知道应该怎样判断我们的身体健康状况。

如果用3个字来概括药师法门，那就是色、息、心。色法在饮食中修，是秘密禅；息法在呼吸中修，是如来禅；心法在睡眠中修，是祖师禅。

如果用4个字来概括药师法门，那就是长寿七法。药师法门开示我们通过放生、八关斋戒、药师定等来打开心量、获得身心健康。

如果用5个字来概括药师法门，那就是药师琉璃光。药师彰显佛陀的大慈悲，琉璃光彰显佛陀的大智慧。

如果用6个字来概括药师法门，那就是生活、生命、生死。提高生活质量、提升生命品质、超出生死轮回，是药师佛开示我们在生活之中了生死、在了生死之中生活的非常善巧方便的方法。

综上所述，消灾免难、除病延寿、具足福德是人们现前所希望的，远离恶道、往生净土则是人们对未来的愿望。因此，在药师法门中，无论是现世乐还是来世乐，乃至涅槃究竟乐都具足，尤其药师法门对现世乐的强调，可以改变人们认为佛教只重来世的错误看法。如果我们学习药师佛的十二大愿，并努力地依教奉行，人间净土是一定能实现的。

下

编

药师琉璃光如来本愿功德经

大唐三藏法师玄奘奉诏译

《药师琉璃光如来本愿功德经》：药，为世间治病的物品。物药，即世间治身病之药。广义而言，万物皆为药。法药，有 3 种：①经、律、论；②五乘、三乘、一乘；③陀罗尼。佛依众生而施设经律，皆为医治众生身心之病。师，能以物药、法药治疗众生身心之病者，言此佛为大医王，可以治疗世人的一切疾病。琉璃光，为东方佛的名字，义为天青宝石中所含的净光。琉璃光的明净可用来比喻佛德，因此又将东方药师佛称为东方药师琉璃光佛。药师琉璃光是一佛的专名，而如来则是诸佛的通名，凡证获无上佛果者，皆可通称如来。本愿，是在没有成佛之前所发的菩提愿、菩提心。功，是功力，如行布施、持戒、忍辱、礼佛、坐禅等，都要有一番功力。立功就是为所有的人谋幸福，使所有的人都得到利益。德，是内里所积蓄的。立德就是自己没有做亏心的事情，所做的事情仰不愧于天，俯不怍于人。经，现今所流传的由佛弟子们集成一段、一章、一部的，足令后世奉为圭臬的释尊在世时所说之法。

三藏法师：指精通经、律、论三藏之法师，又作三藏圣师、三藏比丘，略称三藏。

玄奘：唐代高僧。洛州缑氏县（今河南偃师）人，俗姓陈，名祎，世称唐三藏。自幼从兄诵习经典，亦娴儒、道百家典籍。大业八年（612），洛阳度僧时，大卿理郑善果见其年纪虽小，然对答出众，贤其器宇，破格将其以沙弥身分录入僧籍。与兄共居净土寺，就慧景听《大般涅槃经》，从严法师受"大乘论"。隋唐之际，天下大乱，偕兄遍历陇、蜀、荆、赵诸地，参谒宿老，足迹遍及半个中国。尝就道基、宝迁二师学摄论、毗昙，从震法师听《阿毗达磨发智论》。于唐武德五年（622）受具足戒，又学律部。后复从道深受《成实论》，就道岳学《阿毗达磨俱舍论》，听法常、僧辩讲

《摄大乘论》。因慨叹众师所论不一，验之圣典亦隐显有异，莫可适从，乃誓游天竺，以问惑辨疑。为我国杰出译经家，法相宗之创始人。

奉诏译：诏，指皇上的诏书。奉诏译，即奉皇上的命令翻译。

原文：

如是[1]我闻[2]。

一时[3]，薄伽梵[4]游化诸国，至广严城[5]，住乐音树[6]下，与大苾刍[7]众八千人俱，菩萨摩诃萨[8]三万六千，及国王、大臣、婆罗门[9]、居士[10]、天龙[11]、药叉、人、非人[12]等无量大众，恭敬围绕，而为说法。

注释：

[1] **如是** 是指法之辞，说明如是之法是可信的，如是之法是可修的，如是之法是可成佛的，如是之法就应该被修行，如是之法就应该被相信，如是之法就应该被躬行实践的人得到，因此如是就叫信成就。每一部经典前边都有 6 种成就，这 6 种成就分别是信成就、闻成就、时成就、主成就、处成就、众成就。

[2] **我闻** 是阿难的自称。阿难说，这一部经所说的法，是我亲自听见佛金口所说的，并不是我从传闻中听来的。

[3] **一时** 指说法的时间，意为某一时间。此即举佛说法时以证信。

[4] **薄伽梵** 为佛陀十号之一，诸佛通号之一。又作婆伽婆、婆伽梵、婆哦缚帝。意译为有德、能破、世尊、尊贵，即有德而为世所尊重者之意。在印度为有德之神或圣者之敬称，具有自在、正义、离欲、吉祥、名称、解脱六义。

[5] **广严城** 音译为毗耶离城，是佛陀时代摩揭陀国以西的一个国家，这个地方当时非常富裕，人民特别快乐，政治最为民主。

[6] **乐音树** 树名，因树林中一有微风吹动，枝叶便发出种种奇妙的自然声音，如同奏乐，故名。佛游化广严城，即憩息此树下说法。

[7] **苾刍** 即比丘，本为西域草名，梵语以喻出家的佛弟子。为受具足戒者之通称。

[8] **菩萨摩诃萨** 佛教术语，是梵语菩提萨埵、摩诃萨埵的简称。菩提萨埵，旧译作道众生。摩诃萨埵，旧译作大众生。菩提萨埵，新译曰觉有情。摩诃萨埵，新译

曰大有情。求道果的众生，名为道众生——菩萨。又求道果者通于声闻、缘觉，为简别彼故，更曰大众生。又菩萨有高、中、下诸位的不同，但为特示地上菩萨故，更曰摩诃萨。可见，菩萨与声闻的区别，只在于发心的大小，故有此二名。在金刚会上既舍小归大，欲发无上菩提心之声闻众，岂可更以声闻而目之也哉！是以即声闻而菩萨也。

[9] **婆罗门** 是祭司贵族。古代的印度社会宗教气氛浓郁，祭司被人们仰视如神，称为婆罗门。婆罗门，源于波拉乎曼（即梵语），原意是祈祷或增大的东西。祈祷的语言具有咒力，咒力增大可以使善人得福，恶人受罚，因此执行祈祷的祭官被称为婆罗门。雅利安人相信，凭借苦修、祭祀奉献，这一生就可以得到神的保佑和赐福。婆罗门由于掌握神和人的沟通渠道，所以在社会上具有最崇高的地位。

[10] **居士** 印度社会的第三阶级叫吠舍，是一种自由民，其中有地位的、富有的叫作居士。

[11] **天龙** 天龙八部都是"非人"，是守护佛的神将。因为八部众中以天众及龙众最为重要，所以称为天龙八部。八部包括一天众、二龙众、三夜叉、四干闼婆、五阿修罗、六迦楼罗、七紧那罗、八摩睺罗迦。

[12] **人、非人** 人与非人之并称，即指人与鬼神而言。

原文：

尔时[1]，曼殊室利法王子[2]，承佛威神[3]，从座而起，偏袒一肩，右膝着地，向薄伽梵曲躬合掌白言[4]："世尊[5]，惟愿演说如是相类诸佛名号及本大愿、殊胜功德，令诸闻者，业障[6]销除，为欲利乐像法[7]转时诸有情[8]故。"

————————————

注释：

[1] **尔时** 那时，即大众环绕师尊听法的时候。

[2] **曼殊室利法王子** 曼殊室利，文殊菩萨的别名，佛教四大菩萨之一，释迦牟尼佛的左胁侍菩萨，代表聪明智慧。文殊菩萨的名字意译为妙吉祥。曼殊，意为美妙、雅致、可爱；室利，意为吉祥、美观、庄严。文殊菩萨是除观世音菩萨外最受尊崇的大菩萨。法王子，此处指文殊菩萨。佛说："我为法王，于法自在。"文殊菩萨如同国王的太子，将来要继承王业，所以叫法王子。

[3] **承佛威神**　倚仗着佛的大威神力、大慈悲力。若无佛的威神慈悲加被，弟子是不敢贸然发问的。文殊菩萨有智慧，了解法会大众的内心要求，更深知末法众生对此法门的需要，受慈悲心的驱使，来启问这一救苦法门。

[4] **偏袒一肩，右膝着地，向薄伽梵曲躬合掌白言**　这是按印度当时集会请法时的规则，向佛禀白时所行的礼节。白，禀告的意思。

[5] **世尊**　佛的尊称，因佛是世人所共尊的人。

[6] **业障**　人的一切善恶思想行为都叫作业，好的思想行为叫作善业，坏的思想行为叫作恶业。障即障碍。由前生所做的种种罪业而衍生的今生的种种障碍，即业障。

[7] **像法**　即像法时的略称。三时之第二时，以其相似于正法时之教法，故谓之像。佛陀入灭后，依其教法之运行状况，分正法、像法、末法三时。此时期仅有教说与修行者，而欠缺证果者。

[8] **有情**　有血有气。有情众生即有血有气之生物。

译文：

大众环绕师尊听法的时候，文殊菩萨因为感承了佛陀的威严神圣，便从座位上站起来，穿着袒露着一个肩膀的袈裟衣，来到佛陀的座前，右膝着地而下跪，恭敬地伏身合掌向佛陀致敬，并说："敬爱的世尊，希望您能够为我们演说诸如净土经中所说的那些不同的佛的名号，以及他们本身的弘大誓愿和非同寻常的功德，以便让一切听闻您说法的人能够消弭业障、除却罪报，让众生能够在将来佛法衰潜的年代里，仍然能够得到您的恩泽庇佑，享受利乐。"

原文：

尔时，世尊赞曼殊室利童子[1]言："善哉[2]！善哉！曼殊室利，汝以大悲劝请我说诸佛名号、本愿功德，为拔业障所缠有情，利益安乐像法转时诸有情故。汝今谛听[3]，极善思惟[4]，当为汝说。"曼殊室利言："唯然[5]，愿说，我等乐闻[6]。"

注释：

[1] **曼殊室利童子**　即文殊菩萨的化身。

[2] **善哉**　好极了，为世尊对文殊菩萨的赞许。

［3］**谛听** 即仔细、认真地听。

［4］**极善思惟** 要善于思考，将已听过的内容用智慧加以辨别、审察。

［5］**唯然** 即好的、是的。

［6］**乐闻** 极乐意听闻。听到佛陀说法，内心非常欣喜。

译文：

这个时候，佛就赞叹他说："这位菩萨真好，难得你以如此大悲之心向我劝请，让我演述诸佛的名号，以及他们所具有的本愿功德，以拔除那些纠缠有情众生，使他们不得安宁快乐的业障，使一切生活在未来像法时代的有情之辈，得到安宁快乐的大利益，这种心愿实在可嘉啊！那么现在你们就好好听着，尽量仔细地思索我所说的一切，我为你们敷设讲演此等正法。"曼殊室利答复："好，我愿意听佛发大慈悲为我等所说，我等一切众生现在都愿意听佛说这种法门。"

原文：

佛告曼殊室利："东方去此过十殑伽沙[1]等佛土[2]，有世界名净琉璃，佛号药师琉璃光如来、应、正等觉、明行圆满、善逝、世间解、无上丈夫、调御士、天人师、佛、薄伽梵[3]。曼殊室利，彼佛世尊药师琉璃光如来本行菩萨道[4]时，发十二大愿，令诸有情，所求皆得。"

_____

注释：

［1］**殑伽沙** 即恒河沙的异译。此河中的沙又细又多。佛在恒河流域一带说法，每说到极多时，总是举恒河沙为喻。

［2］**佛土** 指一佛所住的国土，或一佛所教化的领土。

［3］**佛号药师琉璃光如来……薄伽梵** 如来，诸经论说的佛十号为如来、应供、正知、明行足、善逝、世间解、无上士、调御丈夫、天人师、佛世尊。应，佛十号之一，梵语阿罗诃的义译，因佛功德最为圆满，应受人天供养，为人天作大福田，又应已断净烦恼，应不再受生死。正等觉，音译作三藐三佛陀，佛十号之一，又作三耶三佛檀、正遍智、正遍觉、正真道、正等正觉、正觉等、正等觉者。明行圆满，佛十名号之一，音译作鞞侈遮罗那三般那，又作明善行、明行成、明行足、明行。善逝，佛

药师文化探论

十号之一，音译作修伽陀、苏揭多、修伽多，又作善去、善解、善说无患、好说、好去，意即进入种种甚深三摩提与无量妙智慧中。世间解，音译作路迦惫，又作知世间，为佛十号之一，即佛能了知众生、非众生二种世间之一切，既了知世间之因、世间之灭，亦了知出世间之道。无上丈夫，音译作阿耨多罗，佛十号之一，又作无上、无上士。如来之智德于人中最胜，无有过之者，故称无上丈夫。又涅槃法无上，佛自知之，如诸法中涅槃无上，佛于众生中亦最胜无上。调御士，音译作富楼沙昙藐娑罗提，佛十号之一，指可化导一切丈夫之调御师。天人师，为佛十号之一，又作天人教师。

[4] **菩萨道** 菩萨之修行，即修六度万行，圆满自利利他，成就佛果之道。故菩萨道乃成佛之正因，成佛乃菩萨道之结果，欲成佛必先行菩萨道。

译文：

佛告诉曼殊室利："我现在告诉你，东方距离我们这个娑婆世界十个甚至更多数量的恒河沙的地方有一个世界，叫净琉璃世界，那里清净犹如琉璃一样。净琉璃世界的佛的名号就叫药师琉璃光如来，他的十号也和其他佛的十号是一样的。药师琉璃光如来已经成就无上正等正觉，他的修行和智慧都达到了圆满，他是那个世界最有智慧的人，能解世间人所不能解的问题，是无上士，是调御丈夫，是天人的师表，也是世尊。药师琉璃光如来在因地还没有成佛、修行菩萨道的时候，曾经发过十二种大愿，希望能令一切有情之所求皆得满足。"

原文：

"第一大愿，愿我来世得阿耨多罗三藐三菩提[1]时，自身光明炽然照耀无量无数无边世界，以三十二大丈夫相[2]、八十随好[3]，庄严其身，令一切有情，如我无异。"

注释：

[1] **阿耨多罗三藐三菩提** 略称阿耨三菩提、阿耨菩提。意译为无上正等阿耨多罗三藐三菩提、正觉、无上正等觉、无上正真道、无上正遍知。阿耨多罗，意译为无上。三藐三菩提，意译为正遍知，乃佛陀所觉悟之智慧，含有平等、圆满之意。以其所悟之道为至高，故称无上；以其道周遍而无所不包，故称正遍知。大乘菩萨行之全部内容，即在成就此种觉悟。菩萨发阿耨多罗三藐三菩提心，则译为无上正真道意。

[2] **三十二大丈夫相**　简称三十二相，指转轮王或佛之应化身所具有的三十二种殊胜容貌和微妙形象。

[3] **八十随好**　指身体某部位美好的仪容有八十种。世尊当时即因德相庄严，每次出游教化还不曾说法，便有很多人要求皈依。

译文：

"药师琉璃光如来发的第一个愿是：惟愿在遥远的未来世界，我得以成就无上正等正觉智慧的时候，自身能放射如火焰般的大光明，照耀无量无数无边的世界，使一切有情众生都像我一样，也能拥有如三十二种大人相、八十种随行好那样的美好庄严的形象。"

原文：

"第二大愿，愿我来世得菩提时，身如琉璃[1]，内外明彻，净无瑕秽，光明广大，功德巍巍，身善安住，焰网庄严[2]，过于日月，幽冥[3]众生，悉蒙开晓，随意所趣，作诸事业。"

注释：

[1] **身如琉璃**　意谓身如青色宝琉璃一样，内外明彻，净无瑕秽。

[2] **焰网庄严**　焰，火焰；网，指帝释天之网；焰网庄严，比喻佛之光明重重交彻而无尽际，犹如帝释天之珠网。

[3] **幽冥**　虽为有理，而幽远非常识所及之处，又指三恶道无真理光之处（即冥土）。

译文：

"第二大愿是：惟愿在遥远的未来世界，我得以成就无上正等正觉智慧的时候，身体就如同净琉璃一般，通体透明，内外澄澈，纯净无瑕，俱无点秽，光明炽盛，广大无边，功德巍巍如同须弥山一样高大，而又善于安然凝住不动。此身为光焰交织笼罩，庄严无比，光明胜过日月，使一切置身于幽冥世界中的众生都能因为这光明而得以祛除蒙昧、开晓启蒙，使他们能够随自己的心愿志趣所趋，实现一切所求，成就一切事业。"

原文：

"第三大愿，愿我来世得菩提时，以无量无边智慧方便[1]，令诸有情皆得无尽所受用物，莫令众生有所乏少。"

注释：

[1] **无量无边智慧方便**　无量，指智慧深湛，坚澈真如；无边，指智慧广大，横穷发界；智，是证真；慧，是达俗。无量无边智慧方便，度众生可以方便圆融，随方应变。

译文：

"第三个大愿是：惟愿在遥远的未来世界，我得以成就无上正等正觉智慧的时候，能够用无量无边的智慧方便，创造出无穷无尽的物质财富，让世界一切有情众生得以充分领受享用这些财物，让他们不再感到困窘，永远没有匮乏和贫穷。"

原文：

"第四大愿，愿我来世菩提时，若诸有情行邪道[1]者，悉令安住[2]菩提道中，若行声闻[3]独觉[4]乘[5]者，皆以大乘[6]而安立之。"

注释：

[1] **邪道**　非理之行法也。

[2] **安住**　就是舍邪归正，再不去想旁门左道而安住在这个觉道里的意思。

[3] **声闻**　音译作舍罗婆迦。又意译作弟子。为二乘之一、三乘之一。指听闻佛陀声教而证悟之出家弟子。

[4] **独觉**　又曰缘觉，即辟支。常乐寂静，独自修行，修行功成，于无佛之世，自己觉悟而离生死者，谓之独觉。

[5] **乘**　音译为衍那。有乘物、运载、运度等义。指能乘载众生，运至彼岸者；亦指佛陀之教法。乘有大乘、小乘、一乘、二乘、三乘、五乘等。真实之教称正乘；为导致真实教法所假设之方便教法，称为方便乘；又令转方便乘而修正乘者，称为救济乘。

[6] **大乘** 音译作摩诃衍那、摩诃衍。又作上衍、上乘、胜乘、第一乘。为小乘之相反词。是古印度1世纪时形成的佛教派别，亦称大乘佛教。

译文：

"第四大愿是：惟愿在遥远的未来世界，我得以成就无上正等正觉智慧的时候，一定要让世间奉行邪门旁道的有情众生安然地进入觉悟的菩提道中，让那些奉行声闻和独自觉悟解脱道法的人依傍大乘的教义而得以安立。"

原文：

"第五大愿，愿我来世得菩提时，若有无量无边有情，于我法中修行梵行[1]，一切皆令得不缺戒具三聚戒[2]，设有毁犯，闻我名已，还得清净，不堕恶趣[3]。"

注释：

[1] **梵行** 意译作净行，即道俗二众所修之清净行为。以梵天断淫欲、离淫欲者，故称梵行。

[2] **三聚戒** 聚，集也；戒，禁戒也。此三种戒能摄一切大乘诸戒，故名三聚戒。三聚戒即摄律仪戒、摄善法戒、摄众生戒（又名饶益有情戒）。

[3] **恶趣** 又作恶道，即由恶业所感，而应趣往之处所。一般将地狱、饿鬼、畜生三趣称为三恶趣。

译文：

"第五大愿是：惟愿在遥远的未来世界，我得以成就无上正等正觉智慧的时候，如果有无量无边的有情众生在我的正法中修习清净的法行，我一定使他们的戒行尽得圆满，没有一点残缺，使他们通通都具有大乘菩萨所必须拥有的摄律仪戒、摄善法戒、饶益有情戒三种戒；假如有人违背了禁戒，毁坏了律条，他只要能够听闻我的名号，就可以恢复清净，消除罪障，不会因为一时的毁犯戒律而再堕入三途恶趣。"

原文：

"第六大愿，愿我来世得菩提时，若诸有情，其身下劣，诸根不具，丑陋、顽愚、盲聋、喑哑、挛躄[1]、背偻[2]、白癞、癫狂种种病苦，闻我名已，一切皆得端正黠慧[3]，诸根完具[4]无诸疾苦。"

注释：

[1] **挛躄** 跛足。

[2] **背偻** 驼背。

[3] **黠慧** 聪敏灵慧。

[4] **诸根完具** 眼、耳、鼻、舌、身、意都完具，没有缺陷。

译文：

"第六大愿是：惟愿在遥远的未来世界，我得以成就无上正等正觉智慧的时候，一切有情众生之中有身体下劣或各种器官有所残缺的人，如患有相貌丑陋、形体蠢笨、顽固愚昧、眼瞎耳聋、声音嘶哑、哑巴、跛足、驼背、麻风病、癫狂等的人，以及受到疾病的痛苦折磨的人，只要听到我的名号，便会立即获得端正的形貌和清明的智慧，所有的器官、根性都会完好无缺，一切病痛也会霍然而除。"

原文：

"第七大愿，愿我来世得菩提时，若诸有情，众病逼切[1]，无救无归，无医无药，无亲无家，贫穷多苦，我之名号一经其耳，众病悉得除，身心安乐，家属资具，悉皆丰足，乃至证得无上菩提[2]。"

注释：

[1] **逼切** 逼迫。

[2] **无上菩提** 佛、缘觉、声闻各于其果所得之觉智，称为菩提。佛之菩提为无上究竟，故称无上菩提。无上菩提，三菩提之一，又作诸佛菩提、阿耨多罗三藐三菩提、无上正等菩提、大菩提，只有佛能证得。

译文：

"第七大愿是：惟愿在遥远的未来世界，我得以成就无上正等正觉智慧的时候，一切有情众生之中，如果有人受到诸多疾病的折磨，无人能够解救，又无所依托，没有医生可以看护，没有药物可以减除，没有亲戚、朋友、家眷的照料呵护，贫困无告，孤苦伶仃，处于这样的悲哀凄凉境地之中，只要一听到我药师佛的名号，则这诸多无以名状的疾病痛楚都可以消除掉，也能够得到身心安宁愉悦和快乐，而且一切赖以生存所需的资具以及家庭眷属等亲情的慰藉无不丰盈充足、了无缺憾，以至于因此而能够证得无上正等正觉的智慧。"

原文：

"第八大愿，愿我来世得菩提时，若有女人，为女百恶之所逼恼，极生厌离[1]，愿舍女身，闻我名已，一切皆得转女成男[2]，具丈夫相，乃至证得无上菩提。"

注释：

[1] **极生厌离** 产生厌离之心。

[2] **转女成男** 女性转成男性。

译文：

"第八大愿是：惟愿在遥远的未来世界，我得以成就无上正等正觉智慧的时候，若有女人，为女身百恶所逼恼，而极其苦痛，无法解脱，从而产生厌离女身的意念，希望舍弃女人之身，转为男身，她们只要听到了我的名号，立刻就可以转女成男，从此脱离女人的烦恼痛苦，并且具有端正威严的大丈夫相，乃至于因此而证得无上正等正觉的智慧。"

原文：

"第九大愿，愿我来世得菩提时，令诸有情，出魔胃网[1]，解脱一切外道[2]缠缚，若堕种种恶见[3]稠林，皆当引摄[4]，置于正见，渐令修习诸菩萨行，速证无上正等菩提。"

注释：

[1] **魔胃网** 恶魔的网。胃，指一种很柔软又很不容易断的东西。

[2] **外道** 外道都以天魔为眷属。

[3] **恶见** 邪见，对诸法真理起不正见解。

[4] **引摄** 引导摄受。

译文：

"第九大愿是：惟愿在遥远的未来世界，我得以成就无上正等正觉智慧的时候，让一切有情众生都能够挣脱恶魔的所有罗网，不受一切外道邪说的纠缠束缚。如果他们中间有人堕入了邪见恶解的荆棘葛藤所编织的密林，无法解脱迷茫的刺痛，我就会以我的方便威神力，引导他们，摄持护卫他们，使他们得以安立于正见之中，然后再逐渐地使他们修习四摄（布施、爱语、利行、同事）六度（布施、持戒、忍辱、精进、禅定、般若）的诸种菩萨道行，以使他们能够尽快地证得无上正等正觉的智慧。"

原文：

"第十大愿，愿我来世得菩提时，若诸有情，王法所录，绳缚鞭挞，系闭牢狱，或当刑戮[1]，及余无量灾难凌辱，悲愁煎迫，身心受苦，若闻我名，以我福德[2]威神力[3]故，皆得解脱一切忧苦。"

注释：

[1] **刑戮** 刑罚或处死。

[2] **福德** 指过去世及现在世所行之一切善行及由一切善行所得之福利。

[3] **威神力** 威严与神通的力量。

译文：

"第十大愿是：惟愿在遥远的未来世界，我得以成就无上正等正觉智慧的时候，若一切有情众生之中有人受到王法的追究严惩，遭受了捆绑鞭挞，系闭于牢狱之中，或者应当受到刑法的惩罚或杀戮，或者面临种种数不清的灾难和欺凌侮辱，身心受到无限悲哀愁苦的煎熬逼迫而思悔改，他们只要听到我的名号，凭我的福德威神之力，便可以解脱一切忧愁悲苦。"

原文：

"第十一大愿，愿我来世得菩提时，若诸有情，饥渴所恼，为求食故，造诸恶业，得闻我名，专念受持，我当先以上妙饮食[1]饱足其身，后以法味[2]，毕竟安乐而建立之。"

注释：

[1] **上妙饮食** 最好吃的食物。

[2] **法味** 妙法之滋味，形容领悟佛法而产生的快乐如同咀嚼美味一样。

译文：

"第十一大愿是：惟愿在遥远的未来世界，我得以成就无上正等正觉智慧的时候，若一切有情众生之中，有人生活困顿窘迫，为饥渴所逼恼，为求得一点果腹的饮食而造下恶业，做下坏事，只要他们听闻到了我的名号，专心地回忆我的名号，就能受持奉行我的佛法，免去业报，我便会把上等美味的食物供应给他们，使其身体得以饱足和暖，然后施以正法的美味，使他们最终能够得享安乐。"

原文：

"第十二大愿，愿我来世得菩提时，若诸有情，贫无衣服，蚊虻寒热，昼夜逼恼，若闻我名，专念受持，如其所好，即得种种上妙衣服，亦得一切宝庄严具[1]，华鬘[2]涂香，鼓乐众伎，随心所玩，皆令满足。"

注释：

[1] **宝庄严具** 用珍宝庄严的饰具。

[2] **华鬘** 即花鬘。古印度人用作身首饰物的花串。也有用各种宝物雕刻成花形，连缀而成者。

译文：

"第十二大愿是：惟愿在遥远的未来世界，我得以成就无上正等正觉智慧的时候，若一切有情众生之中，有人受到命运的捉弄，生活贫穷困苦，衣不蔽体，夏天时受到蚊蝇虻虫的叮咬困扰，或者在白天黑夜、春夏秋冬受到冷热等天气变化所带来的烦恼（如炎热之夏被酷暑所逼，三九之冬为严寒所迫），烦恼困顿，苦不堪言，他只要听闻了我的名号，专心忆念我的名字，受持奉行我的正法，就会随着他心里的需要而得到各式各样上等奇妙的好衣服，以及一切珍宝等装饰的用具，享受着美丽的头发、身体上涂的奇异名贵的香料，以及各种鲜艳动人的花朵和令人陶醉的曼妙的音乐、歌舞。所有随心的需求，均可实现。"

原文：

"曼殊室利，是为彼世尊药师琉璃光如来、应、正等觉行菩萨道时，所发十二微妙上愿。"

译文：

"曼殊室利，这就是药师琉璃光如来在没成佛之前行菩萨道的时候，所发的这十二种大愿。"

原文：

"复次[1]，曼殊室利，彼世尊药师琉璃光如来行菩萨道时，所发大愿及彼佛土[2]功德庄严，我若一劫[13]、若一劫余，说不能尽。然彼佛土一向清净[4]，无有女人，亦无恶趣，及苦音声；琉璃为地，金绳界道[5]，城阙、宫阁、轩窗、罗网[6]，皆七宝[7]成；亦如西方极乐世界，功德庄严，等无差别。于其国中，有二菩萨摩诃萨：一名日光遍照[8]，二名月光遍照[9]。是彼无量无数菩萨众之上首，次补佛处[10]，悉能持彼世尊药师琉璃光如来正法宝藏。是故曼殊室利，诸有信心善男子、善女人[11]等，应当愿生彼佛世界。"

注释：

[1] **复次** 再次。

[2] **佛土** 又作佛国、佛国土、佛界、佛刹。指佛所住之处。

[3] **劫** 音译为劫波、劫跛、劫簸、羯腊波。意译为分别时分、分别时节、长时、大时、时。原为古代印度婆罗门教极大时限之时间单位。佛教沿之，而视之为不可计

算之长久岁月。

　　[4] **一向清净**　从来都是清净的、没有污染的，犹如琉璃般光明透彻的。

　　[5] **金绳界道**　用金绳做界限、道路。

　　[6] **城阙、宫阁、轩窗、罗网**　城，指所有的城池；阙，指城上的门楼；宫，指高深广大的宫殿；阁，指宫殿上边又有两重的楼房；轩，指屋内的飞檐；罗网，指金银丝、珍宝丝结成的网，可以覆盖在宫殿楼阁的屋顶上，使之显得更为庄严。

　　[7] **七宝**　即金、银、琉璃、玻璃、砗磲、赤珠、玛瑙七种珍宝。

　　[8] **日光遍照**　菩萨名，又作日光遍照、日曜。日光菩萨的名号，取自"日放千光，遍照天下，普破冥暗"。此菩萨持其慈悲本愿，普施三昧，以照法界俗尘，摧破生死之暗冥，犹如日光之遍照世间，故取此名。日光菩萨为药师佛的左胁侍。

　　[9] **月光遍照**　菩萨名，又作月净菩萨、月光遍照菩萨。月光清凉以照夜，比喻这位菩萨的威力周遍法界，胜过一切。月光菩萨是药师佛的右胁侍。

　　[10] **次补佛处**　即依次延补佛的处所。

　　[11] **善男子、善女人**　指闻佛法而信受的男女。

译文：

　　"曼殊室利，我再给你详细地说一遍。药师琉璃光如来在成佛之前行菩萨道的时候，所发的这十二种大愿和东方净琉璃世界，我用一劫的时间或者更多的时间都没有办法说完。这个佛土从来是清净的、没有污染的，犹如琉璃般光明透彻的。在净琉璃世界没有女人，也没有三恶道（即没有地狱道、饿鬼道、畜生道），以琉璃为地，用金绳做栏杆，把道路和不是道路的地方分开，且城阙、宫阁、轩窗、罗网都是用金、银、琉璃、玻璃、砗磲、赤珠、玛瑙七种珍宝来装饰而成的。东方净琉璃世界功德庄严，像西方极乐世界一样。在净琉璃世界的国度里有两位菩萨：一位叫日光遍照菩萨，一位叫月光遍照菩萨。在净琉璃世界所有的菩萨之中，这两位菩萨是作为上首的。他们能受持、读诵药师琉璃光如来的愿力，修行方法。因此，曼殊室利，所有有信心的善男子或善女人，都应该发愿生到琉璃世界去。"

原文：

　　尔时，世尊复告曼殊室利童子言："曼殊室利，有诸众生，不识善恶，唯怀贪吝，不知布施及施果报，愚痴无智，阙于信根[1]，多聚财宝，勤加守护，见乞者来，其心不喜，设不获已而行施时，如割身肉，深生痛惜。复有无量悭贪有情，积集资财，于其自身尚不受用，何况能与父母、妻子、奴婢、作使及来乞者？彼诸有情，从此命终，生饿鬼界，或傍生趣[2]。由昔人间[3]，曾得暂闻药师琉璃光如来名故，今在恶趣，暂得忆念彼如来名，即于念时从彼处没，还生人中，得宿命念[4]，畏恶趣苦，不乐欲乐，好行惠施，赞叹施者，一切所有悉无贪惜，渐次尚能以头目手足、血肉身分施来求者，况余财物。"

注释：

[1] **阙于信根**　不信佛法的基本义理，缺少信奉佛法的根本基础。

[2] **傍生趣**　即畜生趣。

[3] **由昔人间**　由于过去在人间的时候。

[4] **宿命念**　过去世之宿命，又称宿住。

译文：

释迦牟尼佛在说完上一段经文之后，又告诉曼殊室利："有人善恶不分，只知道贪心和吝啬，不知道布施以及布施的果报，愚痴无智，不信佛法，聚积大量财宝，时时保护自己的财产，见乞食者，心里就觉得讨厌，或者受到环境的影响，才不得不布施，然布施就像割其身上的肉一样，让其心感疼痛。又有许多悭贪的人，聚集资财，自己都舍不得用，怎么会给父母、妻子来享用呢？更别说给他的奴婢、佣人或者要饭的那些人了。这一类刻薄、悭贪、孤寒的人一旦死了，来世就会生到饿鬼界，或者做畜生。因为以前他在人间曾听见人念药师琉璃光如来的名号，现在在这个三恶道里他就想起来这药师琉璃光如来的名号了。在念药师琉璃光如来的时候，他就从饿鬼道或者傍生道回来，生在人世间。他常常知道自己前生是怎么样的，得宿命通，很怕这个三恶道的苦果，不再欢喜欲乐，就欢喜布施一切众生，也赞叹布施的人，对一切东西也都不那么孤寒、悭贪了，慢慢地也能勉强布施头目手足或者血肉之身给来求他的这一类众生。对于其余的身外之物，他就更不会不舍得了。"

原文：

"复次，曼殊室利，若诸有情，虽于如来受诸学处[1]，而破尸罗[2]；有虽不破尸罗而破轨则[3]；有于尸罗、轨则，虽得不坏，然毁正见[4]；有虽不毁正见，而弃多闻[5]，于佛所说契经深义不能解了；有虽多闻而增上慢[6]，由增上慢覆蔽心故，自是非他，嫌谤正法[7]，为魔伴党。如是愚人自行邪见，复令无量俱胝[8]有情，堕大险坑。此诸有情，应于地狱，傍生鬼趣，流转无穷。若得闻此药师琉璃光如来名号，便舍恶行，修诸善法，不堕恶趣，设有不能舍诸恶行，修行善法，堕恶趣者，以彼如来本愿威力，令其现前暂闻名号，从彼命终还生人趣，得正见精进，善调意乐，便能舍家，趣于非家，如来法[9]中，受持学处，无有毁犯；正见多闻，解甚深义，离增上慢，不谤正法，不为魔伴，渐次修行诸菩萨行，速得圆满。"

注释：

[1] **诸学处** 指学戒之处。一般指学习戒律。

[2] **破尸罗** 指持戒修行中的愚人邪见之一。尸罗，意译为性善，引申为戒律。毁坏根本重戒称破尸罗。

[3] **破轨则** 指持戒修行中的愚人邪见之一。即违反戒律。

[4] **毁正见** 指持戒修行中的愚人邪见之一。即否定或歪曲佛之说法。

[5] **弃多闻** 指持戒修行中的愚人邪见之一。即向小背大，强调片面的见解。

[6] **增上慢** 指持戒修行中的愚人邪见之一。即抬高自己，妄自傲慢。

[7] **嫌谤正法** 指持戒修行中的愚人邪见之一。即恶意诽谤佛法。

[8] **俱胝** 又作拘胝、俱致、拘梨。意译为亿。乃印度数量之名。

[9] **如来法** 即出世间法，指佛陀所说的教法。

译文：

"再者，曼殊室利，一切众生，若虽然学习佛法、研究经典，却不守戒律的轨则，不止恶防非，那就破戒了；有的人虽然没有破戒，却破了轨则；有的人虽然没有犯戒，也没有不守轨则，可是却没有正知正见；有的人虽然没有毁坏正知正见，却也没有很勤奋地学习佛法，不愿意去了解佛所说的经典的道理；有的人虽然多闻，看了很多经典，学了很多佛法，可是却生了贡高我慢的心，并因为有增上慢这种的思想，而把真正的智慧都遮盖住了，认为自己所为都是对的，别人所为都是不对的，对别人提倡的正法进行毁谤，说那是不对的。这一类人就是魔王的眷属、党派、朋友。像这种愚痴无知的人，自己做邪知邪见的事情，又让无量无边的众生掉在这很危险、很难以出来的危险的坑里。这一类人应该堕落到地狱道，或者畜生道，或者饿鬼道，用在那里受无穷无尽的苦。这一类十恶不赦的、造了无间罪业的人，如果能听见药师琉璃光如来的名号的话，就能把邪知邪见改了，就能修一切善法，不会再堕落地狱、饿鬼、畜生、阿修罗四恶趣里边了。如果这一类人不能即刻就舍弃了种种恶行而修行一切善法，那么就会堕落到地狱道或者畜生道，或者饿鬼道。用药师琉璃光如来在因地所发的十二大愿的大威神力，用种种的方便法门，令这类人闻到药师琉璃光如来的名号，他们死后就会托生去做人，得正知正见，能勇猛精进，也能调和自己的意乐，没有脾气，永远都是欢喜快乐的，就能看破、放下，出家了。在药师琉璃光如来的佛法里边，受持学习佛法，永远不再犯戒，不犯轨则，不犯正见，也不弃多闻，就可以了知正见，又多闻，明白经典最深妙的道理，没有贡高我慢的行为，不毁谤正法，不做魔王的眷属、党派，逐次修行诸菩萨所修行的法门，速得无上正等正觉圆满菩提。"

原文：

"复次，曼殊室利，若诸有情，悭贪嫉妒[1]，自赞毁他，当堕三恶趣中，无量千岁受诸剧苦；受剧苦[2]已，从彼命终来生人间，作牛、马、驼、驴，恒被鞭挞，饥渴逼恼，又常负重随路而行。或得为人，生居下贱，作人奴婢受他驱役，恒不自在。若昔人中，曾闻世尊药师琉璃光如来名号，由此善因今复忆念至心归依[3]。以佛神力，众苦解脱，诸根聪利，智慧多闻，恒求胜法，常遇善友，永断魔罥，破无明彀[4]，竭烦恼河，解脱一切生老病死忧愁苦恼。"

注释：

[1] **悭贪嫉妒**　悭，即惜己物；贪，即求他物；嫉，为害贤；妒，为忌善。

[2] **剧苦**　最厉害的、最大的那种苦。

[3] **至心归依**　以至诚恳切之心，把身心性命皈依佛陀。

[4] **无明彀**　彀即卵壳。无明彀是一种比喻，形容如小鸡在未孵出之时，被闭在黑暗、闭塞而不自在的蛋壳内。无明即愚痴，是生死烦恼的根本。

译文：

"再者，曼殊室利，如果有情众生之中，有的人悭吝贪鄙，嫉妒别人的荣华富贵和不凡成就，每每自我吹嘘，诋毁贬损他人，那么他将来也会堕入恶趣三道之中，在数不清、道不完的岁月中忍受无以穷尽的剧烈痛苦。不仅如此，当受尽这些剧苦，这一生的命总算终结之后，还要转生到人世间去，变作牛、马、驼、驴等，一生一世遭受鞭挞捶打，忍受饥渴的煎熬，还要天天负重，一生一世跋涉在尘土飞扬的道路上，直到死去为止；即使能够转生为人，也处于卑贱地位，给人充当奴婢，任人驱使奴役，永远不得轻松自在。但即便如此，如果这一类人在往昔做人的时候，偶尔听见过药师琉璃光如来的名号，借着这种善的因、善的种子，能想起药师琉璃光如来的名号，用至诚恳切心，皈依药师琉璃光如来，就可以药师琉璃光如来的大威神力，解脱一切的苦恼，六根通利，又有智慧，博闻强记，总能向前进步，时时都能遇着善友、善知识来帮助自己，永远不为魔王的眷属，不被魔的罥网所捆缚，不再混混沌沌，不再像是在黑暗、闭塞而不自在的蛋壳内，不再有烦恼，最终解脱一切生老病死苦的问题和一切忧悲苦恼。"

原文：

"复次，曼殊室利，若诸有情，好喜乖离[1]，更相斗讼[2]，恼乱自他，以身语意，造作增长种种恶业，展转常为不饶益事，互相谋害，告召[3]山林树冢等神；杀诸众生，取其血肉祭祀药叉[4]、罗刹婆[5]等；书怨人名，作其形像，以恶咒术而咒诅之；厌魅蛊道[6]，咒起尸鬼，令断彼命及坏其身。是诸有情，若得闻此药师琉璃光如来名号，彼诸恶事悉不能害，一切展转皆起慈心，利益安乐，无损恼意及嫌恨心，各各欢悦，于自所受，生于喜足，不相侵凌，互为饶益。"

注释：

[1] **乖离** 乖，即乖僻，远离常理；离，即离间。乖离，指与人格格不入。

[2] **斗讼** 斗，指斗殴，属身业；讼，指打官司，属嗔恶的口业。

[3] **告召** 祷告、召请的意思。

[4] **药叉** 译为夜叉、野叉。意思为勇捷，佛教指恶鬼。

[5] **罗刹婆** 恶鬼之名。又作罗刹（罗刹婆为误写）、罗叉婆、罗乞察娑、阿落刹

婆。意译为可畏、速疾鬼、护者。女则称罗刹女、罗叉私，乃印度神话中之恶魔，最早见于《梨俱吠陀》。相传罗刹婆原为印度土著民族之名称，雅利安人征服印度后，罗刹婆遂成为恶人之代名词，后演变为恶鬼之总名。男罗刹为黑身、朱发、绿眼，女罗刹则如绝美妇人，富有魅人之力，专食人之血肉。相传在楞伽岛中，即有罗刹女国，此于《佛本行集经》卷四十九、《有部毗奈耶》卷四十七、《慧琳音义》卷七等中均有记载。又罗刹具神通力，可于空际疾飞，或速行地面，为暴恶可畏之鬼。

[6] **厌魅蛊道**　厌魅，指以咒语咒死，使其杀害怨敌。蛊，为一种人工培养的毒虫，即把虫放在器皿里，让它们自相啖食，取最后存留的虫做成蛊。这种毒虫奇毒无比，能害人致死。将毒虫偷偷放入仇人的衣服或食物中以毒害人，即蛊道。

译文：

"再者，曼殊室利，有情众生之中，有的人喜欢挑拨离间，搬弄是非，甚至互相争讼斗殴，恼乱自己及别人，通过自己的意念、行为、语言增加种种恶业，使无辜的人受到中伤蒙蔽，或使他们互相谋害，冤冤相报，没有穷尽。有的人对无辜众生使恶逞狠，做出永远不可饶恕的坏事，使众生永无安宁得利之时；有的人用歪门邪道的巫术，祷告召使山精树鬼等鬼魅或坟冢幽灵，用来加害他人；有的人杀牛、马、鸡、羊等，用其血肉祭祀夜叉和罗刹鬼等以加害他人；有的人将仇人的名字写下来，或用泥、木、草等扎成怨家的样子，再用恶毒的咒术加以诅咒；有的人利用厌魅之道及蛊毒等来谋害他人，甚至用咒术唤起尸鬼作祟，断仇人性命，伤害仇人身体。这一类被他人暗害、谋害的人，若能听见药师琉璃光如来的名号，则上面所说的种种恶事都不能加害他们，一切嗔害恼人者的恶意也就相应化解，仇家之间反生出慈爱之心，不断增进种种利益，共同享有安乐，彼此摆脱烦恼的意念和嫌恨的心理，发慈言爱语而使各自生出欢乐愉悦的心。被害之人对自己所遭遇的处境毫无怨言，反倒生出了喜悦和满足的心情。加害者与被害者自然不会再相互侵害凌辱，反而能相互谅解，增进彼此利益。"

原文：

"复次，曼殊室利，若有四众[1]：苾刍、苾刍尼、邬波索迦[2]、邬波斯迦[3]，及余净信善男子、善女人等，有能受持八分斋戒[4]，或经一年，或复三月，受持学处，以此善根愿，生西方极乐世界无量寿佛所，听闻正法而未定者，若闻世尊药师琉璃光如来名号，临命终时，有八菩萨[5]，乘神通来，示其道路，即于彼界种种杂色众宝华[6]中，自然化生。或有因此，生于天上[7]，虽生天中，而本善根，亦未穷尽，不复更生诸余恶趣，天上寿尽，还生人间，或为轮王[8]，统摄四洲[9]，威德自在，安立无量百千有情于十善道[10]；或生刹帝利[11]、婆罗门、居士大家[12]，多饶财宝，仓库盈溢，形相端严，眷属具足，聪明智慧，勇健威猛，如大力士。若是女人，得闻世尊药师如来名号，至心受持，于后不复更受女身。"

注释：

[1] **四众** 指构成佛教教团之四种弟子众，即比丘、比丘尼、优婆塞、优婆夷。又称四辈、四部众、四部弟子。

[2] **邬波索迦** 即优婆塞，又作乌波索迦、优波娑迦、伊蒲塞。意译为近事、近事男、近善男、信士、信男、清信士。即在家亲近奉事三宝、受持五戒之男居士。为在家二众之一、四众之一、七众之一。

[3] **邬波斯迦** 即优婆夷，又作优婆私诃、优婆斯、优波赐迦。意译为清信女、近善女、近事女、近宿女、信女。即亲近三宝、受三归、持五戒、施行善法之女众。为在家二众之一、四众之一、七众之一。优波赐迦，即居士，指受持戒律而又未出家的人。

[4] **八分斋戒** 又称八关斋戒，乃佛陀为在家弟子所制订的暂时出家之学处。受者须一日一夜离开家庭，赴僧团居住，以学习出家人之生活。又作长养律仪、近住律仪、八戒、八支斋戒、八戒斋、八斋戒、八禁、八所应离。八，指持八种戒；关，即闭之意；戒，有防非止恶之作用。能持八戒，可防止身、口、意三业之恶行，便可关闭恶道之门。八戒中前七支为戒，后一支不非时食为斋，合称为八关斋戒。此八法，佛陀规定于每月六斋日受持，即每月八日、十四日、十五日、二十三日、二十九日、三十日（如以中国农历算，小月可改作二十八日及二十九日）受持。佛教虽有出家与在家弟子，但佛法以出世解脱为目的，更以出家为上。受持八关斋戒，令在家学佛者熏习长养出世善根，故称长养律仪。受此八戒，一日一夜远离家居，近于僧伽或阿罗汉而住，故又称近住律仪。八关斋戒为八种斋戒法，即不杀生、不偷盗、不淫邪、不妄语、不饮酒、不以华鬘装饰自身及不歌舞观听、不坐卧高广华丽床座、不非时食。受八关斋戒者，一日一夜持不淫戒，故又称净行优婆塞或净行优婆夷。

[5] **八菩萨**　护持正法的八大菩萨，即文殊师利菩萨、虚空藏菩萨、观世音菩萨、救脱菩萨、跋陀和菩萨、大势至菩萨、得大势菩萨、坚勇菩萨。

[6] **宝华**　佛国土所开的花。该花有色有香，光明净妙，又能结果，故称宝华。

[7] **天上**　为六道之一。住于欲界（性欲、食欲较强烈者所居之世界）、色界（已离欲望，无男女之别，且无言语之世界）、无色界（无各种形状，由受、想、行、识等四蕴所成之世界）诸天之天人，总称天上。又指天之世界或神之世界。

[8] **轮王**　转轮圣王的简称。为世间第一有福之人，于人寿六万岁时出世，统治天下。当转轮圣王出现时，天下太平，人民安乐，没有天灾和人祸。

[9] **四洲**　古代印度人之世界观，谓于须弥山四方、七金山与大铁围山间之碱海中有四个大洲，即东胜身洲、南赡部洲、西牛货洲、北俱卢洲。又称四大部洲、四大洲、四天下、须弥四洲、四洲形量。

[10] **十善道**　十善业道也，即不杀生、不偷盗、不邪淫、不妄语、不恶口、不两舌、不绮语、不贪欲、不嗔恚、不邪见。

[11] **刹帝利**　意译为地主、王种。略作刹利。乃印度四姓阶级中之第二阶级，乃王族、贵族、士族所属之阶级，系从事军事、政治者，地位仅次于婆罗门。释尊即出身此阶级。

[12] **大家**　古指卿大夫之家，此指大家族。

译文：

"再者，曼殊室利，有佛门的出家受过具足戒的男众、出家受过具足戒的女众、在家学佛的男居士、在家学佛的女居士四众弟子和其余清净而有信心的善男和善女等，能受持八关斋戒，或者用一年或三个月（即每年的正月、五月、九月，四大天王在这三个月里边，正好出巡到南赡部洲，所以在这三个月里持斋修福的人，所得功德比平时大）来受持学习这清净的八关斋戒，又把学戒、持戒这种善根和功德回向，发愿生到西方阿弥陀佛的极乐世界，听闻正法。众生虽然有这个愿，却还没有起真正的决定心，这种人如果能够听闻药师琉璃光如来的名号，那么在他临终的时候，就有八位大菩萨来接引他。这八位大菩萨以神通力，从空中来到这个将要死的人面前，给他指示出一条往生东方净土的路，使他在这种种不同颜色的众宝莲花中清净化生。要往生净土的修行人就能够仗着药师琉璃光如来的愿力往生到净土。一般往生到天道，只是一种有漏的果报而已，等在天上享尽福了，他还是会再堕落的。但如果往生到天上的这种人能听闻药师琉璃光如来的名号，在生到天道以后，原来的善根还是不会尽的，他也不会再堕落到地狱、饿鬼、畜生这三恶道里去了。当在享尽了天上的福报以后，他还能够生到人间，或者是做转轮圣王（转轮圣王有 4 种，第一种是金轮王，他能够统领四大部洲，即东胜神洲、南瞻部洲、西牛贺洲、北俱卢洲；第二种是银轮王，他所掌管的是南、西、东这三大部洲；第三种是铜轮王，他所掌握的是南方跟西方两大部洲；第四位是铁轮王）掌管四洲，也具备威严和德行。他能以这个威德，很自在地使无量百千的众生都听从于他，受他的感化而安立，安住在十善的道业上，或是生在帝王家，做高贵的王族，或是生在婆罗门这种修清净行的种族里，或是生在正信、有正知正见的居士家里，或是生在很尊贵的、有学问的世家大族里。他能具足一切好的条件，在外在方面，有无量无边的、将仓库都装满了的金银财宝；在内在方面，所得到的相，也是最端正的、最庄严的。人人一看到他就生欢喜心，其父母、兄弟、妻室、儿女具足，且都能和乐相处。他们生来聪明智慧，知识广博，像大力士一样强健勇敢，威猛无比。如果是女身，只要能听闻药师琉璃光如来的名号，并能至诚恳切地受持，就会得到不可思议的感应，以后生生世世，不用再受女身的这种苦。"

原文：

"复次，曼殊室利，彼药师琉璃光如来得菩提时，由本愿力，观诸有情遇众病苦，瘦挛、干消、黄热[1]等病，或被魇魅蛊毒所中，或复短命，或时横死[2]，欲令是等病苦消除，所求愿满。时彼世尊入三摩地[3]，名曰除灭一切众生苦恼。既入定已，于肉髻[4]中出大光明，光中演说大陀罗尼[5]曰：'南无薄伽伐帝鞞杀社窭噜薛琉璃钵喇婆喝啰闍也怛陀揭多耶阿啰喝帝三藐三勃陀耶怛侄他唵鞞杀逝鞞杀逝 鞞杀社三没揭帝莎诃。'"

注释：

[1] **瘦挛、干消、黄热** 瘦挛，指足拘缩弯曲；干消，指消渴病；黄热，指黄疸型肿胀症或热性传染病。这些疾病都会给人带来痛苦。

[2] **横死** 指寿命未尽，无病不该死亡，但突然遭遇横祸而死。

[3] **三摩地** 旧称三昧、三摩提、三摩帝、三摩底，新称三么地、三昧地；译曰

定、等持、正定、一境性。心念定止故云定，离掉举故云等，心不散乱故云持。

[4] **肉髻** 头顶上的肉髻，为佛的三十二相之一，名无见顶相、放大光明。髻是古代的结发方式，即把头发挽起来束在头顶上。

[5] **大陀罗尼** 陀罗尼，梵语，总持的意思，即总一切法、持无量义。有两种含义：一持，二遮。持，能摄持一切功德；遮，遮障一切罪恶。在佛经中，有文字陀罗尼、语言陀罗尼等多种。此处是咒陀罗尼，因其功用大，故名大陀罗尼。

译文：

"再者，曼殊室利，药师琉璃光如来得证菩提的时候，因为在过去世中发过大愿，要做一个大医王，医治一切众生的八万四千种病，消除一切众生的病苦，所以就以这个愿力来观察一切众生，看到一切众生遭遇到无量无边的病苦，如患有羸瘦肺痨、消渴病、黄疸、肝病等，或者被魔魇所扰，被蛊毒所伤，或者短命或横死。药师琉璃光如来发大慈悲，要让一切有情众生的病痛苦难皆得消灭，让他们祈求消灾弭难的一切愿望都得到满足。这个时候，由此愿心，药师琉璃光如来便入三摩地定，要为众生设施方便之门而说神咒。入定之后，药师琉璃光如来的肉髻中的无见顶相，放出无量无边的大光明。药师琉璃光如来在光中说咒：'南无薄伽伐帝鞞杀社窭噜薛琉璃钵喇婆喝啰阇也怛陀揭多耶阿啰喝帝三藐三勃陀耶怛侄他唵鞞杀逝鞞杀逝鞞杀社三没揭帝莎诃。'"

原文：

尔时，光中说此咒已，大地震动，放大光明，一切众生病苦皆除，受安隐乐。

译文：

就在药师琉璃光如来说灌顶真言的时候，大地有六种震动（就是震、吼、击、动、涌、起这六种形相），放大光明，一切众生都没有了病苦，都得到了安乐。

原文：

"曼殊室利，若见男子、女人有病苦者，应当一心为彼病人，常清净澡漱，或食，或药，或无虫水[1]，咒一百八遍[2]，与彼服食，所有病苦悉皆消灭。若有所求，至心念诵，皆得如是无病延年，命终之后，生彼世界，得不退转[3]，乃至菩提。是故曼殊室利，若有男子女人，于彼药师琉璃光如来，至心殷重恭敬供养者，常持此咒，勿令废忘。"

注释：

[1] **无虫水** 即无虫的洁净之水。

[2] **咒一百八遍** 烦恼有一百零八种，所以特地用一百零八遍咒力破除一百零八种烦恼。

[3] **得不退转** 指修行的功德善根只会向前，不会退后或转变。

译文：

"曼殊室利啊，如果看见男子、女人中有为疾病所折磨的，就应当一心一意地为他们念咒除病。因此就要经常洗澡漱口，保持身、口清净无染，将患者所用的食物、药品或者没有小虫的干净饮水念咒一百零八遍，然后才给患者服用，如此一切疾病就会霍然尽除。如果还有其他的要求，只要能够至心念诵大陀罗尼，就会得那药师琉璃光如来的神力加被，实现无病无灾、延年益寿的愿望。哪怕命终之后，也能得以往生东方净琉璃世界，决不会退转到三恶道中去，直到最后终究证得大菩提。正因为这个缘故，曼殊室利啊，如果有善男子、善女人，对药师琉璃光如来能够一心一意殷勤尊重，恭恭敬敬、虔诚地供养他，就应该时时地受持念诵此大陀罗尼，万万不可将此咒废忘啊！"

原文：

"复次，曼殊室利，若有净信男子女人，得闻药师琉璃光如来、应、正等觉所有名号，闻已诵持；晨嚼齿木[1]，澡漱清净，以诸香花、烧香、涂香[2]，作众伎乐，供养形像[3]；于此经典，若自书，若教人书，一心受持，听闻其义；于彼法师[4]，应修供养，一切所有资身之具，悉皆施与，勿令乏少。如是便蒙诸佛护念，所求愿满，乃至菩提。"

注释：

[1] **齿木** 又作杨枝，即用来磨齿刮舌以除去口中污物之木片。为印度僧团日常

用品。为比丘常持十八物之一。

[2] **涂香** 又作涂身香、涂妙香。以香涂身，以消除臭气或恼热。涂香于身手以供养佛也。

[3] **供养形像** 以花香、灯明、饮食、资财等物供奉三宝。香花表示万行，烧香表示智观，涂香表示戒品，伎表示四摄（布施、爱语、利行、同事）。

[4] **法师** 指通晓佛法又能引导众生修行之人。又作说法师、大法师。广义之法师，通指佛陀及其弟子；狭义之法师则专指一般通晓经或律之行者，称为经师或律师。

译文：

"再者，曼殊室利，如果那些怀有清净坚贞信心的善男子、善女人，对于药师琉璃光如来的一切名号，如应供、正等觉等，能够经常恭敬地念诵奉持，清晨用嚼齿木清洁口牙，再洗漱沐浴，使身体、齿口都洁净清爽，尔后又用各种各样有香味的鲜花，把上等的佛香燃烧起来，再涂满各种奇香供奉药师琉璃光如来，并演奏伎乐来歌颂赞叹药师琉璃光如来的形象。不仅如此，他们还能对《药师琉璃光如来功德本愿经》加以供养受持，或自己抄写，或请人抄写，一心信奉受持，听闻其中的深奥大义，实践其中的殷殷教诲；他们还能对弘扬药师法门的经师广设供养，向经师们施舍一切生活资具，决不让这些经师们感受些微的匮乏和窘迫。如能做到这些，就可以经常得到诸佛如来的护念摄持，所求的一切愿望都能得到满足，乃至最终得以证得大菩提。"

原文：

尔时，曼殊室利童子白佛言："世尊！我当誓于像法转时，以种种方便，令诸净信善男子、善女人等，得闻世尊药师琉璃光如来名号，乃至睡中亦以佛名觉悟其耳。世尊！若于此经受持读诵，或复为他演说开示[1]，若自书，若教人书，恭敬尊重，以种种花香、涂香、末香[2]、烧香[3]、花鬘、璎珞[4]、幡盖[5]、伎乐[6]而为供养，以五色彩作囊盛之，扫洒净处敷设高座而用安处，尔时，四大天王[7]与其眷属及余无量百千天众，皆诣其所，供养守护。世尊！若此经宝流行之处，有能受持，以彼世尊药师琉璃光如来本愿功德及闻名号，当知是处无复横死，亦复不为诸恶鬼神夺其精气，设已夺者还得如故，身心安乐。"

注释：

[1] **开示** 开，开发之义，即破除众生之无明，开如来藏，见实相之理。示，显示之义，惑障既除则知见体显，法界万德显示分明。

[2] **末香** 犹如现在所烧的檀香粉，古印度则是直接将檀香粉洒在佛身上。

[3] **烧香** 即于诸佛、菩萨、祖师像前燃烧各种香。又称拈香、捻香、焚香、炷香。印度气候酷热，古人皆涂香去除身上之垢臭。据《大智度论》卷三十载，天寒时多烧香，涂香则通于寒时、热时。其后，以烧香用于迎请、供养佛菩萨之行事中。

[4] **璎珞** 音译作吉由罗、枳由罗。又作缨络。由珠玉或花等编缀之饰物，可挂在头、颈、胸或手脚等部位。

[5] **幡盖** 指幡幢华盖之类。悬挂在佛菩萨像前长竿上，竿柱高秀，头安宝珠，以种种彩帛装饰，称为幡；长帛下坠者，称为幢；以宝玉装饰起来悬挂于菩萨所坐的高座上的伞盖，称为宝盖。

[6] **伎乐** 又作妓乐。音乐之义。《长阿含经·善生经》举出伎乐有六失，即求歌、求舞、求琴瑟、波内早、多罗盘、首呵那。

[7] **四大天王** 亦称护世四天王，俗称四大金刚。传说须弥山腰有一山名犍陀罗山，此山有四峰，各有一王居住，各护一天下，故名四天王。东方持国天王，身白色，持琵琶；南方增长天王，身青色，持宝剑；西方广目天王，身红色，执绞索及宝塔；北方多闻天王，身黄色，执宝幢及犰鼬。四大天王住须弥山腰，是镇守四方的神将，有摧邪辅正、护法安僧的作用。

译文：

这时，曼殊室利便对佛陀说："世尊，我非常感动地在此立下誓愿，在未来像法时代，尽我之力行种种方便，帮助一切有清净信心的善男子、善女人等，让他们能够听到世尊药师琉璃光如来的名号，让他们哪怕身处睡梦之中，也能因耳闻佛的名号而觉悟。世尊，一切众生如果能够对此经信奉、受持诵读，或者能给他人演说此部经文，或者能够自己抄写经典，或者能够请他人代为抄此经，以种种花香、涂香、末香、烧香、花鬘、璎珞、幡盖、伎乐等供养此经，以五色彩帛做袋子贮存此经，洒扫地方，安设高座，以净处供养此经，四大天王及其眷属，还有无量无尽的百千诸天之众，都会来到此人的清净法坛，对修药师琉璃光如来法门的人加以供养、摄持、护卫。世尊，若依我的誓愿，凡此宝经流行的地方，只要有人能够信奉受持药师琉璃光如来的法门，那么凭着药师琉璃光如来的本愿功德之力，凭着听闻药师琉璃光如来名号所得的忆念功德，则便不会再有非分的横死灾难，一切诸恶鬼神也不能再得逞其害，夺人的精气色力；就算真有被夺去精气色力者，也能够使之恢复精力，并使身心享受安乐而一无所虞。"

原文：

佛告曼殊室利："如是！如是！如汝所说。曼殊室利，若有净信善男子、善女人等，欲供养彼世尊药师琉璃光如来者，应先造立彼佛形像，敷清净座而安处之；散种种花，烧种种香，以种种幢幡庄严其处；七日七夜，受持八分斋戒，食清净食，澡浴香洁，着新净衣，应生无垢浊心[1]，无怒害心[2]，于一切有情起利益安乐、慈悲喜舍平等之心，鼓乐歌赞，右绕佛像。复应念彼如来本愿功德，读诵此经，思惟其义，演说开示。随所乐愿，一切皆遂：求长寿，得长寿；求富饶，得富饶；求官位，得官位；求男女，得男女。若复有人，忽得恶梦，见诸恶相，或怪鸟来集，或于住处百怪出现。此人若以众妙资具，恭敬供养彼世尊药师琉璃光如来者，恶梦、恶相诸不吉祥，皆悉隐没，不能为患。或有水、火、刀、毒、悬崄、恶象、师子、虎、狼、熊、罴、毒蛇、恶蝎[3]、蜈蚣、蚰蜒[4]、蚊、虻[5]等怖，若能至心忆念彼佛，恭敬供养，一切怖畏皆得解脱。若他国侵扰，盗贼反乱，忆念恭敬彼如来者，亦皆解脱。"

注释：

[1] **无垢浊心**　即垢心和浊心。垢心，即贪心；浊心，即痴心。

[2] **无怒害心**　怒害心是嗔心。贪、嗔、痴是烦恼中的三毒，也是佛门三忌。这里是讲没有贪、嗔、痴三毒之心。

[3] **恶蝎**　蝎尾部有毒钩刺，有剧毒，可刺人使之中毒，故称恶蝎。

[4] **蚰蜒**　节足动物，像蜈蚣而略小，体色黄褐，有细长的脚十五对，生活在阴湿的地方，捕食小虫，有益农事。

[5] **虻**　昆虫的一科，种类很多，身体灰黑色，长椭圆形，头阔，触角短，黑绿色复眼，翅透明。生活在野草丛里，雄的吸植物的汁液，雌的吸人、畜的血。

译文：

佛陀告诉曼殊室利说："正是如此！正是如此！正如你所说。曼殊室利，如果有怀清净信心的善男子、善女人等，打算供养药师琉璃光如来，他们应该首先树立佛的形像，再敷设清净高座安放佛像；散放种种鲜花，熏烧种种香料，又以种种幡幢装饰供养其处；在行供养之前，还应该行七天七夜的八关斋戒，吃清净的饮食，并用香汤沐浴，穿清洁衣物，更重要的是保持内心宁静而绝没有污浊垢染，没有愤怒与嗔害，对一切有情众生满怀善意，一心使其得利益，使其得安乐，满怀慈、悲、喜、舍四种无量平等心，做弦歌鼓乐，恭敬赞叹，右绕佛像，虔心礼敬。此外，还应忆念药师琉璃光如来的本愿功德，怀着这种意念去诵读《药师琉璃光如来本愿功德经》，仔细思索它的意义，再向别人演说开示。这样的善男子、善女人，无论有什么样的祈求，都能如愿以偿：欲求长寿者，便得长寿；欲求财富者，便得财富；欲求官位者，便得官位；欲求儿女者，便得儿女。如果有人偶然做了噩梦，有种种恶相现前，或见猫头鹰、乌鸦之类的怪鸟来家中，或于住处有异声怪相，以至有鬼魅等出现，此人只需置办好各种美好的物品，恭敬地供养药师琉璃光如来，则一切噩梦恶相以及种种不祥之兆都会消失隐没，不能再为患作怪。面对水火刀毒，身临悬崖绝壁、危墙险桥，或受恶象、狮子、虎狼、熊豹、毒蛇、恶蝎、蜈蚣、蚰蜒、蚊虻等令人恐怖畏惧的毒物威胁时，只要能够全心全意地忆念药师琉璃光如来，至诚恭敬地供养他，便可以摆脱一切危险与恐怖。如果别的国家来侵略骚扰，国内盗贼反叛起乱，只要一心忆念彼药师琉璃光如来，恭敬地供养他，那么一切盗贼、侵略都可以免除。"

原文：

"复次，曼殊室利，若有净信善男子、善女人等，乃至尽形不事余天[1]，惟当一心归佛、法、僧，受持禁戒，若五戒、十戒、菩萨四百戒、苾刍二百五十戒、苾刍尼五百戒，于所受中或有毁犯，怖堕恶趣，若能专念彼佛名号，恭敬供养者，必定不受三恶趣生。或有女人，临当产时，受于极苦，若能至心称名礼赞，恭敬供养彼如来者，众苦皆除。所生之子，身分具足，形色端正，见者欢喜，利根聪明，安隐少病，无有非人，夺其精气。"

———————————

注释：

[1] **不事余天** 即不侍奉其余诸天，就是不侍奉外道天、魔王天和凡夫天，认为只有皈依三宝，依教修行，才能达到无漏的无余涅槃。

译文：

"再者，曼殊室利，有些怀清净信心的善男子、善女人们，直到寿命终结，都没有信奉过其他各种各样的天，以及湿婆神等天魔外道，一心一意地皈依佛、法、僧三宝，接受并持守佛为弟子们制定的五戒、十戒、菩萨四百戒、比丘二百五十戒、比丘尼五百戒等。如果在所受持中有所毁犯，害怕堕入三种恶道的报应，或者女子临到生小孩时，受极大的痛苦折磨，只要能够至心称名念佛，礼赞药师琉璃光如来，恭敬供养药师琉璃光如来，便可以消除一切痛苦。不仅如此，她所生的小孩，也会四肢五官具足，相貌端正，人见人爱。这样的孩子，聪明智慧，健康少病，安安稳稳，一切非人的鬼魅之类均不能够夺去他的精气色力。"

原文：

尔时，世尊告阿难[1]言："如我称扬彼佛世尊药师琉璃光如来所有功德，此是诸佛甚深行处，难可解了，汝为信不？"

注释：

[1] **阿难** 为佛陀十大弟子之一，全称阿难陀。意译为欢喜、庆喜、无染。系佛陀之堂弟，出家后20余年间为佛陀之常随弟子，善记忆，对佛陀之说法多能朗朗记诵，故被誉为多闻第一。

译文：

这时候，世尊告诉阿难说："我这样称赞颂扬的药师琉璃光如来的所有功德，是十方诸佛最奥妙、最深的行愿之处，在众生看来是非常难以理解的，你对此是否怀着信心呢？"

原文：

阿难白言："大德[1]世尊！我于如来所说契经[2]，不生疑惑，所以者何？一切如来身、语、意业无不清净。世尊！此日月轮[3]可令堕落，妙高山王可使倾动，诸佛所言无有异也。世尊！有诸众生，信根不具，闻说诸佛甚深行处，作是思惟：'云何但念药师琉璃光如来一佛名号，便获尔所功德胜利？'由此不信，反生诽谤，彼于长夜失大利乐，堕诸恶趣，流转无穷！"

注释：

[1] **大德** 音译为婆坛陀。古印度时，对佛菩萨或高僧之敬称。又比丘中之长老，亦称大德。另于诸部律中，对现前之大众，凡比丘众，称大德僧；比丘尼众则称大姊僧。在我国，不以"大德"一词称佛菩萨，而以之为高僧的敬称。然于隋唐时代，凡从事译经事业者，特称大德，《大慈恩寺三藏法师传卷六》记载，贞观十九年（645）六月，玄奘于弘福译经时，另有证义大德十二人、缀文大德九人、字学大德一人、证梵语梵文大德一人等。《贞元释教目录》卷十六亦举出临坛大德、百座大德、三学大德、讲论大德、义学大德、翻经大德、译语大德等名称。此外，统领僧尼之僧官，亦称大德。据《续高僧传》卷十一载，唐朝武德初年，以僧众过繁，乃置十大德以纲维法务。《大宋僧史略》卷下亦列出临坛大德、引驾大德等名称。然至近代以来，"大德"一词已广泛使用，凡有德有行之人，不论其出家、在家，均以大德尊称之，或不限于具足德行与否，而以之为佛教界一般性礼称。

[2] **契经** 既契合众生的根机又契合真理的经文，即佛经。

[3] **日月轮** 即日轮和月轮。日轮即日宫，是日天子所居之宫殿，一般指太阳；月轮即月宫，是月天子所居之宫殿，一般指月亮。

译文：

阿难回禀佛陀说："大德世尊啊，对于如来所说的契合世间、出世间一切真实的经典，我是不会有任何疑惑的。为什么呢？因为凡如来动身发语，起心生念，无不具有清净本质。世尊啊，天上的太阳和月亮可以堕落，巍巍的须弥山可以倾斜倒塌，但诸佛如来所说的话，是永远真实不虚、不会变异的。世尊，有这样一些人，他们并不具备信心根基，一旦听闻十方诸佛的极其深奥的愿行，就会这样去想：'为什么说只要忆念药师琉璃光如来的名号，就可以获得如此之多的微妙功德及殊胜利益呢？'由于这种不信，心生疑惑，他们反而会生出毁谤，从而在生死的漫漫长夜中失去极大利益，堕入各种恶趣之道，于无穷无尽的苦海中流转不已，永无出期。"

原文：

佛告阿难："是诸有情，若闻世尊药师琉璃光如来名号，至心受持，不生疑惑，堕恶趣者无有是处。"

译文：

佛陀于是告诉阿难："像这样的有情众生，如果能够听闻世尊药师琉璃光如来的名号，而且专心一念地虔诚信受奉持，就不会在内心产生什么疑惑，更不可能堕入恶趣里去转生！"

原文：

"阿难！此是诸佛甚深所行，难可信解，汝今能受，当知皆是如来威力。阿难！一切声闻、独觉及未登地诸菩萨[1]等，皆悉不能如实信解，惟除一生所系菩萨[2]。阿难！人身难得，于三宝中，信敬尊重，亦难可得，得闻世尊药师琉璃光如来名号，复难于是。阿难！彼药师琉璃光如来，无量菩萨行，无量善巧方便，无量广大愿；我若一劫，若一劫余而广说者，劫可速尽，彼佛行愿，善巧方便无有尽也！"

注释：

[1] **未登地诸菩萨**　指尚未登十地位的一切菩萨。菩萨为得佛果而从事的修行即布施、持戒、忍辱、精进、禅定、智能等的六波罗蜜（度）；菩萨须经五十二个修行阶段，历劫修行，才可证得佛果。因尚未登十地、未入圣位，故称未登地诸菩萨。

[2] **一生所系菩萨**　即一生补处菩萨，亦称等觉菩萨。为菩萨修行五十二位之第五十一位，称等觉者，意谓与佛相等，而修行上尚逊一筹。亦称有上士，因为妙觉佛陀称有上士，故等觉亦称有上士。亦称一生补处，意谓次一生将成佛。

译文:

"阿难,这就是我说的诸佛的大悲大智所行达的境界,其深刻与奥妙是一般众生难以真正信受、明确了解的。你今天之所以能够信受奉持,应当知道那完全是因为承受了药师琉璃光如来的大神威力!阿难,我今天所说的这些,除了那些下一世就可以成佛的菩萨,其余所有的一切声闻、独觉以及尚未达到初地阶段的菩萨都是不能如实地信奉理解的。阿难啊,能够转生到这个世界上,要具备人身的体貌、智识,实在是非常不容易的!在佛、法、僧三宝之中,如要始终保持虔信、恭敬与尊重,也是难能可贵、极不容易的!至于要听闻药师琉璃光如来的名号,虔诚地信仰、恭敬地奉持他,则比前面所说的那些更不容易做到了!阿难,药师琉璃光如来,在过去的菩萨因地中,因为修了无量多的菩萨行而获得极大的功德,有许多善巧方便法门用来拯救受苦受难的众生。他许下了无比广大的慈悲誓愿,要使众生脱离苦痛、得享安乐。我若要广泛、详细地叙说药师琉璃光如来的功德行愿,即使用上一劫,或者一劫以上的时间,也是讲不完的。若我要广泛地述说,那么一个劫的时间就会悄然地流逝,可药师琉璃光如来的行愿功德、善巧方便法门,却难以穷尽,无法用语言来概述完毕!"

原文:

尔时,众中有一菩萨摩诃萨,名曰救脱[1],即从座起,偏袒右肩,右膝着地,曲躬合掌,而白佛言:"大德世尊!像法转时,有诸众生为种种患之所困厄,长病羸瘦,不能饮食,喉唇干燥,见诸方暗,死相[2]现前,父母、亲属、朋友、知识啼泣围绕。然彼自身,卧在本处,见琰魔使[3],引其神识[4]至于琰魔法王[5]之前。然诸有情,有俱生神[6],随其所作,若罪若福,皆具书之,尽持授与琰魔法王。尔时,彼王推问其人,算计所作,随其罪福而处断之。时,彼病人亲属、知识,若能为彼归依世尊药师琉璃光如来,请诸众僧转读此经,然七层之灯[7],悬五色续命神幡,或有是处,彼识得还,如在梦中明了自见。或经七日,或二十一日,或三十五日,或四十九日,彼识还时,如从梦觉,皆自忆知善不善业所得果报;由自证见业果报[8]故,乃至命难,亦不造作诸恶之业。是故净信善男子、善女人等,皆应受持药师琉璃光如来名号,随力所能,恭敬供养。"

注释：

[1] **救脱**　菩萨名。此菩萨因救人病苦，使其脱离灾难而得名。《七佛八菩萨所说大陀罗尼神咒经》卷一将其列为八大菩萨之第四。

[2] **死相**　指人死时之相状。由查验人之死相，可知其往生善处或恶处，称为知死相。

[3] **琰魔使**　琰魔王的鬼卒。对于穷凶极恶的人，琰魔王就差遣这种鬼卒去引他来治罪。

[4] **神识**　心识灵妙，不可思议，叫作神识。

[5] **法王**　佛教称法王有三：①推行十善，以正法治世转轮法王；②铁面无私，治理地狱罪犯的琰魔法王；③于一切法得大自在的无上法王——佛。三者虽同称法王，而意义有差别。

[6] **俱生神**　即众生的第八识。第八识是藏识的意思，因能藏诸法的种子，而能记录人的善恶。

[7] **然七层之灯**　然，同燃；七层之灯，指为对治身三口四之七支恶业而燃点之七层智慧明灯。

[8] **业果报**　善恶业因所招感的苦乐果报；业因与果报。

译文：

当佛陀说到这里时，那些在他周围恭敬听说法的大众之中一位名叫救脱的大菩萨从座中站起身，袒露着右肩，然后右膝着地，双手合十，恭敬地伏身向佛陀致意，然后对佛说道："大德世尊，我佛灭度千年之后，便至佛法衰替的像法时代了，到那时候，有情众生善根微薄，业障深重，为种种疾病困围折磨，有的长期卧病在床，体弱羸瘦，不能吃，不能喝，喉咙、嘴唇都枯干燥涩，眼睛看到的四面八方都笼罩着沉沉的阴霾黑云，死亡的征兆迫在眉睫。此时，父母、兄弟、妻子、亲属、朋友、老师、尊长都围绕在床前，哭哭啼啼、涕泪泗流。患者自己身卧病榻，眼见阎罗法王的差役前来勾取其神识，将其带到阎罗法王的跟前，听候审判。诸位有情众生平时都有神识伴随其人身，一刻不离左右，人的言行举止的所有善恶感应都以罪或福的形式被记录下来。到了阎罗法王处，这神识便将所有的记录呈交给法王。阎罗法王据此评断此人的所作所为，计算其平时所累积的善恶多少，按其应得的罪福给予奖惩。这个时候，患者的亲属、师友如果能够为他皈依世尊药师琉璃光如来，延请僧众转读《药师琉璃光如来本愿功德经》，同时点燃七层四十九盏（每层七盏）延寿长明灯，悬挂五种颜色的续命神幡，或许可能使其神识重返世间，使其再次活过来。凡是这种神识返回而活过来的患者，就好像从大梦中清醒过来一样，对梦中所见所闻记忆犹新，清楚明了。患者的神识或许是经过了七天，或许是经过了二十一天，或许是经过了三十五天，或许是经过了四十九天才还苏回来。当神识返回患者身上时，患者如同刚刚从梦中觉醒过来一样，能清楚地记起自己作恶或者行善所得到的善果业报。由于自己亲自见证应验了业果报应，这些人就是到死，也都不会再去造作任何恶业了。所以说，凡具有清净信心的善男子、善女人们，都应该信受奉持药师琉璃光如来的名号，按照自己的能力大小，至心地恭敬供养世尊药师琉璃光如来。"

原文：

尔时，阿难问救脱菩萨曰："善男子[1]，应云何恭敬供养彼世尊药师琉璃光如来？续命幡灯复云何造？"救脱菩萨言："大德[2]，若有病人，欲脱病苦，当为其人，七日七夜受持八分斋戒。应以饮食及余资具，随力所办，供养苾刍僧；昼夜六时，礼拜供养彼世尊药师琉璃光如来；读诵此经四十九遍，然四十九灯，造彼如来形像七躯，一一像前各置七灯，一一灯量大如车轮，乃至四十九日光明不绝。造五色彩幡长四十九搩手[3]，应放杂类众生至四十九，可得过度危厄之难，不为诸横恶鬼所持。"

注释：

[1] **善男子** 阿难称救脱菩萨为善男子。因救脱是菩萨，但现在家相，故以善男子称之。

[2] **大德** 救脱菩萨尊称阿难为大德。因阿难虽属小乘行者，但现出家相，为尊重出家比丘，故称其为大德。

[3] **搩手** 张开拇指、中指或示指度量物体。

译文：

这时候，阿难又向救脱菩萨问道："救脱菩萨，应当怎么做才能恭敬地供养药师琉璃光如来呢？还有续命的神幡和延年的长明灯又应该怎么制作呢？"救脱菩萨回答说：

"大德，如果有患者想要脱离疾病的折磨，那他的亲属、师友就应该为他用七天七夜的时间来受持、信奉八关斋戒；应该竭尽自己的所能置办饮食和别的供养品，延请比丘僧人并加以恭敬供养；在昼夜的六时（8点、12点、16点、20点、0点、4点）中，虔诚地礼拜供养世尊药师琉璃光如来；读诵《药师琉璃光如来本愿功德经》四十九遍；点燃四十九盏长明灯；塑造七尊药师琉璃光如来的形像，并在每尊佛像前置七盏长明灯，而每盏灯都应当大如车轮，且四十九日中不灭；再造五种颜色的彩幢，使其有四十九搽手长（1搽手＝23厘米）；还应当放生四十九种杂类众生。这样便可以使患者度过危险的厄难，而不再受各种横恶鬼魅的劫持操纵了。"

原文：

"复次，阿难，若刹帝利[1]、灌顶王[2]等，灾难起时，所谓人众疾疫难，他国侵逼难，自界叛逆难，星宿变怪难[3]，日月薄蚀难[4]，非时风雨难，过时不雨难。彼刹帝利灌顶王等，尔时应于一切有情起慈悲心，赦诸系闭，依前所说供养之法，供养彼世尊药师琉璃光如来。由此善根及彼如来本愿力故，令其国界即得安隐，风雨顺时，谷稼成熟，一切有情无病欢乐；于其国中，无有暴虐药叉等神恼有情者，一切恶相皆即隐没；而刹帝利灌顶王等寿命色力，无病自在，皆得增益。阿难！若帝后、妃主[5]、储君、王子、大臣、辅相、中宫、婇女、百官、黎庶[6]，为病所苦，及余厄难；亦应造立五色神幡，然灯续明，放诸生命，散杂色华，烧众名香，病得除愈，众难解脱。"

注释：

　　[1] **刹帝利**　古印度有四姓阶层，刹帝利为四姓之一，是王族。

　　[2] **灌顶王**　古印度的帝王在即位时，国师取四大海之水盛金瓶中，灌洒太子头顶，表示祝福，此为古印度帝王即位的仪式。帝王被灌顶以后就称灌顶王。

　　[3] **星宿变怪难**　天上星宿的出没本来有一定规律，若起了特殊变化，很可能预示国家将有灾难来临。

　　[4] **日月薄蚀难**　天文现象的变化与人世有密切的关系，因它的变化可能预示风灾、水灾、旱灾、地震等出现而引起种种社会问题。

　　[5] **妃主**　帝王除皇后外，还有其他妾室，这些人都称为妃主。

　　[6] **黎庶**　即黎民百姓。

译文：

"还有，阿难，当刹帝利、灌顶王等世间的国王遭受灾难时，即发生所谓的世间瘟疫难、他国侵逼难、国内叛逆难、星宿变怪难、日月薄蚀难、狂风暴雨难、久旱不雨难等天灾人祸时，这些刹帝利、灌顶王等世间君主国王便应该对一切有情众生发起慈悲之心，大赦天下被关押的囚犯，并依照前面所说的供养方法，虔诚地供养世尊药师琉璃光如来。这样做所累积起来的善根功德，再加上药师琉璃光如来的本愿之力，便可以令他们的国界安定稳固、风调雨顺、国泰民安、五谷丰收，使一切有情众生都无灾无难、无病无痛地欢乐自在，不会有任何暴恶夜叉等鬼神危害作祟，使有情众生无烦恼忧虑，使一切险恶的征兆都销声匿迹，不再出现。至于刹帝利、灌顶王自己，则寿命增长，精力充沛，身心健康，无灾无病，自在快乐。举国上下都各得增益。阿难，如果那些帝后、王妃、大子、王子、大臣、辅相、太监、宫女、百官及庶民百姓等也被疾病所折磨，痛苦烦恼异常，或者蒙受了别的灾难祸害，也可立起五色的神幡，点燃长明灯以求续命，再放生各式各样的有生命的物类，散发各种颜色的鲜花，焚烧各式各样名贵的供香，使一切病痛得以痊愈，一切灾难得以被消灭。"

原文：

尔时，阿难问救脱菩萨言："善男子，云何已尽之命而可增益？"救脱菩萨言："大德！汝岂不闻如来说有九横死耶？是故劝造续命幡灯，修诸福德；以修福故，尽其寿命，不经苦患。"阿难问言："九横云何？"救脱菩萨言："若诸有情，得病虽轻，然无医药及看病者，设复遇医，授以非药，实不应死而便横死；又信世间邪魔、外道、妖孽之师，妄说祸福，便生恐动，心不自正，卜问觅祸，杀种种众生，解奏神明，呼诸魍魉，请乞福佑，欲冀延年，终不能得，愚痴迷惑，信邪倒见，遂令横死入于地狱，无有出期，是名初横[1]。二者，横被王法之所诛戮。三者，畋猎嬉戏，耽淫嗜酒，放逸无度，横为非人夺其精气。四者，横为火焚。五者，横为水溺。六者，横为种种恶兽所啖。七者，横堕山崖。八者，横为毒药、厌祷、咒诅、起尸鬼等之所中害。九者，饥渴所困，不得饮食而便横死。是为如来略说横死，有此九种。其余复有无量诸横，难可具说。"

注释：

[1] **初横** 第一种横死。即本可以医治好，不当死而死亡的。信世间邪魔外道、妖孽之师妄说祸福等而横死者，入于地狱，无有出期。

译文：

这时候，阿难问救脱菩萨说："菩萨，为什么众生已经到了尽头的生命还可以得到延续增益呢？"救脱菩萨回答道："大德，你难道没有听如来说有 9 种横死吗？所以他才劝说我们建造续命的长明灯和五色的神幡，并且修习各种善业，广求福德。由于修习福德，累积善业，所以直到寿命终结，人都不会再去经历痛苦，遭受灾难了。"阿难又问道："九种横死是怎么样的呢？"救脱菩萨回答说："首先，有的人虽然病情很轻，却没有得到医生的诊断，得不到药物的治疗，或者虽然有医生给予诊断治疗，但却给错了药，结果本不应当死的却死去了，这是一种横死。另外又有一些人，相信世间的邪魔外道、妖孽巫师，听信他们胡说有祸有福的话，结果弄得自己心中惊惶失措、恐怖万分，日夜忐忑不安。心中一旦丧失了平衡正见，他们便去请人看相算命，求签问卦，为追寻祸害的根源，甚至不惜杀害种种生命。他们还作法祭祀神灵，召请役使各种鬼魅魍魉，以乞求福佑、大享平安，希望能够延长寿命。殊不知，这终究是不能实现的。愚昧无知，迷惑本性，信随邪魔，起倒乱见，使他终究遭受横死之苦，沉沦于地狱之内，没有出离的日子，这便是第一种横死。第二种横死，因为违犯王法而遭到刑律的诛灭杀戮。第三种横死，肆意打猎，嬉闹游乐，沉迷于淫欲之中不能自拔，嗜酒如命，毫无节制，以至于邪鬼恶神趁机夺其精气而遭横死。第四种横死，遭受火灾焚烧而死。第五种横死，因溺水淹没而死。第六种横死，被各式各样的凶猛恶兽啖食而死。第七种横死，因从悬崖断壁上坠落而死。第八种横死，遭受毒药、厌祷、咒诅、起尸鬼等中伤毒害而死。第九种横死，因为饥饿焦渴，得不到点滴饮食而渴死、饿死。上面这些是如来简单列举的九种横死，此外还有许多种横死，实在难以一一细说呀。"

原文：

"复次，阿难，彼琰魔王主领世间名籍之记。若诸有情，不孝五逆[1]，破辱三宝，坏君臣法，毁于性戒[2]，琰魔法王，随罪轻重，考而罚之。是故我今劝诸有情，然灯造幡，放生修福，令度苦厄，不遭众难。"

注释：

[1] **五逆** 指五种极恶之行为，即杀父、杀母、杀阿罗汉、出佛身血、破和合僧。又名五逆罪、五无间业、五无间罪或五不救罪。

[2] **性戒** 二戒之一。乃针对性罪而立之禁戒。又作性罪戒、性重戒、主戒、旧戒。与遮戒相对。此类戒律从犯罪之果报而言，属于本质之罪恶行为，如五戒中之杀生、偷盗、邪淫、妄语等四波罗夷，不待佛之制戒，亦不论在家、出家与受戒、不受戒，若犯之，未来必定受报。因其自性就是罪行，为业报之正因，系社会普遍承认之罪恶，并有法规制止之，故称性戒。反之，遮戒则依佛陀之遮制而设，如酒戒。

译文：

"还有，阿难，阎罗法王主宰着世间众生的生死记录簿。如果有情众生中，有些子孙忤逆不孝，破坏侮辱佛、法、僧三宝，败坏君臣纲纪秩序，违犯杀妄盗淫的根本性戒，那么阎罗法王便会根据其所犯罪过的轻重加以审判拷问，量刑惩罚。因此，我今天在这里劝告诸位有情众生，为了度过苦难厄运，免遭众多的灾祸，一定要点燃长明灯，建造无色神幡，供养药师琉璃光如来，还要放生积善，广修福德，使一切灾难厄运消弭不再，以求平安欢乐。"

原文：

尔时，众中有十二药叉大将[1]，俱在会坐，所谓宫毗罗大将、伐折罗大将、迷企罗大将、安底罗大将、頞你罗大将、珊底罗大将、因达罗大将、波夷罗大将、摩虎罗大将、真达罗大将、招杜罗大将、毗羯罗大将。此十二药叉大将，一一各有七千药叉[2]以为眷属，同时举声白佛言："世尊！我等今者蒙佛威力，得闻世尊药师琉璃光如来名号，不复更有恶趣之怖，我等相率皆同一心，乃至尽形归佛、法、僧，誓当荷负一切有情，为作义利，饶益安乐。随于何等村城国邑，空闲林中，若有流布此经，或复受持药师琉璃光如来名号恭敬供养者，我等眷属卫护是人，皆使解脱一切苦难，诸有愿求悉令满足，或有疾厄求度脱者，亦应读诵此经，以五色缕[3]，结我名字，得如愿已，然后解结。"

注释：

[1] **十二药叉大将** 又作十二神王、十二神将、药师十二药神将。为药师佛之眷属，即守护诵持《药师琉璃光如来本愿功德经》者，或以其为药师佛之分身。每一神将各拥有七千药叉，共计八万四千护法神。十二药叉大将为：①宫毗罗，又作金毗罗，意译为极畏，身呈黄色，手持宝杵，以弥勒菩萨为本地；②伐折罗，又作跋折罗、和者罗，意译为金刚，身呈白色，手持宝剑，以大势至菩萨为本地；③迷企罗，又作弥佉罗，意译为执严，身呈黄色，手持宝棒或独钴，以阿弥陀佛为本地；④安底罗，又作安捺罗、安陀罗，意译为执星，身呈绿色，手持宝锤或宝珠，以观音菩萨为本地；⑤颔你罗，又作末尔罗、摩尼罗，意译为执风，身呈红色，手持宝叉或矢，以摩利支菩萨为本地；⑥珊底罗，又作娑你罗、素蓝罗，意译为居处，身呈烟色，手持宝剑或螺贝，以虚空藏菩萨为本地；⑦因达罗，又作因陀罗，意译为执力，身呈红色，手持宝棍或鉾，以地藏菩萨为本地；⑧波夷罗，又作婆耶罗，意译为执饮，身呈红色，手持宝锤或弓矢，以文殊菩萨为本地；⑨摩虎罗，又作薄呼罗、摩休罗，意译为执言，身呈白色，手持宝斧，以药师佛为本地；⑩真达罗，又作真持罗，意译为执想，身呈黄色，手持胃索或宝棒，以普贤菩萨为本地；⑪招杜罗，又作朱杜罗、照头罗，意译为执动，身呈青色，手持宝锤，以金刚手菩萨为本地；⑫毗羯罗，又作毗伽罗，意译为圆作，身呈红色，手持宝轮或三钴，以释迦牟尼佛为本地。

[2] **七千药叉** 为十二药叉大将之部下眷属，每一神将各拥有七千药叉，共计八万四千药叉。八万四千药叉用以对付八万四千尘劳。

[3] **五色缕** 亦作五色线、五色绳、五色铤。即用青、黄、赤、白、黑五色之线系为一缕。佛教中的解厄法，可有二解：以五色丝线结成十二药叉的名字；一边以丝线打结，一边称念十二药叉的名字。

译文：

那时，在听佛说法的会众之中，有十二位药叉大将，他们分别是宫毗罗大将、伐折罗大将、迷企罗大将、安底罗大将、颔你罗大将、珊底罗大将、因达罗大将、波夷罗大将、摩虎罗大将、真达罗大将、招杜罗大将、毗羯罗大将。这十二位药叉大将各领有七千名药叉作为部属。所有药叉同时举声向佛禀告："世尊啊，我们今天承蒙您的神圣庄严的威力加被，得以听闻药师琉璃光如来的神圣名号，已经完全摆脱了对可能轮回转生到三恶道去的结局的恐惧。我们一定要相互鼓励，同心协力，即使到了寿命终结的那一天，也始终皈依佛、法、僧三宝。我们立誓要担负天下众生的苦难，为他们做种种义利之事，使其得到饶益安乐。无论是在村邑、城镇、国都，还是在空闲的山间、林中，只要有此经流行传布，只要有人奉持药师琉璃光如来的名号并加以虔诚地供养，我们以及我们所有的眷属都会守护、保卫这个人，使他解脱一切苦难，满足他的一切愿望企求。如果有人遭遇疾病或者厄难而希望得到解脱，那他也应该诵读《药师琉璃光如来本愿功德经》，并以五色的丝缕，把我们十二药叉大将的名字编织在丝缕结中。如果他能做到，我们一定使他的病痛痊愈、厄难解除，他可以在达成愿望后再解开丝缕结。"

原文：

尔时，世尊赞诸药叉大将言："善哉！善哉！大药叉将！汝等念报世尊药师琉璃光如来恩德者，常应如是利益安乐一切有情。"

译文：

这时，世尊便对诸位药叉大将连声赞叹，并说："善哉！善哉！药叉大将，你们念着报答药师琉璃光如来的恩德，就应该如此利益一切有情众生啊！"

原文：

尔时，阿难白佛言："世尊，当何名此法门？我等云何奉持？"佛告阿难："此法门名说药师琉璃光如来本愿功德，亦名说十二神将饶益有情结愿神咒，亦名拔除一切业障，应如是持！"

译文：

这时候，阿难又对佛陀说道："世尊，应当怎样称呼这个法门呢？我们又应该如何奉持信守这法门呢？"佛陀告诉阿难说："此法门的名称就叫作药师琉璃光如来本愿功德，又叫十二神将饶益有情结愿神咒，又叫拔除一切业障法门。你们就应该像我说的这样持守信奉这一法门。"

原文：

时，薄伽梵，说是语已，诸菩萨摩诃萨及大声闻、国王、大臣、婆罗门、居士、天龙、药叉、捷达缚[1]、阿素洛[2]、揭路荼[3]、紧捺洛[4]、莫呼洛伽[5]、人、非人等一切大众，闻佛所说，皆大欢喜，信受奉行[6]。

注释：

[1] **捷达缚** 又作干闼婆。为天龙八部众之一。译曰香神、嗅香、香阴、寻香行。不食酒肉，唯求香以资阴身，又自其阴身出香，故有香神乃至寻香行之称。乐人之称；乐神名。与紧那罗同，奉侍帝释而司奏伎乐。

[2] **阿素洛** 即阿修罗。意译为无酒、飞天等。为天龙八部众之一。常与帝释战斗之神。

[3] **揭路荼** 即迦楼罗。鸟名，亦名金翅鸟、妙翅鸟等。为天龙八部众中之一。居四天下之大树，取龙为食。

[4] **紧捺洛** 即紧那罗。意译为歌神。为天龙八部众之一。乐神名。与捷达缚同，奉侍帝释而司奏伎乐。

[5] **莫呼洛伽** 即摩睺罗迦。为天龙八部众之一。是大蟒神，其形人身而蛇首。

[6] **信受奉行** 佛经文末用语。信即深信无疑；受即完全接受；奉即尊奉佛的教导；行即学习修行。信受如来所说之法而奉行之，即信受奉行。

译文：

佛陀说完这番话时，所有的大菩萨和佛身边所有的声闻大弟子，以及在场同闻佛法的国王、大臣、婆罗门、居士、天龙、药叉、干闼婆（香神或乐神）、阿修罗、迦楼罗（金翅鸟）、紧那罗、摩睺罗迦（大蟒神）、人及非人等，都因为听了佛陀宣说的法音而皆大欢喜，无不顶礼膜拜，信受奉行。

药师琉璃光七佛本愿功德经

大唐三藏沙门义净奉诏译

"药师琉璃光七佛本愿功德经"是本经的经题。经题一般以人、法、喻立名。佛菩萨名号归于"人"一类；佛所说法归于"法"一类；以净妙宝贵的东西喻经的好处，归于"喻"一类。药师七佛是"人"，本愿功德是"法"，琉璃光是"喻"。"七佛"即七尊药师，分别是善名称吉祥王如来、宝月智严光音自在王如来、金色宝光妙行成就如来、无忧最胜吉祥如来、法海雷音如来、法海胜慧游戏神通如来、药师琉璃光如来。

义净：唐代译经僧，河北涿州人（或山东历城人）。俗姓张。幼年出家。20 岁受具足戒。咸亨二年（671）始由广州，通过海路，到印度及苏门答腊游学 17 年，历 30 余国，携梵本经论 400 部、舍利 300 粒至洛阳。翻译经典 56 部 230 卷，为四大译经家之一。

药师琉璃光七佛本愿功德经 （卷上）

原文：

如是我闻。

一时，薄伽梵游化诸国，至广严城，在乐音树下，与大苾刍众八千人俱，菩萨摩诃萨三万六千，其名曰曼殊室利菩萨、观自在菩萨、慈氏菩萨、善现菩萨、大慧菩萨、明慧菩萨、山峰菩萨、辩峰菩萨、持妙高峰菩萨、不空超越菩萨、微妙音菩萨、常思惟菩萨、执金刚菩萨，如是等诸大菩萨而为上首，及诸国王、大臣、婆罗门、居士、天龙八部、人、非人等无量大众，恭敬围绕，而为说法。初中后善，文义巧妙，纯一圆满，清净鲜白，梵行之相，示教利喜，皆令具足，微妙行愿，趣大菩提。

译文：

弟子阿难说："《药师琉璃光七佛本愿功德经》是我亲自从佛陀那里听来的。"在说此经的时候，佛陀周游教化到了广严城，在乐音树下，与有德行的高僧及各弟子约8000人共同活动。佛陀宣说本经时，听众里有36000位大菩萨，其中曼殊室利菩萨、观自在菩萨、慈氏菩萨、善现菩萨、大慧菩萨、明慧菩萨、山峰菩萨、辩峰菩萨、持妙高峰菩萨、不空超越菩萨、微妙音菩萨、常思惟菩萨、执金刚菩萨等大菩萨坐于上首，国王、大臣、祭师、居士、天龙八部、人、非人等无量无数的大众都恭敬围绕着佛陀，谛听佛陀为他们宣说的微妙法门。

原文：

尔时，曼殊室利菩萨摩诃萨，承佛威神，从座而起，偏袒右肩，右膝着地，合掌恭敬而白佛言："世尊，今有无量人天大众，为听法故，皆已云集。唯佛世尊，从初发意乃至于今，所有无量尘沙数劫诸佛刹土，无不知见，愿为我等及未来世像法众生，慈悲演说诸佛名号、本愿功德、国土庄严、善巧方便[1]差别之相，令诸闻者，业障消除，乃至菩提，得不退转。"

注释：

[1] **善巧方便** 善巧，即各种巧妙的度人方法；方便，即在施行的方法上的种种方式，随宜而设，为方便权宜之妙用。

译文：

这时，曼殊室利法王子承受了佛的威神之力，从自己座位中站起来，袒露着右肩，右膝跪地，两手合掌，很恭敬地向佛行礼，然后赞叹说："世尊，现在有无数无量人天大众为听闻佛法而结集，唯您从因地初发心至今经过无数无量尘沙数劫时间，于佛国土没有不知晓的，请您发大慈悲心为我们现在及末法时期众生演讲开示诸佛的名号及诸佛因地的本大行愿、无边殊胜功德、国土庄严、善巧方便，使听闻佛法的人可因此而得以消除业障，直至证得无上菩提，永不退转。"

原文：

尔时，世尊赞曼殊室利菩萨言："善哉！善哉！曼殊室利，汝以大悲，愍念无量业障有情，种种疾病、忧悲苦恼，得安乐故，劝请我说诸佛名号、本愿功德、国土庄严，此由如来威神之力令发斯问。汝今谛听，极善思惟，当为汝说。"曼殊室利言："唯愿为说，我等乐闻。"

译文：

这个时候，佛就赞叹他说："你这位菩萨真好，难得你以如此的大悲之心救拔那些受业障缠累的有情众生，使他们解除种种疾病、忧悲、痛苦、烦恼，得利益安乐，并以此缘故劝请我广说诸佛的名号及他们由本愿所成就的自身净土、庄严国土。你是受了佛的威神之力加被、鼓励，才启请发问的。那么现在你就认真地听，尽量仔细地思索我所说的一切。我为你们敷设讲演此等正法。"曼殊室利答复："好，佛发大慈悲，为我等说此法门，我们都愿意听。"

原文：

佛告曼殊室利："东方去此，过四殑伽河沙佛土，有世界名曰无胜[1]，佛号善名称吉祥王如来[2]、应、正等觉、明行圆满、善逝、世间解、无上丈夫、调御士、天人师、佛、世尊，有无量亿众不退菩萨之所围绕，安住七宝[3]胜妙庄严师子之座，现在说法。曼殊室利，彼佛国土清净严饰，纵广正等百千逾缮那[4]，以赡部金[5]而为其地，平正柔软，气如天香[6]。无诸恶趣[7]及女人名，亦无瓦砾、沙石、棘刺。宝树行列，华果滋繁。多有浴池，皆以金银、真珠、杂宝而为砌饰。曼殊室利，彼国菩萨皆于七宝莲花化生。是故净信善男子、善女人[8]，皆当愿生彼佛国土。曼殊室利，彼佛如来、应、正等觉，从初发心行菩萨道[9]时发八大愿。云何为八？"

注释：

[1] **无胜** 释迦如来之净土也。

［2］**吉祥王如来**　七尊药师之一。

［3］**七宝**　指金、银、琉璃、玻璃、砗磲、赤珠、玛瑙七种宝物。

［4］**逾缮那**　印度计里程的单位，又称由旬。一由旬约 20 千米、25 千米、30 千米不等。

［5］**赡部金**　指须弥山四大洲之南赡部洲出产之黄金。赡部洲又称南阎浮提、南赡部洲。

［6］**天香**　天上（天界）的香。栴檀香、沉水香、抹香等之类。

［7］**恶趣**　众生种恶因得恶果所趣向之处，与恶道同义，即地狱、饿鬼、畜生三恶道。

［8］**善男子、善女人**　指闻佛法而信受的男女。这里指在家、出家的修行者和六道中的有缘众生。无疑叫信，闻熏佛法叫善。

［9］**菩萨道**　圆满自他二利而成佛果，名菩萨道。

译文：

佛告诉曼殊室利："我现在告诉你，从我们这个娑婆世界向东方走，经过四个甚至更多数量的恒河沙的佛国土，有一个世界叫无胜，那个世界的教主名号为吉祥王如来、应、正等觉、明行圆满、善逝、世间解、无上丈夫、调御士、天人师、佛、世尊，有无量无数亿的不退转菩萨围绕。此佛安然住于大宝胜妙庄严狮子座上，讲佛法。曼殊室利，那里国土清净、庄严，纵横约百千逾缮那，用赡部金铺地，平整柔软，气味芬馥，没有地狱、饿鬼、畜生等恶趣，没有尘世污秽和男女爱欲，也没有瓦砾、沙石、荆棘，街道上生长着繁茂的花果、宝树。那里还有许多用金银、珍珠杂宝砌饰的浴池。曼殊室利，那个佛国的菩萨都是七宝莲花所化生，所以清净的善男子和善女人都应发愿生于那个佛国。曼殊室利，那个世界的吉祥王如来当初发心修行菩萨道的时候，曾经许下 8 个宏大的誓愿，这八大愿是什么呢？"

原文：

"第一大愿，愿我来世得无上菩提[1]时，若有众生，为诸病苦逼切其身，热病、诸疟、蛊道[2]、厌魅[3]、起尸鬼[4]等之所恼害，若能至心称我名者，由是力故，所有病苦悉皆消灭，乃至证得无上菩提。"

注释：

[1] **无上菩提** 即无上正等觉。佛的圆满觉，即是真正平等觉知一切真理之无上智慧。

[2] **蛊道** 即把虫放在器皿里，让它们自相啖食，取最后存留的做成蛊。这种毒药奇毒无比，可以使人失去知觉。

[3] **厌魅** 魇魅，即用邪道致人死亡。

[4] **起尸鬼** 对死尸念咒，使尸体活动起来，杀害他人。

译文：

"第一大愿是：惟愿在遥远的未来世界，当我得以成就无上正等正觉智慧的时候，一切有情众生之中，如果有人受到诸多疾病、困苦的煎熬折磨，痛苦不堪，为热性病、各种疟疾、外道法术、魔魅起尸鬼所害，只要他能够专心诚意地称我的名号，就能使所有的疾病、困苦都消失，以至于能够证得无上正等正觉的智慧。"

原文：

"第二大愿，愿我来世得菩提时，若有众生，盲、聋、暗哑[1]、白癞[2]、癫狂[3]众病所困，若能至心称我名者，由是力故，诸根具足，众病消灭，乃至菩提。"

注释：

[1] **暗哑** 声音嘶哑，语言不清。

[2] **白癞** 大麻风病。

[3] **癫狂** 精神反常。

译文：

"第二大愿是：惟愿在遥远的未来世界，当我得以成就无上正等正觉智慧的时候，如果一切有情众生之中，有人眼瞎耳聋、声音嘶哑、患麻风病及癫狂等，只要他能够专心诚意地称我的名号，就能使所有的器官、根性都完好无缺，一切病痛霍然而除，以至于证得无上正等正觉的智慧。"

原文：

"第三大愿，愿我来世得菩提时，若有众生，为贪、嗔、痴之所缠逼，造无间罪[1]及诸恶行，诽谤正法，不修众善，当堕地狱受诸苦痛，若能至心称我名者，由是力故，令无间罪及诸业障悉皆消灭，无有众生堕恶趣者，常受人天殊胜安乐，乃至菩提。"

注释：

[1] **无间罪** 没有间断地犯罪。

译文：

"第三大愿是：惟愿在遥远的未来世界，当我得以成就无上正等正觉智慧的时候，一切有情众生之中，如果有人为贪、嗔、痴所困扰而不断作恶犯罪，诽谤正法，不改恶行善，应该堕入地狱受苦，只要他能够专心诚意地称我的名号，就能使无间罪恶及各种业障全部消灭，不再堕恶趣三涂，而会得到人天殊胜的安乐，以至于证得无上正等正觉的智慧。"

原文：

"第四大愿，愿我来世得菩提时，若有众生，少乏衣食、璎珞[1]、卧具、财货、珍宝、香华、伎乐[2]，若能至心称我名者，由是力故，所乏资生皆得充足，乃至菩提。"

注释：

[1] **璎珞** 用线贯穿起来的各色珠宝。

[2] **伎乐** 如琵琶、箫、笛、琴等乐音及歌唱之佛赞等。

译文：

"第四大愿是：惟愿在遥远的未来世界，当我得以成就无上正等正觉智慧的时候，一切有情众生之中，如果有人缺少衣服饮食、珠宝、卧具、财物、香花、伎乐，只要他能够专心诚意称我的名号，就能使所缺少的东西得以充足，以至于证得无上正等正觉的智慧。"

原文：

"第五大愿，愿我来世得菩提时，若有众生，或被枷锁系缚其身，及以鞭挞受诸苦恼，若能至心称我名者，由是力故，所有苦楚皆得解脱，乃至菩提。"

译文：

"第五大愿是：惟愿在遥远的未来世界，当我得以成就无上正等正觉智慧的时候，一切有情众生之中，如果有人犯了国法，被枷锁系缚，或受鞭挞及种种苦难，只要他能够专心诚意地称我的名号，就能从所有的痛苦中解脱，以至于证得无上正等正觉的智慧。"

原文：

"第六大愿，愿我来世得菩提时，若有众生于险难处，为诸恶兽熊黑、师子、虎豹、豺狼、蚖蛇、蝮蝎之所侵恼，欲断其命，发声大叫，受大苦时，若能至心称我名者，由是力故，所有恐怖皆得解脱，诸恶兽等悉起慈心，常得安乐，乃至菩提。"

译文：

"第六大愿是：惟愿在遥远的未来世界，当我得以成就无上正等正觉智慧的时候，一切有情众生之中，如果有人正处在危险的时刻，如被熊、狮子、老虎、豹、豺狼、蛇、蝎子等袭击，生命将逝，大声呼叫，受大苦难，只要他能够专心诚意地称我的名号，就能从所有的恐惧中得到解脱，使上面所说的各种恶兽起慈悲之心，使自己得到安乐，以至于证得无上正等正觉的智慧。"

原文：

"第七大愿，愿我来世得菩提时，若有众生，斗诤言讼，因生忧恼，若能至心称我名者，由是力故，斗讼解散，慈心相向，乃至菩提。"

译文：

"第七大愿是：惟愿在遥远的未来世界，当我得以成就无上正等正觉智慧的时候，一切有情众生之中，如果有人因为斗殴、打官司等事情而烦恼，只要他能够专心诚意地称我的名号，就能使斗殴、打官司等事情都得到解决，使双方相互谅解，以至于证得无上正等正觉的智慧。"

原文：

"第八大愿，愿我来世得菩提时，若有众生入于江海，遭大恶风吹其船舫，无有洲渚而作归依，极生忧怖，若能至心称我名者，由是力故，皆得随心，至安隐处，受诸快乐，乃至菩提。"

译文：

"第八大愿是：惟愿在遥远的未来世界，当我得以成就无上正等正觉智慧的时候，一切有情众生之中，如果有人在江面上行驶时遇到狂风恶浪，因舟船处于危险之中而又找不到岛屿和海岸停靠，生极大忧愁恐怖，只要他能专心忆念持诵我的名号，由我广大威神力之加被，就能使舟船随其心愿，行至安全、稳妥的地方，并能享受各种快乐，以至于证得无上正等正觉的智慧。"

原文：

"曼殊室利，是谓彼佛、如来、应、正等觉行菩萨道时，所发八种微妙大愿。又彼世尊从初发心，常以定力成就众生，供养诸佛，严净佛土，菩萨眷属悉皆圆满。此之福德不可思议，一切声闻及诸独觉，纵经多劫说不能尽，唯除如来补处菩萨。"

译文：

"曼殊室利，这就是那个佛、如来、应、正等觉在行菩萨道时所发八种微妙大愿。此外，这个佛从因地初发心时还经常以禅定力帮助成就众生，恭敬供养各佛的庄严、清净国土，使菩萨的眷属也都成就圆满。此种福禄、功德是一般人想象不到的。证得小乘极果的声闻和独觉，即使用多劫那么长的时间来说也说不完，唯有下一生就能成佛的补处菩萨才能如实讲解。"

原文：

"曼殊室利，若有净信男子、女人，若王、大臣、长者、居士，心悕福德，断诸烦

中国佛医学研究 基础卷

恼，称彼佛名，读斯经典，于彼如来至心尊重，恭敬供养，所有一切罪恶业障及诸病苦悉皆消灭，诸有愿求无不随意，得不退转，乃至菩提。"

译文：

"曼殊室利，如果有深具净信的善男子、善女人、国王、大臣、长者、居士希望增长福德，断除诸烦恼，而持诵药师琉璃光如来的名号，阅读药师典著，恭敬、虔诚地供养药师琉璃光如来，就会使所有的罪恶、业障和疾病痛苦全都消失，所有愿求无不随意满足，直至证得无上菩提，永不退转。"

原文：

"复次，曼殊室利，东方去此过五殑伽河沙佛土，有世界名曰妙宝，佛号宝月智严光音自在王如来、应、正等觉，有无量亿菩萨围绕，现在说法，皆演大乘微妙深义。曼殊室利，彼佛如来从初发心行菩萨道时，发八大愿。云何为八？"

译文：

"再者，曼殊室利，从我们这个世界往东方去，经过五个恒河沙那么多的佛国土，有一个佛国世界叫妙宝，其佛祖号称宝月智严光音自在王如来、应、正等觉。有无数无量亿的菩萨围绕着他，聚精会神地听他宣讲微妙的奥义。曼殊室利，那个佛在因地初发心修菩萨道时，发八大誓愿，这八大愿是什么呢？"

原文：

"第一大愿，愿我来世得菩提时，若有众生为营农业及商贾事，令心扰乱，废修菩提、殊胜善法，于生死中不能出离，各各备受无边苦恼，若能至心称我名者，由是力故，衣服、饮食、资生之具、金银珍宝随愿充足，所有善根皆得增长，亦不舍离菩提之心，诸恶道苦咸蒙解脱，乃至菩提。"

译文：

"第一大愿是：惟愿在遥远的未来世界，当我得以成就无上正等正觉智慧的时候，若有众生经营农业、商业，心思烦乱，不修菩提殊胜法门，在生死流转中不得解脱，身受种种无尽痛苦、烦恼折磨，只要他能专心忆念持诵佛号，由佛威神之力加被，就能使衣服、饮食、生活资料、金银财宝随愿满足，所有善根都得到增长，能不舍离菩提正法，从各种恶道中得到解脱，直至证得无上佛果。"

原文：

"第二大愿，愿我来世得菩提时，于十方界所有众生，若为寒热饥渴逼身受大苦恼，若能至心称我名者，由是力故，先世[1]罪业悉皆消灭，舍诸苦恼，受人天乐，乃至菩提。"

注释：

[1] **先世** 即前生、前世。佛教有过去世、未来世、现在世之分，先世即过去世。

译文：

"第二大愿是：惟愿在遥远的未来世界，当我得以成就无上正等正觉智慧的时候，十方界中所有众生，如因寒冷、炎热、饥饿、饮食等身受痛苦煎熬，只要能诚心诚意称颂我名，由佛大威德之力加被，就能使前生所犯的罪恶业果被消灭，从而脱离各种苦恼，享受人间、天堂无限快乐，直至证得无上佛果。"

原文：

"第三大愿，愿我来世得菩提时，于十方界若有女人，贪淫烦恼常覆其心，相续有娠，深可厌恶，临当产时受大苦恼，若我名字暂经其耳或复称念，由是力故，众苦皆除，舍此身已，常为男子，乃至菩提。"

译文：

"第三大愿是：惟愿在遥远的未来世界，当我得以成就无上正等正觉智慧的时候，在十方界若有女人常被贪淫及烦恼覆盖、缠绕其心，相继而有身妊，深感厌恶，临生产时，遭受极大痛苦，只要她暂时听闻佛号或持诵我的圣名，由此功德威力加被，就能使所有痛苦都消除，并舍女身而转成男子，直至证得无上菩提。"

原文：

"第四大愿，愿我来世得菩提时，若有众生，或与父母、兄弟、姊妹、妻子、眷属及诸亲友行险难处，为贼所侵，受诸苦恼，暂闻我名或复称念，由是力故，解脱众难，乃至菩提。"

译文：

"第四大愿是：惟愿在遥远的未来世界，当我得以成就无上正等正觉智慧的时候，若有众生，或与父母、兄弟、姐妹、妻子等眷属亲友，行至危险处，被贼所侵害，受各种痛苦、烦恼，只要他暂时听到我的名号，并至心持诵，由此威力加被，就可以解脱各种苦难，直至证得无上菩提。"

原文：

"第五大愿，愿我来世得菩提时，若有众生行于暗夜，作诸事业，被恶鬼神之所恼乱极生忧苦，暂闻我名或复称念，由是力故，从暗遇明，诸恶鬼神起慈悲意，乃至菩提。"

译文：

"第五大愿是：惟愿在遥远的未来世界，当我得以成就无上正等正觉智慧的时候，如有众生在黑夜中做各种事业，被恶鬼神扰乱，心生极大忧愁、痛苦，只要他听到我的名号并专心称念，由佛威德神力加被，就能使黑暗变得光明，甚至使各种恶鬼神也发起慈悲心，直至证得无上菩提。"

原文：

"第六大愿，愿我来世得菩提时，若有众生行鄙恶事，不信三宝[1]，智慧尠少，不修善法，根力、觉道[2]、念定、总持皆不修习，若能至心称我名者，由是力故，智慧渐增，三十七品[3]悉皆修学，深信三宝，乃至菩提。"

注释：

[1] **三宝** 即佛、法、僧。佛，指有无上智慧与觉悟之人。法，为佛陀所说的教法。僧，为住持正法的出家人。

[2] **觉道** 大觉、正觉之路。

[3] **三十七品** 又名三十七菩提分法，即四念处、四正勤、四如意足、五根、五力、七菩提分、八正道分，为修道的重要资粮，故名三十七道品。

译文：

"第六大愿是：惟愿在遥远的未来世界，当我得以成就无上正等正觉智慧的时候，如有众生做鄙劣恶事，不信佛、法、僧三宝，缺少智慧，不修习佛法，连根本的戒、定、慧、真言都不修习，只要他能诚心诚意称诵我名，由佛功德威神之力加被，就能逐渐增长智慧，修行学习三十七道品，坚定信奉三宝，直至证得无上菩提。"

原文：

"第七大愿，愿我来世得菩提时，若有众生意乐鄙劣，于二乘道[1]修行而住，弃背无上胜妙菩提，若能至心称我名者，舍二乘见，于无上觉得不退转，乃至菩提。"

——————————————

注释：

[1] **二乘道** 指声闻乘与缘觉乘。凡属修四谛法门而悟道的人，总称为声闻乘；凡属修十二因缘而悟道的人，总称为缘觉乘。此二乘均为小乘。

译文：

"第七大愿是：惟愿在遥远的未来世界，当我得以成就无上正等正觉智慧的时候，若众生乐于修住于鄙劣不究竟的二乘道中，背弃无上胜妙究竟的菩提正道，只要他能专心称念我名号，就能舍弃二乘之见，皈依无上正等正觉之菩提，精进不退转，直至证得无上佛果。"

原文：

"第八大愿，愿我来世得菩提时，若有众生见劫将尽火欲起时，生大忧怖，苦恼悲泣，由彼前身恶业力故，受斯众苦，无所归依，若能至心称我名者，所有忧苦悉皆消灭，受清凉乐，从此命终，于我佛土莲华化生[1]，常修善法，乃至菩提。"

——————————————

注释：

[1] **莲华化生** 佛教以莲花代表清净，因莲花出淤泥而不染；念佛往生弥陀净土的人，皆在莲花之中化生。

译文：

"第八大愿是：惟愿在遥远的未来世界，当我得以成就无上正等正觉智慧的时候，如有众生劫难将尽，烈火将燃起时，由于其前身所做恶业而心生忧虑、恐惧、痛苦、烦恼，悲伤哭泣，遭受很多痛苦，没有皈依之处，只要他能专心称诵我名，就能使所有痛苦、忧愁被消灭，从而得到清静、凉爽的安乐，且在死亡之后，会生于我佛国土上，由莲花化生，经常修习大乘佛法，直至证得无上菩提。"

原文：

"曼殊室利，是为彼佛、如来、应、正等觉行菩萨道时，所发八种微妙大愿。又彼如来所居佛土，广博严净，地平如掌，天妙香树而为行列，天华遍覆，天乐常鸣，天妙铃铎随处悬布，天宝庄严师子之座，天宝砌饰诸妙浴池，其地柔软，无诸瓦砾，亦无女人及诸烦恼，皆是不退诸菩萨众，莲华化生，若起念时，饮食、衣服及诸资具随意现前，是故名为妙宝世界。"

译文：

"曼殊室利，这就是宝月智严光音自在王如来、应、正等觉在因地修习无上菩萨道时所发的八种微妙誓愿。该佛所居住的佛国国土广阔博大、庄严、清净，地面平整如手掌，美妙芬芳的树木成行地排列，万紫千红的鲜花满布，美妙的音乐飘洒各处，发出悦耳声响的铃到处悬挂，庄严的狮子座上、美妙的浴池上装饰着各种珠宝，地面柔软，没有各种瓦砾。此佛土没有女人，没有贪、嗔、痴各种烦恼，此佛土的人都是不退转众多菩萨莲花化生的。只要思念一下，饮食、衣服及生活各种资具出现在自己面前，所以名叫妙宝世界。"

原文：

"曼殊室利，若有净信男子、女人、国王、王子、大臣、辅相、中宫婇女，昼夜六时[1]，殷重至心，恭敬供养彼佛世尊及称名号，并造形像，香华、音乐、烧香、末香、涂香而为奉献，清净严洁，于七日中持八戒斋，于诸众生起慈悲意，愿生彼土。彼佛世尊及诸菩萨护念是人，一切罪业悉皆消灭，无上菩提得不退转，于贪、恚、痴渐得微薄，无诸病苦，增益寿命，随有悕求悉皆如意，斗诤怨家咸生欢喜，舍此身已，往彼刹土，莲华化生，当生之时，念、定、总持悉皆明了。曼殊室利，如是当知，彼佛名号无量功德，若得闻者，所愿皆成。"

注释：

[1] **六时** 印度古代昼三时与夜三时合称六时。昼三时是晨朝、日中、日没，夜三时是初夜、中夜、后夜。

译文：

"曼殊室利，若有清净、信奉佛法的男子、女人、国王、大臣、辅相、太监、宫女，昼夜六时虔诚地恭敬供养宝月智严光音自在王如来，持诵圣号，并造佛像，以香花、音乐、烧香、末香、涂香尊重奉献，清净庄严、整洁，在七天中持八戒斋，对诸众生生慈悲心，希望生于妙宝佛土，佛世尊及众菩萨就会保护忆念修行人，消灭其一切罪业，使其证得无上菩提，永不退转，使其贪、嗔、痴逐渐减少，没有诸疾病痛苦，寿命增长，使其稀罕之所求也都能如愿，使争斗怨家仇人都生欢喜心，使其舍弃此身往生那个佛土，托莲花化生，当投生的时候，对戒、定、慧、真言都知晓。宝月智严光音自在王的圣号，有无量功德威神力，如果有听闻者，其所有愿望都能得到满足。"

原文：

"复次，曼殊室利，东方去此过六殑伽河沙佛土，有世界名曰圆满香积，佛号金色宝光妙行成就如来、应、正等觉，有无量亿万菩萨围绕，现在说法。曼殊室利，彼佛如来从初发心行菩萨道时，发四大愿。云何为四？"

译文：

　　"再者，曼殊室利，从我们这个世界向东方去，经过六个恒河沙那么多的佛国土，有一个佛国世界叫圆满香积，其佛祖号称金色宝光妙行成就如来、应、正等觉，有无数亿万菩萨恭敬围绕着听他演说开示大乘佛法。曼殊室利，这个佛在因地修行菩萨道时，发四大誓愿，这四大誓愿是什么呢？"

原文：

　　"第一大愿，愿我来世得菩提时，若有众生造作种种屠害之业，断诸生命，由斯恶业受地狱苦，设得为人，短寿多病，或遭水火、刀毒所伤，当受死苦，若闻我名，至心称念，由是力故，所有恶业悉皆消灭，无病长寿，不遭横死，乃至菩提。"

译文：

　　"第一大愿是：惟愿在遥远的未来世界，当我得以成就无上正等正觉智慧的时候，如有众生从事各种屠杀、伤害生命的行业，由此恶业应受地狱苦刑，假设投胎为人，会短命，多疾病，或遭受水溺、烈火，为刀、毒药所伤害，并受到死亡危险的痛苦，只要他听闻我的佛号，专心持诵，由佛功德之力加被，就会消灭所有罪恶业障，无病而长寿，不会遭受横祸，直至证得无上菩提。"

原文：

　　"第二大愿，愿我来世得菩提时，若有众生作诸恶业，盗他财物，当堕恶趣，设得为人，生贫穷家，乏少衣食，常受诸苦，若闻我名，至心称念，由是力故，所有恶业悉皆消灭，衣服、饮食无所乏少，乃至菩提。"

译文：

　　"第二大愿是：惟愿在遥远的未来世界，当我得以成就无上正等正觉智慧的时候，若有情众生做种种恶业，盗窃别人的财产，应当堕于地狱、饿鬼、畜生三恶道，假设投生为人，也会生在贫穷的人家，缺少衣服、饮食，经常受种种苦难，只要他能够诚心实意称诵佛号，由佛功德威神之力加被，就会消灭所有恶业，不会缺少衣服、饮食，直至证得无上菩提。"

原文：

"第三大愿，愿我来世得菩提时，若有众生更相凌慢，共为仇隙[1]，若闻我名，至心称念，由是力故，各起慈心，犹如父母，乃至菩提。"

注释：

[1] **仇隙** 仇恨。

译文：

"第三大愿是：惟愿在遥远的未来世界，当我得以成就无上正等正觉智慧的时候，若有众生相互欺侮、傲慢，产生仇恨，只要他们听闻我佛号，诚心称诵，由佛功德之力加被，就会生起慈悲心，相互尊重友爱如敬爱父母，直至证得无上菩提。"

原文：

"第四大愿，愿我来世得菩提时，若有众生贪欲、嗔恚、愚痴所缠，若出家、在家男女七众[1]，毁犯如来所制学处[2]，造诸恶业，当堕地狱，受诸苦报，若闻我名，至心称念，由是力故，所有恶业悉皆消灭，断诸烦恼，敬奉尸罗[3]，于身语心善能防护，永不退转，乃至菩提。"

注释：

[1] **七众** 即比丘、比丘尼、式叉摩那、沙弥、沙弥尼、优婆塞、优婆夷。前五众为出家众，后二众为在家众。

[2] **学处** 即所学之处，一般指戒律，指比丘、比丘尼所遵循之戒条。

[3] **尸罗** 梵语音译，即戒、持戒，指以意志抑制种种欲望，为一种意志之努力。

译文：

"第四大愿是：惟愿在遥远的未来世界，当我得以成就无上正等正觉智慧的时候，若有众生被贪欲、嗔恚、愚痴所缠绕，不论出家僧尼还是在家男女，七众若毁坏如来制定的戒律，做种种罪业，应当堕于地狱中，受种种苦难的报应，只要他听闻我的佛号，虔诚忆念持诵，由佛威神之力加被，就会消灭全部恶业，斩断诸多烦恼，尊敬、奉持戒律，保护身、口、意不受损害，造诸善业，永远不会退转，直至证得无上菩提。"

原文：

"曼殊室利，是为彼佛、如来、应、正等觉行菩萨道时，所发四种微妙大愿。曼殊室利，又彼如来所居佛土广博严净，地平如掌，皆以宝成，常有香气如妙旃檀[1]。复以香树而为行列，天妙珠璎、摩尼等宝处处垂下。多有浴池天宝严饰，香水盈满，众德皆具，于其四边悬妙缯彩，街衢八道随处庄严。所有众生无诸烦恼及忧悲苦，亦无女人，多是住地诸菩萨众。胜妙音乐不鼓自鸣，演说大乘微妙深法，若有众生闻此音者，得不退转无上菩提。"

注释：

[1] **妙旃檀**　旃檀木，其材芳香，可供雕刻；研根为粉末，可为檀香；或可制香油。有白、赤二种。白檀可疗治热病，赤檀可祛除风肿，二者皆能除疾安身。乌洛迦旃檀更具消除蛇毒之效，故称有如此香气之旃檀树为妙旃檀。

译文：

"曼殊室利，这就是金色宝光妙行成就如来、应、正等觉修菩萨道时在因地发四大微妙誓愿。曼殊室利，该佛如来所居住的佛土宽阔、博大、庄严、清净，有各种宝石砌成平整的地面、散发着芬芳香气的妙旃檀、排列成行的各种香树，处处垂挂着的美妙的珍珠、璎珞、摩尼等各种宝石，有各种宝石装饰的浴池，池中香水充盈，具备各种高尚功德，四周悬挂美妙的长幡、彩带，八条街道宽广、庄严，众生没有烦恼、忧愁、悲哀和苦闷，也没有男女欲爱。他们是住在此佛土的各位大菩萨们。不用吹奏而自然鸣唱的奇妙动人的音乐旋律，都在宣讲大乘微妙、深奥的佛法。众生若听闻此声音，都能证得不退转之无上菩提。"

原文：

"曼殊室利，彼佛如来由昔愿力，善巧方便成就佛土，圆满庄严，坐菩提座，作如是念：'于未来世，若有众生为贪、嗔、痴之所缠绕，众病所逼，怨家得便，或时横死，复由恶业堕地狱中受大剧苦。'彼佛见此苦恼众生，为除业障[1]，说此神咒[2]，令彼受持，于现世中得大利益，远离众苦，住菩提故。即说咒曰：'呾侄他悉睇悉睇苏悉睇谟折你木刹你目帝毗目帝菴末丽毗末丽忙揭例呬嘣若揭鞞曷喇呾娜揭鞞萨婆颈他婆但你钵啰摩颈他婆但你末捺细莫诃末捺细颈步帝颈室步帝毗多婆曳苏跋泥（去）跋啰蚶摩瞿侠佉跋啰蚶摩柱侠帝萨婆颈剃数阿钵啰匝帝萨跋呾啰阿钵喇底噢帝折睹杀瑟樶勃陀俱胝婆侠帝纳摩娑婆呾他揭多喃莎诃。'"

注释：

[1] **业障** 由前生所作种种罪恶，而生今生的种种障碍，如所作所为皆不如意，就是业障的缘故。

[2] **神咒** 神秘的咒语，即陀罗尼。

译文：

"曼殊室利，金色宝光妙行成就如来，由过去因地所发宏愿，善巧方便，成就佛土，安住于完美庄严的菩提座上，作这样的想法：'在未来世，可能会有人受贪、嗔、痴三毒缠绕，众病逼身，让怨仇人家得了便利，或遭横祸身死，或做恶业，遭受恶报惩罚，堕地狱中，受苦难的煎熬。'此佛看到受苦的众生，为拔除其罪恶业障，说此威力无比神咒，使其领受忆持，于现世中得到很大利益，脱离众苦，安住于菩提道。于是演说大陀罗尼咒如下：

'呾侄他悉睇悉睇苏悉睇谟折你木刹你目帝毗目帝菴末丽毗末丽忙揭例呬嘣若揭鞞曷喇呾娜揭鞞萨婆颈他婆但你钵啰摩颈他婆但你末捺细莫诃末捺细颈步帝颈室步帝毗多婆曳苏跋泥（去）跋啰蚶摩瞿侠佉跋啰蚶摩柱侠帝萨婆颈剃数阿钵啰匝帝萨跋呾啰阿钵喇底噢帝折睹杀瑟樶勃陀俱胝婆侠帝纳摩娑婆呾他揭多喃莎诃。'"

原文：

尔时，世尊说此大力大明咒[1]时，众中所有诸大菩萨、四大天王[2]、释梵王[3]等赞言："善哉！善哉！大悲[4]世尊，能说如是[5]过去如来大力神咒，为欲饶益[6]无量众生，竭烦恼[7]海，登涅槃[8]岸，除去疾病，所愿皆满。"

注释：

[1] **大明咒** 指放大光明以破除众生迷暗的陀罗尼。明是咒的别名。大明就是大咒。

[2] **四大天王** 指东方持国天王、南方增长天王、西方广目天王、北方多闻天王。

[3] **释梵王** 帝释天与梵天。

[4] **大悲** 伟大的悲心。拔众生苦叫作悲。

[5] **如是** 如此的意思。

[6] **饶益** 给人丰富的利益。

[7] **烦恼** 烦是扰义；恼是乱义。能扰乱众生身心，令人心烦意乱的见、思惑，叫作烦恼。

[8] **涅槃** 也译作圆寂。圆是圆满一切智德；寂是寂灭一切惑业。又译作灭度。灭是灭见、思、尘沙无明三种惑；度是度分段、变易两种生死。即涅槃又有不生不灭的意思。

译文：

当佛说此威力无比大明咒时，众中所有十方三世一切大菩萨、四大天王、释梵王等齐声赞美："好极了，你以伟大的悲悯心，演说过去如来如此威力无比神咒，以拔除无量众生的种种烦恼，可使众生获最大利益，脱离苦海，到达不生不灭的境界，治愈疾病，使众生所有愿望都能得到满足。"

原文：

佛告大众："若有净信男子、女人、国王、王子、大臣、辅相、中宫[1]、婇女[2]，情怖福德，于此神咒起敬信心，若读若诵，若为他人演说其义，于诸含识[3]起大悲心，昼夜六时香华灯烛殷重供养[4]，清净澡浴，持八戒斋，至诚念诵，所有极重无边业障悉皆消灭，于现身中离诸烦恼，命欲终时诸佛护念，即于彼国莲华化生[5]。"

注释：

[1] **中宫** 即太监，负责管理王宫事务。

[2] **婇女** 王宫中照应帝王和后妃的宫女。

[3] **含识** 一切众生。

[4] **供养** 奉养的意思。对上含有亲近、奉事、尊敬的意思，对下含有同情、怜悯、爱护的意思。

[5] **化生** 四生之一，即变化而生，如诸天、地狱及劫初的人类都是化生的。

译文：

佛告诉大众："如果有清净信仰的男子、女人、国王、王子、国家众臣、太监、宫女想有稀罕的福德，只要对此神咒恭敬、奉持，朗读或背诵，为别人讲解妙义，对诸众生起悲悯心，虔诚地洗澡、净衣，于昼夜六时中用香花、灯烛恭敬供养，守持八戒斋，诚心诚意地持诵此咒，就会消灭所有极大无边无尽的业障，在现在脱离各种烦恼，在临命终时受众佛保护忆念，而能在那个佛土托莲花而化生。"

原文：

"复次，曼殊室利，东方去此过七殑伽河沙佛土，有世界名曰无忧，佛号无忧最胜吉祥如来、应、正等觉，今现在彼为众说法。又彼如来所居佛土，广博严净，地平如掌，皆以宝成，细滑柔软常有香气，无忧苦声离诸烦恼，亦无恶趣及女人名，处处皆有金砌浴池香水盈满，宝树行列，华果滋茂，胜妙音乐不鼓自鸣，譬如西方极乐世界无量寿国[1]功德庄严。曼殊室利，彼佛世尊行菩萨道时，发四大愿。云何为四？"

注释：

[1] **无量寿国** 阿弥陀佛的国土，即西方极乐世界。

译文：

佛又告诉曼殊室利："此去东方，经过7个恒河沙那么多的佛国，有个世界名叫无忧，其佛祖名无忧最胜吉祥如来、应、正等觉，他正在给众生讲演大乘佛法。那个如来所居的佛国宽广辽阔，庄严、清净，地平整如掌，以宝石砌成，国土精细、光滑、柔软，到处弥漫着芬芳香味，没有忧愁、痛苦声音，生活在那里的人脱离众多烦恼，也没有恶趣三涂及女人名，充盈着香水的金砌浴池处处可见，花树及果树茂盛生长、排列成行，美妙音乐不用人来演奏而自然出现，就像西方阿弥陀佛的极乐世界一样，功德庄严。曼殊室利，无忧最胜吉祥王如来、佛、世尊，在修行菩萨道因地发四大宏愿。这四大愿是什么呢?"

原文:

"第一大愿,愿我来世得菩提时,若有众生常为忧苦之所缠逼,若闻我名至心称念,由是力故,所有忧悲及诸苦恼悉皆消灭,长寿安隐,乃至菩提。"

译文:

"第一大愿是:惟愿在遥远的未来世界,当我得以成就无上正等正觉智慧的时候,若众生常常被忧愁、苦难所缠,不得解脱,他只要听闻我的佛号,并诚心实意地忆念持诵,由于佛加持之力,就会消灭所有忧伤、悲哀和各种苦恼,过安宁、康乐、长寿的生活,直至证得无上佛果。"

原文:

"第二大愿,愿我来世得菩提时,若有众生造诸恶业,生在无间黑暗之处,大地狱中受诸苦恼,由彼前身闻我名字,我于尔时身出光明照受苦者,由是力故,彼见光时,所有业障悉皆消灭,解脱众苦,生人天[1]中,随意受乐,乃至菩提。"

注释:

[1] **人天** 人趣与天趣,即人间与天道。

译文:

"第二大愿是:惟愿在遥远的未来世界,当我得以成就无上正等正觉智慧的时候,若众生造作各种罪恶行为,生在无有间断的黑暗地狱之中,受众多痛苦、苦恼,由于其前身曾听闻我的佛号,在我身放光明照耀受苦者时,他由于佛的加被威神之力而见到光明,消灭所有业障,从各种痛苦中解脱,而生在人、天道中,随自己意愿享受欢乐,直至证得无上正等正觉。"

原文:

"第三大愿,愿我来世得菩提时,若有众生造诸恶业,杀盗邪淫,于其现身受刀杖苦，当堕恶趣，设得人身，短寿多病，生贫贱家，衣服、饮食悉皆乏少，常受寒热、饥渴等苦，身无光色，所感眷属皆不贤良，若闻我名，至心称念，由是力故，随所愿求，饮食、衣服悉皆充足，如彼诸天身光可爱，得善眷属，乃至菩提。”

译文：

“第三大愿是：惟愿在遥远的未来世界，当我得以成就无上正等正觉智慧的时候，众生若造作杀人、偷盗、邪淫等众多恶业，而受刀杖、鞭挞的痛苦，应当堕入恶趣三涂，假设投生为人身，也会短命多病，生于贫苦、低贱家中，缺少衣服、饮食，经常受寒冷、炎热、饥饿、口渴等众苦折磨，身体无光泽、不润滑，所遇到的眷属都不善良、贤惠，他只要听闻我的佛号，专心持诵忆念，由于佛威神之力的加被，就会达成所愿，有丰足的饮食、衣服，有像诸天神一样光泽可爱的身体，得到善良的眷属，直至证得无上佛果。”

原文：

“第四大愿，愿我来世得菩提时，若有众生常为药叉诸恶鬼神之所娆乱，夺其精气[1]，受诸苦恼，若闻我名，至心称念，由是力故，诸药叉等悉皆退散，各起慈心，解脱众苦，乃至菩提。”

注释：

[1] **精气** 指维持人体生存和健康长寿的元精、元气。

译文：

“第四大愿是：惟愿在遥远的未来世界，当我得以成就无上正等正觉智慧的时候，若众生被药叉等各种凶恶鬼神纠缠、扰乱，夺取精气，受痛苦、烦恼折磨，他只要听闻我的佛号，并专心持诵忆念，由于佛威神之力的加被，就会使众药叉都倒退、散离，并生起慈悲之心，从而从众多苦难中解脱，直至证得无上正等正觉。”

原文：

“曼殊室利，是为彼佛、如来、应、正等觉，所发四种微妙大愿。若有众生闻彼佛名，昼夜六时称名礼敬至心供养，于众生处起慈悲心，业障消灭，解脱忧苦，无病长寿，得宿命智[1]，于诸佛土莲华化生，常为诸天之所卫护。曼殊室利，称彼佛名能生如是无量福业，而彼佛土愿力庄严、殊胜功德，声闻、独觉所不能知，唯除如来、应、正等觉。"

注释：

[1] **宿命智** 六神通中的宿命通智慧，是能知过去世生命与做过什么事情的神通智慧。

译文：

"曼殊室利，这就是无忧最胜吉祥如来、应、正等觉所发四种微妙殊胜誓愿。若众生听闻那个佛的名号，昼夜六时诚心诚意地恭敬礼拜、供养、持念佛号，便会起慈悲心，消灭业障，解脱忧愁苦痛，无病长寿，得到宿命通的智慧，在无忧佛国托莲花化生，并得到众多天神的保卫、爱护。曼殊室利，持诵那个佛的名号（无忧最胜吉祥如来）能产生这些无数无量的福德，而那个佛国世界的伟大宏愿、庄严殊胜的功德，声闻乘、独觉乘是不能理解的，只有如来、应、正等觉才能够知晓、理解。"

原文：

"复次，曼殊室利，东方去此过八殑伽河沙佛土，有世界名曰法幢，佛号法海雷音如来、应、正等觉，今现说法。曼殊室利，彼佛世尊所居国土清净无秽，其地平正，玻璨[1]所成，常有光明，香气芬馥，以帝青宝而为城郭，有八街道砌以金银，楼阁、殿堂、飞甍、户牖、栏楯庄饰皆众宝成，天香宝树随处行列，于其枝上挂以天缯，复有宝铃处处垂下，微风吹动出妙音声，演畅无常、苦、空、无我，众生闻者舍离欲缠、习气渐除、证甚深定，天妙香华缤纷而下；于其四面有八浴池，底布金沙，香水弥满。曼殊室利，于彼佛土无诸恶趣，亦无女人，莲华化生，无复烦恼。彼佛如来行菩萨道时，发四大愿。云何为四？"

注释：

[1] **玻璨** 即玻璃。

译文：

"再者，曼殊室利，从我们这个世界向东方去，经过八个恒河沙那么多的佛土，有一个佛国世界名叫法幢，其佛祖号称法海雷音如来、应、正等觉，他现在正在演说大乘佛法。曼殊室利，这个佛所居住的佛土清净无烦恼，地面平整，由玻璃铺成，处处充满光明，香气芬馥，用帝青宝做城郭，用金银砌成八条宽广大道，用各种宝石装饰楼阁、宫殿、小楼屋上飞檐及窗户、栏楯，天香宝树排列成行，树枝上悬挂着天缯彩带。随处可见的垂下的宝铃在微风吹拂下演奏美妙动听乐章，赞颂佛法的无常、苦、空、无我，众生听闻，舍离欲望纠缠，逐渐消除坏习气，证得甚深禅定。佛土中常有美妙奇异香花纷纷落下。此佛土四面有八浴池，池底布满金沙，池中香水弥漫。曼殊室利，那个佛土的众生无诸恶趣三涂，也无男女欲爱，都从莲花化生，没有烦恼。此佛如来在修行大乘菩萨道时，在因地发四大誓愿。这四大誓愿是什么呢？"

原文：

"第一大愿，愿我来世得菩提时，若有众生生邪见家，于佛、法、僧不生净信，远离无上菩提之心，若闻我名，至心称念，由是力故，无明[1]、邪慧[2]日夜消灭，于三宝所深生正信，不复退转，乃至菩提。"

注释：

[1] **无明** 不明白道理，亦即愚痴的别名。

[2] **邪慧** 邪指左道；慧即智慧。不明因果、违反正理的一切知见及障蔽智慧，叫邪慧。

译文：

"第一大愿是：惟愿在遥远的未来世界，当我得以成就无上正等正觉智慧的时候，若有众生不幸失去正见，误入邪门歪道，不能清净信奉佛、法、僧三宝，远离究竟无上的菩提心，他只要听闻我的佛号，并诚心诚意持诵，由于佛威神之力的加持，就会迅速消灭无明邪门歪道，深信并皈命三宝，安于佛法正见，永不退转，直至证得无上菩提。"

原文：

"第二大愿，愿我来世得菩提时，若有众生生在边地[1]，由近恶友造众罪业，不修善品，三宝名字曾不经耳，命终之后堕三恶趣。彼诸众生暂闻我名者，由是力故，业障消除，遇善知识，不堕恶趣，乃至菩提。"

注释：

[1] **边地** 边隅之地。在西方极乐世界的边隅，有地名懈慢界，亦名胎宫，往生于那里的人，500 岁间不得见闻三宝。

译文：

"第二大愿是：惟愿在遥远的未来世界，当我得以成就无上正等正觉智慧的时候，若有众生生于边隅之地，远离佛法正见，亲近恶友，造种种恶业，不修善业，不听闻三宝名字，命终之后受报，堕入恶趣，他们只要暂时听闻我名，由佛威神之力加被，就会消除所有业障，转而亲近善知识，而不堕恶趣，直至证得无上菩提。"

原文：

"第三大愿，愿我来世得菩提时，若有众生，衣服、饮食、卧具、医药、资生所须悉皆乏少，由此因缘生大忧苦，为求觅故造众恶业，若闻我名，至心称念，由是力故，有所乏少，随念皆得，乃至菩提。"

译文：

"第三大愿是：惟愿在遥远的未来世界，当我得以成就无上正等正觉智慧的时候，若有众生缺少饮食、卧具、医药、生活必需品，并因此而心生忧愁、苦恼，为寻求饮食而造众多恶业，他只要听闻我的佛号，专心忆念，由于佛的加持力，就会达成所愿，得到所有缺乏的资生用品，直至证得无上菩提。"

原文：

"第四大愿，愿我来世得菩提时，若有众生由先恶业，共相斗诤，作不饶益，弓箭刀杖互为伤损，若闻我名，至心称念，由是力故，各起慈心，不相损害，不善之念尚自不生，况于前人欲断其命？常行喜舍，乃至菩提。"

译文：

"第四大愿是：惟愿在遥远的未来世界，当我得以成就无上正等正觉智慧的时候，若有众生因先世的罪业受报，相互仇恨争斗，损害利益，以弓箭、刀杖相互伤害，他们只要闻听我的佛号，专心持诵忆念，由佛的加持力，就会都生起慈悲之心，不相损害，不再生起罪恶念头，即使是以前欲害对方性命的冤家，也常行喜心、舍心，直至证得无上菩提。"

原文：

"曼殊室利，是为彼佛、如来、应、正等觉行菩萨道时，所发四种微妙大愿。若有净信男子、女人，闻彼佛名，至心礼敬，殷勤供养，受持念诵，业障消灭，得不退转菩提之心，具宿命智，所生之处常得见佛，无病长寿，命终之后生彼国中，衣服、饮食、资生之具随念皆至，无所乏少。曼殊室利，彼佛世尊具足如是无量功德，是故众生常当忆念，勿令忘失。"

译文：

"曼殊室利，这就是法海雷音如来、应、正等觉在修行菩萨道因地所发四种微妙宏愿。若有怀清净信心的善男子和善女人们听闻那个佛名号，专心恭敬，殷勤供奉持诵，就会使业障迅速消除，正法、菩提之心永不退转，从而具有宿命通智慧，于所生之处常能看见佛，听闻佛的教诲，无病而长寿，于命终之后生于佛土中，能随愿得到衣服、饮食、生活资具，不会缺少这些东西。曼殊室利，此佛世尊具有如此无量无边功德，所以众生应当常常忆念受持，不得忘记和失去。"

原文：

"复次，曼殊室利，东方去此过九殑伽河沙佛土，有世界名曰善住宝海，佛号法海胜慧游戏神通如来、应、正等觉，现在说法。曼殊室利，彼佛如来行菩萨道时，发四大愿。云何为四？"

译文：

"曼殊室利，从我们这个世界向东方去，经过九个恒河沙那么多的佛国，有个世界名叫善住宝海，其佛祖名叫法海胜慧游戏神通如来、应、正等觉，他正在演说大乘法门。曼殊室利，那个佛如来在修行菩萨道时，在因地发四大宏愿，这四大愿是什么呢?"

原文：

"第一大愿，愿我来世得菩提时，若有众生造众恶业，种植耕耘损诸生命，或复兴易欺诳他人，战阵兵戈常为杀害，若闻我名，至心称念，由是力故，资生之具，不假[1]营求，随心满足，常修众善，乃至菩提。"

注释：

[1] **不假**　不借用。

译文：

"第一大愿是：惟愿在遥远的未来世界，当我得以成就无上正等正觉智慧的时候，若有众生造众多恶业，种植耕耘，损害生命，或经商欺骗别人，在战场上以兵戈杀害他人，他只要听闻我的佛号，专心持念，由于佛威神之力加被，就会使生活资具不用靠营生而求，随心愿即可得到，就会常修众善行，直至证得无上菩提。"

原文：

"第二大愿，愿我来世得菩提时，若有众生造十恶业[1]杀生等罪，由此因缘，当堕地狱，若闻我名，至心称念，于十善道[2]皆得成就，不堕恶趣，乃至菩提。"

注释：

[1] **十恶业**　又名十不善业，即杀生、偷盗、邪淫、妄语、恶口、两舌、绮语、贪欲、嗔恚、愚痴。

[2] **十善道**　即不杀生、不偷盗、不邪淫、不妄语、不两舌、不恶口、不绮语、不贪、不嗔、不痴十种善业。

译文：

"第二大愿是：惟愿在遥远的未来世界，当我得以成就无上正等正觉智慧的时候，若有众生造十恶业、杀生等罪恶，并因此应堕地狱受苦，他只要听闻我佛名号，诚心持诵忆念，就会在十善道中修行，有所成就，不至堕入恶趣三涂，直至证得无上菩提。"

原文：

"第三大愿，愿我来世得菩提时，若有众生不得自在[1]，系属于他，或被禁系、杻械枷锁、鞭杖苦楚，乃至极刑，若闻我名，至心称念，由是力故，所有厄难皆得解脱，乃至菩提。"

注释：

[1] **自在** 进退无碍的意思，指人的心完全脱离了烦恼的束缚而通达无碍。

译文：

"第三大愿是：惟愿在遥远的未来世界，当我得以成就无上正等正觉智慧的时候，若众生于烦恼中失去自由，被他人捆绑，或犯法被监禁，被镣铐、枷锁系缚，身受鞭挞，甚至将受杀戮极刑，他只要听闻我佛名号，一心皈依持诵，由我佛的慈悲、福德和威神之力加被，就会从所有灾难、困苦中解脱，直至证得无上菩提。"

原文：

第四大愿，愿我来世得菩提时，若有众生造众恶业，不信三宝，随虚妄见，弃背正理，爱乐邪徒，谤毁佛经言非圣说[1]，外道典籍恭敬受持，自作教人俱生迷惑，当堕地狱无有出期，设得为人生八难处，远离正道，盲无慧目，如是之人若闻我名，至心称念，由是力故，临命终时，正念现前，解脱众难，常生中国，受胜妙乐，乃至菩提。

注释：

[1] **圣说** 圣者所说的话，指佛所说之法。

译文：

"第四大愿是：惟愿在遥远的未来世界，当我得以成就无上正等正觉智慧的时候，若有众生造种种恶业，不信奉佛、法、僧三宝，追随虚假、违背正理的知见，亲近邪门外道，诽谤诋毁佛经，宣传邪说非理，恭敬奉持外道典籍，且不但自己做，还教别人做，应堕地狱，无有出头之日，即使投生为人，也生于八难处，远离佛法，盲目，没有智慧，他只要听闻我佛圣号，诚心诚意持诵信奉，由于佛威神之力加被，就会在命终之时，佛法正念现前，从苦难中迅速解脱，投生于佛法盛行之中国，享受殊胜美妙音乐，直至修成无上菩提。"

原文：

"曼殊室利，是为彼佛、如来、应、正等觉行菩萨道时，所发四种微妙大愿。曼殊室利，彼佛国土功德庄严，与上妙宝如来世界等无有异。"

译文：

"曼殊室利，这就是那个佛、如来、应、正等觉修行菩萨道在因地所发四种殊胜微妙誓愿。曼殊室利，那个佛国土功德巍巍庄严，与上面妙宝世界、宝月智严光音自在王如来的世界没有差别。"

原文：

"复次，曼殊室利，东方去此过十殑伽河沙佛土，有世界名净琉璃，佛号药师琉璃光如来、应、正等觉。曼殊室利，彼佛世尊从初发心行菩萨道时，发十二大愿。云何十二？"

译文：

"再者，曼殊室利，由此向东方去，经过十个恒河沙那么多的世界，有一个名叫净琉璃的佛国世界。那个世界的教主名号为药师琉璃光如来、应供、正等觉。曼殊室利，那个世界的药师琉璃光如来，在当初发心修行菩萨道的时候，曾经许下了十二个宏大的誓愿，这十二个大愿是什么呢？"

原文：

"第一大愿，愿我来世得菩提时，自身光明^[1]照无边界，三十二相^[2]、八十随好^[3]庄严其身，令诸有情如我无异。"

注释：

[1] **自身光明** 药师琉璃光如来说他将来成佛时，要身放光明，照遍一切世界。佛的慈光是随时随地照耀着、充满着世界的，只是众生因无明烦恼的障蔽，常在光中而不见光。修学佛法者若能精勤进修，除去烦恼的尘垢，必能沐浴于佛的慈光中。

[2] **三十二相** 为印度公认的大人相，特别为男子的胜相，如佛足底的平满相、千辐轮相、佛身的紫金色相、垂手过膝相、顶髻相等。这些相依印度当时的相法，为最高贵、最庄严的福德相。轮王或如来才完满具足三十二相。

[3] **八十随好** 是随身体的某部形态所具有的某种美的特征，如佛手柔软、毛发光泽、面容丰满等。佛法本不着相，但为了导引众生，令众生喜欢生信，药师琉璃光如来于因地中发愿具足这种福德庄严相。药师琉璃光如来的本愿是不但希望自己身相光明、众好具足，同时还希望一切有情皆如自己一样，平平等等，无有差异。

译文：

"药师琉璃光如来发的第一个愿是：惟愿在遥远的未来世界，当我得以成就无上正等正觉智慧的时候，自身能放射如火焰般的大光明，照耀无量无数无边的世界，使一切有情的众生都像我一样，也能拥有如三十二种大人相、八十种随行好那样美好庄严的形象。"

原文：

"第二大愿，愿我来世得菩提时，身如琉璃，内外清彻，光明广大，遍满诸方，焰网^[1]庄严，过于日月，铁围中间，幽冥^[2]之处，互得相见，或于此界，暗夜游行，斯等众生见我光明，悉蒙开晓，随作众事。"

注释：

[1] **焰网** 即光明相辉映结成网络，而此琉璃光身即善安住于由光线所组成的光

明夺目的焰网之中。

[2] **幽冥** 即三恶道无真理光之处。

译文：

"第二大愿是：惟愿在遥远的未来世界，当我得以成就无上正等正觉智慧时，我的身体就如同净琉璃一般通体透明，内外澄澈，纯净无瑕，俱无点秽，光明炽盛，广大无边，遍照四方，为光焰交织笼罩，庄严无比，光明胜过日月，一切置身于幽冥世界中的众生，都能因为这光明而得以开启蒙昧昏暗的心智，能够随顺自己的心愿志趣所趋，实现一切所求，成就一切事业。"

原文：

"第三大愿，愿我来世得菩提时，以无量无边智慧方便[1]，令诸有情所受用物[2]皆得无尽。"

注释：

[1] **方便** 随方因便，以利导人。

[2] **受用物** 人们在衣、食、住、行方面需要受用的物质。

译文：

"第三大愿是：惟愿在遥远的未来世界，当我得以成就无上正等正觉智慧时，以无量无边的智慧方便，生产大量的受用物质，使一切有情众生所需求的物质，皆能够受用无尽。"

原文：

"第四大愿，愿我来世得菩提时，若诸有情行邪道者，悉令游履菩提正路；若行声闻、独觉乘者，亦令安住大乘法中。"

译文：

"第四大愿是：惟愿在遥远的未来世界，我证得大菩提时，若有不信善恶因果，做杀、盗、淫、妄种种罪恶，不幸失去正途而误入邪道，我都要使他们的心志能永远安住于菩提正路中。此外，若有行声闻、独觉的小乘行，我都要以大乘究竟法门令他们安住，永不退转。"

原文：

"第五大愿，愿我来世得菩提时，若诸有情于我法[1]中修行梵行[2]，一切皆令得不缺戒[3]，善防三业，无有毁犯、堕恶趣者。设有毁犯，闻我名已，专念受持，至心发露，还得清净，乃至菩提。"

注释：

[1] **法** 梵语为达磨。为通于一切之语。无论大小、有形无形、真实虚妄，事物道理皆悉为法。

[2] **梵行** 从一般意义来说，梵行指一切清净行（梵是清净的意思）；从特殊意义来说，梵行专指出家的不淫戒。凡佛所制的戒行名为梵行。

[3] **不缺戒** 不缺即能圆满受持；戒，防非止恶的意思，指不但不可做恶事，连恶的念头也不可以有。不缺戒，即所有的戒律全部能够严格受持。

译文：

"第五大愿是：惟愿在遥远的未来世界，我证得大菩提时，若有诸多的有情众生，于我的正法中，修行清净的行为，我要使他们都能圆满受持戒律，且受戒以后，都能防护三业，使身、语、意三业清净，不会堕恶趣。假如有众生毁犯了禁戒，他只要听闻了我的名字，并且一心一意持佛圣号，对过往错失至诚忏悔，礼拜，供养，时时摄心于佛号佛德上，久而久之，自然就会消除罪业，内心感受佛的光明，恢复本来的德行清净，乃至证得无上菩提。"

原文：

"第六大愿，愿我来世得菩提时，若诸有情诸根不具，丑陋顽愚，聋、盲、喑哑、挛躄、背偻、白癞、癫狂，种种病苦之所缠逼，若闻我名，至心称念，皆得端严，众病除愈。"

译文：

"第六大愿是：惟愿在遥远的未来世界，我证得大菩提时，如诸多有情众生身体有种种畸形，五官有所欠缺，外表丑陋，内心鲁钝，不懂事理，眼瞎耳聋，声音嘶哑不能说话，两手挛曲，两足跛行或驼背，患麻风病或癫狂证，为这些病痛所缠，他只要听了我的名号，一心称念，或礼拜供养，蒙药师琉璃光如来功德威力的加被，就可得到救治，使丑陋的身相转为端正，使缺损的诸根都完备起来，使各种病苦得以去除而获痊愈。"

原文：

"第七大愿，愿我来世得菩提时，若诸有情贫穷困苦，无有归趣[1]，众病所逼无药无医，暂闻我名，众病消散，眷属增盛，资财无乏，身心安乐，乃至菩提。"

注释：

[1] **无有归趣**　无所归托的意思。

译文：

"第七大愿是：惟愿在遥远的未来世界，我证得大菩提时，若有诸多有情众生，处境贫穷困苦，没有归托，受到多种病的逼迫，又无医无药，他只要称念我的名号，便可使众多病苦消除，亲属朋友逐渐增多，资生之具全部具足，身心安乐，直到证得无上菩提。"（过去由于因缘不足、福德薄弱，所以贫穷孤苦。以后，由于善根福德增长，身心恢复健康；由于努力做事业，把家庭建立起来；由于人缘转好，亲属朋友也逐渐增多。佛陀的慈悲虽极普遍，但他对于孤苦贫病的众生特别关怀、护念和救济。因此世尊在世时特别提倡施医施药，救济孤独。凡身为佛子，修学佛法，须体念释迦牟尼佛的精神，效法药师琉璃光如来的本愿，随分随力去做。）

原文：

"第八大愿，愿我来世得菩提时，若有女人，为女众苦之所逼切，极生厌离，愿舍女身，若闻我名，至心称念，即于现身转成男子，具丈夫相，乃至菩提。"

译文：

"第八大愿是：惟愿在遥远的未来世界，我证得大菩提的时候，若有女人，为女身的众多苦恼所逼迫而极其痛切，产生了厌离心，愿意舍弃女身，她只要能听闻我的名号，一心称念，礼敬供养，就可以转女成男，具足大丈夫相，直到证得无上菩提。"

原文：

"第九大愿，愿我来世得菩提时，令诸有情出魔罥网，复有种种邪见之徒，皆当摄受，令生正见，渐令修习诸菩萨行，乃至菩提。"

译文：

"第九大愿是：惟愿在遥远的未来世界，我证得大菩提的时候，可使诸多有情众生都能出离恶魔的罥网。如有众生受了种种邪见的缠缚，我也要用各种善巧方便，导引摄受，使之能安置于佛法的正见之中，渐修习四摄六度等诸菩萨行，从而能证得无上菩提。"

原文：

"第十大愿，愿我来世得菩提时，若诸有情王法所拘[1]，幽禁牢狱、枷锁鞭挞，乃至极刑，复有众多苦楚之事逼切忧恼，无暂乐时，若闻我名，以我福德威神力故，皆得解脱一切忧苦，乃至菩提。"

注释：

[1] **王法所拘**　国家法律称为王法；拘，指受国家法律的制裁。

译文：

"第十大愿是：惟愿在遥远的未来世界，我证得大菩提的时候，若有情众生因犯罪或受枉而为王法所拘，被幽禁于牢狱，带上枷锁，受到鞭打乃至于极刑，身心感到众多的苦楚、忧恼，没有一时一刻的安乐，他只要听到我的名号，由于我的圆满福德、威神之力加被，就能脱难，解除一切忧苦，直到证得无上菩提。"

原文：

"第十一大愿，愿我来世得菩提时，若诸有情饥火所恼，为求食故造诸恶业，若闻我名，至心称念，我当先以上妙饮食随意饱满，后以法味令住胜乐，乃至菩提。"

译文：

"第十一大愿是：惟愿在遥远的未来世界，我证得大菩提的时候，若诸有情生活困难，为饥渴所逼迫苦恼，为了求食不择手段而造下了重大的诸恶业，他只要听到我的名字，专心称念，信受奉持，我就当先以上妙的饮食饱足其身，然后进一步以无上的佛妙法使他用心领会，使他们安住于无限的胜情欢乐之中，乃至成就无上菩提。"（也就是说：饮食只能作暂时的救济，不是解决问题的根本办法。如先以饮食饱其口腹，进而教以人生正行、知识技能，使之从事职业，这就相对地解决了外在问题。再进一步，令其修学佛法，在佛法丰富的宝藏中，得世间稀有的无上法乐，那才是究竟的救世济人。）

原文：

"第十二大愿，愿我来世得菩提时，若诸有情身无衣服，蚊虻、寒热之所逼恼，若闻我名，至心称念，随其所好，即得种种上妙衣服、宝庄严具、伎乐香华，皆令满足，离诸苦恼，乃至菩提。"

译文：

"第十二大愿是：惟愿在遥远的未来世界，我证得大菩提的时候，若诸多有情众生没有衣服穿，也没有被褥帐子，为蚊虻所苦，冷天无衣御寒，热天也无衣遮体，不胜困苦，他们只要听到我的名号，专心称念，信受奉持，就能如其内心所好，得到种种上等美妙的衣服，亦能得到首饰、宝石等装饰的物品，以及娱乐的用具和花蔓、涂香，脱离诸多苦恼，乃至证得无上菩提。"

原文：

"曼殊室利，是为药师琉璃光如来、应、正等觉行菩萨道时，所发十二微妙上愿。"

译文：

　　"曼殊室利，这是药师琉璃光如来、应、正等觉，在因地行菩萨道时所发的十二微妙上愿。"

药师琉璃光七佛本愿功德经 （卷下）

原文：

　　尔时，佛告曼殊室利："彼药师琉璃光如来行菩萨道时，所发大愿及彼佛土功德庄严[1]，我于一劫、若过一劫说不能尽。然彼佛土纯一清净，无诸欲染，亦无女人[2]及三恶趣、苦恼之声，以净琉璃而为其地，城阙、宫殿及诸廊宇、轩窗、罗网皆七宝成，亦如西方极乐世界功德庄严。于彼国中有二菩萨，一名日光遍照，二名月光遍照，于彼无量菩萨众中而为上首[3]，能持彼佛正法宝藏。是故，曼殊室利，若有净信男子、女人，应当愿生彼佛世界。"

注释：

　　[1] **庄严**　以善美饰国土，或以功德饰衣身者，称为庄严。

　　[2] **无女人**　没有男女之相，没有男女差别，一律平等。

　　[3] **上首**　一座大众中之主位，称为上首。或举其中一人为上首，或举多人为上首，依经不同也。

译文：

　　这时，佛告诉曼殊室利："东方净土的药师琉璃光如来在因地修行菩萨道时所发的广大悲愿，以及成佛时彼佛所有国土的殊胜功德、清净庄严，我就是用一劫或超过一劫的时间，也是说不详尽的。药师琉璃光如来的净琉璃世界一向都是清净的，没有各种世欲污染的，也没有女人苦痛及三恶趣苦恼的声音。（换言之，东方药师乐土一切都是大丈夫，没有男女相，一律平等；无恶趣，一切恶趣都是罪恶所感，而往生净土的众生都已消除业障，善根具足，因此也就没有苦痛的声音。）药师琉璃光如来的国土，地面由琉璃宝铺成，通明透亮，城台、楼阁、宫殿和房屋的飞檐以及窗户罗网都由七种宝物装饰，功德庄严，与西方的极乐世界一样美好。在药师琉璃光如来的国土中有二菩萨辅弼，一名日光遍照，二名月光遍照。二者在那里的众多菩萨中为上首，能够持修药师琉璃光如来的正法宝藏。因此，曼殊室利，凡是对药师法门有信心的善男子、善女人等，应当立定志愿，求生彼药师琉璃光如来的净琉璃世界。（净琉璃世界不但资生物无限丰富，而且大众非常和乐，能受佛的教化开导，这在十方净土中，也是难得的、稀有的，应当发愿往生。）"

原文：

"复次，曼殊室利，若有众生不识善恶，唯怀贪惜，不知惠施[1]及施果报[2]，愚痴少智无有信心，多畜珍财勤劳守护，见乞者来心生不喜，设不获已行惠施时，如割身肉深生吝惜。复有无量悭贪有情积集资财，然于自身尚不能用，况当供给父母、妻子、奴婢、仆使及来乞者？彼诸有情从此命终，生饿鬼中或傍生趣，由昔人间曾闻药师琉璃光如来名故，虽在恶趣还得忆念彼如来名，即于彼没生在人中，得宿命智，念畏恶趣苦，不乐欲乐，好行惠施，赞叹施者，所有财物无悭吝心，渐次尚能以头、目、手、足、血、肉、身分施来求者，况余财物！"

注释：

[1] **惠施** 亦即布施，以自己之所有施舍于人。布施有三类：一是财施，就是用财物去救济疾病贫苦的人；二是法施，就是用正法去劝人修善去恶；三是无畏施，就是不顾自己的安危去解除别人的怖畏。

[2] **施果报** 布施的果报。

译文：

"再者，曼殊室利，有些人不能辨识善恶，只怀着贪惜之心，不知布施和布施的果报，愚昧，缺少智慧，也没有信仰三宝四谛之心，只知多去积蓄财物，辛苦地对这些财物勤加守护，若见贫穷的人向他乞求衣食，就从心里不喜欢，在不得已时行些布施，就如同割了他的身肉一般，深生吝惜。更有那些无量数的悭吝之人只知积集资财，对于自身尚且舍不得受用，何况拿去供养父母妻子和家里的佣人以及前来乞讨的人？这

药师文化探论

样的人等到在这个世界命终之后，必定要生饿鬼中或者堕落于畜生。上述因贪吝而堕入恶趣的众生，由于往昔在人间的时候曾经闻过药师琉璃光如来的名号，有意或无意中称念过它，在堕入恶趣之中时，忽然忆得药师琉璃光如来的名号，生恭敬心，诚恳皈向药师琉璃光如来，就可从三恶道中得生人中，得到宿命智，念及畏惧恶趣之苦，彻底改变以往过失，不再为自己好乐私欲之乐，而能有利于他人，好行惠施，也赞叹别人的布施，对自己的财物无悭吝心，渐次还能以自己的头、目、手、足、血肉、身分施于来乞者，更何况身外的财物！"

原文：

"复次，曼殊室利，若复有人，归依世尊受诸学处，而破坏戒威仪及坏正见；诸有持戒、正见，不求多闻，于佛所说契经深义[1]不能解了；虽有多闻而怀憍慢，由慢心故自是非他，嫌谤正法，为魔伴党。如是愚人自行邪见，复令无量百千俱胝[2]有情堕大险坑。此诸有情堕于地狱、傍生、鬼趣，若曾闻此药师琉璃光如来名号，由彼如来本愿威力，于地狱中忆佛名号，从彼命尽还生人间，正见精进，意乐调善，舍俗出家，于佛法中受持学处无有毁犯，正见多闻解甚深义，离于憍慢，不谤正法，不为魔伴，渐次修行诸菩萨行，乃至菩提。"

注释：

[1] **契经深义** 佛所说法，称当人情，契合法相，妙义重重，深广如海。

[2] **俱胝** 又作拘胝、俱致、拘梨。意译为亿。乃印度数量之名。

译文：

"再者，曼殊室利，有些人虽然皈依世尊受持诸种戒律，却破坏了戒律威仪，毁坏了正见；对有持戒、正见的人，不求多闻，不多求知识开示，对佛所说的契经的深奥义理不能了解。有的人虽然不放弃多闻，却起了骄慢之心，觉得自己是对的，而认为别人是不对的。他是诽谤了正法，而成为魔鬼的伙伴了。像这样的愚人，不但自己行邪见，还会使无量百千亿数的人堕入邪见的大险坑。这些人堕入地狱，傍生鬼道，受尽苦楚。他们若听到药师琉璃光如来的名号，由于药师琉璃光如来的本愿威力，在地狱中忆念佛的名号，就能从那些恶道中命尽而还生于人间，得到正见，继而精进修行，善能调服内心的意乐，进而舍俗出家，在如来的正法中，受持种种戒律，没有毁坏冒犯，而且起正见，求多闻，了解契经的甚深义理，远离骄慢之心，不再毁谤正法，不做魔鬼的同伴，渐渐地修行诸菩萨的六度万行，乃至证得无上菩提。"

原文：

"复次，曼殊室利，若诸有情悭贪嫉妒，造诸恶业自赞毁他，命终当堕三恶趣中，无量千岁受诸剧苦。从彼终已来生人间，或作牛、马、驼、驴之属，恒被鞭挞，饥渴缠心，身常负重困苦疲极。若得为人，生居下贱奴婢、仆使，被他驱役，恒不自在。由昔人中曾闻药师琉璃光如来名号，彼善根力今复忆念至心归依，以佛神力众苦解脱，诸根聪利，智慧多闻，恒求胜法，常遇善友，永断魔罥，破无明𣪘（què），竭烦恼河，解脱一切生老病死、忧悲苦恼，乃至菩提。"

译文：

"再者，曼殊室利，如果有情众生之中，有的人悭贪忌妒、称赞自己、毁谤别人，命终之后就会堕入三恶道中，历经久远，受尽诸多剧烈苦楚。从那里受完了剧苦之后，命终又降生到人间，或做牛、马、驼、驴之类，常被鞭打，忍受饥渴，身体常为人背负重担，困苦疲劳至极；即使可以降生为人，也还是居于下贱的地位，受他人的驱役使唤，总是不得自由。然而这些人，若是在前世身为人的时候，曾经听闻药师琉璃光如来的名号，又因为这以前的善因，现在又忆念起药师琉璃光如来，并且一心一意地皈依药师琉璃光如来，佛便以伟大的神力，使其解脱众苦，使所有的根器变得聪利，使其智慧多闻，知道常常求取上胜的佛法，常常会遇到好的朋友，永远断除了魔外的邪见罗网，突破无明的蒙蔽，永不沉溺于烦恼的河流枯竭，解脱一切生老病死忧愁苦恼，乃至证得无上菩提。"

原文：

"复次，曼殊室利，若诸有情好喜乖离，更相斗讼，恼乱自他，以身、语、意[1]造诸恶业，展转常为不饶益事，互相谋害，告召山林、树冢等神，杀诸众生，取其血肉，祭祀药叉、罗刹神等，书怨人名或作形像，以恶咒术而咒诅之，厌魅、蛊道、咒起死尸，令断彼命及坏其身。是诸有情若得闻此药师琉璃光如来名号，彼诸恶缘悉不能害，一切展转皆起慈悲，利益安乐，无损恼意及嫌恨心，于自所有常生喜足。"

注释：

[1] **身、语、意** 即身业、口业、意业，合称为三业。身业即身之所作所为，口业即口之所言，意业即意之所思。

译文：

"再者，曼殊室利，有情众生之中有的人好生是非，喜欢互相乖违离间，以致更相互诤讼，恼乱自己，又恼乱他人，以身、语、意造作种种恶业，辗转报复，常做不利于人的事，并且谋害对方，如祷告山林树木以及冢墓间的鬼神，请他们代替报复；或杀牛羊鸡等众生，取其血肉，祭祀药叉、罗刹神等恶鬼；或书写仇人的名字，用草木作其形象，以恶毒的咒术咒诅他；或以邪术蛊道相害，对死尸念咒，使尸首活动起来，去取仇人的性命，伤害他的身体。受人毒害的有情，若是得以听到药师琉璃光如来的名号，便可承其慈悲威力，使恶缘都不能为害，一切的恶意都消解了，使大家展转慈心相处，能相互增进种种利益，得到安乐，相互之间不再存有损恼意和嫌恨心，而对于自己所受的果报，即使困难艰苦，也能产生欢喜满足之心。"

原文：

"复次，曼殊室利，若有四众[1]苾刍、苾刍尼、近事男、近事女及余净信男子、女人，若能受持八支斋戒，或经一年，或复三月，受持学处，以此善根愿生西方极乐世界见无量寿佛[2]。若闻药师琉璃光如来名号，临命终时有八菩萨乘神通来示其去处，即于彼界种种杂色众宝华[3]中自然化生[4]。或有因此生于天上，虽生天中而昔善根亦不穷尽，不复更生诸余恶趣；天上寿尽还生人间，或为轮王，统摄四洲，威德自在，劝化无量百千有情，于十善道令其修习；或生刹帝利、婆罗门、居士、贵族，多饶财宝，仓库盈溢，形相端严，眷属隆盛，聪明智慧，勇健盛猛，有大身力。若是女人，得闻药师琉璃光如来名号，至心受持，于后不复更受女身。"

注释：

[1] **四众** 即比丘、比丘尼、优婆塞、优婆夷四者的合称。亦译为苾刍、苾刍尼、

近事男、近事女。前二者为出家的男、女二众；后二者为在家亲近奉事三宝的男居士和女居士。

[2] **无量寿佛** 即阿弥陀佛，因阿弥陀佛的寿命无量，故有此称。从时间说是无量寿，从空间上说是无量光。

[3] **杂色众宝华** 极乐国土的杂色宝花，如《阿弥陀经》说："大如车轮，青色青光，黄色黄光，赤色赤光，白色白光，微妙香洁。"

[4] **化生** 四生（胎生、卵生、湿生、化生）之一，即无所依托，唯依业力而忽起者。如诸天、地狱及劫初的人类都是化生的。

译文：

"再者，曼殊室利，四众佛弟子——比丘、比丘尼、优婆塞、优婆夷，以及其他净信佛法的善男子、善女人等，有的能受持八支斋戒，或经一年之久，或于1月、5月、9月，受持可学之处，以此受戒善根，愿意往生西方极乐世界，见阿弥陀佛。听闻阿弥陀佛及诸大菩萨开示正法，而未到根本定的众生，若是能闻得药师琉璃光如来的名号，至心持念，临命终时，即有八大菩萨（文殊师利、观世音、得大势、无尽意、宝檀华、药王、药上、弥勒）乘空而来，指示往生净土的道路。往生东方净土的众生，就在各种不同颜色的宝华中自然化生。或有众生，得闻药师琉璃光如来名号，并以此功德而生于天上。其生于天上受天福，而本有的生天善根也无穷尽，不会再堕于地狱等恶趣中。等到天上的寿命尽了，其再降生人间，或者作为轮王统摄天下，威德极大，如意自在，能够劝化无量数的百千众生，在十善道中修行学习；或者生为刹帝利、婆罗门、居士、贵族，有很多财宝，有充盈的物资，形象生得端正庄严，眷属也都具足昌盛，具有智慧，勇敢健强，威猛无比，如同大力士那样。如果本来是女人，得闻药师琉璃光如来名号，至心领受奉持，便能于后来不再生为女身，以大丈夫身精进修行，向于佛果。"

原文：

"复次，曼殊室利，彼药师琉璃光如来得菩提时，由本愿力观诸有情遇众病苦——瘦疟[1]、干消[2]、黄热[3]等病，或被厌魅、蛊道所中，或复短命，或时横死，欲令是等病苦消除，所求愿满，时彼世尊入三摩地，名曰灭除一切众生苦恼。既入定已，于肉髻中出大光明，光中演说大陀罗尼咒曰：'南谟薄伽伐帝鞞杀社窭噜薛琉璃钵喇婆曷啰阇也呾他揭多也阿啰嘁帝三藐三勃陀也呾侄他唵鞞杀逝鞞杀逝鞞杀社三没揭帝莎诃。'"

注释：

[1] **瘦疟** 古代称为劳伤病，为消耗性疾病。

[2] **干消** 在中医学中称为消渴，症状为口渴、饥饿、多饮、多食、多尿、身消瘦。

[3] **黄热** 即黄疸，症状为身体温度高，皮肤眼睛发黄。此病与干消、瘦疟是当时流行很广的重症，故释尊举为例证，三者均属身体上的疾病。

译文：

"再者，曼殊室利，东方药师琉璃光如来成佛时，由于因地所发的本愿力（欲慈济一切众生的苦难，尤其是病苦），以慧眼观察众生的病况，如患有瘦疟、干消、黄热等病，或因被人用邪术暗中算计而神魂颠倒，或因被蛊毒所中而丧失生命，或因遭受疾病与毒害而减短寿命，或死于非命。药师琉璃光如来发大慈悲，要使众生一切病痛苦难皆得消除，因此众生向药师琉璃光如来祈求消灾延寿的心愿能够得到满足。那时候，药师琉璃光如来首先入'灭除一切众生苦恼'定。药师琉璃光如来入定后，即于肉髻中放出大光明，其于在光明中演说大陀罗尼咒如下：

'南谟薄伽伐帝鞞杀社窭噜薛琉璃钵喇婆曷啰阇也呾他揭多也阿啰嘁帝三藐三勃陀也呾侄他唵鞞杀逝鞞杀逝鞞杀社三没揭帝莎诃。'"

原文：

"尔时，光中说此咒已，大地震动，放大光明，一切众生病苦皆除，受安隐乐。曼殊室利，若见男子、女人有病苦者，应当一心为彼病人清净澡漱，或食，或药，或无虫水，咒一百八遍与彼服食，所有病苦悉皆消灭。若有所求，至心念诵，皆得如意，无病延年，命终之后生彼世界，得不退转，乃至菩提。是故，曼殊室利，若有男子、女人，于彼药师琉璃光如来，至心殷重，恭敬供养者，常持此咒，勿令废忘。"

译文：

"当药师琉璃光如来在光中说了此咒之后，大地都震动起来，而且普遍放大光明，照耀一切众生，使一切众生的病苦皆得消除，生活安宁康乐。曼殊室利，若是看见男子或女人受种种病苦，就应当一心为那患者虔诚持诵药师琉璃光如来神咒。在为患者持诵此咒时，必须洗澡漱口，常保持身口的清净，然后对着患者吃的食物或所服的药汤、药丸，或所用无垢的清净水，持咒108遍，并让患者服食。这样患者的所有病苦便皆可被消灭。若有其他要求，能至心念诵药师神咒，也能够得到佛的护佑，得以无病延年，而且命终之后，凭此咒的神力也能辗转引发功德，往生东方净琉璃世界，绝对不退转，乃至证得究竟大菩提果。以此之故，曼殊室利，若有男子或女人对药师琉璃光如来能至心殷实尊重，恭敬供养，那么他对此药师咒应当常常受持诵念，让它不被废弃或被忘记。"

原文：

"复次，曼殊室利，若有净信男子、女人，得闻如上七佛如来、应、正等觉所有名号，闻已诵持，晨嚼齿木，澡漱清净，以诸香华、末香、烧香、涂香，作众伎乐供养形像，于此经典若自书、若教人书，一心受持，听闻其义，于彼法师应修供养，一切所有资身之具，悉皆施与，勿令乏少，如是便蒙诸佛护念，所求愿满，乃至菩提。"

译文：

"再者，曼殊室利，若对佛法有清净心的男子和女人得闻以上药师七佛、应供、正等觉等名号，在听闻之后应恭敬持诵。早晨起来先漱口、刷牙、沐浴，使身心清净，然后敬献各种芳香的妙花、燃烧用的名香、涂身的香膏，以及作众伎乐，供养药师琉璃光如来的形象。对于《药师琉璃光七佛本愿功德经》要供养受持，或自己书写，或教别人书写，一心受持，使听闻者都深知其义。对于弘扬此法门的法师，也应当广修供养，凡是其生活上所需要的一切、所有赖以为生的器具，都要施舍给予，不要使其缺少这些物资，这样便能使其得到十方诸佛的护念，使其愿望得以圆满实现，乃至证得无上菩提。"

原文：

尔时，曼殊室利童子白佛言："世尊，我于末法之时，誓以种种方便，令诸净信男子、女人得闻七佛如来名号，乃至睡中亦以佛名令其觉悟。世尊，若于此经受持读诵，或复为他演说开示，若自书、若教人书，恭敬尊重，以种种华香、涂香、末香、烧香、华鬘、璎珞、幡盖、伎乐而为供养[1]，以五色缯彩而裹裹之，洒扫净处，置高座上。是时，四大天王与其眷属，及余无量百千天众，皆诣其所供养守护。世尊，若此经宝流行之处及受持者，以彼七佛如来本愿功德及闻名号威神之力，当知是处无复横死，亦复不为诸恶鬼神夺其精气，设已夺者还得如故，身心安乐。"

注释：

[1] **供养** 供养佛像的香花表示万行，烧香表示智观，涂香表示戒品，信表示四摄（布施、爱语、利行和同事），乐表示法言，其他幢幡表示禅定，还可供养清净饭食品、灯光照明及各种资财等。供养僧宝可用衣、食、住、药等资身。

译文：

这时，曼殊室利禀告佛说："世尊，我当发大誓愿，要于像法之时，以种种善巧方便，使一切有清净心的善男子、善女人等，都能得闻药师琉璃光七佛如来名号，甚至在睡梦中也得以听闻药师琉璃光七佛如来的名号而有所觉悟。世尊，若有人对于此《药师琉璃光七佛本愿功德经》能领受经义，持念不忘，阅读背诵，或者为他人演说开示，或自己书写此经，或教别人书写，对于法宝总生恭敬心、尊重心，以种种花香、涂香、末香、烧香、华蔓、璎珞、幡盖、伎乐等供养，还以五色彩缎做成囊袋盛置《药师琉璃光七佛本愿功德经》，然后将住处洒扫清净，敷陈设置高座，用作供坛，安放经典，四大天王及其眷属，以及无数百千天众都会到这个道场来供养守护。世尊，若是此《药师琉璃光七佛本愿功德经》宝流行的地方，恭敬受持该经的人，因为药师琉璃光七佛如来的本愿功德力，及听闻药师琉璃光七佛如来名号的威神之力，不会有死于非命的，同时也不会被其他邪神恶鬼夺去精灵之气；如果精气已经被夺，也会恢复健康，如同正常时候一样，身心安乐。"

原文：

佛告曼殊室利："如是，如是，如汝所说。曼殊室利，若有净信男子、女人，欲供养彼七如来者，应先敬造七佛形像，安在清净上妙之座，散华烧香，以诸幢幡庄严其处，七日七夜受八戒斋，食清净食，澡浴身体，着新净衣，心无垢浊亦无恚害，于诸有情常起利乐、慈悲喜舍[1]、平等之心，鼓乐弦歌，称赞功德，右绕佛像[2]，念彼如来所有本愿，读诵此经，思惟其义，演说开示，随其所愿，求长寿得长寿，求富饶得富饶，求官位得官位，求男女得男女，一切皆遂。若复有人忽得恶梦见诸恶相，或怪鸟来集，或于其家百怪出现，此人若以上妙资具，恭敬供养彼诸佛者，恶梦、恶相、诸不吉祥悉皆隐没，不能为患。或有水、火、刀、毒、悬崖、险道[3]、恶象[4]、师子、虎、狼、熊罴[5]、蛇、蝎、蜈蚣如是等怖，若能至心忆念彼佛，恭敬供养，一切怖畏皆得解脱。若他国侵扰、盗贼反乱，忆念恭敬彼如来者，所有怨敌悉皆退散。"

注释：

[1] **慈悲喜舍** 慈，与一切众生乐；悲，拔一切众生苦；喜，见人行善，或离苦得乐，深生欢喜；舍，即平等心，不分冤亲、爱恶，一律平等对待。

[2] **右绕佛像** 表示敬佛。印度以右为大，故绕佛皆从右而左。

[3] **悬崖、险道** 即绝崖峭壁、危桥险坑。人在这些地方容易失足坠落。

[4] **恶象** 象中暴戾者。人若碰上它，会被蹈死。

[5] **罴** 形状像熊，能够直立，亦称人熊。

译文：

世尊对曼殊室利说："是这样的。就同你所说的一样。曼殊室利，若有净信善男子及善女人等，想要供养药师琉璃光七佛如来，应该首先敬作药师琉璃光七佛如来的形象，然后在高处敷设清净的供桌安置佛像，在所供的佛像前，供奉种种花，焚烧种种香，并以种种幢幡来庄严供佛处；七日七夜，受八分斋戒，吃清净的食物，沐浴更衣，保持芳香清洁，并随时保持衣服清净，内心清净，不生一点垢秽妄惑烦恼的心念，不发怒，也不存害人之意，对一切众生心怀利益安乐、慈悲喜舍之念头；击鼓作乐，喝念赞偈，由右而左，恭敬地绕佛，内心忆念药师琉璃光七佛如来所有功德。读诵《药师琉璃光七佛本愿功德经》，深深地思惟，以求理解其中精华奥义，然后为人演说开示。如此众生便可随自己心愿，求长寿得长寿，求富饶得富饶，求官位得官位，求子女得子女，一切都能如愿。若是有人在睡觉时忽然做噩梦，看见种种恶相，或不祥的恶鸟聚集家中，或者住所中有百种怪异的现象出现，只要此人能够以各种美妙资具恭敬供养药师琉璃光七佛如来，那所有噩梦、恶相等不吉祥的现象，就会全部消失，不能成为危害我们的祸患。若遇水灾、火灾、刀灾、毒害，或身处绝崖峭壁而容易失足坠落，或遇到恶象、狮子、虎、狼、熊、人熊等凶猛的野兽，及毒蛇、恶蝎、蜈蚣、蚊虻等可怕的毒虫，众生只要一心一意念药师琉璃光七佛如来，恭敬供养，便可从一切恐怖、可怕的灾难中得到解脱。若遭遇外国侵扰，或盗贼造反叛乱，众生只要能忆念恭敬药师琉璃光七佛如来，便可从这些内乱外患的灾难中解脱。"

原文：

"复次，曼殊室利，若有净信男子、女人等，乃至尽形不事余天[1]，唯当一心归佛、法、僧，受持禁戒，若五戒、十戒、菩萨二十四戒[2]、苾刍二百五十戒、苾刍尼五百戒，于诸戒中或有毁犯，怖堕恶趣，若能专念彼佛名号恭敬供养者，必定不生三恶趣中。或有女人，临当产时受于极苦，若能至心称名，礼赞恭敬供养七佛如来，众苦皆除；所生之子，颜貌端正，见者欢喜，利根[3]聪明，少病安乐，无有非人夺其精气。"

注释：

[1] **尽形不事余天** 尽形，即尽形寿，尽我们这一世的身形和寿命；不事余天，即不事奉或信仰其余的天魔外道。

[2] **菩萨二十四戒** 发心修大乘法的行者所受持的戒律。戒数有多种，一般为四重戒、四十三轻戒。

[3] **利根** 锐利的根器。

译文：

"再者，曼殊室利，若有净信善男子、善女人等，从皈依三宝起，到寿终为止，不事奉、信仰其余的天魔外道，只一心一意皈依佛、法、僧三宝，受持禁戒，如五戒、十戒、菩萨四十三戒、比丘二百五十戒、比丘尼五百戒，在所受的各种戒律中，于其中任何一种戒，或有触犯毁戒的，当然会怕堕入恶趣。其若能悟道，及时专心称念药师琉璃光七佛如来的名号，恭敬供养它，就不会堕于三恶趣之中。女人在临生产的时候受到极大的苦痛，若能至心称名礼赞、恭敬供养药师琉璃光七佛如来，便可使一切生产的苦痛全部消除，而她所生的子女形貌色相端正，令看见的人都心生欢喜，并且所生子女天性敏利、聪颖明慧，从小至大少有疾病，安隐快乐，不会被夜叉、恶鬼等非人夺精气，容易被抚育成人。"

原文：

尔时，世尊告阿难言："如我称扬彼七如来名号功德，此是诸佛甚深境界，难可了知，汝勿生疑。"

译文：

那时，佛告诉阿难说："以上我所称赞宣扬的药师琉璃七佛如来所有的功德，是十方诸佛极广极深的境界，一般众生是最难以了解的，你听了相信吗？"

原文：

阿难白言："世尊，我于如来所说契经深义不生疑惑。所以者何？一切如来身、语、意业皆无虚妄。世尊，此日月轮可令堕落，妙高山王[1]可使倾动，诸佛所言终无有异。世尊，然有众生信根不具，闻说诸佛甚深境界，作是思惟：'云何但念七佛名号便获尔所功德、胜利？'由此不信，便生诽谤，彼于长夜失大利乐，堕诸恶趣。"

注释：

[1] **妙高山王**　即须弥山。此山高广为众山之王，故称为须弥山王或妙高山王。

译文：

阿难向如来佛禀告说："大德世尊，我对如来所说的佛经深深信受，绝不产生任何疑惑。这是为什么呢？因为如来的动身发语，以及起心动念，一切身、口、意三业妙用，无不是清净法界的等流，无不是智慧慈悲的表现。世尊，纵使天空的日月轮可以坠落下来，地上的妙高山（须弥山）可以倾倒移动，而诸佛所说的话也是绝对真实不虚，没有一点变动的。世尊，有些人因为信根不具足，听说诸佛的奥秘境界，便作这样的想法：'为什么只念药师琉璃光七佛如来名号，就能够获得那么多的微妙功德和殊胜利益？'由此疑惑不信，继而更生出种种诽谤。这样的人在漫长的生死长夜中得不到佛陀慈光的照耀，一切福德智慧无由滋长，失去了极大的利益安乐，永远堕落三恶趣中，流转无穷，求出无期。"

原文：

佛告阿难："彼诸有情若得耳闻诸佛名号，堕恶趣者无有是处，唯除定业不可转者。阿难，此是诸佛甚深境界难可信解[1]，汝能信受，当知皆是如来威力。阿难，一切声闻及独觉等皆不能知，唯除一生补处菩萨。阿难，人身难得，于三宝中信敬、尊重亦难可得，得闻七佛如来名号复难于是。阿难，彼诸如来无量菩萨行、无量巧方便、无量广大愿，如是行愿、善巧方便，我若一劫、若过一劫说不能尽。"

注释：

[1] **信解** 听佛说法，初信之，后解之。

译文：

佛告诉阿难说："这些人若是听闻药师琉璃光七佛如来名号而起净信，一心受持忆念，不生丝毫疑惑就绝不会堕于恶趣，至于一定受报的不可扭转的业果，则当别论。以上所说的药师琉璃光七佛如来的无边功德，是诸佛所行奥妙的境界，一般人难以相信、了解，而你现今却能深信受持，当知此是如来慈悲威力加持的缘故。所有证得小乘极果的声闻和独觉，以及未登初地的诸菩萨等，也都同样不能真实地确信和彻底地体认药师琉璃光七佛如来的无边功德。只有下一生就能成佛的补处菩萨，才能如实信解之。在生死轮回中，人身是非常难得的。能于三宝中起信敬重，也是非常难得的。能听闻药师琉璃光七佛如来的名号，更是极难得的。药师琉璃光七佛如来为什么有那么大的功德？因为他在过去菩萨因地中修无量的菩萨行，发无量的广大愿，所以成佛以后即有无量的善巧方便，慈济一切众生，并使之离苦得乐。我即使以一劫或比一劫更长的时间来广说药师琉璃光七佛如来的无量行愿和善巧方便，也说不完。"

原文：

尔时，众中有一菩萨摩诃萨，名曰救脱，即从座起，偏袒右肩，右膝着地，合掌向佛白言："世尊，于后末世像法起时，若有众生为诸病苦之所逼恼，身形羸瘦，不能饮食，喉唇干燥，目视皆暗，死相现前，父母、亲属、朋友、知识啼泣围绕。身卧本处，见彼琰魔法王之使，引其神识将至王所。然诸有情有俱生神，随其所作善恶之业，悉皆记录，授与彼王，王即依法问其所作，随彼罪福而处断之。是时，病人亲属、知识，若能为彼皈依诸佛，种种庄严如法供养，而彼神识或经七日，或二七日，乃至七七日，如从梦觉复本精神，皆自忆知善、不善业所得果报，由自证见业报不虚，乃至命难亦不造恶。是故，净信男子、女人，皆应受持七佛名号，随力所能恭敬供养。"

译文：

这时，在法会的听众中，有一位菩萨摩诃萨名叫救脱，他袒露着右肩，右膝跪地，两手合掌，很敬重地对如来佛行了一个礼，然后禀告说："大德世尊，到佛灭千年后，像法时期，有一些人因善根微薄，业障深重，为种种病患所困厄，一病就是数月或数年，羸瘦如柴，不能饮食，越病越重，喉咙、口唇由于热度高而干燥焦破，不能说话，眼见东西南北诸方黑暗来侵袭，种种死亡的现象出现眼前。临死时，其父母兄弟、妻儿等亲属以及朋友、师长等围绕着他啼哭啜泣。患者在垂危之际，虽然身体还卧在病榻上，却看见琰魔王的使者来拘引他，把他的灵魂拘引到琰魔王跟前，听候审判。我们每个人一生下来就有一个俱生神，形影不离地跟着我们。我们所做的事情，无论是善还是恶，皆丝毫不差地被他记录下来。待我们命终之后，他便原原本本将之全部交予琰魔法王。这时琰魔法王就依着记事簿册审问被拘去的人，并且计算他平生所做的事，看到底是善多，还是恶多，然后随善恶轻重而判断他该受何种业报。患者的父母、亲属、师长、朋友等，如果诚恳为他皈依药师琉璃光七佛如来，依法恭敬供养之，患者的神识经过七日，或十四日，或四十九日，就会苏醒过来，生命就会延长。患者醒来时如同从大梦中醒来，恢复原本的精神一样。患者对于病中所梦见皆能一一记忆，并确切明了善业与不善业所应受得的果报，这是自身历其境，确实证见到业感果报的缘故。从此以后，患者不但平时不做越轨的行动，而且在遇到有人威胁他的生命，逼他作恶时，他也宁可牺牲生命，不愿造作任何恶业。因此，凡对药师琉璃光七佛如来有净信的善男子、善女人等，都应该受持称念药师琉璃光七佛如来名号，随自己的力量，尽自己所能去恭敬供养药师琉璃光七佛如来。"

原文：

尔时，具寿阿难问救脱菩萨曰："善男子[1]，恭敬供养彼七如来，其法云何？"

注释：

[1] **善男子**　阿难称救脱菩萨为善男子。因救脱是菩萨，但现在家相，故以善男子称之。

译文：

这时，阿难问救脱菩萨说："善男子，应该依什么方法恭敬供养此药师琉璃光七佛如来？"

原文：

救脱菩萨言："大德[1]，若有病人及余灾厄欲令脱者，当为其人七日七夜持八戒斋，应以饮食及余资具随其所有供佛及僧，昼夜六时恭敬礼拜七佛如来，读诵此经四十九遍，燃四十九灯，造彼如来形像七躯，一一像前各置七灯，其七灯状圆若车轮，乃至四十九夜光明不绝，造杂彩幡四十九首，并一长幡四十九尺，放四十九生，如是即能离灾厄难，不为诸横、恶鬼所持。大德阿难，是为供养如来法式。若有于此七佛之中，随其一佛称名供养者，皆得如是无量功德，所求愿满，何况尽能具足供养！"

注释：

[1] **大德**　救脱菩萨尊称阿难为大德。阿难虽属小乘行者，而现出家相，为尊重出家比丘，故称大德。

译文：

救脱菩萨答复阿难说："若有患者及遇灾难之人，要想脱离危难、病苦，亲属、朋友应当代替他，七日七夜受持八分斋戒，同时，应以种种清净饮食及其余各种资生用具，随力量所及，不拘多少，供养佛及比丘僧；又于昼夜六时中虔诚礼拜，恭敬供养药师琉璃光七佛如来，专心诵读此《药师琉璃光七佛本愿功德经》四十九遍，燃四十九盏灯，造药师琉璃光七佛如来形象七尊，并在每尊宝像前各供置摆成圆形的七盏灯，且要保证灯从第一天至第四十九天光明不绝；制造五色的彩幡四十九首，并造一个四十九尺长幡，放生四十九个杂类众生。如能依照以上各种办法去做，患者及遇灾难之人得以脱离危厄灾难，不再为诸横恶鬼所执持。阿难，以上做法就是供养药师琉璃光七佛如来的法式。即使是于药师琉璃光七佛如来之中随其方便，只供养其中一个药师琉璃光如来，称名持诵其号，也有上面所讲的无量功德，所有需求也都能满足，更何况同时全部供养药师琉璃光七佛如来呢。"

原文：

"复次，大德阿难，若刹帝利、灌顶王等灾难起时，所谓人众疾疫难、他国侵逼难、自界叛逆难、星宿变怪难[1]、日月薄蚀难[2]、非时风雨难、过时不雨难，彼刹帝利、灌顶王等，尔时当于一切有情起慈悲心，放大恩赦脱诸幽厄、苦恼众生，如前法式供养诸佛。由此善根及彼如来本愿力故，令其国界即得安隐，风雨顺时，谷稼成熟，国内众生无病安乐，又无暴恶药叉等神共相恼乱，一切恶相悉皆隐没；而刹帝利、灌顶王等，皆得增益寿命、色力，无病自在。大德阿难，若帝后、妃主、储君、王子、大臣、辅相、宫中婇女、百官黎庶[3]，为病所苦及余厄难，亦应敬造七佛形像，读诵此经，然灯造幡，放诸生命，至诚供养，烧香散华，即得病苦销除，解脱众难。"

注释：

[1] **星宿变怪难**　天上星宿的出没本来有一定规律，若起了特殊变化，很可能预兆着灾难的来临。

[2] **日月薄蚀难**　天文现象的变化与人世有密切的关系，因为天文现象的变化可能预示风灾、水灾、旱灾、地震等出现，从而引起种种社会问题。

[3] **黎庶**　即黎民百姓。

译文：

救脱菩萨再次对阿难说："若刹帝利、灌顶王等做国家元首时遇有灾难，如国家暴发流行传染疾病、瘟疫，受邻国侵略和逼害而发生土匪流寇叛逆的祸乱，天上的星宿发生特殊变化预示灾难来临，日月天文的变化引起天灾人祸，以及风不调、雨不顺引起灾害，雨季不下雨引起旱灾，身为国家元首的刹帝利、灌顶王等，应该对所有人民起大慈悲心，赦免牢狱里的犯人，恩赐诸受难的众生，依前面所说种种供养之法，至心恭敬地供养药师琉璃光七佛如来。这两方面的功德善根，以及药师琉璃光七佛如来本愿力的加持，便可使国家灾难解除，人民安稳自在，风调雨顺，稻谷农作物成熟丰足，使一切众生身体无病无难，欢喜快乐，使那个国界内没有凶暴邪恶的药叉等神恼害众生，一切不吉祥的现象都隐没不现。刹帝利、灌顶王等，也都因此而寿命延长，气色体力充沛，身心无病，自在快乐。若是国王和皇后、妃子、太子和太子的兄弟、国家重臣、宫女及所有官员和老百姓均为一切病苦所缠，或遭受其余灾难，也应制造药师琉璃光七佛如来圣像，读诵《药师琉璃光七佛本愿功德经》，燃灯续明，制造悬立神幡，放生种种物类，虔诚供养，燃各种名香，散各种杂色鲜花，这样便可以解除一切病苦，从所有苦难中完全解脱。"

原文：

尔时，具寿阿难问救脱菩萨言："善男子，云何已尽之命而可增益？"

译文：

这时，阿难问救脱菩萨说："善男子，众生已经尽其寿命，如何可以增益延续？"

原文：

救脱菩萨言："大德，仁岂不闻如来说有九横死耶？由是世尊为说咒药随事救疗，然灯造幡，修诸福业，以修福故得延寿命。"

译文：

救脱菩萨回答说："大德，你难道不曾听闻如来说过有九种横死吗？以是之故，世尊为众生念药师咒，救度灾难，治疗疾病，劝众生制造续命幡，燃灯供养三宝，修种种福德。众生若如此做，便可延长寿命。"

原文：

阿难问言："九横云何？"

译文：

阿难又问："什么是九横死呢？"

原文：

救脱菩萨言："一者，若诸有情得病虽轻，然无医药及看病者，设复遇医不授其药，实不应死而便横死；又信世间邪魔外道、妖孽之师，妄说祸福，便生恐动，心不自正，卜问吉凶，杀诸众生求神解奏，呼召魍魉请福祈恩，欲冀延年，终不能得，愚迷倒见遂令横死，入于地狱无有出期。二者，横为王法之所诛戮。三者，畋猎嬉戏，耽淫嗜酒，放逸无度，横为非人夺其精气。四者，横为火焚。五者，横为水溺。六者，横为种种恶兽所啖。七者，横堕山崖。八者，横为毒药、厌祷、咒诅、起尸鬼等之所中害。九者，饥渴所困，不得饮食而便横死。是为如来略说横死有此九种，其余复有无量诸横，难可具说。"

译文：

救脱菩萨说："第一种横死：有些人患了病，起初病虽轻微，然而没有医生诊治，没有服汤药，没有看护病患的人，或又遇庸医，乱开药方，给予不合病证的汤药，实在不应该死却被误害致死。另外又有一种人，舍三宝，不信正见，却相信世间一些思想不正的邪魔外道、妖孽巫师胡乱说福道祸，被他们恐吓，极度恐惧，心思不能自在，于是便去抽签卜卦，询问祸根所在，听凭邪道指示，宰杀牛、羊、猪等各种众生，作法祭祀，禀奏神明，呼求鬼神帮忙，请求消灾纳福、保平安、长命延年，可是，终究得到相反效果。这样愚痴无智，颠倒迷惑，信仰邪魔外道，使他不能寿终正寝，死后还得入地狱，受无量苦，没有出头之日。第二种横死：因做了危害国家、人民的事情，触犯了国法，罪至死刑。第三种横死：喜欢打猎，捉取鸟兽来嬉戏，耽于淫欲，嗜酒如命，不务正业，终日游荡无所节制，精力一天天消耗减损，加之心绪邪乱，邪神恶鬼恰可乘虚而入，夺其精气而置之于死地。第四种横死：丧生于火灾之中，或死于炮火之下。第五种横死：遭遇水灾，被洪水淹没而死，或失足落水而死，或乘船遇难溺毙海洋。第六种横死：为毒蛇、狮子、虎狼等种种恶兽所吞食。第七种横死：堕于山坑险谷、悬崖断壁而死于非命。第八种横死：为毒药、魔祷、咒诅、起尸鬼等所中伤，受毒害而死。第九种横死：或因没有能力谋生，或遇荒年，为饥渴所困，不得饮食，而横死。这一切未尽天年，而遭意外丧命的，便是如来所说的九种横死，其余尚有无量无数的种种横死。此处难以一一细说。"

原文：

"复次，阿难，彼琰魔王簿录世间所有名籍，若诸有情不孝、五逆、毁辱三宝、坏君臣法、破于禁戒，琰魔法王随罪轻重考而罚之。是故，我今劝诸有情，然灯造幡，放生修福，令度苦厄，不遭众难。"尔时，众中有十二药叉大将，俱在会坐，其名曰：宫毗罗[1]大将，跋折罗[2]大将，迷企罗[3]大将，颇你罗[4]大将，末你罗[5]大将，娑你罗[6]大将，因陀罗[7]大将，波夷罗[8]大将，薄呼罗[9]大将，真达罗[10]大将，朱杜罗[11]大将，毗羯罗[12]大将。

注释：

[1] **宫毗罗**　蛟龙的意思，顶有金龙相，住在王舍城的一个山上。佛在世时，它以赤诚心处处护法，可说是最有功绩的一位护法药叉。

[2] **跋折罗**　金刚的意思，因其手执金刚杵而得名。

[3] **迷企罗**　金带的意思，因其腰束金带而得名。

[4] **颇你罗**　破空山的意思。

[5] **末你罗**　沉香的意思。

[6] **娑你罗**　螺女形的意思，因其首冠华发如螺而得名。

[7] **因陀罗**　能天的意思，亦名地持。

[8] **波夷罗**　鲸鱼的意思，因长大如鲸而得名。

[9] **薄呼罗**　蟒龙的意思。

[10] **真达罗**　一角的意思，因头有一角而得名。

[11] **朱杜罗**　严帜的意思，又云杀者。

[12] **毗羯罗**　善艺的意思。

译文：

救脱菩萨又说："阿难，那琰魔法王主要掌管世间众生的名籍。若是这些人不孝父母，犯五种极逆于理的罪恶，破坏、侮辱三宝，破坏君臣之间的礼法，毁坏佛法和供养三宝的各项净戒等，琰魔法王会依据他们罪业的轻重，依法审问判刑。所以我才劝诫各位有情众生燃灯造幡，放生修福，以使众生度脱一切苦厄，再不遭受各种灾难。"这时，大众中有十二位药叉大将，都在药师座位上，他们是：宫毗罗大将，跋折罗大将，迷企罗大将，颏你罗大将，末你罗大将，娑你罗大将，因陀罗大将，波夷罗大将，薄呼罗大将，真达罗大将，朱杜罗大将，毗羯罗大将。

原文：

此十二药叉大将，一一各有七千药叉以为眷属，同时举声白佛言："世尊，我等今者蒙佛威力，得闻七佛如来名号，于诸恶趣无复怖畏。我等相率皆同一心，乃至尽形归佛、法、僧，誓当荷负一切有情，为作义利，饶益安乐。随于何处城邑、聚落、空闲林中，若有此经流布读诵，或复受持七佛名号恭敬供养者，我等眷属卫护是人，令脱众难，所有愿求悉令满足。或有疾厄求度脱者，亦应读诵此经，以五色缕结我名字，得如愿已，然后解结。"

译文：

这十二位药叉大将，每位都各统摄有七千药叉为其眷属，他们异口同声地向世尊宣誓说："世尊，我们今天能够蒙佛威力，得闻药师琉璃光七佛如来名号，便不再感到有恶趣的威胁与恐怖了。我们共同一心，皈依佛、法、僧三宝，直到寿命终结，并且发誓要负荷一切众生，为他们做种种义利，令其脱离苦厄，饶益安乐。无论是在村庄、城市、国都、县邑，还是在空旷的森林中，若有人流布《药师琉璃光七佛本愿功德经》，或受持药师琉璃光七佛如来名号，并恭敬供养药师琉璃光七佛如来，我们十二药叉大将各率领七千药叉眷属，随时保护他，使他解脱一切苦难，使他的各种愿望和祈求都能得到满足。如有疾病和苦难而求度、求解脱者，也应当至心读诵《药师琉璃光七佛本愿功德经》，同时用五色线缕结出十二药叉大将的名字，等到病苦灾难解除，所求的愿望已经满足后，再解开缕结。"

原文：

尔时，世尊赞诸药叉大将言："善哉！善哉！大药叉将，汝等念报七佛如来恩德者，常应如是利益安乐一切有情。"

译文：

这时，世尊称赞诸位药叉大将说："好极了！好极了！你们知念报答药师琉璃光七佛如来的慈济恩德，是应当时常这样利益安乐一切众生的。"

原文：

尔时，会中有多天众智慧尠少，作如是念："云何过是殑伽河沙诸佛世界现在如来暂闻名者，便获无边殊胜功德？"

译文：

这时，在与会的听众中，有很多信根不具足、智慧很少的人，便作这样的想法："为什么像上面说的经过恒河沙那么多的佛国才是药师琉璃光七佛世界，现在只要暂时听到药师琉璃光七佛如来的圣号，就能够获得那么多微妙功德和殊胜利益？"

原文：

尔时，释迦牟尼如来，知诸天众心之所念，即入警召一切如来甚深妙定。才入定已，一切三千大千世界六种震动，雨天妙华及天香末。彼七如来见是相已，各从其国来至索诃世界，与释迦如来共相问讯。时佛世尊由其先世本愿力故，各自于天宝庄严师子座上随处安坐，诸菩萨众、天龙八部、人、非人等，国王、王子、中宫妃主，并诸大臣、婆罗门、长者、居士，前后围绕而为说法。

译文：

此时，释迦牟尼如来知道诸天众心中的疑惑、思虑，立即入"警召一切如来甚深微妙"禅定。世尊刚入定后，一切三千大千世界马上出现6种奇妙震动的壮观，天空中如细雨般飘洒着各种芳香的鲜花及天香末。药师琉璃光七佛如来看到此种美妙景象，各从自己的佛土一齐来到索诃世界，与释尊互相致意问询。药师琉璃光七佛如来由于先世在因地广修菩萨行，发无量无边慈悲宏愿的无量功德力的加持，安住于天宝庄严的狮子座上，众菩萨、天龙八部、人、非人等，国王、王子、太监、妃子，以及众大臣、婆罗门、长者、居士，前后围绕释尊，他们均认真听释尊讲法。

原文：

时诸天众见彼如来皆已云集，生大希有，疑惑便除。时诸大众叹未曾有，同声赞言："善哉！善哉！释迦如来饶益我等，为除疑念，令彼如来皆至于此。"时诸大众各随自力，以妙香华及众璎珞、诸天伎乐供养如来，右绕七匝，合掌礼敬赞言："希有！希有！诸佛如来甚深境界不可思议，由先愿力善巧方便，共现如是奇异之相[1]。"尔时，大众各各发愿，愿诸众生皆得如是如来胜定。

注释：

[1] **现如是奇异之相** 佛菩萨神通广大，能现种种之身向人说法，或借己身做例子来劝人。

译文：

这时，诸天众见到药师琉璃光七佛如来等都已到达会场，深感稀罕，生极大欢喜，刚才的疑惑全部消除。同时与会诸大众赞叹说这种美妙壮观的景象是从未曾见到过的，并齐声赞扬道："好极了！释尊，您为了饶益众生，为解除我们的疑念，都把药师琉璃光七佛如来请到这里来了。"此时，诸大众各随自己能力所及，以各种杂色鲜花、种种奇妙的香及各种名贵璎珞、宝石、美妙的音乐供奉如来，从右边环绕佛七匝，双手合掌恭敬行礼，赞美道："太稀罕了！佛如来甚深奥妙境界，真是平常人不可想象的，这是由于其在因地修无量菩萨行，发无量广大宏愿，有无量的善巧方便，慈济一切众生，才现出的奇异壮观的景象。"此时，与会大众各个立志发愿，愿诸众生都能得到如来这样的殊胜禅定！

原文：

尔时，曼殊室利即从座起，合掌恭敬，绕佛七匝，礼双足已，白言："世尊，善哉！善哉！如来定力不可思议，由本愿力方便善巧成就众生。唯愿为说大力神咒，能令来世薄福众生，病恼所缠、日月星辰所有厄难、疫病怨恶，及行险道遭诸恐怖，为作皈依，令得安隐。彼诸众生于此神咒，若自书、教人书，受持读诵，广为他说，常蒙诸佛之所护念，佛自现身令愿满足，不堕恶趣，亦无横死。"

译文：

这时，曼殊室利从座位中站起来，双手合掌，恭敬行礼，绕药师琉璃光七佛如来七匹，礼佛双足以后，禀告世尊："善哉！善哉！如来禅定力是十方诸佛极广极深的境界，一般众生是很难思议和言说的，这都是因为药师琉璃光七佛如来慈悲，以无量宏愿，修广大菩萨行、无量善巧方便，为拔除众生诸苦、成就众生而惟愿为众生演说大力神咒，令来世福德薄少、被疾病缠绕众生，在日月星辰发生变异、世间灾难来临、传染病或瘟疫流行、遭怨恶、行于危险道路、心不自在、生种种恐怖时，都能有所皈依，脱离苦厄，而身心安乐。诸众生对此神咒，或自己恭敬书写，或教别人书写，殷重奉持、读诵，广为宣讲，就会常常得到药师琉璃光七佛如来的加持、护念，佛就会自动现种种妙身，使众生所求都得到圆满实现，使其不再堕入三恶趣中，也不会发生非命横死等灾祸。"

原文：

时诸如来赞曼殊室利言："善哉！善哉！此是我等威神之力，令汝劝请，哀愍众生离诸苦难，为说神咒。汝应谛听，善思念之，我当为说。曼殊室利，有大神咒名曰《如来定力琉璃光》，若有男子、女人书写读诵，恭敬供养，于诸含识起大悲心，所有愿求皆得满足，诸佛现身而为护念，离众障恼，当生佛国。"时七如来以一音声，即说咒曰：

"但侄他具谜具谜瞥尼谜腻呬（上）末底末底驳頞怛他揭多三摩地颔提瑟耻帝颔帝末帝波例波跛输但你萨婆波跛那世也教睇勃图唱答谜坞谜矩谜佛铎器怛罗钵里输但你昙谜昵昙谜谜噜谜噜谜噓尸揭丽萨婆哥罗蜜杲睇（丁庚）尼婆嗔你勃提苏勃睇佛陀颔提瑟侘泥娜曷咯叉睇谜萨婆提婆三谜颔三谜三曼捲（奴和切）汉嘲睇谜萨婆佛陀菩提萨埵苦谜苦谜钵喇苦谜曼睇谜萨婆伊底坞波达婆萨婆毗何大也萨婆萨埵难者晡嘲泥晡嘲泥（去）晡嘲也谜萨婆阿舍薛瑠璃也钵喇底婆细萨婆波跛着杨羯丽莎诃。"

译文：

这时众如来齐称赞曼殊室利说："善哉！善哉！此是由于佛的广大功德威神之力加持，使你发问劝讲，哀愍众生，为使众生脱离诸苦难来请我为众生说神咒。你应当认真谛听，深刻领会奥秘，善思惟之。我应当为你说。曼殊室利，此大神咒名叫《如来定力琉璃光》。若有净信善男子、善女人们，诚心识意书写、诵读《如来定力琉璃光》，恭敬奉持供养药师琉璃光七佛如来，对诸众生起伟大的慈悲心，使诸众所有愿望祈求都得到满足，众佛即现身以种种方便、善巧保护忆念持咒人，令其脱离众业障、苦恼，投生佛国。此时药师琉璃光七佛如来以同一声音诵咒曰：

"怛侄他具谜具谜謦尼谜腻呬（上）末底末底驮頞怛他揭多三摩地颇提瑟耻帝颇帝末帝波例波跛输怛你萨婆波跛那世也教睇勃图唱答谜坞谜矩谜佛铎器怛罗钵里输怛你昙谜昵昙谜谜噜谜噜谜嚧尸揭囇萨婆哥罗蜜栗睹（丁庚）尼婆嚫你勃提苏勃睇佛陀颇提瑟侘泥娜曷咯叉睹谜萨婆提婆三谜颂三谜三曼捗（奴和切）汉嚩睹谜萨婆佛陀菩提萨埵苦谜苦谜钵喇苦谜曼睹谜萨婆伊底坞波达婆萨婆毗何大也萨婆萨埵难者晡嚩泥晡嚩泥（去）晡嚩也谜萨婆阿舍薜瑠璃也钵喇底婆细萨婆波跛着杨羯囉莎诃。"

原文：

尔时，七佛说此咒时，光明普照，大地震动，种种神变[1]一时俱现。时诸大众见此事已，各各随力以天香华、涂香、末香奉上彼佛，咸唱善哉，右绕七匝。彼佛世尊同声唱言："汝等一切人天大众，应如是知：若有善男子、善女人，若王、王子、妃后、大臣、察庶之类，若于此咒受持读诵，听闻演说，以妙香华供养经卷，着新净衣在清净处，持八戒斋，于诸含识常生慈愍，如是供养得无量福。若复有人有所祈愿，应当造此七佛形像，可于静处以诸香华、悬缯、幡盖、上妙饮食及诸伎乐而为供养，并复供养菩萨、诸天，在佛像前端坐诵咒，于七日中持八戒斋，诵满一千八遍，彼诸如来及诸菩萨悉皆护念，执金刚菩萨并诸释梵四天王等亦来拥卫此人，所有五无间罪[2]一切业障悉皆消灭，无病延年，亦无横死及诸疾疫，他方贼盗欲来侵境、斗诤战阵、言讼仇隙、饥俭旱涝，如是等怖一切皆除，共起慈心犹如父母，有所愿求无不遂意。"

注释：

[1] **神变** 随意，变幻莫测，能为所欲为而无障碍。

[2] **五无间罪** 即五无间业，又名五逆罪。

译文：

当药师琉璃光七佛如来说此神咒时，大地普遍放大光明照耀一切，同时大地震动，种种神奇、吉祥、奥秘的变化一齐出现。这时，诸与会大众见到这种美妙异相后，各个随力所愿，敬献各种芬香奇花、涂香、末香，恭敬供养佛，并一齐赞美，右绕佛七匝。佛世尊同声颂唱："你们与会者与一切人天大众，都应该知道，若有净信男子、女人们、国王、王子、妃后、大臣、庶民百姓等，对此神咒恭敬持诵、忆念，听闻演讲，以妙香花供养药师经卷，穿新的或干净、整齐的衣服在清净处持八戒斋，对诸众生常常起慈悲、怜悯之心，就能受到药师琉璃光七佛如来加持，修得无量福德。若有人有所祈求，应当造此药师琉璃光七佛如来形象，于清净整洁之处，以种种名香、各杂色鲜花、悬挂的种种幡盖、上等美味饮食及诸音乐殷重供养，并同时供养众菩萨诸天，在佛圣像前端坐，虔诚持诵此经咒，于七日中持八戒斋，诚心诚意诵满1800遍，药师琉璃光七佛如来及诸菩萨全部都会护持、忆念是人。执金刚菩萨及诸释梵四天王等，也会来拥戴、保护此持咒人，使其所有五逆之罪及业障全部被消灭，无病长寿，亦不遇非命横祸死亡及种种传染病流行、邻国侵略、土匪流寇叛乱、战争言讼、仇恨、饥饿、干旱、水灾等不幸遭遇，从灾害、恐怖中得到解脱，使其与仇人之间互起慈悲心，相处如父母一般亲密友爱，令其所求的愿望皆能圆满实现。"

原文：

尔时，执金刚菩萨[1]、释梵四天王[2]，从座而起，合掌恭敬，礼释迦牟尼佛足，白言："世尊，我等大众皆已得闻诸佛本愿殊胜功德，及见诸佛慈悲至此，令我众生亲承供养。世尊，若于其处有此经典，及七佛名、陀罗尼法，流通供养乃至书写，我等悉皆承佛威力，即往其处拥护于彼。国王、大臣，城邑、聚落，男子、女人，勿令众苦及诸疾病之所恼乱，常得安隐，财食丰足，我等即是报诸佛恩。世尊，我等亲于佛前自立要誓。若有净信男子、女人，忆念我者，应诵此咒。"即说咒曰：

"但侄他恶窭莫窭呾罗窭么么窭具丽诃呼（去）醯（去）末啰末啰末啰竖树丽布丽莎诃。"

注释：

[1] **执金刚菩萨**　菩萨名，因执金刚杵，故又名金刚手菩萨、金刚萨埵。密宗以大日如来为初祖，此执金刚菩萨为第二祖。

[2] **释梵四天王**　又名梵天、帝释天、四天王，是护持世界佛法的天神。

译文：

这时，护持佛法的天神执金刚菩萨、释梵四天王从座位中站起来，双手合掌，恭敬施礼，礼释迦牟尼两足，尊敬禀告："世尊，我们与会大众都已听闻药师琉璃光七佛如来因地所发无比宏愿、无量殊胜功德，也见到药师琉璃光七佛如来为正法慈悲哀悯众生亲临法会，我等亲自向药师琉璃光七佛如来殷重供养。世尊，若有此药师经典及药师琉璃光七佛如来圣号和药师陀罗尼流通、供养，以及药师宝典书写处，我们都会承佛慈悲威神之加持，即往其处，拥戴、维护是人，使国王、大臣，城市、村庄、众生聚落之处，具有清净信心的善男子、善女人们，不会有诸多苦难，不会为众疾病所烦恼，使众生脱离诸苦，常得安康、稳定，财产、物资丰盛充足，这就是我们药师琉璃光七佛如来的宏恩。世尊，我们亲自站立在佛的面前庄严宣誓："若有清净善男子、善女人们忆念我的名号，应该奉持、诵读此咒。"即说咒曰：

"怛侄他恶婆莫婆呾罗婆么么婆具曬诃呼（去）醯（去）末啰末啰末啰竖树曬布曬莎诃。"

原文：

"若有净信男子、女人、国王、王子、大臣、辅相、中宫、婇女，诵七佛名及此神咒，读诵书写，恭敬供养，现世皆得无病长寿，离众苦恼，不堕三途，得不退转乃至菩提，彼诸佛土随意受生，常见诸佛，得宿命智，念定总持无不具足。若患鬼疟等病，当书此咒系之肘后，病若差已，置清净处。"

译文：

"若有清净信心善男子、善女人们，国王、王子、大臣、辅相、太监、宫女虔诚奉持诵读药师琉璃光七佛如来圣号及此神咒，诚心诚意读诵、书写，恭敬供养，现世中都能无病长寿，脱离众苦恼，不会堕入恶道三途，永不会退转，直至证得无上正等正觉，能随自己的愿望，投生在诸佛的国土上，常常见到药师琉璃光七佛如来，聆听佛之教诲，证得宿命通的智慧，对正念、正定、陀罗尼无不具足。若患鬼疟所害等病，应当恭敬书写此神咒，系在前臂的肘后，待病情好转，再将咒放置于清净之处。"

原文：

尔时，执金刚菩萨诣七佛所，右绕三匝，各申礼敬，白言："世尊，唯愿慈悲护念于我。我今为欲饶益未来男子、女人持是经者，我更为说陀罗尼咒。"时彼七佛赞执金刚言："善哉！善哉！执金刚，我加护汝，可说神咒，为护未来持经之人，令无众恼，所求满足。"时执金刚菩萨，即说咒曰：

"南么馺多喃三藐三佛陀喃南么萨婆跋折啰达啰喃咀佺他唵跋折囇跋折囇莫诃跋折囇跋折啰波舍陀嚩你三么三么三曼须阿钵嚩底噭多跋折囇苦么苦么钵啰苦曼睹谜萨婆毗阿大也矩噜矩噜萨婆羯么阿伐嚩拏你叉也三么也末奴三末啰薄伽畔跋折啰波你萨婆舍谜钵哩脯嚩也莎诃。"

译文：

这时执金刚菩萨到达药师琉璃光七佛如来处，右绕三匝，恭敬行礼，尊敬地说："世尊，佛愿慈悲忆念保护我们，我今为把无比丰富的利益带给未来世奉持此药师经宝的善男子、善女人们，更为众生说陀罗尼咒。"此时，药师琉璃光七佛如来称赞执金刚说："好极了！执金刚，我以无比功德威神之力加持于你，你说此神咒，以关怀、维护未来奉持药师经宝的人，使其无诸苦恼，所求皆得圆满实现。"这时执金刚菩萨即口说真言如下：

"南么馺多喃三藐三佛陀喃南么萨婆跋折啰达啰喃咀佺他唵跋折囇跋折囇莫诃跋折囇跋折啰波舍陀嚩你三么三么三曼须阿钵嚩底噭多跋折囇苦么苦么钵啰苦曼睹谜萨婆毗阿大也矩噜矩噜萨婆羯么阿伐嚩拏你叉也三么也末奴三末啰薄伽畔跋折啰波你萨婆舍谜钵哩脯嚩也莎诃。"

原文：

"世尊，若复有人持七佛名，忆念彼佛本愿功德，并持此咒读诵演说，我令彼人所愿满足，无所乏少。若欲见我问善恶者，应当书写此经，造七佛像并执金刚菩萨像，皆于像身安佛舍利。于此像前，如上所说，种种供养礼拜旋绕，于众生处起慈悲心，受八戒斋，日别三时，澡浴清净，三昧衣别，从白月八日至十五日，每日诵咒一百八遍，心无散乱，我于梦中即自现身共为言说，随所求者皆令满足。"

译文：

"世尊，若有人忆念持诵药师琉璃光七佛如来圣号，忆念药师琉璃光七佛如来因地广修菩萨道无量本愿功德，诚心诚意持此神咒，诵读演说，我会使持念之人的所有愿望皆得实现、满足。若想见到我，并问善恶、是非者，应当恭敬书写药师经典，造药师琉璃光七佛如来圣像及执金刚菩萨形象，在像身中安置佛舍利，并在此药师琉璃光七佛如来像前，按上面所说的方法，做种种恭敬供养，虔诚礼拜，旋绕，对众生起大慈悲心，受八戒斋，日别三时，洗澡净身，三时着整齐清净衣服，从每月八日至十五日，每日诵咒 108 遍，心里清净、安详，心无散乱，如此我便会在其梦中现身为其讲法、开示，使其随愿所求都能得到满足。"

原文：

时大会中有诸菩萨皆悉唱言："善哉！善哉！执金刚，陀罗尼不可思议，实为善说。"

译文：

这时大会中有药师琉璃光七佛如来都同声称赞说："好极了！执金刚菩萨，陀罗尼是一般人不容易理解的深奥精义，实在是更高维度的真言妙语！"

原文：

时七如来作如是语："我等护汝所说神咒，为欲饶益一切众生皆得安乐，所求愿满，不令此咒隐没于世。"

译文：

此时药师琉璃光七佛如来这样说道："我们维护你所说神咒，以使一切众生都安详、快乐，所有祈求皆能满足，不使此神咒从此索诃世界隐蔽或埋没。"

原文：

尔时，七佛告诸菩萨、释梵四天王曰："我今以此神咒付属汝等，并此经卷，于未来世后五百岁法欲灭时，汝等皆应护持是经。此经威力利益甚多，能除众罪，善愿皆遂。勿于薄福众生、诽谤正法、毁贤圣者，授与斯经，令法速灭。"

译文：

此时，药师琉璃光七佛如来对众菩萨、释梵四天王说："今天我把此神咒及药师经典嘱托给你们，于未来世后 500 年末法时代，你们应当护持此经。此经的威力功德，对众生有无量无尽的利益，能够除去众生诸罪业，使众生善良、美好的愿望都能实现。千万不要对智慧福德稀少、诽谤歪曲正法宝藏、诋毁或侮辱修习大乘佛法的大德的众生传授此经，以致造成佛法迅速毁灭。"

原文：

尔时，东方七佛世尊，见此大众所作已办，机缘满足，无复疑心，各还本土，于其座上忽然不现。

译文：

此时东方药师琉璃光七佛如来在亲眼看到大众所做的事已办完，善缘已经满足，对药师经及陀罗尼再没有疑惑，而坚定受持后，就各自显神通，从自己座位上忽然不见，而回归自己的佛土。

原文：

尔时，具寿阿难陀即从座起，礼佛双足，右膝着地，合掌恭敬，而白佛言："世尊，当何名此经？我等云何受持？"

译文：

当释尊称赞药叉大将的护法胜举之时，阿难即从座位上站起来，礼佛双足，右膝着地，合掌恭敬地向佛请示道："世尊，应当以何种名称来称呼这一法门？我们应如何去信奉受持呢？"

原文：

佛告阿难陀："此经名为《七佛如来应正等觉本愿功德殊胜庄严》，亦名《曼殊室利所问》，亦名《药师琉璃光如来本愿功德》，亦名《执金刚菩萨发愿要期》，亦名《净除一切业障[1]》，亦名《所有愿求皆得圆满》，亦名《十二大将发愿护持》，如是名字，汝当奉持。"

_____

注释：

[1] **净除一切业障**　众生的种种灾难，即过去世与现在世业障所感，现受持此药师法门，便可把一切业障拔除干净，而得消灾免难，植福延寿，故得此名。

译文：

佛告诉阿难："这个药师法门有7个名称：①《七佛如来应正等觉本愿功德殊胜庄严》；②《曼殊室利所问》；③《药师琉璃光如来本愿功德》；④《执金刚菩萨发愿要期》；⑤《净除一切业障》；⑥《所有愿求皆得圆满》；⑦《十二大将发愿护持》。对于上面这些名字，你要牢记，并恭敬奉持。"

原文：

时薄伽梵说是经已，诸大菩萨及声闻众，天龙、药叉、捷闼婆[1]、阿苏罗[2]、揭路荼[3]、紧那罗[4]、莫呼洛伽[5]、人、非人等一切大众闻佛所说，皆大欢喜，信受奉行。

_____

注释：

[1] **捷闼婆**　即干闼婆，是位天乐神。诸天举行盛会时，均由干闼婆奏乐，可以说他是天国的音乐家。

[2] **阿苏罗**　即阿修罗，为容貌丑陋、常与帝释战斗之神。

[3] **揭路荼**　即迦楼罗，系一大鸟，因其翅膀金色，亦名金翅鸟。

[4] **紧那罗**　即紧拿罗，能歌善舞，唯头生一角，究竟是神是人，令人莫辨，故又名疑神。

[5] **莫呼洛伽**　即摩睺罗迦，是大蟒蛇。

译文：

此时世尊说完此经，在座的诸菩萨、摩诃萨及大声闻众，还有天龙、药叉、干闼婆、阿修罗、迦楼罗、紧拿罗、摩睺罗迦、人、非人等一切与会大众，闻佛所说微妙法门，个个皆大欢喜，纷纷信受如来所说此法而奉行之。

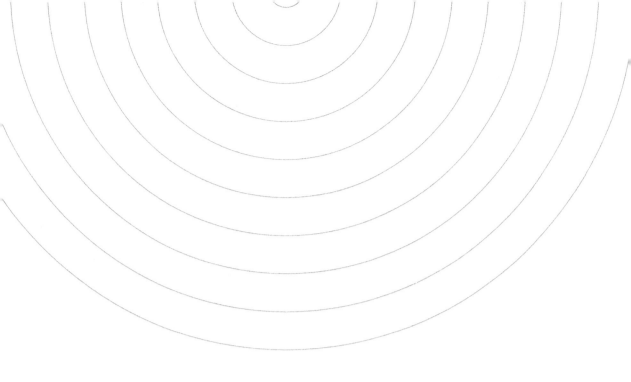

佛 陀 医 话

李良松　郭洪涛／编著

1. 成法、修法与精进   899

2. 众生四食   905

3. 造业如中箭   908

4. 病由心生   909

5. 修习念身之法门   910

6. 无量说法当知内   913

7. 痛苦之因缘   914

8. 善恶皆造业   916

9. 大医之王   918

10. 修安那般那念   920

11. 无上良医   922

12. 病由身起   923

13. 三大患之治法   925

14. 三因缘受胎   926

15. 苦乐因缘   928

16. 除却灾患苦恼   930

17. 远离生老病死   932

18. **天道人心**   933

19. **调伏烦恼**   934

20. **离俗尽智**   937

21. **医王耆域**   939

22. **孔雀神医**   941

23. **《百喻经》 医话 16 则**   943

    （1）说人喜嗔喻   943

    （2）医与王女药令卒长大喻   945

    （3）人效王眼瞤喻   946

    （4）治鞭疮喻   946

    （5）治秃喻   947

    （6）医治脊偻喻   948

    （7）病人食雉肉喻   949

    （8）五百欢喜丸喻   950

    （9）共相怨害喻   952

    （10）效其祖先急速食喻   953

    （11）为二妇故丧其两目喻   954

    （12）唵米决口喻   955

    （13）田夫思王女喻   956

    （14）倒灌喻   957

    （15）为熊所啮喻   958

    （16）妇女患眼痛喻   958

24. **修习大智慧**   960

25. **断除一切烦恼**   963

26. **佛说比丘疾病经**   965

27. **佛说毒草经**   968

28. **药草喻品**   972

29. **治三患之心法**   975

30. **众病之身**   977

31. **却三毒之法药**   979

32. **大医之良药**   981

33. 耆域合药之因缘 983

34. 八大法药 984

35. 学智慧疗生死患 986

36. 百病之觉悟 988

37. 远离烦恼之道 992

38. 庸医与乳药 996

39. 解脱苦痛之妙药 999

40. 苦乐皆入药 1001

41. 愚钝非良医可治 1003

42. 星相与疾病 1006

43. 良医妙法 1008

44. 三昧断除疾苦 1011

45. 内观三法 1013

　　（1）四无量观法 1013

　　（2）不净观法 1014

　　（3）白骨观法 1015

46. 脱解生死之缚 1018

47. 大药树 1020

48. 法药断烦恼 1021

49. 诸风不调百病生 1022

50. 所欲有所患 1024

51. 思念求道之法 1026

52. 人体五脏之法门 1028

53. 密教三药 1031

　　（1）佩药 1031

　　（2）含药 1032

　　（3）眼药 1033

54. 观世音药法二则 1036

　　（1）令人爱乐药法 1036

　　（2）治一切眼病法 1036

55. 金刚摩尼药 1039

56. 咒心消病法   1042

57. 消业却疾法   1044

58. 陀罗尼香药法   1046

59. 秋月风病之治法   1049

60. 杨枝洁齿   1052

61. 热浴却病   1055

62. 七法中医药法   1057

63. 病之可治与不可治   1059

64. 佛醋疗百病   1061

65. 佛说七日药   1063

66. 耆婆学医   1069

67. 安般念广修其行   1071

1. 成法、修法与精进

原文：

云何八成法？谓八因缘，不得梵行而得智，得梵行已智增多。云何为八？于是，比丘依世尊住，或依师长，或依智慧梵行者住，生惭愧心，有爱有敬，是谓初因缘，未得梵行而得智，得梵行已智增多。复次，依世尊住，随时请问："此法云何，义何所趣？"时，诸尊长即为开演甚深义理，是为二因缘。既闻法已，身心乐静，是为三因缘。既乐静已，不为遮道无益杂论，彼到众中，或自说法，或请他说，犹复不舍贤圣默然，是为四因缘。多闻广博，守持不忘，诸法深奥，上中下善，义味谛诚，梵行具足，闻已入心，见不流动，是为五因缘。修习精勤，灭恶增善，勉力堪任，不舍斯法，是为六因缘。有以智慧知起灭法，贤圣所趣，能尽苦际，是为七因缘。观五受阴，生相、灭相，此色、色集、色灭，此受、想、行、识，识集、识灭，是为八因缘。未得梵行而有智，得梵行已智增多。

云何八修法？谓贤圣八道：正见、正志、正语、正业、正命、正方便、正念、正定。

云何八觉法？谓世八法：利、衰、毁、誉、称、讥、苦、乐。

云何八灭法？谓八邪：邪见、邪思、邪语、邪业、邪命、邪方便、邪念、邪定。

云何八退法？谓八懈怠法。何谓八懈怠？比丘乞食不得食，便作是念："我于今日下村乞食不得，身体疲极，不能堪任坐禅、经行，今宜卧息。"懈怠比丘即便卧息，不肯精勤未得欲得、未获欲获、未证欲证，是为初懈怠。懈怠比丘得食既足，复作是念："我朝入村乞食，得食过足，身体沉重，不能堪任坐禅、经行，今宜寝息。"懈怠比丘即便寝息，不能精勤未得欲得、未获欲获、未证欲证。懈怠比丘设少执事，便作是念："我今日执事，身体疲极，不能堪任坐禅、经行，今宜寝息。"懈怠比丘即便寝息。懈怠比丘设欲执事，便作是念："明当执事，必有疲极，今者不得坐禅、经行，当豫卧息。"懈怠比丘即便卧息。懈怠比丘设少行来，便作是念："我朝行来，身体疲极，不能堪任坐禅、经行，我今宜当卧息。"懈怠比丘即便卧息。懈怠比丘设欲少行，便作是念："我明当行，必有疲极，今者不得坐禅、经行，当豫寝息。"懈怠比丘即寻寝息，不能精勤未得欲得、未获欲获、未证欲证。是为六懈怠。比丘设遇小患，便作是念："我得重病，困笃羸瘦，不能堪任坐禅、经行，当须寝息。"懈怠比丘即寻寝息，不能精勤未得欲得、未获欲获、未证欲证。懈怠比丘所患已差，复作是念："我病差未久，身体羸瘦，不能堪任坐禅、经行，宜自寝息。"懈怠比丘即寻寝息，不能精勤未得欲得、未获欲获、未证欲证。

云何八增法？谓八不怠。

云何八精进？比丘入村乞食，不得食还，即作是念："我身体轻便，少于睡眠，宜可精进坐禅、经行，未得者得，未获者获，未证者证。"于是，比丘即便精进，是为初精进比丘。乞食得足，便作是念："我今入村，乞食饱满，气力充足，宜勤精进坐禅、经行，未得者得，未获者获，未证者证。"于是，比丘即寻精进。精进比丘设有执事，便作是念："我向执事，废我行道，今宜精进坐禅、经行，未得者得，未获者获，未证者证。"于是，比丘即寻精进。精进比丘设欲执事，便作是念："明当执事，废我行道，今宜精进坐禅、经行，未得者得，未获者获，未证者证。"于是，比丘即便精进。精进比丘设有行来，便作是念："我朝行来，废我行道，今宜精进坐禅、经行。未得者得，未获者获，未证者证。"于是，比丘即寻精进。精进比丘设欲行来，便作是念："我明当行，废我行道，今宜精进坐禅、经行，未得者得，未获者获，未证者证。"于是，比丘即便精进。精进比丘设遇患时，便作是念："我得重病或能命终，今宜精进，未得者得，未获者获，未证者证。"于是，比丘即便精进。精进比丘患得小差，复作是念："我病初差，或更增动，废我行道，今宜精进坐禅、经行，未得者得，未获者获，未证者证。"于是，比丘即便精进坐禅、经行，是为八。

（选自《佛说长阿含经》第九卷，后秦弘始年佛陀耶舍共竺佛念译，
标题为笔者所加）

释要：

本则医话介绍了成法、修法与精进等诸多佛家术语及其含义。佛医与佛学有着密不可分的关系，了解、认识、解读佛医，必须要学习这些术语并知晓其含义。因为佛医学是以四大、三学等佛学理论为指导，以悟证论证、调理心神、注重饮食为

特征，以启迪无上智慧、改善思想境界、追求永恒真理为目标，最终达到人体内外环境全面协调这一目的的医学体系。只有借助于佛学这把钥匙，才能够打开佛医宝库的大门。

八成法，又叫八因缘。佛教谓使事物生起、变化和坏灭的主要条件为因，辅助条件为缘。因，指引生结果的直接原因。缘，指外来相助直接原因的间接原因。如一朵盛开的花，其种子就是"因"，而使种子发芽、成长到开花所不可或缺的水分、阳光、土壤等就是"缘"。所谓八因缘，即初因缘、二因缘、三因缘、四因缘、五因缘、六因缘、七因缘、八因缘，此8种因缘指8种不同的修道境界。一切万有皆由因缘之聚散而生灭，称为因缘生、缘生、缘成、缘起。因此，由因缘生灭一切法，称为因缘生灭法；由因与缘和合所产生的结果，称为因缘和合。一切万有皆由因缘和合而假生，无有自性，此即"因缘即空"之理。若以烦恼为因，以业为缘，能招感迷界之果；以智为因，以定为缘，则能招感悟界之果。

八修法，又名贤圣八道、八圣道、八正道、八正等，是佛教最重要的教义，意为达到佛教最高理想境地（涅槃）的8种方法和途径，即正见、正志、正语、正业、正命、正方便（正精进）、正念、正定。正见，即正确的见解，亦即坚持佛教四谛的真理。正志，又称正思维，即根据四谛的真理进行思维、分别。正语，即说话要符合佛陀的教导，不要说妄语、绮语、恶语、两舌等违背佛陀教导的话。正业，即正确的行为，亦即一切行为都要符合佛陀的教导，不做杀生、偷盗、邪淫等恶行。正命，即过符合佛陀教导的正确生活。正方便，又称正精进，即毫不懈怠地修行佛法，以达到涅槃的理想境地。正念，即念念不忘四谛真理。正定，即专心致志地修习佛教禅定，于内心静观四谛真理，以进入清净无漏的境界。

八觉法，又名世八法、八法、八风、八世风。八觉法指利、衰、毁、誉、称、讥、苦、乐8种境界，为世间所爱所憎，能煽动人心，故又以风为喻，并以风命名。苟心所有主，安住正法，不为爱憎所惑乱，则不为八风所能动。利，获得的利益，谓凡有利益于我，皆称为利。衰，遭受损害，谓凡有减损于我，皆称为衰。毁，背后的毁谤，谓因恶其人，构合异语，而讪谤之。誉，背后的赞誉，谓因喜其人，虽不对面，亦必以善言赞誉。称，当面的称颂，谓因推重其人，于众中必称道其善。讥，当面的讽讥，谓因恶其人，本无其事，妄为实有，对众说明。苦，遭遇痛苦、困难，谓或遇恶缘恶境，身心受其逼迫。乐，称心、获得快乐，谓或遇好缘好境，身心皆得欢悦。此八觉法中称、讥、毁、誉偏于名，利、衰、苦、乐偏于利。这8种境界是人生名利、得失、盛衰、成败的总和。众生时时刻刻都被这八风所吹动、袭击，甚至被飘没。有的人一遇到顺境便贪着、痴迷，只图享受逸乐，放弃刻苦淡泊的修行，以致纵欲行恶；有的人一遇到逆境、受到挫折，便怀疑因果无凭，丧失信心，甚至毁谤佛法，种下恶因；有的人在言谈、文字上很潇洒出尘，不为物累，大有"八风吹不动"之慨，及至得失利害之境现前，看不破，放不下，陷入迷惑和动摇中而不能自拔。《大乘无生方便门》云："身体及手足，寂然安不动，八风吹不动。"人能够达到"八风吹不动"、无欲忘我、恬淡虚无的境界，也就自然而然地达到了修身养性的目的。

八灭法，又名八邪，指邪见、邪思维、邪语、邪业、邪命、邪方便、邪念、邪定等违背正道修炼的八种错误见解，与八正相对。

八退法，又称八懈怠法，指因为主观懒惰，借助于某些客观理由推迟或放弃持戒念佛的8种表现。陈义孝《佛学常见辞汇》云："懈怠，懒惰。"《佛学大辞典》释"懈怠"云："又作怠。心所之名。俱舍七十五法之一，唯识百法之一。为'勤'之对称。即指懒惰之状态。除意谓不积极修善行之精神作用外，并有积极行恶之含义。《成唯识论》卷六（大三一·三四中）：'云何懈怠？于善恶品修断事中，懒惰为性，能障精进，增染为业。谓懈怠者滋长染，故于诸染事而策勤者，亦名懈怠。'"可见，懈怠能够障碍佛业的精进。8种懈怠情况如下：一是化缘之后饥渴劳累，二是饱食之后身体沉重，三是执事之日身体疲惫，四是明日执事身体必然会有疲惫，五是一早行来身体疲惫，六是明天行来身体疲惫，七是得了小病身体困笃羸瘦，八是病瘥未久身体困笃羸瘦。

八增法，又称八不怠，是与八懈怠相对而言的。

八精进，指为了达到既定目标而努力的8种表现。精进，"又叫作勤，即努力向善向上。"（陈义孝《佛学常见辞汇》）丁福保《佛学大辞典》云："又曰勤。小乘七十五法中大善地法之一，大乘百法中善心所之一。勇猛修善法，断恶法之心作用也。《唯识论》六曰：'勤谓精进，于善恶品修断事中勇悍为性，对治懈怠满善为业。'《辅行》二曰：'于法无染曰精，念念趣求曰进。'《慈恩上生经疏》下曰：'精谓精纯无恶杂故，进谓升进不懈怠故。'《华严大疏》五曰：'精进，练心于法名之为精，精心务达目之为进。'《维摩经佛国品》曰：'精进是菩萨净土。'案汉书，召属县长吏，选精进掾史。注：精明而进趣也。此为精进二字之出处。"精进，即为了达到既定目标而发起身、口、意勇猛而无厌的努力。精进的反面就是懈怠。除本医话所说的 8 种精进之外，佛教经典中还有多种与之有关的说法，下面进行简要的介绍。

（1）《解深密经》卷四提到精进有 3 种：被甲精进、转生善法加行精进、饶益有情加行精进。

（2）《大乘阿毗达磨杂集论》卷十二将精进分为 3 种：被甲精进、方便精进、饶益有情精进。

（3）梁译《摄大乘论》卷二将精进分为 3 种：勤勇精进、加行精进、不下难坏无足精进。

（4）《大乘庄严经论》卷八将精进分为 5 种：弘誓精进——欲发起行动；发行精进——现行诸善；无下精进——得大果，无下体故；不动精进——能不为寒热等苦动；无厌精进——不得少为足。

（5）《大乘庄严论》卷八中载有 6 种精进：增减、增上、舍障、入真、转依、大利。增减精进：未断之恶令断，已断之恶令不复起；未修之善令修，已修之善令增长。此四正勤就是精进勤劳修习的 4 种道法。增上精进：解脱法由信、精进、念、定、慧等五根增上。舍障精进：所有的障碍由信、精进、念、定、慧等五力不能碍。入真精进：由择法、精进、喜、轻安、念、定、行舍等七觉支建立见道。转依精进：由正见、正思惟、正语、正业、正命、正精进、正念、正定等八正道修道而为究竟转依之因。大利精进：六波罗蜜之自利利他。

（6）旧译《华严经》卷二十四载有 10 种精进：不转精进、不舍精进、不染精进、不坏精进、不厌倦精进、广大精进、无边精进、猛利精进、无等等精进、救一切众生精进。

（7）《瑜伽师地论》卷四十二"精进品"中载有 9 种精进：自性精进、一切精进、难行精进、一切门精进、善士精进、一切种精进、遂求精进、此世他世乐精进、清净精进。

（8）《成唯识论》卷九则列出 3 种精进：被甲精进——被宝甲而不怖畏种种难行，难行能行，愿力无穷；摄善精进——勤修一切善法而永不疲倦；利乐精进——勤化众生永不疲倦。

刻苦修学最重要的是要有强大的意志、毅力，也就是能够保持精进。因为当一个人真正用功修学的时候，他就会感知到自己心灵深处的业障，此时他就需拿出刻苦修学的精神，努力去战胜自我。当突破业障之后，他就能体会到无穷的乐趣。反过来说，如果一直放纵自己，他将一事无成。其实面对任何一个境界，都可以有两种不同的态度，就看我们是要上进还是要退堕。《佛说长阿含经》中的八退法、八精进法说的就是这个道理。

2. 众生四食

原文：

佛告比丘："一切众生以四食存。何谓为四？抟、细滑食为第一，触食为第二，念食为第三，识食为第四。彼彼众生所食不同，阎浮提人种种饭、麨面、鱼肉以为抟食，衣服、洗浴为细滑食。拘耶尼、弗于逮人亦食种种饭、麨面、鱼肉以为抟食，衣服、洗浴为细滑食。郁单曰人唯食自然粳米，天味具足以为抟食，衣服、洗浴为细滑食。龙、金翅鸟食鼋鼍、鱼鳖以为抟食，洗浴、衣服为细滑食。阿须伦食净抟食以为抟食，洗浴、衣服为细滑食。四天王、忉利天、焰摩天、兜率天、化自在天、他化自在天食净抟食以为抟食，洗浴、衣服为细滑食。自上诸天以禅定喜乐为食。何等众生触食？卵生众生触食。何等众生念食？有众生因念食得存，诸根增长，寿命不绝，是为念食。何等识食？地狱众生及无色天，是名识食。"

（选自《佛说长阿含经》第二十卷，后秦弘始年佛陀耶舍共竺佛念译，
标题为笔者所加）

释要：

四食，陈义孝《佛学常见辞汇》释："四种长养支持身命的东西。一，段食，即普通物质的食粮；二，触食，即感官与外境的接触；三，识食，即知觉；四，思食，即思想或意志。"《佛学大辞典》解释得较为详尽，云："指长养有情生命之段、触、思、识等四种食物。系'九食'之一部分。又作世间食。……（一）段食……欲界以香、味、触三尘为体，分段而饮啖，以口、鼻分分受之。段食又分粗、细二种，前者如普通食物中之饭、面、鱼、肉等，后者如酥、油、香气及诸饮料等。（二）触食……又作……乐食。以触之心所为体，对所触之境，生起喜乐之爱，而长养身者，此为有漏之根、境、识和合所生。例如，观戏剧终日不食亦不感饥；又如，孔雀、鹦鹉等生卵毕，则时时亲附、覆育、温暖之，令生乐触，卵则受此温热而得资养，故又称温食。……

（三）思食……又作意志食、意念食、业食。于第六意识思所欲之境，生希望之念以滋长相续诸根者，此即成实论所谓以思愿活命。又依《大乘义章》卷八（大四四·六二〇中）之解释：'过去业思，是其命根，令命不断，说为思食。若如是者，一切众生所有寿命，皆由往思，不应言无。或当应以彼现在思想而活命者，说为思食。'如鱼、龟等出至陆地生诸卵后，以细沙覆之，复还入水，若彼诸卵思母不忘便不腐坏，若不思母即便腐坏；又如，人之望梅止渴、精神食粮等。（四）识食……有漏识，由段、触、思三食之势力而增长，以第八阿赖耶识为体，支持有情身命不坏者，如无色界及地狱之众生以识为食。虽言诸有漏法皆能滋养诸有，然上述之段、触、思、识等四种其义殊胜，故特称为'食'。其中，段食、触食含有能资益现身之所依及能依之义。所依，即有根身，段食能摄养之；能依，即心、心所，触食能资益之。思食、识食含有能引生'后有'之义，即于此生之中，由于起动有漏之'思'业，遂使业力熏习'识'中之种子，从而引生来生不断辗转相续之生起。四食中，段食仅限于欲界，其余三食可通三界，惟依四生五趣之胎生、湿生、人趣、天趣、鬼趣等差别而有所不同。如《大毗婆沙论》卷一三〇载，欲界具有四食而以段食为主，色界具有三食而以触食为主，鬼趣具有四食而以思食为主，湿生具有四食而以触食为主。"

段食，又称揣食、抟食、细滑食。段食有粗细两种，如饭、面等为粗食，酥、油、香气及诸饮料等为细食。段食还可泛指一切欲界之食物。（《俱舍论》卷十、《成实论》卷二）有情生存的延续离不开段食的供给，其因段食留恋于欲界，依段食供养延续五蕴的生存，因依赖供养而追求段食，而在六道中造业不息。

触食，又称乐食、温食，指六根对六尘的接触。人们穿衣、持物与坐车等都叫作触食。因饥渴而饮为触食，鸟类孵卵为触食，兽类喂幼畜为触食，凡是对所接取之境都叫触食。

思食，又名念食、意志食、意念食、业食。《佛光大辞典》认为："念食即属出世间食。指行者若忆念善法而护持不忘，必能增长善根，资益慧命，如世间食之资益色身。"人在生存的欲望中生起所想、所希望、所念之食，促使思食深入六根。众生在六根中对六尘生起爱乐的念头和欲求，以欲求适意食滋长、相续着六根，长久地摄于思食，形成生命的动力，招致未来世的因缘，造成轮回中生命的延续，酿成有漏的意业。

识食，又名知觉食。《佛光大辞典》云："指认识作用，以精神为主体而保持生存状态者，称为识食。"众生以六根对六尘生起的认识为食，以识而生欲，以识而造意，以识食增长下一期生命的造作，构成轮回当中的识取蕴，在识食之中长养身命。

佛陀开示说："一切众生依靠食。"这里的"食"是指"因"而言的，而不是指食物。四食就是4种因。段食指4类色法，即业生色、心生色、时节生色与食生色。在触食、思食与识食中，触指与思和识相应的触心所，思指行，识专指业识。这3种食所代表的就是行与业。众生总希望生命能长久地延续下去，而生命的生死相续又赖于四食。修四食是断除轮回的必经过程，而四谛法又是修四食的标准法，是觉悟四食的纲领，是苦灭的过程。如果不能明了四食的苦、集、灭、道，就永远不能脱离世间的八苦，所以修四食是觉悟必备之法。灭掉四食引起的苦，以正智断除这无明欲取之时，就是修持圆满之时。

3. 造业如中箭

原文：

尔时，世尊告诸比丘："诸尼干等如是见、如是说，谓人所受皆因本作。若其故业因苦行灭，不造新者，则诸业尽；诸业尽已，则得苦尽，得苦尽已，则得苦边。我便往彼，到已。即问：尼干，汝等实如是见、如是说，谓人所受皆因本作。

…………

尼干，犹如有人身被毒箭，因被毒箭则生极苦。彼为亲属怜念愍伤，欲饶益安隐故，即呼拔箭金医。箭金医来，便以利刀而为开疮；因开疮时，复生极苦。既开疮已，而求箭金；求箭金时，复生极苦。求得金已，即便拔出；因拔出时，复生极苦。拔金出已，薄疮缠裹，因裹疮时，复生极苦。彼于拔箭金后，得力无患，不坏诸根，平复如故。尼干，彼人自有净智，便作是念："我本被毒箭，因被毒箭则生极苦。我诸亲属见怜念愍伤，欲饶益安隐我故，即呼拔箭金医。箭金医来，便以利刀为我开疮；因开疮时，复生极苦。既开疮已，而求箭金；求箭金时，复生极苦。求得金已，即便拔出；因拔出时，复生极苦。拔金出已，薄疮缠裹；因裹疮时，复生极苦。我于拔箭金后，得力无患。不坏诸根，平复如故。"

（选自《中阿含经》第四卷，东晋罽宾三藏瞿昙僧伽提婆译，标题为笔者所加）

释要：

业，按伦理属性分，可分为善业、恶业和无记业（非善非恶）；按作用方式分，可分为身业、口业与意业等。人们的一切善恶思想行为都叫作业、造业，如好的思想、好的行为叫作善业，坏的思想、坏的行为叫作恶业等。

恶业，指前世做坏事今生受报应，或现在做坏事将来要受报应。本则医话列举的就是一个做了恶业遭受报应的例子。此人因为恶业，而被箭伤，后又经医者持刀开疮取镞、包扎伤口等，承受了种种痛楚。这种种苦楚，只能现身承受，体现了佛教因果业报不爽的教义。

4. 病由心生

原文：

诸贤，说病苦者，此说何因？诸贤，病者，谓头痛、眼痛、耳痛、鼻痛、面痛、唇痛、齿痛、舌痛、腭痛、咽痛、风喘、咳嗽、喝吐、喉啤、癫痫、痈瘿、经溢、赤胆、壮热、枯槁、痔瘘、下利，若有如是比余种种病，从更乐触生，不离心，立在身中，是名为病。诸贤，病苦者，谓众生病时，身受苦受、遍受、觉、遍觉，心受苦受、遍受、觉、遍觉，身心受苦受、遍受、觉、遍觉；身热受、遍受、觉、遍觉，心热受、遍受、觉、遍觉，身心热受、遍受、觉、遍觉；身壮热烦恼忧戚受、遍受、觉、遍觉，心壮热烦恼忧戚受、遍受、觉、遍觉，身心壮热烦恼忧戚受、遍受、觉、遍觉。诸贤，说病苦者，因此故说。

（选自《中阿含经》第七卷，东晋罽宾三藏瞿昙僧伽提婆译，标题为笔者所加）

释要：

佛医学中的贪、嗔、痴三毒和中医学中的七情都是常见的致病原因（内因），都和心关系密切。七情是喜、怒、忧、思、悲、恐、惊7种情志变化，也是人们对客观事物的不同反应。在正常的情况下，七情一般不会使人生病。只有在突然、强烈或长期持久的情志刺激，超过了人体本身所能承受的范围时，七情才会使人体气机紊乱、脏腑阴阳气血失调，从而导致疾病的发生。贪欲、嗔恚、愚痴（又称贪嗔痴、淫怒痴、欲嗔无明）3种烦恼统摄三界，最能毒害众生的出世善心，能令有情长劫受苦而不得出离。此三毒又为身、口、意三恶行之根源，故亦称三不善根，为根本烦恼之首。因此说病由心生，即很多疾病的发生、转归都与心有关。本则医话就列举了诸种与心有关的疾病。

美国约翰·辛德勒（John A. Schindler）医生在其《病由心生》一书中说76%的疾病都是情绪性疾病，并且提出了“情绪决定健康”这一医学理念。养生和治病的关键是消除负面情绪、培养健康心态，只有注意心理平衡，才能掌握健康的“金钥匙”。

5. 修习念身之法门

原文：

佛言："云何比丘修习念身？比丘者，行则知行，住则知住，坐则知坐，卧则知卧，眠则知眠，寤则知寤，眠寤则知眠寤，如是比丘随其身行，便知上如真。彼若如是在远离独住，心无放逸，修行精勤，断心诸患而得定心；得定心已，则知上如真，是谓比丘修习念身。

"复次，比丘修习念身。比丘者，正知出入，善观分别，屈伸低仰，仪容庠序，善着僧伽梨及诸衣钵，行住坐卧、眠寤语默皆正知之，如是比丘随其身行便知上如真。彼若如是在远离独住，心无放逸，修行精勤，断心诸患而得定心；得定心已，则知上如真，是谓比丘修习念身。

"复次，比丘修习念身。比丘者，生恶不善念，以善法念治断灭止。犹木工师、木工弟子，彼持墨绳，用拼于木，则以利斧斫治令直；如是比丘生恶不善念，以善法念治断灭止，如是比丘随其身行，便知上如真。彼若如是在远离独住，心无放逸，修行精勤，断心诸患而得定心；得定心已，则知上如真，是谓比丘修习念身。

"复次，比丘修习念身。比丘者，齿齿相着，舌逼上腭，以心治心，治断灭止。犹二力士捉一羸人，处处旋捉，自在打锻；如是比丘齿齿相着，舌逼上腭，以心治心，治断灭止，如是比丘随其身行，便知上如真。彼若如是在远离独住，心无放逸，修行精勤，断心诸患而得定心；得定心已，则知上如真。是谓比丘修习念身。

"复次，比丘修习念身。比丘者，念入息即知念入息，念出息即知念出息，入息长即知入息长，出息长即知出息长，入息短即知入息短，出息短即知出息短；学一切身息入，学一切身息出，学止身行息入，学止口行息出，如是比丘随其身行，便知上如真。彼若如是在远离独住，心无放逸，修行精勤，断心诸患而得定心；得定心已，则知上如真，是谓比丘修习念身。

"复次，比丘修习念身。比丘者，离生喜乐，渍身润泽，普遍充满于此身中，离生喜乐无处不遍。犹工浴人器盛澡豆，水和成抟，水渍润泽，普遍充满无处不周；如是比丘离生喜乐，渍身润泽，普遍充满于此身中，离生喜乐无处不遍，如是比丘随其身行，便知上如真。彼若如是在远离独住，心无放逸，修行精勤，断心诸患而得定心；得定心已，则知上如真，是谓比丘修习念身。

"复次，比丘修习念身。比丘者，定生喜乐，渍身润泽，普遍充满于此身中，定生喜乐无处不遍。犹如山泉，极净澄清，充满盈流，四方水来，无缘得入，即彼泉底，水自涌出，盈流于外，渍山润泽，普遍充满无处不周；如是比丘定生喜乐，渍身润泽，普遍充满于此身中，定生喜乐无处不遍，如是比丘随其身行，便知上如真。彼若如是在远离独住，心无放逸，修行精勤，断心诸患而得定心；得定心已，则知上如真，是谓比丘修习念身。

"复次，比丘修习念身。比丘者，无喜生乐，渍身润泽，普遍充满于此身中，无喜生乐无处不遍。犹青莲华，红、赤、白莲，水生水长，在于水底，根茎华叶，悉渍润泽，普遍充满无处不周；如是比丘无喜生乐，渍身润泽，普遍充满于此身中，无喜生乐无处不遍，如是比丘随其身行，便知上如真。彼若如是在远离独住，心无放逸，修行精勤，断心诸患而得定心；得定心已，则知上如真，是谓比丘修习念身。"

（选自《中阿含经》第二十卷，东晋罽宾三藏瞿昙僧伽提婆译，标题为笔者所加）

释要：

念身经，又名身观念处经。本则医话讨论了修习念身法门的具体做法和要求。

（1）行则知行，住则知住，坐则知坐，卧则知卧，眠则知眠，寤则知寤，眠寤则知眠寤。

（2）正知出入，善观分别。屈伸低仰，仪容庠序，善着僧伽梨（僧伽梨，译为众聚时衣，又称为大衣，由9条至25条制成，做大法会、拜见国王或重臣时所穿）及诸衣钵，行住坐卧、眠寤语默皆正知之。

（3）生恶不善念，以善法念治断灭止。

（4）齿齿相着，舌逼上腭，以心治心，治断灭止。犹二力士捉一羸人，处处旋捉，自在打锻。

（5）念入息即知念入息，念出息即知念出息，入息长即知入息长，出息长即知出息长，入息短即知入息短，出息短即知出息短，学一切身息入，学一切身息出，学止身行息入，学止口行息出。

（6）离生喜乐（色界初禅天，已远离欲界之欲、恶不善法，而生喜乐，称离生喜乐地），渍身润泽，普遍充满于此身中。

（7）定生喜乐（色界第二禅天，住于胜妙之禅定，由禅定生心识之喜乐，名定性喜乐地），渍身润泽，普遍充满于此身中。

（8）无喜生乐（色界第三禅天，离第二禅之喜，更生静妙之乐，故又称离喜妙乐地），渍身润泽，普遍充满于此身中。

由此可见，在早期佛典中，念身的范畴非常广泛。本则医话所选取的念身法主要属于数息观（第4项至第8项）。《中阿含经》第二十卷中还有多条念身法没有被选取，这部分念身法主要属于不净观。后来佛教经典中所说的念身似乎专指不净观的内容，如《法苑珠林》卷三十四说："念身者，谓专精念身。发毛爪齿皮肉筋骨，胆肝肺心脾肾大肠小肠，白直膀胱屎尿百叶，沧荡脾泡溺泪唾洟，脓血脂涎髑髅脑等，何者是身。地种、水种、火种、风种是也，皆是父母所造，从何处来为谁所造。此之六根，于此终已当生何处。除诸乱想，自致涅槃；不离身念，便获功德。是名念身。"

6. 无量说法当知内

原文：

无量说法当知内者，此何因说？如来有四弟子，有增上行、有增上意、有增上念、有增上慧。有辩才成就第一辩才，寿活百岁，如来为彼说法满百年，除饮食时、大小便时、睡眠息时及聚会时，彼如来所说法，文句法句观义，以慧而速观义，不复更问于如来法。所以者何？如来说法无有极不可尽法，文句法句观义，乃至四弟子命终。犹如四种善射之人，挽强俱发，善学善知，而有方便，速彻过去。如是，世尊有四弟子，有增上行、有增上意、有增上念、有增上慧。有辩才成就第一辩才，寿活百岁，如来为彼说法满百年，除饮食时、大小便时、睡眠息时及聚会时，彼如来所说法，文句法句观义，以慧而速观义，不复更问于如来法。所以者何？如来无极不可尽。无量说法当知内者，因此故说。

（选自《中阿含经》第四十二卷，东晋罽宾三藏瞿昙僧伽提婆译，

标题为笔者所加）

释要：

"无量说法当知内"，是说佛法无边，言说不尽，要想修佛参道、证得罗汉果，只能靠自己的慧性领悟。"无量"在《佛说无量寿经》中有两个含义：一是有量的无量，二是无量的无量。有量的无量，指数得到却无上限，或说无限、无数；无量的无量，是想不到、说不出的无量。"内"，佛教徒称佛门之内为内，佛门之外为外，如内教指佛教、内学指佛学等。修学者除了要有悟性之外，还要勤奋用功。如果"除饮食时、大小便时、睡眠息时及聚会时"均在说法，诸弟子听法亦如是，可谓用功矣。

7. 痛苦之因缘

原文：

今为说是四谛："何等为四？一为苦，二为习，三为尽，四为道，四谛受行令灭苦。何等为贤者苦谛？从生苦，从老苦，为病苦，为死苦，不哀相逢苦、离哀苦，所求不得是亦苦，仓卒五种苦生。贤者苦生为何等？若是人彼彼人种，从生增生，以随以有欲成，五阴已生，命根已得，是名为生。生贤者苦，何因缘生苦为生者，人令身有故更苦，从更复更，从痛复痛，令意更苦。从更复更，从受复受，令身意更苦。从更复更，知受复受，令身待受恼。从更复更，觉受复受，意念热恼。从更复更，知受复受，令身意热恼。从更复更，从受苦复苦，身热疲热恼。从更复更，从受复受，意热恼疲令热忧。从更复更，从受复受，令身意恼热疲从念热恼。从更复更，从受复受，生贤者苦上说苦，是故说从是有老。

"贤者苦老为何等？所各各疲疲人，其为是老皱白力动，以老偻拄杖、鬓发堕、黑子生鬵鬵、根已熟、身欲坏、色已转、老已寿，是名为老。老贤者苦。何因缘说老苦？以人老身更苦，从更复更，行受复受，意念更苦。从更复更，作受复作受，身意亦苦。从更复更，行受复受，身热恼。从更复更，从受复受，意念热恼。从更复更，从受复受，身意热恼。从更复更，从受复受，身热疲忧恼。从更相更，从受相受，意念热恼疲恼忧。从更相更，从受相受，身意念热疲忧恼。从更相更，从受复受，是故贤者说老苦。上说苦，为是故说。

"病贤者苦。病为何等？有头病，有腹病，有耳病，有鼻病，有口病，有唇病，有舌病，有咽喉病，有哕病，有变病，有下病，有热病，有淋沥病，有颠病，有咽瘤病，有寻寻病，有骨节病，有皮病，有肪病，有血热病，有瘀病，是亦余若干，皆从狘生，不得离是皆在着身。病贤者苦。何因缘病苦？人受故令身更苦，从更复更，从受复受，意念苦。从更复更，从受复受，并身意念更苦。从更复更，从受复受，身热恼。从更复更，从受复受，令意热恼。从更复更，从受复受，身意念热恼。从更复更，从受复受，身热疲忧恼。从更复更，从受复受，意热疲忧恼。从更复更，从受复受，身意念热疲忧恼。从更复更，从受复受，所说病贤者苦。是故说，亦从是因缘有。"

（节选自《佛说四谛经》，后汉安息国三藏安世高译，标题为笔者所加）

释要：

人生有诸多痛苦，如出生痛苦、衰老痛苦，疾病（原文列举了 21 种病证）痛苦、死亡痛苦、不想见痛苦、分离痛苦、所求不能实现痛苦等。佛祖将这些痛苦用四谛进行了归纳。四谛指苦、集、灭、道 4 种正确无误之真理。此四者皆真实不虚，故称四谛或四真谛。又此四者为圣者所知见，故又称四圣谛。四谛大体上乃佛教用以解释宇宙现象的"十二缘起说"之归纳，为原始佛教教义之大纲，乃释尊最初之说法。

苦谛，又称苦圣谛，指人生之苦，主要有生老病死苦、爱别离苦、怨憎会苦、求不得苦、五阴炽盛苦（即身心之苦）。集谛，又称苦集圣谛、集圣谛、苦习谛，指苦的原因。人有烦恼，有对情欲的执着，这些烦恼、执着导致人的生死，使人不出三界（欲界、色界、无色界）。灭谛，又称苦灭圣谛、真圣谛、苦尽谛，指灭掉苦，达到寂灭的境界（指修行圆满）。道谛，又称苦灭道圣谛、道圣谛，指去掉对情欲的执着和各种烦恼的修道方法和手段。苦与集表示迷妄世界之果与因，而灭与道表示证悟世界之果与因，即世间有漏之果为苦谛，世间有漏之因为集谛，出世无漏之果为灭谛，出世无漏之因为道谛。

8. 善恶皆造业

尔时，佛告长者子言："有十善业应当修习，若十恶业汝应除断。"于是，长者白佛言："世尊，有情短命，何业所获？"佛告长者子言："杀生所获，复次杀业，然有十种，一自手杀，二劝他杀，三庆快杀，四随喜杀，五怀胎杀，六劝堕胎杀，七酬冤杀，八断男根杀，九方便杀，十役他杀。如是十种获短命报。"

复云："何业获报长命？""有十种业，何等为十？一离自手杀，二离劝他杀，三离庆快杀，四离随喜杀，五救刑狱杀，六放生命，七施他无畏，八慈恤病人，九惠施饮食，十幡灯供养。如是十种获长命报。"

复云："何业获报多病？""有十种业，何等为十？一自坏有情，二劝他令坏，三随喜坏，四赞叹坏，五不孝父母，六多结宿冤，七毒心行药，八悭客饮食，九轻慢圣贤，十毁谤师法。如是十种获报多病。"

复云："何业获报少病？""有十种业，何等为十？一不损有情，二劝他不损，三不随喜损，四不赞叹损，五离庆快损，六孝养父母，七尊重师长，八不结宿冤，九施僧安乐，十施药饮食。如是十种获少病报。"

复云："何业获报丑陋？""有十种业，何等为十？一恒起嗔忿，二恣纵慢心，三不孝父母，四恒恣贪痴，五毁谤圣贤，六侵夺欵逼，七盗佛光明，八戏弄他丑，九坏佛光明，十行非梵行。如是十种获报丑陋。"

复云："何业获报端严？""有十种业，云何十业？一修慈忍，二惠施佛塔，三涂扫塔寺，四修严精舍，五庄严佛像，六孝养父母，七信重圣贤，八谦卑离慢，九梵行无缺，十远离损害。如是十种获报端严。"

⋯⋯⋯⋯

"复次，修习何业感得何果？""若修善业感可爱果，若造恶业感非爱果，若远离此善不善业，爱非爱果终不可得。譬如慈女，商主远行，久不归家，子无由得。"复云：

"何业而不得果?""所修恶业,回心发露,省悟前非,思惟嫌厌,心念口言,作意专注,重重忏悔,此业虽作而不受果。善业亦然。"复云:"何业得身心圆满?""修习忍辱得身相圆满,修习闻思得心圆满,此业修习必定得果。"复云:"何业修作已后而非散失?""若有善业已作,不悔亦不嫌厌,而非扰恼又非拨无,不说是非而不远离,亦非躁挠作如是行,此业修习,终非散失,定受于果。"复云:"何业而不得果?""修无记业不得其果。"复云:"何业补特伽罗地狱寿命而无中夭?""此一补特伽罗作彼业已,而不悔恨亦不嫌厌,又不拨无心不扰恼,不说是非又不躁挠,行如此行天受当知,作彼彼业补特伽罗处地狱生,圆满寿命而非中夭。"

(选自《分别善恶报应经》卷上,西天中印度惹烂驮啰国密林寺三藏明教大师赐紫沙门臣天息灾奉诏译,标题为笔者所加)

释要:

业,为造作之义,意谓行为、所作、行动、作用、意志等身心活动,或单有意志所引生之身心生活。若与因果关系结合,业则指由过去行为延续下来所形成之力量。此外,业亦含有行为上善、恶、苦、乐等因果报应思想,以及前世、今世、来世等轮回思想。

本则医话的核心是"有十善业应当修习,若十恶业汝应除断"。本则医话奉劝人们修习十善业,戒除十恶业。十善业包括长命十善业、少病十善业、端严十善业;十恶业包括短命十恶业、多病十恶业、丑陋十恶业。俗语云:"种瓜得瓜,种豆得豆。"修习善业得善果,修习恶业得恶果,修习不善不恶业得不善不恶果。

9. 大医之王

原文：

如是我闻。

一时，佛住波罗奈国仙人住处鹿野苑中。

尔时，世尊告诸比丘："有四法成就，名曰大医王者，所应王之具、王之分。何等为四？一者善知病，二者善知病源，三者善知病对治，四者善知治病已，当来更不动发。云何名良医善知病？谓良医善知如是如是种种病，是名良医善知病。云何良医善知病源？谓良医善知此病因风起、癖阴起、涎唾起、众冷起、因现事起、时节起，是名良医善知病源。云何良医善知病对治？谓良医善知种种病，应涂药、应吐、应下、应灌鼻、应熏、应取汗，如是比种种对治，是名良医善知对治。云何良医善知治病已，于未来世永不动发？谓良医善治种种病，令究竟除，于未来世永不复起，是名良医善知治病，更不动发。

如来、应、等正觉为大医王，成就四德，疗众生病，亦复如是。云何为四？谓如来知此是苦圣谛如实知、此是苦集圣谛如实知、此是苦灭圣谛如实知、此是苦灭道迹圣谛如实知。诸比丘，彼世间良医于生根本对治不如实知，老、病、死、忧、悲、恼、苦根本对治不如实知；如来、应、等正觉为大医王，于生根本知对治如实知，于老、病、死、忧、悲、恼、苦根本对治如实知，是故如来、应、等正觉名大医王。"

佛说此经已，诸比丘闻佛所说，欢喜奉行。

（选自《杂阿含经》第十五卷，宋天竺三藏求那跋陀罗译，标题为笔者所加）

释要：

本则医话讨论了成为大医王的条件：知晓"四法"者应为良医，而知晓"四法"和"四谛"（本文称"四德"）者才可称为大医王。

世尊曾经告诉诸比丘："四法之成就，是被称为大医王的人所应有的要素。四法指什么呢？第一为善知病，第二为善知病之源，第三为善知病而对治之，第四为善知病而在治好病后不会再发生此病。什么是良医而善知病呢？所谓良医善知如是如是之种种疾病，就是良医之善知病。什么是良医之善知病源呢？所谓良医善知此病为因风而起，因癖阴（痰癥）而起，因涎唾而起，因众冷而起，因现事而起，因时节而起等，就是良医之善知病源。什么是良医之善知病而能对治呢？所谓良医善知种种疾病，且在治疗上应用外治法的用外治法，应用吐法的用吐法，应用下法的用下法，应用灌鼻疗法的用灌鼻疗法，应用熏洗疗法的用熏洗疗法，应用汗法的用汗法等，采取不同方法治疗不同疾病，就是良医之善知对治。什么是良医之善知治病后，在未来世永不动发呢？所谓良医善治种种之病，使其究竟除灭，在未来世永远不会再复发，就是良医之善知治病，在未来世不动发。如来、应、等正觉乃大医王，已成就四德，他疗治众生的疾病，也如此。那什么是四德呢？如来对苦圣谛能如实而知，对苦集圣谛能如实而知，对苦灭圣谛能如实而知，对苦灭道迹圣谛能如实而知。比丘们虽然为世间的良医，但是他们对生命的根本原因不能如实而知，对老、病、死、忧、悲、恼、苦等的根本原因不能如实而知。如来、应、等正觉为大医王，对生的根本原因能如实而知，对老、病、死、忧、悲、恼、苦的根本原因能如实而知。因此，如来、应、等正觉乃大医王。"

佛祖释迦牟尼法力无边，能治众生一切疾苦，故有大医王的美称。后来，大医王被用于泛指诸佛和十方菩萨。佛、菩萨善能分别、晓了药性，治疗众病，故以大药王喻称之。大医王又为药师如来之特称。《大乘本生心地观经》云："大医王应病与药，菩萨随宜演化。"《维摩经》《大智度论》等均论及大医王之事迹。

10. 修安那般那念

原文：

如是我闻。

一时，佛住舍卫国祇树给孤独园。

尔时，世尊告诸比丘："当修安那般那念！修安那般那念多修习已，身不疲倦，眼亦不患乐，随顺观住乐，觉知不染着乐。云何修安那般那念，身不疲倦，眼亦不患乐，随观住乐，觉知不染着乐？是比丘依止聚落，乃至观灭出息时如灭出息学，是名修安那般那念，身不疲倦，眼亦不患乐，随观住乐，觉知不染着乐。如是修安那般那念者，得大果大福利。是比丘欲求离欲、恶不善法，有觉有观，离生喜乐，初禅具足住，是比丘当修安那般那念。如是修安那般那念，得大果大福利。是比丘欲求第二、第三、第四禅，慈、悲、喜、舍，空入处、识入处、无所有入处、非想非非想入处，具足三结尽，得须陀洹果；三结尽，贪、恚、痴薄，得斯陀含果；五下分结尽，得阿那含果，得无量种神通力；天耳、他心智、宿命智、生死智、漏尽智者，如是比丘当修安那般那念。如是安那般那念，得大果大福利。"

佛说此经已，诸比丘闻佛所说，欢喜奉行。

（选自《杂阿含经》第二十九卷，宋天竺三藏求那跋陀罗译，标题为笔者所加）

释要：

安那般那念就是出入息念，也就是观呼吸，也叫作调息法、系念法，是一种非常重要的修行法门。《杂阿含经》认为修习出入息念可以断诸觉想，因为安那般那念主要是使散乱的心得以渐渐收摄，让心慢慢达到安静的状态，以便对身心内外、宇宙人生的实相进行如实深观。在早期禅典《禅密法要经》中，世尊也多次提及此法，如世尊教导弟子迦郗罗难陀修安那般那念之法要：先端坐闭目，然后从手指、脚趾观起，依次从皮、膜、血、肉，到骨节，再到身内的心、肝、脾、肺、肾等五脏六腑，直到观想到整个人都化成灰烬。如果心不散乱，自然会专心一念，守住六根。如果贪欲过多，则观想到后面会变为白骨观。如果真正修持安那般那念到一定功夫，那么人们不仅会牢固守住六根，而且不会再生出三毒之念。

《杂阿含经》第二十九卷对修习安那般那念的意义进行了详细介绍。该经记载，世尊告诉诸比丘："应修习安那般那念！如果比丘多修习安那般那念，就能得到身心的止息，而有觉有观，寂灭、纯一，而明分之想能修习满足……断世间的贪爱，离欲而清净；断除嗔恚、睡眠、掉悔、疑等，而度脱诸疑惑，于诸善法心得决定；远离五盖之烦恼于心。"

可见，佛教认为六根是连接众生心识与外界的门户，众生之所以流转于生死轮回的苦海之中，就是因为六根不清净，一切业报皆由六根杂染造成，比如眼根贪色、耳根贪声、鼻根贪香、舌根贪味、身根贪细滑、意根贪乐境。贪是与嗔、痴紧密关联的。我们修行的过程其实就是一个不断断除贪、嗔、痴三毒的过程，而修安那般那念是断除贪、嗔、痴"三毒"，趋向解脱的根本门径。

11. 无上良医

原文：

如是我闻。

一时，佛在舍卫国祇树给孤独园。尔时，佛告诸比丘："世有良医，能治四病，应为王师。何谓为四？一善能知病，二能知病所从起，三者病生已善知治愈，四者已差之病令更不生。能如是者名世良医。佛亦成就四种之法，如来、至真、等正觉无上良医，亦拔众生四种毒箭。云何为四？所谓是苦、是苦习、是苦灭、是苦灭道。"佛告比丘："生、老、病、死，忧、悲、苦、恼，如此毒箭非是世间医所能知。生苦因缘及能断生苦，亦不知老、病、死、忧、悲、苦、恼因缘及能断除。唯有如来、至真、等正觉无上良医，知生苦因缘及以断苦，乃至知老、病、死、忧、悲、苦、恼，知其因缘及以断除。是以如来善能拔出四种毒箭，故得称为无上良医。"

尔时尊者婆耆奢在彼会坐，作是念言："我今当赞如来所说拔四毒箭喻法。"即从座起合掌向佛。

（选自《别译杂阿含经》第十三卷，失译人名，姚秦时录，标题为笔者所加）

释要：

本则医话与本书"9. 大医之王"颇为相似，也讨论了良医和无上良医的标准。良医的标准仍然为知晓"四法"，即"一善能知病，二能知病所从起，三者病生已善知治愈，四者已差之病令更不生"。然要成为无上良医，不但要具备良医的条件，还要能够"拔众生四种毒箭"，这四种毒箭就是四谛——"是苦、是苦习、是苦灭、是苦灭道"。本文所说的无上良医就是指大医王，能够成为无上良医者，乃"如来、至真、等正觉"。至真，丁福保《佛学大辞典》注云："如来离一切之虚伪，故曰至真。《行事钞》下之二曰：'南无如来无所着至真等正觉。'"

12. 病由身起

原文：

闻如是。

一时，佛在舍卫国祇树给孤独园。佛便告比丘："身为无有反复，身不念恩，若有小痛因作病，举身并痛，常随意所欲得。眼与好色，耳与好声，鼻与好香，舌与美味，身与细软，养身如是，舍人坏败，身不欲度人。何以故？不尽随戒法但作罪。"佛便告比丘："过世有王名为大华，欲死时说言：'咄！当用身作何等。养护百岁尽力如是，一死事来身便坏败。'如是身为无有反复，便知是为若当用为视养。有剧如怨家，身自求罪，已得小痛便见忧态，常与最好五乐，久视之会当老病死。比丘可念而不忘是，已知是当行教人。"佛教如是。

（选自《杂阿含经》第二十三条，失译人名，三国吴、魏均录，标题为笔者所加）

释要：

身，为眼（视觉器官及其能力）、耳（听觉器官及其能力）、鼻（嗅觉器官及其能力）、舌（味觉器官及其能力）、身（触觉器官及其能力）五根之一（六根系在五根中再加入意根，意根即思维器官及其能力），即身根，也就是本则医话说的"眼与好色，耳与好声，鼻与好香，舌与美味，身与细软"。此处之身根指触觉器官之皮肤及其功能，乃眼所不能见之精妙物质（净色），亦即指胜义根而言。然通常所说身与心并称为身心，身与语（或口）、意并称身语意（或身口意）之"身"则指身体、肉体而言。

"若有小痛因作病，举身并痛，常随意所欲得。"病由身起是说病发生在肉体上，但发病不仅仅是身根作用的结果，而是与五根（或六根）均有关系。《百法明门论纂》曰："身根者，积聚依止二义名身，谓积聚四大造眼等诸根，皆依身根而住止故，梵语伽耶，此云积聚身根，为彼四肢百骸依止，诸根所随一身周遍，谓此身为三十六物积聚之处，故名为身。今不言积聚而翻为身者，体义相当，依唐言也。体即是根，以能造地、水、火、风，及所造色、香、味、触，八法为体，乃五识所依之根也。"《大乘广五蕴论》则曰："云何身根，谓以触为境，净色为性，谓于身中周遍净色，此性有故，身识得生，无即不生。"身根是身识发生的地方，身是能触之义，为不可见有对之净色。身根为五根之一，为十二处中之身处，十八界中之身界。身根是触识发生的地方，身识依于身根，缘于触境。

13. 三大患之治法

原文：

闻如是。

一时，佛在舍卫国祇树给孤独园。

尔时，世尊告诸比丘："有三大患。云何为三？所谓风为大患，痰为大患，冷为大患。是谓，比丘，有此三大患。然复此三大患有三良药。云何为三？若风患者酥为良药，及酥所作饭食。若痰患者蜜为良药，及蜜所作饭食。若冷患者油为良药，及油所作饭食。是谓，比丘，此三大患有此三药。"

（选自《增一阿含经》第十二卷，东晋罽宾三藏瞿昙僧伽提婆译，

标题为笔者所加）

释要：

世尊告知僧众有三大病患，这3种病患分别是风、痰、冷，治疗这3种病患的3种良药分别是酥或酥做的饭食（风患者）、蜜或蜜做的饭食（痰患者）、油或油做的饭食（冷患者）。治疗这3种病患的3种良药，就是"五药"（《五分律》讲"五药"为生酥、熟酥、油、蜜和石蜜）中的3种。

14. 三因缘受胎

原文：

尔时，世尊告诸比丘："有三因缘，识来受胎。云何为三？于是，比丘，母有欲意，父母共集一处，与共止宿，然复外识未应来趣，便不成胎。若复欲识来趣，父母不集，则非成胎。若复母人无欲，父母共集一处，尔时父欲意盛，母不大殷勤，则非成胎。若复父母集在一处，母欲炽盛，父不大殷勤，则非成胎。

"若复父母集在一处，父有风病，母有冷病，则不成胎。若复父母集在一处，母有风病，父有冷病，则非成胎。若复有时父母集在一处，父身水气偏多，母无此患，则非成胎。

"若复有时父母集在一处，父相有子，母相无子，则不成胎。若复有时父母集在一处，母相有子，父相无子，则不成胎。若复有时父母俱相无子，则非成胎。

"若复有时识神趣胎，父行不在，则非成胎。若复有时父母应集一处，然母远行不在，则不成胎。若复有时父母应集一处，然父身遇重患，时识神来趣，则非成胎。若复有时父母应集一处，识神来趣，然母身得重患，则非成胎。若复有时父母应集一处，识神来趣，然复父母身俱得疾病，则非成胎。

"若复，比丘，父母集在一处，父母无患，识神来趣，然复父母俱相有儿，此则成胎。是谓有此三因缘而来受胎。是故，比丘，当求方便，断三因缘。如是，诸比丘，当作是学！"

（选自《增一阿含经》第十二卷，东晋罽宾三藏瞿昙僧伽提婆译，

标题为笔者所加）

释要：

这是佛经中讨论受孕的一则医话。天地和合、生命孕育是天地自然之理，也是维系人类繁衍生息的必然。对于摄精受孕、怀胎生子的过程，我国历代医家多有论述，

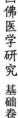

佛医对此也有论述。

在本则医话中，佛陀提出了"三因缘"受胎说，即一个新生命的孕育要满足"三因缘"条件。要满足哪3个条件呢？一是"父母集在一处"，二是"父母无患"，三是"识神来趣"。前面两个条件是说男女双方要生活在一起，且要身体健康，没有影响生育方面的疾病，这是大家熟知的医学常识。第三个条件"识神来趣"，就不是很好理解了。《佛光大辞典》解释"识神"曰："（一）巴利语……为心识之主体，即指心。《杂阿含经》卷三十九（大二·二八六中）：'尔时，波旬而说偈言："上下及诸方，遍求彼识神，都不见其处，瞿低何所之？"'（二）巴利语……指有生命者。《义足经》卷上（大四·一七九上）：'悉舍世，到何所？识神去，但名在。'（三）于禅宗，专指精神作用，即能起意识作用者。《无门关》（大四八·二九四中）：'学道之人不识真，只为从前认识神，无量劫来生死本，痴人唤作本来人。'"这是佛陀从佛教角度阐述的对人的生死轮回的认识。

《增一阿含经》卷第十二"三宝品第二十一"对"三因缘"受胎的认识与本则医话所述颇为一致，其曰："尔时，世尊告诸比丘：'有三因缘，识来受胎。云何为三？于是，比丘，母有欲意，父母共集一处，与共止宿，然复外识未应来趣，便不成胎……若复父母集在一处，父有风病，母有冷病，则不成胎。……若复有时父母集在一处，父相有子，母相无子，则不成胎。……若复有时识神趣胎，父行不在，则非成胎。……若复，比丘，父母集在一处，父母无患，识神来趣，然复父母俱相有儿，此则成胎。是谓有此三因缘而来受胎。是故，比丘，当求方便，断三因缘。如是，诸比丘，当作是学。'"当然，"三因缘"中任何一因缘不具备，就不能摄精成孕。

中医学对男女和合、摄精成孕的认识与此颇为一致。如《素问·上古天真论》说："女子七岁肾气盛，齿更发长；二七而天癸至，任脉通，太冲脉盛，月事以时下，故有子……丈夫八岁肾气实，发长齿更；二八肾气盛，天癸至，精气溢泻，阴阳和，故能有子。"该书指出男女到了一定年龄，若身体健康，发育正常，"阴阳和，故能有子"。这里所讲的就是佛医"三因缘"中的前两个因缘。

15. 苦乐因缘

原文：

世尊告曰："比丘当知：若人寿百岁，正可十十耳！若使寿终冬、夏、春、秋。若复，比丘，百岁之中作诸功德，百岁之中造诸恶业，作诸邪见，彼于异时，或冬受乐，夏受苦。若百岁之中，功德具足，未曾有短。若复在中百岁之内，在诸邪见，造不善行，先受其罪，后受其福。若复少时作福，长时作罪，后生之时少时受福，长时受罪。若复少时作罪，长复作罪，彼人后生之时先苦而后苦。若复于少时作诸功德，分檀布施，彼于后生先乐而后乐。是谓，比丘，以此因缘先苦而后乐，亦由此因缘先乐而后苦，亦由此因缘先苦而后苦，亦由此因缘先乐而后乐。

（选自《增一阿含经》第二十一卷，东晋罽宾三藏瞿昙僧伽提婆译，

标题为笔者所加）

释要：

这则医话告诉人们：快乐不是永恒的，当你感到痛苦的时候，要想到痛苦也不是永恒的。我国古代有一句话说得很有哲理——"重阴必阳，重阳必阴"，两个互相对立的事物发展到了一定的程度，就会向相反的方面转化。当然，苦和乐也是这样。因此，没有必要为一时的乐忘乎所以，也不要为一时的苦悲伤过度。

因缘为因与缘之并称。"因缘者，能生为因，助成为缘。"因，指引生结果之直接内在原因；缘，指由外来相助之间接原因。依此，因缘又有内因外缘、亲因疏缘之称。广义而言，因即因与缘，包括内因与外缘。

一切万有皆由因缘之聚散而生灭，称为因缘生、缘生、缘成、缘起。因此，由因缘生灭之一切法，称为因缘生灭法；而由因与缘和合所产生之结果，称为因缘和合。一切万有皆有因缘和合而假生，无有自性，此即"因缘即空"之理。若以烦恼为因，以业为缘，能招感迷界之果；以定为缘，则能招感悟界之果。

此外，《阿毗达磨大毗婆沙论》卷一百二十一载有"妙行三因缘"：时因缘（时，即时分），处因缘（处，即处所），补特伽罗因缘（梵语补特伽罗，汉语作有情，谓一类有情）。《阿毗达磨俱舍论》又有六因四缘之说。六因即能作因、具有因、相应因、同类因、遍行因、异熟因；四缘即因缘、所缘缘、等无间缘、增上缘。六因中之能作因为四缘之增上缘，其余五因则为四缘中之因缘。然唯识家则以六因中之同类因通于因缘与增上缘，以其余五因为增上缘。同类因，为引生等流果之原因，故又称自种因。《阿毗达磨俱舍论》等以异性之因引生异性之果为因缘之义，而唯识家则以种现相望之因果，以及种子之自类相续为因缘之义。

佛教倡导的大慈大悲就是佛教对人间苦乐的态度，大慈即为众生拔除痛苦，大悲则是给予大众富乐。佛陀以此愿力拯救烦恼众生，使之脱离苦海。

16. 除却灾患苦恼

原文：

又大王当知：应失之物便失之，已失便愁、忧、苦、恼，痛不可言，我所爱者今日已失。是谓失物便失之，于中起愁、忧、苦、恼，痛不可言。是谓，大王，第一愁刺，染着心意。凡夫之人有此法，不知生、老、病、死之所来处。

又复闻贤圣弟子所应失物便失之，是时彼人不起愁、忧、苦、恼。当作是学："我今所失非独一已，余人亦有此法。设我于中起愁忧者，此非其宜。或能使亲族起愁忧，怨家欢喜，食不消化，即当成病，身体烦热。由此缘本，便致命终。"尔时，便能除去忧畏之刺，便脱生、老、病、死。无复灾患苦恼之法。

复次，大王，应灭之物便灭之，已灭便愁、忧、苦、恼，痛不可言，我所爱者今日已灭。是谓灭物便灭之，于中起愁、忧、苦、恼，痛不可言。是谓，大王，第二愁刺，染着心意。凡夫之人有此法，不知生、老、病、死之所来处。

又复闻贤圣弟子所应灭物便灭之，是时彼人不起愁、忧、苦、恼，当作是学："我今所灭非独一已，余人亦有此法。设我于中起愁忧者，此非其宜。或能使亲族起忧，怨家欢喜，食不消化，即当成病，身体烦热。由此缘本，便致命终。"尔时，便能除去忧畏之刺，便脱生、老、病、死。无复灾患苦恼之法。

复次，大王，应老之物便老，已老便愁、忧、苦、恼，痛不可言，我所爱者今日已老。是谓老物便老，于中起忧、愁、苦、恼，痛不可言。是谓，大王，第三愁忧之刺，染着心意。凡夫之人有此法，不知生、老、病、死之所来处。

又复闻贤圣弟子所应老物便老，是时彼人不起愁、忧、苦、恼，当作是学："我今所老非独一已，余人亦有此法。设我于中起愁者，此非其宜。或能亲族起忧，怨家欢喜，食不消化，即当成病，身体烦热，由此缘本，便致命终。"尔时，便能除去忧畏之刺，脱生、老、病、死，无复灾患苦恼之法。

次复，大王，应病之物便病，已病便愁、忧、苦、恼，痛不可言，我所爱者今日以病。是谓病物便病，于中起愁、忧、苦、恼，痛不可言。是谓，大王，第四愁忧之刺，染着心意。凡夫之人有此法，不知生、老、病、死之所来处。

又复闻贤圣弟子所应病物便病，是谓彼人不起愁、忧、苦、恼，当作是学："我今所病非独一己，余人亦有此法。设我于中起愁忧者，此非其宜。或能使亲族起忧，怨家欢喜，食不消化，即当成病，身体烦热，由此缘本，便致命终。"尔时，便能除去愁畏之刺，脱生、老、病、死，无复灾患苦恼之法。

（选自《增一阿含经》第二十四卷，东晋罽宾三藏瞿昙僧伽提婆译，标题为笔者所加）

释要：

这则医话论述了人们遇到失、灭、老、病这 4 种情况的态度。一种是以平静的心态自然面对，"应失之物便失之""应灭之物便灭之""应老之物便老之""应病之物便病之"；另一种是患得患失、斤斤计较，"我所爱者今日以失""我所爱者今日以灭""我所爱者今日以老""我所爱者今日以病"，以至于"愁、忧、苦、恼，痛不可言"，甚至因为忧愁而生病，不仅影响身体健康，而且于事无补。佛祖还十分形象地把第二种心态导致的 4 种忧愁比作刺向心中的"刺"，即"愁刺"或"愁忧之刺"。这些刺"染着心意"，自然导致疾病的发生。

生、老、病、死是自然规律，人在自然规律面前应该豁达笑对，没有必要悲悲戚戚。那么，持有"应失之物便失之""应灭之物便灭之""应老之物便老之""应病之物便病之"的平静心态的人，修习的是什么法呢？他们修的是"除忧之患法"。

17. 远离生老病死

原文：

尔时，世尊见比丘食讫，除去钵器，告彼比丘曰："汝今当舍三世之病。所以然者，比丘当知：生有处胎之厄，因生有老。夫为老者，形羸气竭，因老有病。夫为病者，坐卧呻吟，四百四病一时俱臻，因病有死。夫为死者，形神分离，往趣善恶。设罪多者，当入地狱，刀山、剑树、火车、炉炭、吞饮融铜；或为畜生，为人所使，食以刍草，受苦无量；复于不可称计无数劫中，作饿鬼形，身长数十由旬，咽细如针，复以融铜而灌其口，经历无数劫中得作人身，搒笞拷掠，不可称计；复于无数劫中得生天上，亦经恩爱合会，又遇恩爱别离，欲无厌足；得贤圣道，尔乃离苦。"

（选自《增一阿含经》第四十卷，东晋罽宾三藏瞿昙僧伽提婆译，

标题为笔者所加）

释要：

生、长、壮、老、已是世间万物不可逃脱的自然规律，生、老、病、死是再正常不过的自然现象。从胎儿的孕育开始就存在着衰老。形体衰老，精气虚竭，就会产生疾病。有了疾病，人就会痛苦呻吟，甚至死亡。人一旦死亡，就会形神分离。人死后要根据生前所作业的善恶，或下地狱受苦，或往生天堂享荣华富贵。因此，佛陀告诫人们要修身养性以远离疾病，要修习佛法以免于无数劫而得生天上。

佛医认为"处胎之厄，因生有老""夫为老者，形羸气竭，因老有病""夫为死者，形神分离"，可见佛医对人的生、老、病、死的认识与中医的认识如出一辙。

至于文中所说的"四百四病"是一个泛数，即人类所有疾病的总称。

18. 天道人心

原文：

佛告诸比丘："天下人心如流水，中有草木，各自流去，不相顾望，前者亦不顾后，后者亦不顾前，草木流行，各自如故。人心亦如是，一念来一念去，如草木前后不相顾望，于天上天下无所复乐，寄居天地间，弃身不复生。道成乃知师恩，见师者即承事，不见师即思念其教诫，如人念父母，意定乃能有一心，便有哀天下人民蜎飞蠕动之类。坐自笑我已脱身于天下及五道，一者天道，二者人道，三者饿鬼道，四者畜生道，五者泥犁道。得阿罗汉者，欲飞行变化即能，身中出水火即能，出无间入无孔亦能，离世间苦取泥洹道亦能。"

佛告诸比丘："道不可不作，经不可不读。"佛说经已，五百沙门皆得阿罗汉。诸沙门皆起前以头面着地，为佛作礼。

（选自《佛说阿含正行经》，后汉安息国三藏安世高译，标题为笔者所加）

释要：

佛祖认为人心如流水，瞬息即来，瞬息即去，前后各不相顾，以至于天上、地上都没有了快乐。人们生活在天地间，生命只有一次，死而不得复生，不能不修习佛道（即"道不可不作，经不可不读"），因为只有这样才可以弃恶从善。佛祖所说的五道是要人们修性守道，清静寡欲，最终升入天堂——泥洹。泥洹，就是涅槃的意思；泥洹道，就是涅槃的道法。《无量寿经》云："无量寿佛，意欲度脱十方世界诸众生类，皆使往生其国，悉令得泥洹道。"

道教中亦有五道。道教中的五道也是道教的轮回转世体系。《太上老君虚无自然本起经》载："一道者，神上天为天神（神道）；二道者，神入骨肉，形而为人神（人道）；三道者，神入禽兽，为禽兽神（畜生道）；四道者，神入薜荔，薜荔者饿鬼名也（饿鬼道）；五道者，神入泥黎，泥黎者地狱名也（地狱道）。"佛家和道家的目的是一样的，都是宣传行善者上天堂，作恶者下地狱，劝人弃恶从善。

19. 调伏烦恼

原文:

心意自在义利圆满,持戒清净安住律仪,彼此希求无烦恼障,意地支分寂静止息,此名色相五蕴为性,如是心等欲求无诤,福德善利寂然圆满。如是灾祸其数有三,四大五蕴迁变。寂静安乐善妙自性,菩萨增上。是大有情自在有力,禅定心寂意识无动,如是闻持普能运载,根本灾难远离无有,是处圆满无能诤讼,求真实法息除烦恼染恶心等。菩萨色相圆满庄严,其处净妙百种相状身体殊妙,卒暴相貌烦恼不生,成就自性颠倒皆尽,德行自在染法不生,爱乐根本十善法行,上妙寂静无倒修作,意地无我精求止息。菩萨义利求如如行,真实律仪是处无倒,圆满静虑名无染行,意地诚实冤对不生,诸恶远离,造作暗钝我慢根本,修布施行暗慢自止,造作迁变智慧平等,如是修崇坚固安住。是处菩萨随顺清净,有力趣求行十善业,如彼边际寂静圆满,诸烦恼本因于染意卒暴生起,调伏意地本染自止,平等殊胜亲疏不有。婆罗门行倒因求止,圆满教授庄严寂静,忧患无有调伏生灵,闻持具足造作增上,灾祸边际饥渴所逼,忽然自殄胜义语言,造作暗钝瀑流支分,我慢施为冥然尽止,暴风颠倒烦恼无边,系缚因缘真实造作。无倒言说体性自在,无烦恼慢善妙无变,如增上味,根本意地无因颠倒,王者力用如风偃草,王言如此,辅助真实语言有则,自在色相屈伸自得,彼彼修崇无卒暴体,增上妙因清净智慧。无倒言说无颠倒性,平等秘密胜义真实,如如体大无染迁变,净智无倒求布施因,圆殊胜行上妙闻持,语言诚谛四禅寂静,器界无边相貌根本,殊妙具足不坏有力,无我诤讼求本智能,荷负群品净妙语言,彼之聚落灾祸染法,求吉祥事冤对自止。是处王者相貌安静,殊胜义利发言承禀,如彼人民分明了解,养育听闻群品无倒,界性殊胜寂静修作,清净有情无倒因业,增上语言如是。

(选自《菩萨本生鬘论》第七卷,宋朝散大夫试鸿胪少卿同译经

梵才大师绍德慧询等奉诏译,标题为笔者所加)

释要：

《菩萨本生鬘论》记述佛陀过去世行菩萨道之事迹，并解释其法义。本则医话选自该书的第七卷开头部分。

"调伏烦恼"就是通过调和身、口、意三业，以制伏烦恼诸恶。"调"是调理的意思，指通过调理使身体健康、心态平和清净。"伏"是降服的意思，指降伏住自己的坏习惯。《维摩诘所说经·香积佛品》中的"以难化之人，心如猿猴，故以若干种法，制御其心，乃可调伏"讲的就是这个意思。

那么，如何才能"调伏烦恼"呢？只有修习佛法，奉行十善业，遵守四大五蕴的变迁规律，不造恶业等，即做到本则医话中所说"心意自在义利圆满，持戒清净安住律仪，彼此希求无烦恼障，意地支分寂静止息，此名色相五蕴为性，如是心等欲求无净，福德善利寂然圆满。……禅定心寂意识无动，如是闻持普能运载，根本灾难远离无有，是处圆满无能诤讼，求真实法息除烦恼染恶心等。……卒暴相貌烦恼不生，成就自性颠倒皆尽，德行自在染法不生，爱乐根本十善法行，上妙寂静无倒修作，意地无我精求止息"，才能达到"调伏烦恼"的目的。

下面对几个佛教名词术语进行解释，以便于读者理解经义。

十善，指十种善业，即不杀生、不偷盗、不邪淫、不妄语、不两舌、不恶口、不绮语、不贪、不嗔、不痴。

四大，即地、水、火、风。地性坚硬，水性潮湿，火性温暖，风性流动。世间一切物都具有四大，如人们身体的骨节爪齿属地大，汗液唾涕、脓血便溺属水大，热度温暖属火大，呼吸气息属风大。一个人如果四大不调就会生病，乃至死亡。

五蕴，即色、受、想、行、识。"蕴"是积聚义，又名五阴。"阴"是障蔽义，能阴覆佛性，起诸烦恼。色蕴，即物质，变碍之义，是地、水、火、风四大所造。受蕴，领纳之义，包括苦、乐、舍（不苦不乐）3 种感受。想蕴，取象构想之义，于善恶憎爱等境界作种种想。行蕴，起诸造作之义，即由行动去造作善恶业。识蕴，识别之义，由眼识别所对的境界。佛经说："四大本空，五蕴非有，缘聚则合，缘散则离。"这句话是说五蕴根身缘起而有，不可对五蕴根身起诸执着而造业，因为造业就有苦报。

四禅，"又作四禅定、四静虑。指用以治惑、生诸功德的四种根本禅定。亦即指色界中的初禅、第二禅、第三禅、第四禅，故又称色界定。禅为禅那的略称，意译为静虑，即由寂静，善能审虑，而如实了知之意，故四禅又称四静虑。此四禅之体为'心一境性'，其用为'能审虑'，特点为已离欲界之感受，而与色界之观想、感受相应。自初禅至第四禅，心理活动逐次发展，形成不同的精神世界。四禅能摄寻、伺、喜、乐等静虑支，为止（定）与观（慧）并行者；以其最能审虑，故其义最胜。四禅乃由所摄静虑的不同而分为四种。《俱舍论》卷二十八所举，将四禅总分为三类、十八支（十八禅支）。所谓三类，即指对治支、利益支、自性支。十八支则指初禅所摄之五支、二禅所摄之四支、三禅所摄之五支、四禅所摄之四支。对治支者，指能用以对治（断除），及由对治所达到之心理活动或状态；利益支者，则为进入相应境界之主观感受。如初禅虽已离欲界之恶不善法，而感受到脱离欲界之喜、乐，但仍有寻、伺的粗细分别之心理活动，尚须加以对治；至二禅时，寻、伺已断灭，形成信根，称为内等净，由此所得之喜、乐，乃对此禅定自身之感受，故称定生喜乐；三禅舍去二禅之喜、乐，住于非苦非乐之'行舍'境地，以正念、正知继续修习而产生离喜妙乐；四禅舍三禅之妙乐，称为舍清净，唯念修养功德，称为念清净，由此得非苦非乐之感受。上述一切之活动及感受，均于心一境性的禅定状态中进行，故称之为'自性支'"。（于凌波居士《唯识名词白话新解》）

20. 离俗尽智

原文:

尔时,世尊有是尽智,分别尽智我已知。苦习已除,以尽为证,而修行道,作如叹说。本所造行疗治彼疾,淫怒憍慢究尽其原,以等智灭淫欲。此是涅槃之智如实不虚。譬如有人受众苦恼无能度,彼人亦不可疗治现病原本,便作是念境界微妙,如是所生皆悉修行,除去阴盖断诸结使。譬如有力之士种诸病根无能当者,未起方便意彼亦不可疗治,有如是患淫怒痴,以尽智使得欢喜。犹如有人常畏崄难之处,彼有种种苦恼疹疾,彼若见一浴池清净无有尘垢,挟池两边有清凉风起,鱼龙游戏视水见底,虚空清净亦无云嗳,优钵拘文陀华悉满其中,枝叶华实皆悉在水中生,有是种种微妙树生其中,若有见者皆怀欢喜心。然此人于彼浴池除去苦恼亦无饥渴,得是欢乐所为已办,于彼浴池底有微风起。观察是时,若于彼若坐若卧。彼世尊亦复如是。本所造淫怒痴皆悉除尽,于生死原现如是浴池。何者?于三界所生众生,拔济苦恼皆悉成就以为桥梁。复以等见犹彼清凉浴池等三昧清净,未曾有移动等志。犹彼鱼龙等解脱,颜色无比等方便。犹彼优钵拘文陀华观无有厌等念,智慧犹彼重云,世俗三昧不以经心大众围绕。若得彼浴池甚爱欢喜,彼于法浴池中洗浴。若饮所有淫怒痴永无有余,亦无众患亦无饥渴。成就如此法。复以斯法惠施众生至涅槃所,所作已办亦无恐畏,到安隐解脱处念乐至无余涅槃界。复以善法,使众生共。是时,佛世尊坐不移动,于是便说此偈:

> "日夜所造行,欲使众生安。
>
> 究竟怀欢喜,无有若干苦。
>
> 况当长在世,众患常逼己。
>
> 不以苦尽智,离俗至彼道。"

(选自《僧伽罗刹所集经》卷中,符秦罽宾三藏僧伽跋澄等译,标题为笔者所加)

释要：

《僧伽罗刹所集经》，又称《僧伽罗刹所集佛行经》《僧伽罗刹集经》《僧伽罗刹集》。该经记述了佛陀前世之修行及下生出家后之行化事迹，其中有关佛成道以后45年间安居处所之记事为他书所无，因此，该经于诸佛传中堪称最珍贵之史料。

离俗，指避开俗世。尽智，《佛光大辞典》云："二智之一，十智之一。于无学位所起之智慧。即已断尽一切烦恼，则知我已知苦、断集、证灭、修道，亦即断尽烦恼时所生之自信智，属无漏智。据《集异门足论》卷三载，于四谛有所证悟，所从生之智、见、明、觉、解、慧、光、观等，皆称为尽智；若如实知已尽除欲漏、有漏、无明漏等，称为尽智；若如实知已尽除一切结缚、随眠、随烦恼、缠，称为尽智。其中，智、见、明、觉等，皆智慧之异名。"可见，离俗尽智就是避开俗世，断尽一切烦恼，证悟四谛。故笔者将本则医话命名为"离俗尽智"。

21. 医王耆域

原文：

天下草木皆可为药，直不善别者，故不知耳。昔有圣医王名曰耆域，能和合药草作童子形，见者欢喜，众病皆愈。或以一草治众病，或以众草治一病，天下之草无有不任用者，天下之病无有不能治者。耆域命终，天下药草一时涕哭，俱发声言："我皆可用治病，唯有耆域能明我耳！耆域死后，无复有人能明我者。后世人或能错用，或增或减，令病不差。令举世人皆谓我不神。思惟此，以故涕哭耳。"唯有一诃梨勒，别在一面，独不涕哭，自言："我众病皆能治，服我者病皆当差，不服我者自不差耳。不须人明，故不涕耳。"耆域者，喻如佛也。众药草者，如诸法也。诃梨勒者，如非常也。言佛在世时善用法能，即以淫怒痴为药差人病也，及诸余善法随宜而用，无常轨已。喻病者，良医耳。佛去世后，少有能善用诸法应时而变者也。非常观者多所治也，亦能治淫，亦能治恚，亦能治痴，善用者则去病，不善用者无所伤，是故喻如诃梨勒也。其余诸法不易用也，用之者宜必得其师，善用者则病损，不善用者则增病也。

（选自《杂譬喻经》第三十二条，比丘道略集，标题为笔者所加）

释要：

耆域，又作耆婆、耆婆伽、只婆、时婆、时缚伽，为佛陀时代之名医，曾远至德叉尸罗国学医，后返王舍城，为频婆娑罗王和阿阇世王之御医。耆域虔诚信仰佛教，屡次治愈佛弟子之病，曾引导弑父之阿阇世王至佛陀面前忏悔，可媲美我国春秋战国时期的扁鹊，因此，不少的医术、方药等托名于耆婆。本则医话就是关于耆婆的一个传说。

天下的草木皆可入药治病，只是不善于识别的人不知道它的用途而已。从前，有一位神奇的医生名叫耆域，他能和合药草，将其做成小孩子的形状，使看见的人都很喜欢。耆域能用药草治疗各种疾病。他能用一种药草治疗许多病，也能用多种药草治疗一种病。凡天下的草，没有不被他用来治病的；天下所有的病，没有不能被他治愈的。后来耆域死了，天下的药草一齐放声痛哭，齐声说："我们都能用来治病，只有耆域能认识我们。耆域死后，就再没有人能了解我们了！后世人或者用错了药，或者用多了或少了药，使病不能痊愈，却说我们不灵验。因为想到这些，所以我们痛哭流涕！"唯有诃梨勒药草独自在一边没有哭泣，自言道："我能医治多种疾病，服用我后病就会痊愈，不服用我自然病就好不了。不需要有人认识我，所以我不哭泣。"其中耆域用来比喻如来佛，众多药草比喻诸法，诃梨勒比喻不同一般的法。佛祖在世的时候，善于运用佛法，以淫、怒、痴为药治疗多种疾病。这些佛法的使用都是随宜而用，没有一定的成规。佛祖去世之后，很少有人能灵活运用诸法了。不同一般的法（"非常观"）的治疗范围广，它既能治淫，又能治恚，也能治痴，会用者可用它治愈疾病，不会用者用它也不会造成伤害，因此，它就像诃梨勒一样。其余诸法不容易运用，只有会运用的人才能使用好它。会运用一般诸法的人能够用它治愈疾病，不会运用它的人用它反而会导致疾病。

名医之所以被称为名医，就是因为他能够治愈各种各样的疾病，否则他就不是名医了。名医治病从不死守成法，往往根据病情灵活运用，通常达变，有时使用一药治疗多种疾病，有时使用多种药物来治疗一种疾病。中医、佛医的愈病之理是一样的。

22. 孔雀神医

原文：

　　过去无数劫，尔时有孔雀王，从五百妇孔雀，相随经历诸山，见青雀色大好，便舍五百妇追青雀。青雀但食甘露好果。时国王夫人有疾，夜梦见孔雀王，寤则白王："王当重募求之。"王命射师，有能得孔雀王来者，赐金百斤，妇以女女之。"诸射师分布诸山，见孔雀从一青雀，便以蜜麨处处涂树。孔雀日日为青雀取食，如是玩习，人便以蜜麨涂己身。孔雀便取蜜麨，人则得之。语人言："我以一山金相与，可舍我。"人言："王与我金并妇，足可自毕已。"便持白王。孔雀白大王："王重爱夫人，故相取。愿乞水来咒之，与夫人饮、澡浴，若不差者，相杀不晚。"王则与水令咒，授与夫人饮，病则除。宫中内外诸有百病，皆因此水悉得除愈。国王人民，来取水者无央数。孔雀白大王："宁可木系我足，自在往来湖水中，方咒令民远近自恣取水。"王言："大佳。"则引木入湖水中，自极制，方咒之。人民饮水，聋盲视听，跛尩皆伸。孔雀白大王："国中诸恶病悉得除愈，人民供养我如天神无异，终无去心。大王可解我足，使得飞往来入，入湖水中，瞑止此梁上宿。"王则令解之。如是数月，于梁上大笑。王问曰："汝何等笑？"答曰："我笑天下有三痴：一曰我痴，二曰猎师痴，三曰王痴，我与五百妇相随舍追青雀，贪欲之意为射猎者所得，是为我痴；射猎人我与一山金不取，言王当与己妇并金，是射猎者痴；王得神医，王、夫人、太子、国中人民诸有病者，悉得除愈，皆更端正，王既得神医，而不牢持反纵放之，是为王痴。"孔雀便飞去。佛告舍利弗："时孔雀王者，我身是也；时国王，汝身是；时夫人者，今调达妇是；时猎师者，调达是也。"

　　　　　　　　　（选自《旧杂譬喻经》卷上，吴天竺三藏康僧会译，标题为笔者所加）

释要：

　　本则医话选自《旧杂譬喻经·孔雀王喻》。这是一则寓言故事，故事梗概如下。

很久以前有一只孔雀王，孔雀王身边跟随着五百只雌孔雀，它们一起游历各处山林。后来，孔雀王看见一只长得十分漂亮的青雀，便抛弃那五百只雌孔雀，去追逐青雀。青雀只吃甘露与各种好果子。

当时国王的夫人生了疾病，夜里梦见孔雀王，醒来告诉国王，要国王出重赏募求孔雀王。国王便对猎师们说："谁能捉得孔雀王来见我，我便赏他一百斤金子，还把女儿嫁给他作妻子！"猎师们于是到各山林寻找，看见孔雀王和一只青雀在一起，就用拌了蜜糖的面涂在树上。孔雀王天天到这里来为青雀找食，渐渐就习惯了。猎师又把蜜糖涂在自己身上，孔雀王到猎师身上取蜜面，猎师就把它抓住了。孔雀王说："我把这一山的金子给你，你放了我吧！"猎师说："国王会赏我金子还有媳妇，这就够了。"

猎师把孔雀王带到国王面前。孔雀王对国王说："大王爱重夫人，所以要捉我。请大王给我一点水，我念咒语，然后用这水给夫人喝和洗澡。夫人的病要是不好，再杀我也不晚。"于是国王给了孔雀王一些水，命令他念咒语，又把水给夫人喝下去，夫人的病马上就痊愈了。因为有了这水，王宫内外所有人的各种疾病都痊愈了。国中的百姓都纷纷前来取水，来的人很多，难以数计。孔雀王对国王说："请把我系在木头上，让我在湖中自如往来，我来念咒，让民众随意取水。"国王说："很好。"国王命人把系在木头上的孔雀放到湖面上。孔雀极力控制自己，开始念咒。饮用念过咒的水后，聋人能听，盲人能见，腿跛的老太太的腿能伸直了。孔雀对国王说："各种恶病都消除了，民众像供神一样地供养我，我不想离开了。请国王放开我，我白天在湖面上飞，夜间栖息在房梁上。"国王下令放了孔雀。

几个月过去了，孔雀在梁上大笑。国王问道："你为何笑?"孔雀回答："我笑天下有三痴：一是我痴，二是猎师痴，三是国王痴。我有五百个夫人相随，却舍弃她们追求青雀，由于贪心被猎师捕获，这就是我痴；那射师，我给他金山他不要，说国王会给他金子与夫人，这是猎师痴；国王得神医，夫人、太子、国人的病被治愈，容颜更加美丽，而国王却不牢牢把握住神医，而放走他，这就是国王痴。"说罢孔雀翩翩飞去。

佛对舍利弗说："那孔雀就是我，那国王就是你，那夫人就是调达现在的夫人，那猎师就是不遵佛法的调达。"

《孔雀王喻》是一篇讥讽贪得无厌者的优秀寓言故事。它告诫人们要知足、不能过于贪心，否则就会失去本来拥有的东西。

23.《百喻经》医话 16 则

（1）说人喜嗔喻

原文：

过去有人，共多人众坐于屋中，叹一外人德行极好，唯有二过：一者喜嗔，二者作事仓卒。尔时此人过在门外，闻作是语，便生嗔恚，即入其屋，擒彼道己愚恶之人，以手打扑。傍人问言："何故打也？"其人答言："我曾何时喜嗔、仓卒，而此人者，道我顺（一做恒）喜嗔恚、作事仓卒，是故打之。"傍人语言："汝今喜嗔、仓卒之相实时现验，云何讳之？"

人说过恶而起怨责，深为众人怪其愚惑，譬如世间饮酒之夫，耽荒沉酒作诸放逸，见人呵责返生尤疾，苦引证作用自明白。若此愚人讳闻己过，见他道说返欲打扑之。

（选自《百喻经》第一卷，尊者僧伽斯那撰，萧齐天竺三藏求那毗地译）

释要：

《百喻经》，全称《百句譬喻经》，是古天竺高僧伽斯那撰，南朝萧齐天空三藏法师求那毗地译。《百喻经》之所以称为"百"，有两种说法：一是就整数而言，二是加上卷首引言和卷尾偈颂共为百则。《百喻经》全文 2 万余字，结构形式单一，每篇都采用两步式：第一步讲故事，第二步做比喻以阐述一个佛学义理。该经各喻的意趣可分为 3 类，以下详述。

（1）对治烦恼的，有 10 种：①对治贪的，有第十六《灌甘蔗喻》、第十七《债半钱喻》等 7 篇；②对治嗔的，有第十三《说人喜嗔喻》、第四十八《野干为折树枝所打喻》等 4 篇；③对治痴的，有第八《山羌偷官库衣喻》、第九《叹父德行喻》等 19 篇；

④对治慢的，有第二十八《为妇贸鼻喻》、第四十三《磨大石喻》等 4 篇；⑤对治疑的，有第二十六《人效王眼睸喻》、第七十《尝庵婆罗果喻》2 篇；⑥对治身见的，有第三十《牧羊人喻》、第三十五《宝箧镜喻》等 4 篇，⑦对治边见的，有第六十一《梵天弟子造物因喻》、第六十二《病人食雉肉喻》2 篇；⑧对治邪见的，有第五十八《两子分财喻》、第九十四《摩尼水窦喻》2 篇；⑨对治见取的，有第四《妇诈称死喻》、第五《渴见水喻》等 3 篇；⑩对治戒禁取的，有第一《愚人食盐喻》、第十二《煮黑石蜜浆喻》等 8 篇。

（2）对治恶行的，有 4 种：①对治悭吝的，有第二《愚人集牛乳喻》、第六十五《五百欢喜丸喻》等 4 篇；②对治犯戒的，有第六《子死欲停置家中喻》、第十四《杀商主祀天喻》等 18 篇；③对治邪命的，有第三《以梨打破头喻》、第七《认人为兄喻》等 7 篇；④对治懈怠的，有第十五《医与王女药令卒长大喻》、第四十七《贫人能作鸳鸯鸣喻》等 5 篇。

（3）开示法义的，有 2 种：①开示空义的，有第四十九《小儿争分别毛喻》、第五十二《伎儿作乐喻》等 5 篇；②开示一乘的，有第二十二《入海取沉水喻》、第二十四《种熬胡麻子喻》等 4 篇。

《百喻经》旨在对治烦恼，劝行布施、持戒、净命、精进，兼让人明了缘生、无我和一乘的道理，所以是通于大小乘之作。此经于十二部经中属于譬喻一类，每篇都由喻和法两部分合成。喻是一篇简短的寓言，法是本篇寓言所显示的教诫。

《说人喜嗔喻》是一则对治烦恼之嗔的寓言。《广韵》说："嗔，怒也。"一个人脾气暴躁，容易发怒，可是自己却不想承认这个事实，一旦有人给他指出来，他不仅不虚心接受正确的意见，改进自己的不足，反而以拳脚相加，这真是愚蠢至极的做法。正如此文最后说的那样：世间好饮酒的人沉溺于杯盏之间，做出种种放纵心思、任性妄为的事情来，见有人叱责，反而产生痛恨的心情，竭力引用一些名贤之事做佐证，来为自身辩护。

（2） 医与王女药令卒长大喻

原文：

昔有国王，产生一女，唤医语言："为我与药，立使长大。"医师答言："我与良药，能使即大，但今卒无，方须求索。比得药顷，王要莫看。待与药已，然后示王。"于是即便远方取药。经十二年，得药来还，与女令服，将示于王。王见欢喜，即自念言："实是良医，与我女药，能令卒长。"便敕左右，赐以珍宝。时诸人等笑王无智，不晓筹量生来年月，见其长大，谓是药力。

世人亦尔，诣善知识而启之言："我欲求道，愿见教授，使我立得。"善知识师以方便故，教令坐禅，观十二缘起。渐积众德，获阿罗汉，倍踊跃欢喜，而作是言："快哉大师，速能令我证最妙法。"

（选自《百喻经》第一卷，尊者僧伽斯那撰，萧齐天竺三藏求那毗地译）

释要：

《医与王女药令卒长大喻》是一则对治恶行之懈怠的寓言。

国王寻医问药，要让刚出生的女儿立即长大。医生说让人迅速长大的药需要到很远的地方去采集，且在服药之前，国王不能去见女儿。12 年后医生采药回来，公主服了药后与国王见面。国王非常高兴，认为医生医术高超。当时的人都笑国王无知，竟不知道算一算他女儿的年龄。

修习佛道也是这样。有人去拜访一位有道行的人，向他说："我要求道，请您指导，好让我立刻便能得道。"这位有道行的导师，就教他坐禅、观十二缘起法。由于逐渐积累了种种修行功夫，此人后来果然成了罗汉。他高兴地跳起来，说道："真痛快啊！大师使我很快证得阿罗汉道这一最妙道法。"

这则寓言故事告诉人们：修习佛法只要踏踏实实去做，并且持之以恒，就会水到渠成，圆满功德。任何事情都不可能一蹴而就，只有经过长期的努力才能取得成功。那些一门心思寻求捷径、追求速效的人，就会像国王一样被世人嘲笑。

（3）人效王眼瞤喻

原文：

昔有一人，欲得王意，问余人言："云何得之?"有人语言："若欲得王意者，王之形相，汝当效之。"此人即便后至王所，见王眼瞤，便效王瞤。王问之言："汝为病耶，为着风耶，何以眼瞤?"其人答王："我不病眼，亦不着风，欲得王意，见王眼瞤故效王也。"王闻是语，即大嗔恚，即便使人种种加害，摈令出国。

世人亦尔，于佛法王欲得亲近，求其善法以自增长。既得亲近，不解如来法王为众生故，种种方便现其阙短，或闻其法见有字句不正，便生讥毁，效其不是，由是之故，于佛法中永失其善，堕于三恶，如彼效王，亦复如是。

（选自《百喻经》第一卷，尊者僧伽斯那撰，萧齐天竺三藏求那毗地译）

释要：

《人效王眼瞤喻》是一则对治烦恼之欲的寓言故事。

过去有一人为了讨好国王，想模仿国王的样子，正好赶上国王眨眼睛，他就学了起来。他本来是想讨好国王，结果反惹怒了国王，被打一顿并驱逐出国境。

这则寓言故事喻示有些人修学佛法不得要领，不明白佛法的基本原理。如来法王为普度众生，示现出种种方便办法，有时故意说些浅近的道理，或做出凡夫俗子的行相动作等。有些人不求甚解，学了些皮毛的东西，有时甚至讥笑、毁谤佛法，结果于佛法中永远失掉真的利益与悟证，反而堕入三恶道中受苦。

（4）治鞭疮喻

原文：

昔有一人，为王所鞭。既被鞭已，以马屎拊之，欲令速差。有愚人见之，心生欢喜，便作是言："我决得是治疮方法。"即便归家，语其儿言："汝鞭我背，我得好法今欲试之。"儿为鞭背，以马屎拊之，以为善巧。

世人亦尔，闻有人言修不净观，即得除去五阴身疮，便作是言："我欲观于女色及以五欲。"未见不净，返为女色之所惑乱，流转生死，堕于地狱。世间愚人，亦复如是。

（选自《百喻经》第二卷，尊者僧伽斯那撰，萧齐天竺三藏求那毗地译）

释要：

《治鞭疮喻》是一则对治烦恼的寓言故事。

从前有个人被国王鞭打了之后，便用马屎敷在伤口上，想让伤口快快愈合。有位愚人见了，非常高兴地说："我一转眼就学到了这个治疮方法。"他立刻回家，对儿子说："你鞭打我的背脊，我得了一个妙法，现在想试一下。"儿子就鞭打他的脊背，然后用马屎敷在他的伤口上，以为会有良好的效果。世人也是这样，听有人说修不净观（为了治贪心而观身体的不净，一是观自身的不净，二是观他身的不净，人的一切，无一净相）即可除去五阴身疮（色、受、想、行、识这五阴的色身，有着眼、耳、鼻、舌、口、大小便道之类泄漏不净的疮门，故名五阴身疮），便说："我想观女色和五欲（指财欲、色欲、饮食欲、名欲、睡眠欲）。"没有看到不净，反而受了女色的惑乱，流转于生死轮回之中，堕于地狱。世间的愚人也如此。

这故事喻示人们：不善用药，可因药成病；不善修法，反增业累。

（5）治秃喻

原文：

昔有一人，头上无毛，冬则大寒，夏则患热，兼为蚊虻之所唼食，昼夜受恼，甚以为苦。有一医师，多诸方术。时彼秃人往至其所，语其医言："唯愿大师为我治之。"时彼医师亦复头秃，即便脱帽示之而语之言："我亦患之，以为痛苦，若令我治能得差者，应先自治，以除其患。"

世间之人，亦复如是，为生、老、病、死之所侵恼，欲求长生不死之处，闻有沙门、婆罗门等世之良医善疗众患，便往其所而语之言："唯愿为我除此无常生死之患，常处安乐，长存不变。"时婆罗门等即便报言："我亦患此无常生老病死，种种求觅长存之处终不能得。今我若能使汝得者，我亦应先自得，令汝亦得。"如彼患秃之人，徒自疲劳不能得差。

（选自《百喻经》第二卷，尊者僧伽斯那撰，萧齐天竺三藏求那毗地译）

释要：

《治秃喻》是一则对治烦恼的寓言故事。

从前有个人没有头发，他冬天怕冷，夏天怕热，加上被蚊虻叮咬，昼夜烦恼，十分痛苦。这个人就到一位医术非常高明的医生那里，对医生说："希望您为我治好秃头之疾。"然而这位医生，也没有头发，就脱帽给他看，并对他说："我也患有秃头的疾病，我也为此而痛苦。如果我能够治愈这个疾病，应当先把自己的病治好，解除自己的痛苦啊！"世上的人也是这样，经历生、老、病、死，很是苦恼，想要求得长生不死的方法，听说沙门、婆罗门等世间的良医善于治疗种种苦恼和忧患，就前往求医，说："希望能替我解除变化无常、无法掌握的人生死亡的忧患，使我能永远保持安乐。"这时婆罗门等就回答说："我也无法去掌握人生衰老、疾病和死亡的命运，正在想方设法寻求永恒的安乐之处，但始终不能得到。如果我现在能够使你得到这个方法，也应当是我自己先得到，然后再使你也得到。"这正和没有头发的人找无法治秃头之疾的医生治疗而不能被治愈一样。

这故事喻示人们：因为有生、老、病、死的苦恼，欲求长生不死之道的人，应该向已了生死、已证圣因的佛菩萨或出世圣人们求学问道，更应该自己潜心修习佛法，以求在生死轮回中得到解脱！

（6）医治脊偻喻

原文：

譬如有人卒患脊偻，请医疗之。医以酥涂，上下着板，用力痛压，不觉双目一时并出。

世间愚人，亦复如是，为修福故，治生估贩，作诸非法，其事虽成，利不补害。将来之世，入于地狱，喻双目出。

（选自《百喻经》第三卷，尊者僧伽斯那撰，萧齐天竺三藏求那毗地译）

释要：

《医治脊偻喻》是一则对治烦恼的寓言故事。

有个驼背的人请医生医治驼背，医生将一些酥油涂在他的背上，然后把他夹在两块木板的中间，放在地上用力压下去，使他平直。由于用力过大，驼背的人的双目都被压挤出来了，可是他的驼背却仍旧没有治好。世上的愚人也是这样。他们为了修福业采用了许多非法的手段，事情虽是做成了，但是其所得抵不过所失，来世他们会进入地狱，这就好像驼背没被治好而双目却进出一样。

这则故事喻示人们：为修福业行布施，用种种非法手段骗取不正当的钱财，就像这个医生用木板硬夹驼背者一样，徒然造作恶业，增加苦恼，却不能得到布施的功德。

（7） 病人食雉肉喻

原文：

昔有一人病患委笃，良医占之云："须恒食一种雉肉，可得愈病。"而此病者市得一雉，食之已尽，更不复食。医于后时见便问之："汝病愈未？"病者答言："医先教我恒食雉肉，是故今者食一雉已尽，更不敢食。"医复语言："若前雉已尽，何不更食？汝今云何正食一雉，望得愈病？"

一切外道，亦复如是。闻佛、菩萨无上良医说言，当解心识，外道等执于常见，便谓过去未来现在唯是一识，无有迁谢，犹食一雉，是故不能疗其愚惑烦恼之病。大智诸佛教诸外道除其常见，一切诸法念念生灭，何有一识常恒不变？如彼世医教更食雉而得病愈，佛亦如是，教诸众生，令得解诸法，坏故不常，续故不断，即得划除常见之病。

（选自《百喻经》第三卷，尊者僧伽斯那撰，萧齐天竺三藏求那毗地译）

释要：

《病人食雉肉喻》是一则对治烦恼的寓言故事。

从前有一个人病得非常厉害，医生诊断后说："经常吃一种雉肉，就可以治愈。"这位病人买了一只雉，吃完之后便不再吃了。医生后来见着他，便问："你的病好了没有？"病人回答道："您先前让我常吃雉肉，而雉肉都是一样的，所以我当时吃完一只之后，便不再吃了。"医生又说："一只雉吃完之后，为什么不继续吃下去呢？你现在只吃了一只雉，怎么能治愈疾病呢？"

一切外道也都是这样。听闻佛、菩萨这些无上良医说，应当了解心是有觉有智的主体，识是了别、是心的作用。外道等执着于常见，便以为过去、现在、未来都只是一个心识，相续不断，没有变迁生灭，精神与物质同为一物，就像认为雉肉都是同样一种雉肉，吃了一只也就等于吃了全部一样，所以这样无法治愈他们的愚惑烦恼的毛病。具有大智慧的诸佛指导诸外道祛除常见，因为一切事物时刻都在生灭变化着，没有精神能脱离物质而恒常不变。佛陀也这样教示众生，使其悟解一切事物时时都在坏灭而不常，又刻刻相续而不断，了解了这个规律就可以根除常见之疾病。

（8）五百欢喜丸喻

原文：

昔有一妇，荒淫无度，欲情既盛，嫉恶其夫。每思方策，规欲残害，种种设计，不得其便。会值其夫聘使邻国，妇密为计，造毒药丸，欲用害夫。诈语夫言："尔今远使，虑有乏短，今我造作五百欢喜丸，用为资粮，以送于尔，尔若出国至他境界，饥困之时乃可取食。"夫用其言，至他界已未及食之，于夜暗中止宿林间，畏惧恶兽上树避之，其欢喜丸忘置树下。即以其夜，值五百偷贼盗彼国王五百匹马并及宝物来止树下。由其逃突尽皆饥渴，于其树下见欢喜丸，诸贼取已各食一丸。药毒气盛，五百群贼一时俱死。时树上人至天明已，见此群贼死在树下，诈以刀箭斫射死尸，收其鞍马并及财宝驱向彼国。

时彼国王多将人众案迹来逐，会于中路值于彼王。彼王问言："尔是何人，何处得马？"其人答言："我是某国人，而于道路值此群贼共相斫射，五百群贼今皆一处死在树下，由是之故，我得此马及以珍宝来投王国。若不见信，可遣往看贼之疮痍杀害处所。"王时即遣亲信往看，果如其言。王时欣然，叹未曾有。既还国已，厚加爵赏，大赐珍宝，封以聚落。彼王旧臣咸生嫉妒而白王言："彼是远人未可服信，如何卒尔宠遇过厚，至于爵赏逾越旧臣？"远人闻已，而作是言："谁有勇健，能共我试，请于平原校其技能。"旧人愕然，无敢敌者。

后时，彼国大旷野中有恶师子，截道杀人，断绝王路。时彼旧臣详共议之："彼远人者自谓勇健无能敌者，今复若能杀彼师子，为国除害，真为奇特。"作是议已，便白于王。王闻是已，给赐刀杖，寻即遣之。尔时，远人既受敕已，坚强其意，向师子所。师子见之，奋激鸣吼，腾跃而前。远人惊怖，即便上树。师子张口仰头向树，其人怖急，失所捉刀，值师子口，师子寻死。尔时，远人欢喜踊跃，来白于王。王倍宠遇。时彼国人卒尔敬服，咸皆赞叹。

其妇人欢喜丸者，喻不净施；王遣使者，喻善知识；至他国者，喻于诸天；杀群贼者，喻得须陀洹，强断五欲并诸烦恼；遇彼国王者，喻遭值贤圣；国旧人等生嫉妒者，喻诸外道见有智者能断烦恼及以五欲，便生诽谤，言无此事；远人激厉而言旧臣无能与我共为敌者，喻于外道无敢抗冲；杀师子者，喻破魔既断烦恼又伏恶魔，便得无着道果封赏；每常怖怯者，喻能以弱而制于强。其于初时虽无净心，然彼其施遇善知识便获胜报。不净之施犹尚如此，况复善心欢喜布施？是故应当于福田所勤心修施。

（选自《百喻经》第三卷，尊者僧伽斯那撰，萧齐天竺三藏求那毗地译）

释要：

《五百欢喜丸喻》是一则对治恶行的寓言故事。

从前有一个荒淫无度的妇人，她因厌恶她的丈夫，故常想方设法陷害她的丈夫。一次她的丈夫受聘出使邻国，她制作了500个带毒药的什锦饼（即欢喜丸，又名喜团，饼名。用酥、面、蜜、姜、胡椒、荜茇、葡萄、胡桃、石榴、樱子做成的食物）给丈夫带着路上吃。到邻国的地界时天色已晚，她的丈夫就在树林里夜宿。因为害怕猛兽攻击，她的丈夫便爬到了树上，却把还没有来得及吃的什锦饼忘在了树底下。这天夜里，正巧有500名盗贼偷了国王500匹马和许多宝物，逃到此处。又渴又饿的盗贼得到了什锦饼，就每人分食1个。吃了毒饼的盗贼不一会儿全部被毒死了。天亮后，这个妇人的丈夫赶着盗贼偷的马并带上财宝，向这个国家的首都奔去。他在半路上正巧与追盗贼的国王相遇，就告诉国王自己是某国人，杀了强盗，夺回了财物。国王听了非常高兴，回到都城，便给他厚封爵位、重加赏赐、划分领地。国中旧臣非常嫉妒他。后来这个国家的旷野之中有只凶猛的狮子，这只狮子截道杀人，使人不敢从此经过。国中旧臣向国王进言让妇人的丈夫去杀猛狮，国王便派他去了。妇人的丈夫只好硬着头皮前去。猛狮怒吼的样子吓得他急忙爬到树上去。狮子仰头张口盯着树上。妇人的丈夫慌乱急促之中失落了手中拿着的刀，刀恰好掉进狮子口中，狮子顷刻间死了。为此国王对妇人的丈夫倍加宠遇，国中人民也都敬服他。

妇人的欢喜丸，譬喻以妄心求福报而行的不净施；国王派妇人的丈夫做使者，譬喻导引人入正道的善知识；到达另一国，譬喻进入诸天；杀了群贼，譬喻得须陀洹道，坚定地断除了五欲及种种烦恼；遇上那位国王，譬喻遭逢圣贤；国中产生嫉妒的旧臣，譬喻诸外道见有智者断灭了烦恼及五欲，便进行诽谤，说没有这等事；这个妇人的丈夫激昂高亢地说旧臣中没人能是他的对手，譬喻外道中无人敢与正道抗衡；杀死狮子，譬喻破除恶魔，既断灭了烦恼，又降伏了恶魔，便得到无执着于事物之念的阿罗汉道果的封赏；常常惊怖退却，譬喻能以弱制强。虽然其布施初不存什么净心，但是其布施时逢遇善知识，后便获得了殊胜的果报。不净施尚且如此，更何况善心欢喜地行布施呢？因此，应当在可以生长出果报来的福田上用心修行布施。

（9）共相怨害喻

原文：

昔有一人，共他相嗔，愁忧不乐。有人问言："汝今何故愁悴如是？"即答之言："有人毁我，力不能报，不知何方可得报之，是以愁耳！"有人语言："唯有毗陀罗咒可以害彼，但有一患，未及害彼返自害己。"其人闻已，便大欢喜："愿但教我，虽当自害，要望伤彼。"

世间之人，亦复如是，为嗔恚故，欲求毗陀罗咒用恼于彼，竟未害他，先为嗔恚反目自恼害，堕于地狱畜生饿鬼，如彼愚人等无差别。

（选自《百喻经》第四卷，尊者僧伽斯那撰，萧齐天竺三藏求那毗地译）

释要：

《共相怨害喻》是一则讲害人不惜伤己的寓言故事。

有一人与他人结了怨，愁忧不乐。有人问道："你有什么事儿这么愁苦憔悴？"他随即答道："有人毁谤我，我无力还击。不知有什么方法可以报复他，因此我愁成了这个样子。"这人说道："只有毗陀罗咒可以害他，但有一个过患，那就是还来不及害他，却反而先害了自己。"他听罢，便大欢喜："希望教会我，虽是要害及自身，但只要能伤害他就行。"世上有的人也是这样，出于怨恨的缘故，想觅求毗陀罗咒来害别人，但是还没有害成别人，却先被这怨恨害了，堕于畜生饿鬼之途中。这就如同那个害人反先害己的愚人一样了。

这则寓言故事告诫人们：害人害己的做法不可取，人们要以佛家慈悲坦荡的胸怀做人、处世，化解恩怨，不能做害人害己的蠢事。

毗陀罗，意为起尸鬼。毗陀罗咒用法：先觅求一个全身死人，用咒语让他站起来，将刀放在他手中，叫他去杀人。在此之前还要先准备好一只羊、一棵芭蕉树，因为死人若是杀不了那个人的话，便会回过来杀这羊、这树，否则就会回过来杀施咒术的人。《经律异相》卷四十四引《譬喻经》曰："昔有一人于市卖毗耶鬼。欲买鬼者问索几许。鬼主言：'二百两金。'曰：'此鬼有何奇异，乃索尔所金耶？'曰：'此鬼甚巧，无物不为，计一日作，当百人。唯有一病，宜先防护之。'问：'为何等病？'曰：'此鬼欲使作时，昼夜使之，莫令停息。若无作者，便还害主。'主人顾金将归，令作田种，作田种竟，便使木作，木作竟，复使治地，作屋，舂磨，炊爨，初不宁息。数年之中，乃致大富。主人有事，当行作客，忘不处分。而鬼复欲作，无有次第，取主人儿内釜中，然火煮之。比主人还，子已烂熟。伤切懊恼，知复何言。"（《大正藏》第五十三册）

（10）效其祖先急速食喻

原文：

昔有一人从北天竺至南天竺，住止既久，即聘其女共为夫妇。时妇为夫造设饮食，夫得急吞不避其热。妇时怪之，语其夫言："此中无贼劫夺人者，有何急事，匆匆乃尔，不安徐食？"夫答妇言："有好密事，不得语汝。"妇闻其言，谓有异法，殷勤问之。良久乃答："我祖父已来法常快餐，我今效之，是故疾耳。"

世间凡夫，亦复如是，不达正理，不知善恶，作诸邪行不以为耻，而云我祖父已来作如是法，至死受行，终不舍离，如彼愚人习其快餐以为好法。

（选自《百喻经》第四卷，尊者僧伽斯那撰，萧齐天竺三藏求那毗地译）

从前有一个人从北天竺到南天竺去，住得久了，就娶了那里的女人做妻子。妻子给他准备了饭菜，他一点也不顾及饭菜有多烫，便急急地吞了下去。妻子奇怪地说："又没有强盗来抢，有什么要紧事，这般急匆匆的，不能慢慢地吃呢？"他答道："这里面有秘密，不能告诉你。"妻子听了这话，以为有什么奇异的法术，便缠着问。良久，他方才答道："自我祖父以来，家人常是狼吞虎咽地快速进食，我如今是仿效他们，所以吃得这么快。"世间平庸的人也是这样，不通达正理，不明晓善恶，做出种种邪行来，不以为耻，却说自我祖父以来已是这样的做法，以至到死都这样因循守旧地做下去，就像那个愚人墨守着快速吃饭的方法一样。

这则寓言故事讲了某人效仿其祖先快速吃饭的事，并以此来告诉人们传统是有好坏之分的，不可死守或一概依循不违。《金刚经》说："过去心不可得，现在心不可得，未来心不可得。"时代在变，世界在变，思想方法也应随之更新。

（11）为二妇故丧其两目喻

原文：

昔有一人聘取二妇，若近其一，为一所嗔，不能裁断，便在二妇中间正身仰卧。值天大雨屋舍霖漏，水土俱下堕其眼中。以先有要，不敢起避，遂令二目俱失其明。

世间凡夫，亦复如是，亲近邪友，习行非法，造作结业，堕三恶道，长处生死，丧智慧眼，如彼愚夫为其二妇故，二眼俱失。

（选自《百喻经》第四卷，尊者僧伽斯那撰，萧齐天竺三藏求那毗地译）

释要：

从前有个人娶了两个妻子，如果亲近其中一个，另一个就会生气。由于无法处理，这个人只好在两个妻子中间端正地挺直身体仰面睡觉。有一次正好遇上天下大雨，房子漏水，雨水和泥土一起掉下来落进这个人的眼里。因为有约定在先，这个人不敢起来转身躲避，便双目都失明了。世上也有这样的人，结交邪恶之人为友，做出一些违背佛义理的事情。这些所作所为会成为现世之报、后世之因，使他堕到地狱、饿鬼、畜生 3 种恶道接受煎熬，在生死轮回中不能脱离苦海，永远丧失走向光明的双眼。

这则寓言故事提醒人们：做事情不能胶柱鼓瑟、刻舟求剑，要知道通常达变，针对具体情况采取相应的、正确的应对方法。

（12） 唵米决口喻

原文：

昔有一人，至妇家舍，见其捣米，便往其所，偷米唵之。妇来见夫，欲共其语，满口中米，都不应和，羞其妇故，不肯弃之，是以不语。妇怪不语，以手摸看，谓其口肿，语其父言："我夫始来，卒得口肿，都不能语。"其父即便唤医治之。时医言曰："此病最重，以刀决之，可得差耳。"即便以刀决破其口，米从中出，其事彰露。

世间之人，亦复如是，作诸恶行，犯于净戒，覆藏其过，不肯发露，堕于地狱、畜生、饿鬼。如彼愚人，以小羞故，不肯吐米，以刀决口，乃显其过。

（选自《百喻经》第四卷，尊者僧伽斯那撰，萧齐天竺三藏求那毗地译）

释要：

有一人到妻子的娘家去，见妻子正在捣米，就去那儿偷了一把米含在嘴里。妻子见到丈夫，想跟他说话，但丈夫嘴里含着米，所以不能应答。妻子见他不能说话，觉得很奇怪，就又摸又看，以为他嘴肿了，便对父亲说："我丈夫刚来，突然嘴肿了起来，都不能说话了。"她父亲随即叫来医生替她丈夫治疗。医生看了后说："这病很重，用刀把嘴割开，可以治好他的病。"接着医生就用刀割开了丈夫的嘴，米从丈夫口中掉了出来，事情也就败露了。这个丈夫因为难为情，不肯将米吐出来，直到被刀割开嘴，自己的劣行才显露出来。世上愚蠢的人也是这样，他们做了种种恶行，违反了佛家清净的戒律，还极力掩盖，不肯承认，最终会堕入地狱、畜生、饿鬼这类恶道中。

这则寓言故事喻示人们：做错了事情不可怕，可怕的是不仅知错不改，还文过饰非。文过饰非的结果只能是欲盖弥彰，事情总会有败露的时候。

（13） 田夫思王女喻

原文：

　　昔有田夫游行城邑，见国王女颜貌端正世所希有，昼夜想念，情不能已，思与交通，无由可遂，颜色癡黄，即成重病。诸所亲见便问其人何故如是，答亲里言："我昨见王女，颜貌端正，思与交通不能得，故是以病耳。我若不得，必死无疑。"诸亲语言："我当为汝作好方便，使汝得之，勿得愁也。"后日见之，便语之言："我等为汝便为是得，唯王女不欲。"田夫闻之，欣然而笑，谓呼必得。

　　世间愚人，亦复如是，不别时节春秋冬夏，便于冬时掷种土中望得果实，徒丧其功空无所获，芽茎枝叶一切都失。世间愚人修习少福谓为具足，便谓菩提已可证得，如彼田夫悕望王女。

　　（选自《百喻经》第四卷，尊者僧伽斯那撰，萧齐天竺三藏求那毗地译）

释要：

　　从前有个农夫到京城旅游，看见国王的女儿容貌端庄秀丽，世上少有，回家后便昼夜想念，情不能已，渴望与她接近，但是没有办法可以如愿，因而血脉郁结，面色枯黄，身染重病。亲友邻里便问他为什么会这样，他答道："我前几天看见公主容貌端庄秀丽，想与她交往，但做不到，所以病了。我如果得不到公主，必死无疑。"亲友们说："你不要发愁，我们为你想出一个好办法，可以让你得到她。"后来，这些亲友邻里见到他说："我们以为想的办法可以让你得到公主，只是公主不愿意。"农夫听了欣然而笑，喊道他一定能得到她。世上的愚人也是这样，不管时令节气，不分春夏秋冬，在冬天播撒种子到地里，指望得到果实，最终只能是一无所获，白白浪费功夫。世间的愚人修习了一点点福业，便以为圆满具足了，菩提道果已可证得，就像那位渴望得到公主的田夫一样愚蠢。

　　这则寓言告诉人们：做任何事情都不能不顾及必要的客观条件，不能只靠个人的主观愿望去做根本做不到的事情。

（14） 倒灌喻

原文：

昔有一人，患下部病。医言："当须倒灌，乃可差耳。"便集灌具，欲以灌之。医未至顷便取服之，腹胀欲死不能自胜。医既来至怪其所以，即便问之："何故如是？"即答医言："向时灌药，我取服之，是故欲死。"医闻是语深责之言："汝大愚人，不解方便。"即便以余药服之，方吐下尔乃得差。如此愚人为世所笑。

凡夫之人亦复如是，欲修学禅观种种方法，应效不净，反效数息，应数息者效观六界。颠倒上下，无有根本，徒丧身命，为其所困。不咨良师，颠倒禅法，如彼愚人饮服不净。

（选自《百喻经》第四卷，尊者僧伽斯那撰，萧齐天竺三藏求那毗地译）

释要：

从前有个人患了肛肠病。医生说："只有灌肠才能治好。"医生配制好灌肠的药水，准备给他灌肠。他趁医生离去的时候，就把药水拿来喝了下去，以至于肚子胀得要死，不能忍受。医生回来一看，觉得很奇怪，就问他："怎么变成这个样子了？"他回答说："我把药水喝了，所以肚子胀得要死。"医生听罢，就严厉地责备道："你真是个最蠢的人，不懂用法，那药是用来灌肠的，不是口服的！"然后，医生就换了其他的几味药，让他吃下去，他把喝下的灌肠的药水吐了出来，病才好了。这样的愚人当然要遭到世人的嘲笑。平庸的人也是如此。他们想学习静坐入禅、思虑佛理的各种方法，应修不净观，却修数息观，应修数息观，却去观地（骨肉）、水（血）、火（暖热）、风（呼吸）、空（耳鼻之孔空）、识（苦、乐）六界（又叫六大，佛教认为这六大假合起来，构成身体）不净和假合，颠倒了次序，没有了根本，白白地把大好时光无谓地耗费掉了，到头来还要被它困扰。不咨询良师、颠倒了禅法、盲目地修炼，这些行为与愚蠢的病人喝灌肠药水是一样的。

遇到不明白的事情要问清楚，然后再去做，不能一味地蛮干，这是这则寓言所要说明的道理。

（15） 为熊所啮喻

原文：

昔有父子与伴共行，其子入林为熊所啮，爪坏身体，困急出林，还至伴边。父见其子身体伤坏，怪问之言："汝今何故，被此疮害？"子报父言："有一种物，身毛耽毵，来毁害我。"父执弓箭往到林间，见一仙人，毛发深长，便欲射之。傍人语言："何故射之，此人无害，当治有过。"

世间愚人，亦复如是，为彼虽着法服无道行者之所骂辱，而滥害良善有德之人，喻如彼父熊伤其子而枉加神仙。

（选自《百喻经》第四卷，尊者僧伽斯那撰，萧齐天竺三藏求那毗地译）

释要：

从前有父子俩与别人结伴而行。途中儿子跑进树林，被熊所伤。父亲见儿子身体受了伤，惊讶地问："你怎么被伤成这样了？"儿子告诉父亲说："有一种身上长满浓密细毛的动物伤害了我。"父亲手执弓箭来到树林里，见到一位修行的人头发又密又长，就要用弓箭射他。旁边的同伴说："为什么要射他？这人并没伤害人，你应当去惩罚伤害人的动物。"世上愚蠢的人被那些虽然身着修行者的服装却没有道行的人辱骂后，就随意地伤害善良而有品德的人，这种愚蠢的人就跟这个父亲一样。

这则寓言故事告诉人们：做事情要先看清目标，找准对象，然后再去做，不能不问青红皂白地乱干一气。

（16） 妇女患眼痛喻

原文：

昔有一女人，极患眼痛。有知识女人问言："汝眼痛耶？"答言："眼痛。"彼女复言："有眼必痛，我虽未痛，并欲挑眼，恐其后痛。"傍人语言："眼若在者或痛不痛，

中国佛医学研究 基础卷

眼若无者终身长痛。"

凡愚之人，亦复如是，闻富贵者衰患之本，畏不布施，恐后得报，财物殷溢，重受苦恼。有人语言："汝若施者，或苦或乐；若不施者，贫穷大苦。"如彼女人不忍近痛，便欲去眼乃为长痛。

（选自《百喻经》第四卷，尊者僧伽斯那撰，萧齐天竺三藏求那毗地译）

释要：

从前有一位妇女得了眼病，眼痛得很厉害。有一个自以为有见识的妇女问她："你的眼痛吗？"患眼病的妇女回答："眼痛。"这个妇女又说："有眼睛就会痛。我的眼虽然现在还不痛，但我想把它挖掉，免得以后疼痛。"旁边的人听了后说："有眼的时候病时痛，无病时不痛。眼睛如果没了，就会终生都痛苦。"世俗的愚人也是这样，听说富贵是衰败忧患的根源，因为害怕而不愿布施，恐怕以后会得到富贵的果报，恐怕因财物十分富足而带来苦恼。有人说："你如果帮助别人，或者会招致痛苦，或许会带来快乐；如果不帮助别人，就会引来贫穷和痛苦。"那位妇女因害怕以后受眼病的痛苦，想先摘掉眼睛，如此却会带来长期的痛苦，世俗的愚人和那位妇人一样。

这则寓言故事告诉人们：不能因噎废食，否则带来的后果更为严重。

24. 修习大智慧

原文:

尔时,具寿善现白佛言:"世尊,云何菩萨摩诃萨修行般若波罗蜜多时,以无所得而为方便,于内外俱身、受、心、法,住循身、受、心、法观,炽然精进具念正知,为欲调伏世贪忧故?"佛言:"善现,若菩萨摩诃萨修行般若波罗蜜多时,以无所得而为方便,审观自身,行时知行,住时知住,坐时知坐,卧时知卧,如如自身,威仪差别,如是如是,具念正知。善现,是为菩萨摩诃萨修行般若波罗蜜多时,以无所得而为方便,于内身住循身观,炽然精进具念正知,为欲调伏世贪忧故。

"复次,善现,若菩萨摩诃萨修行般若波罗蜜多时,以无所得而为方便,审观自身,正知往来,正知瞻视,正知俯仰,正知屈申,服僧伽胝,执持衣钵,尝食歠饮,卧息经行,坐起承迎,寤寐语嘿,入出诸定,皆念正知。善现,是为菩萨摩诃萨修行般若波罗蜜多时,以无所得而为方便,于内身住循身观,炽然精进具念正知,为欲调伏世贪忧故。

"复次,善现,若菩萨摩诃萨修行般若波罗蜜多时,以无所得而为方便,审观自身,于息入时如实念知息入,于息出时如实念知息出;于入息长时如实念知入息长,于出息长时如实念知出息长;于入息短时如实念知入息短,于出息短时如实念知出息短。如工轮师或彼弟子,轮势长时如实念知轮势长,轮势短时如实念知轮势短。诸菩萨摩诃萨修行般若波罗蜜多时,以无所得而为方便,审观自身入息出息若长若短,如实念知亦复如是。善现,是为菩萨摩诃萨修行般若波罗蜜多时,以无所得而为方便,于内身住循身观,炽然精进具念正知,为欲调伏世贪忧故。

"复次,善现,若菩萨摩诃萨修行般若波罗蜜多时,以无所得而为方便,审观自身,如实念知四界差别,所谓地界,水、火、风界。如巧屠师或彼弟子,断牛命已,复用利刀分析其身剖为四分,若坐若立如实观知。诸菩萨摩诃萨修行般若波罗蜜多时,以无所得而为方便,审观自身,如实念知地、水、火、风四界差别,亦复如是。善现,是为菩萨摩诃萨修行般若波罗蜜多时，以无所得而为方便，于内身住循身观，炽然精进具念正知，为欲调伏世贪忧故。

"复次，善现，若菩萨摩诃萨修行般若波罗蜜多时，以无所得而为方便，审观自身，如实念知从足至顶种种不净充满其中，外为薄皮之所缠裹，所谓唯有发毛爪齿、皮革血肉、筋脉骨髓、心肝肺肾、脾胆胞胃、大肠小肠、屎尿洟唾、涎泪垢汗、淡脓肪𦜔、脑膜腠脏，如是不净充满身中。如有农夫或诸长者，仓中盛满种种杂谷，所谓稻、麻、粟、豆、麦等，有明目者开仓睹之，即如实知其中唯有稻、麻、粟等种种杂谷。诸菩萨摩诃萨修行般若波罗蜜多时，以无所得而为方便，审观自身，如实念知从足至顶，唯有种种不净臭物，充满其中，亦复如是，谁有智者宝玩此身？唯诸愚夫迷谬耽着！善现，是为菩萨摩诃萨修行般若波罗蜜多时，以无所得而为方便，于内身住循身观，炽然精进具念正知，为欲调伏世贪忧故"。

（选自《大般若波罗蜜多经》第五十三卷，三藏法师玄奘奉诏译，
标题为笔者所加）

释要：

本则医话涉及"具寿善现""菩萨摩诃萨"等人物，为了使读者更好地理解经文，现对这些人物简单进行说明。善现，系须菩提的梵语的意译，又称苏补底、须扶提等，又意译为善业、善见等。善现的汉译的意思系境界高、道德至善的人。具寿善现，在北传佛教中被视为佛陀十大弟子之一。摩诃萨，乃摩诃萨陀或摩诃萨埵的简称，汉译为大心萨陀，或大有情萨陀，指有作佛之大心愿的众生，亦即大菩萨。换言之，摩诃萨乃众菩萨中最为杰出的菩萨。

大智慧的修习要从身、受、心、法四念处观开始。四念处观指4个安顿心念的处所，简称为四念处。为什么把它称为"观"呢？因为它并不是纯粹地修定，而是以智慧用4种法和4种念来观察四念处，并破除4种颠倒。四念处：身念处、受念处、心念处、法念处。四种法：不净、苦、无常、无我。四种念：观身不净、观受是苦、观心无常、观法无我。四颠倒：净，执着身心是干净的；乐，执着世间有快乐；常，执着世间有一个永恒的我；我，执着有一个我。世间的人们往往先认为有我，然后进一步认为我是永恒的、乐的、净的，这在佛法中称为颠倒。

四念处是在身、受、心、法这4个处所，以不净、苦、无常、无我四法的正念生

起智慧的观察，即观身不净、观受是苦、观心无常、观法无我，破除人们执着的净、乐、常、我4个颠倒。破除四颠倒后，人们才不会有贪爱与忧愁，才能证得大智慧。众生之所以有种种忧愁，有各种贪、嗔、痴，就是执着常、乐、我、净4种不正确的知见之故。

修习大智慧的过程如下。①"以无所得而为方便，审观自身，行时知行，住时知住，坐时知坐，卧时知卧，如如自身，威仪差别，如是如是，具念正知。""正知往来，正知瞻视，正知俯仰，正知屈申，服僧伽胝，执持衣钵，尝食歠饮，卧息经行，坐起承迎，寤寝语嘿，入出诸定，皆念正知。"这两句话的意思是，在日常生活中，修行者要在心中对行、住、坐、卧的一举一动了了分明。②"于息入时如实念知息入，于息出时如实念知息出；于入息长时如实念知入息长，于出息长时如实念知出息长；于入息短时如实念知入息短，于出息短时如实念知出息短。"这句话的意思是，修身念处的人要一心观察身体的变化，观察呼出吸入的气息，对呼吸细细觉知。③"审观自身，如实念知地、水、火、风四界差别。"这句话的意思是，修行者要观察六根与外境接触时身心所产生的感受。④"审观自身，如实念知从足至顶种种不净充满其中，外为薄皮之所缠裹，所谓唯有发毛爪齿、皮革血肉、筋脉骨髓、心肝肺肾、脾胆胞胃、大肠小肠、屎尿洟唾、涎泪垢汗、淡脓肪胐、脑膜膉肨、如是不净充满身中。"这句话的意思是，修行者修学观身不净时应从内身开始观察，从头顶到脚跟，从皮毛到内脏等，没有一样是干净的。

修得大智慧者不是一般的人，即使在菩萨中，也只有摩诃萨才是修得大智慧者。

25. 断除一切烦恼

原文：

一切诸见烦恼习气，根本悉灭，永不复生。又如水大，性本清净，无垢不浊；般若波罗蜜亦复如是，体无烦恼故名清净，离诸惑故名为无垢，一相非异故名不浊。如人夏热，遇水清凉；热恼众生闻般若波罗蜜，亦即清凉。如人患渴，得水乃止；求出世法得般若波罗蜜，思愿亦止。又如水泉甚深难入，般若波罗蜜亦复如是，诸佛境界甚深难入。又如坑坎之处水悉平等，般若波罗蜜亦复如是，一切声闻、辟支佛及诸凡夫皆悉平等。又如水能洗地悉得清净，菩萨摩诃萨通达般若波罗蜜，离诸烦恼即得清净。何以故？自性清净离诸惑故。

又如火大能烧一切树木药草，不作是念："我能烧物。"般若波罗蜜亦复如是，能灭一切烦恼习气，亦不作念："我能除灭。"又譬如火悉能成熟一切诸物，般若波罗蜜亦能成就一切佛法。又譬如火悉能干竭一切湿物，般若波罗蜜亦复如是，竭诸漏流永不复起。假使火聚在雪山顶，若一由旬至十由旬皆悉能照，而无是念："我能照远。"般若波罗蜜亦复如是，皆悉能照声闻、缘觉及以菩萨，亦不作念："我能照彼。"又如禽兽，夜见火光恐怖远避；薄福凡夫及以二乘，若闻般若波罗蜜恐惧舍离。般若波罗蜜闻名尚难，况复修学！如夜远行，迷失道路，若见火光即生欢喜，知有聚落疾往投趣，至则安隐永无怖畏；生死旷野有福德人，若闻般若波罗蜜，生大欢喜归趣受持，永离烦恼心得安乐。如世间火贵贱共同，般若波罗蜜亦复如是，凡圣等有。又如婆罗门、刹利咸供养火，诸佛菩萨咸皆供养般若波罗蜜。又如小火能烧三千大千世界，般若波罗蜜亦复如是，若闻一句则能焚烧无量烦恼。

大王，般若波罗蜜，离垢无着寂静无边，无边智慧等达法性，犹如虚空性无所住，离相境界过诸觉观，心心数法无有分别，无生无灭自性离故。

大王，菩萨摩诃萨行般若波罗蜜，世间希有，利益众生，犹如日月一切受用。又譬如月能除热恼，般若波罗蜜亦复如是，能除一切烦恼热毒。又譬如月，世间乐见，般若波罗蜜亦复如是，一切圣人之所乐见。又如初月日日增长，菩萨摩诃萨亲近般若波罗蜜，从初发心乃至菩提渐次增长。如黑分月，日日渐尽，菩萨摩诃萨修行般若波罗蜜，烦恼结使次第灭尽。如世间月，婆罗门、刹利咸所赞叹，若善男子、善女人亲近般若波罗蜜，一切世间天、人、阿修罗皆所赞叹。如月游行遍四天下，般若波罗蜜亦复如是，若色若心无处不遍。

（选自《胜天王般若波罗蜜经》第一卷，陈优禅尼国王子月婆首那译，

标题为笔者所加）

释要：

般若，意译为智慧；波罗蜜，意译为到彼岸。般若波罗蜜，意思是般若如船，能将众生从生死的此岸，渡到不生不灭的涅槃彼岸。（陈义孝编《佛学常见辞汇》）当然，这样也就达到了断除一切烦恼的目的，"一切诸见烦恼习气，根本悉灭，永不复生"。

在本则医话中，佛陀以水、火和月等自然界的物质为喻，深入浅出地说明般若波罗蜜的内涵、特性和作用。比如用水的性本清净、无垢不浊，说明般若波罗蜜能净化人们的身心；以夏热口渴、思饮清泉，比喻人们对般若波罗蜜的渴望；以水泉的幽深难入，比喻般若波罗蜜的深邃奥妙；以坑坎之处水能悉平，阐明般若波罗蜜普度众生的佛旨，说明其对"一切声闻、辟支佛及诸凡夫"皆"有教无类"；以水能洗涤地上污浊，形象地说明菩萨摩诃萨通达般若波罗蜜，能够清除人们的诸多烦恼。佛陀又以火和月为喻，进一步说明般若波罗蜜的强大作用。

26. 佛说比丘疾病经

原文：

闻如是。一时佛游舍卫祇树给孤独园，与大比丘千二百五十人俱。时一比丘，疾病困笃，独自一身，无有等类，无有视者，亦无医药衣被饭食，不能起居，恶露自出。身卧其上，四向顾视，无来救济者，便自叹息："今日吾身，无救无护！"

时阿难见，往白佛："唯然大圣！吾身今日，得未曾有。如来世尊，大慈大哀，有苦比丘，当念救济。吾乃往世无数劫时，救此比丘疾病之患，于今世亦然。乃往过去久远世时，于空闲处，多神仙五通学者，在彼独处，各各相劝，转相佐助。各各取果，以相给足，以作筹算，设使疾病，转相瞻疗。时有摩纳学志，有所缓急，常驰走趣。有一学志，若有急缓疾病之厄，初不视瞻。时彼学志，有急缓时，无有救者，则自独立，无伴无侣。彼于异时，身得疾病，无疗瞻者，亦无持果授与食者。是时五通仙人见彼和上，见之如是，心自念言：'此人孤独，无有救护。'心愍念之，即往到其所，即问之曰：'摩纳学志！卿强健时，颇有消息，问讯不宁，有亲厚朋友乎？'即时报曰：'无也！和上亦无亲友知识之厚，我之父母，家属亲里，去此大远。'又问曰：'此梵志共顿一处，不与亲友结为知识耶？'答曰：'无也！'和上答曰：'不结亲友，无有知识，以何为人？卿见余人，展转相敬，展转相事，卿独不也？今日孤独，无救护。'于时仙人，扶接摩纳，使之令坐，将诣自所顿处，劝之安心，将诣亲厚而以疗治，则颂偈曰：

　　'弃捐于妻子，出家无所慕，

　　卿和上为父，等类则兄弟。

　　顿与梵志俱，而不相供视，

　　得疾病困笃，孤独无所依。

　　察子见此已，梵行为亲友，

　　普行子恭敬，展转相瞻视。'"

时佛世尊往诣比丘，而问之曰："今得疾病，有瞻视医药床卧具乎？"白曰："孤独无瞻视者，无医无药，去家甚远，离于父母无有兄弟，亲里伴侣，无供侍者。"世尊又问："卿强健时，颇瞻视问讯有疾者不？"答曰"不也。"世尊告曰："卿强健时，不瞻视人，不问讯疾病，谁当瞻视卿乎？善恶有对，罪福有报，恩生往反，义绝稀疏。佛为一切三界之救，救度五道，当舍卿耶？前世救卿，今亦当然。"

佛扶起之，欲以水洗。时天帝闻佛所言，如伸臂顷，忽然来下，欲洗浴之。佛言："拘翼！卿在天上香洁之中，安能救洗秽浊臭处？"天帝释答曰："向者世尊说，此比丘本不瞻人，不视疾病，孤独无救。佛为十方一切之救，功德具足，无所乏少，尚瞻视之。况我罪福未断，而不兴福耶？"

时佛手洗，天帝水灌，还复卧之，饮其医药，实时除愈。为说经法，实时得道。世尊以偈而赞之曰：

"人当瞻疾病，问讯诸危厄，

善恶有报应，如种果获实。

世尊则为父，经法以为母，

同学者兄弟，因是而得度。"

佛说如是，莫不欢喜。

（选自《生经》第三卷，西晋三藏竺法护译）

释要：

《生经》，又名《本生经》，系佛教本生经，西晋竺法护译，共 5 卷，主要讲释迦牟尼的本生故事。《生经》也记载了释迦牟尼弟子们的一些前生故事（共 55 个），《佛说比丘疾病经》就是其中的第 26 个故事。

《佛说比丘疾病经》讲述了佛世尊在舍卫祇树给孤独园时救治一病比丘的故事。有一比丘身患重病，困顿在床，无医无药，缺衣少食，无亲无故。佛世尊慈悲为怀，亲往探视，得知该患病比丘离家遥远，没有父母兄弟和亲戚朋友在身边，且在自己身体无病、他人有病有难的时候从未探视问候、关心过别人。佛世尊感慨道："你健康无病时不关心他人之疾苦，所以你病时也就没有人来关心你，这都是'善恶有报应，如种果获实'的结果。"当然，佛世尊不会因此抛弃他，于是为他进行了洗浴和治疗。

这则故事告诉人们："未成佛道，先结人缘。"在繁忙的日常生活中，我们要多一点关怀，多一些关爱，多一句赞美，让慈善的佛心驻留心田，这样将会有意想不到的果报。

《佛说比丘疾病经》中的"五通"，又称五种神通或五神通，指修四根本静虑所得的5种不可思议力，其内容为：①天眼通，又名天眼智证通或天眼智通，谓超越肉眼的所有障碍，可见常人所不能见者；②天耳通，又名天耳智证通或天耳智通，谓超越肉耳的所有障碍，可听到常人所不能听到的音声；③他心通，又名他心智证通、他心智通或知他心通，谓可洞悉他人之心念；④宿命通，又名宿住随念智证通、宿住智通或识宿命通，谓能知晓自己、他人过去之事；⑤身如意通，又名神境智证通、神境通、神足通、如意通、神通或身通，谓具有点石成金、变火成水、飞行自在、变现自在的能力。此五通加上漏尽通则成六通。五通通于凡圣，漏尽通唯无学圣者可得。《菩萨处胎经》中有一偈，可作凡夫所得五通与佛道所得通力不同之说明："凡夫所得通，犹如诸飞鸟，有近亦有远，不离生死道。佛通无碍法，真实无垢秽，念则到十方，往反不疲倦，以慈念众生，得通无挂碍。仙人五通慧，转退不成就，我通坚固法，要入涅槃门。"文中"摩纳"，又作摩纳缚迦、摩纳婆、摩那婆，意译为儒童、少年、仁童子、年少、年少净行、净持，即青年，又特指婆罗门之青年。

27. 佛说毒草经

原文：

昔者一国，有大丛树，树木参天，无折伤者。中有树神，明达义理，出入行节，与众不同。四方来趣，经历树木，时树神悦豫恣人所欲，采果薪草，不以为恨，荫凉泉水，服者大安。时有一鸟，他方口含弊恶毒草，飞过此树，因投其上，适堕上枝，毒侵其树，寻枯过半。时丛树神，心自念言："此毒最凶，适堕树上，须臾之间，令半树枯，日未至中，未尽冥顷，如是悉枯，未满十日，恐皆毁死，此丛树木，当奈之何去斯毒害？"

时虚空中，有天神曰："如是不久，有明人来，历游道路，过斯丛树。卿取树间所藏金，雇掘此毒树，尽其根株，令无有余，尔乃永安。设不尔者，日未冥顷，毒树尽枯，悉及丛树。"树神闻之，因化人形，住于路侧待之。已到即语其人："吾有金藏，当以相赐，愿掘毒树，穷索其根。"其人闻得重金藏宝，即言唯诺，便前掘之，尽其根原。树神喜悦，寻与金藏，其人取去，家居致富。树神欢然，得离毒难，众树长安，花果茂盛，不虑毒患，诸罪皆散。

佛言："丛树者，谓三界；树神者，谓发意菩萨也；鸟从他方取毒来者，谓魔事众想从无明致；虚空神者，如来、至真、等正觉也。教诸学者，不从魔法，当顺善友菩萨大士修同志者，乃拔三垢众劳之厄。掘树尽根，谓消淫怒愚痴之冥，设不尔者，溺在三处，罪盖自覆，无有威势，拯济众生生死之恼。得赐藏者，谓道法藏，菩萨大士展转相助成，犹万川流合于大海。树神欣然，悉无忧患，还处树者，以能逮得无所从生大哀法忍，因往三界，广度一切。得宝喜乐家居富者，以得总持六度无极、三十七品，修四等心、四恩十力、相、好、四无所畏。诸根寂定，为无限宝，道富无量。还归家者，解归本净真道之际也。示现佛身，广宣道化，开度十方，靡不蒙恩。"

（选自《生经》第四卷，西晋三藏竺法护译）

释要：

《佛说毒草经》是《生经》中的第 34 个故事。过去某国有一株参天的大丛树。这棵大丛树中住着明达事理、出行有节的丛树神。丛树神为来自四方的人们提供了诸多方便。一天，一只鸟口衔着剧毒的毒草飞过大丛树，将毒草投落到树枝上，一会儿大丛树便枯死过半。丛树神思忖："须臾之间树已枯死过半，那么过不了多久整株大树就会枯死，周围的诸多树木不超过 10 天也必将染毒毁灭，该怎么办呢？"这时，天神告诉丛树神用树间所藏的金子雇人把中了毒的大丛树连根刨出，彻底清除毒草之毒。结果如天神所言，众树木不仅得到了保全，且花繁叶茂，果实累累。

佛通过上面这个故事，告诫三界众生要听从如来佛的教诲，精进修佛，拔除三毒，脱身苦海，彻底走上证悟解脱之路。

下面介绍本则医话中涉及的佛教术语。

三界，指众生所居之欲界、色界、无色界，或指断界、离界、灭界 3 种无为解脱之道。

发意，同于发心，即发愿求取无上菩提的心。

无明，即不明白道理，为愚痴的别名。

三垢，为三毒的别名，即贪、嗔、痴。

六度无极，为佛学术语，即六波罗蜜也。波罗蜜旧译为度，或译为度无极。菩萨六度之行法无穷极，故曰度无极。

三十七品，指进入涅槃境界的三十七种修行方法，又称三十七觉支、三十七菩提分、三十七助道法、三十七品道法。循此三十七法而修，即可次第趋于菩提，故称为菩提分法。三十七品包括四念住（处）、四正勤、四如意足、五根、五力、七觉支、八正道。

四等心，又称四无量心、四无量、四等、四梵住、四梵行、无量心解脱，乃佛教 4 种广大的利他心，即为令无量众生离苦得乐而起的慈无量心、悲无量心、喜无量心、舍无量心。与一切众生乐，名慈无量心；拔一切众生苦，名悲无量心；见人行善或离苦得乐，深生欢喜，名喜无量心；如上三心，舍之而不执着，或怨亲平等，不起爱憎，名舍无量心。此四心普缘无量众生，引生无量之福，故名无量心。又此四心若依禅定而修，则生色界梵天，故又名四梵行。

四恩，指父母恩、众生恩、国王恩、三宝恩，见《大乘本生心地观经》；又指父母恩、师长恩、国王恩、施主恩，见《释氏要览》。前者泛指世人当报之恩，后者专指僧徒当报之恩。

十力，佛教谓佛所具有的十种力用，见《阿毗达磨俱舍论》卷二十九。十力包括：①知处非处智力，即知事物理与非理的智力；②知三世业报智力，即知一切众生三世因缘业报的智力；③知诸禅解脱三昧智力，即知诸禅定、八解脱、三三昧智力；④知众生上下根之智力，即知各类众生根机优劣之智力；⑤知种种解智力，即知各类众生对事物之知解、认识之智力；⑥知种种界智力，即知众生素质、境界各个不同之智力；⑦知一切至所道智力，即知一切众生善恶之举及其所趣向之智力；⑧知天眼无碍智力，即以天眼彻知各类众生生、老、病、死及善恶业报之智力；⑨知宿命无漏智力，即知众生宿命乃至何时能证得无漏涅槃之智力；⑩知永断习气智力，即知永远断除烦恼业障，不再进入生死轮回之智力。另据《大方广佛华严经》《佛说首楞严三昧经》等记载，菩萨也具有十力，此十力即深心力、增上深心力、方便力、智力、愿力、行力、乘力、神变力、菩提力、转法轮力。

相，表现于外而能想象于心的各种事物的相状。（陈义孝《佛学常见词汇》）

好，系敦促或提醒别人专心注意之义。

四无所畏，又称四无畏，为佛教专有名词，指佛、菩萨在说法作狮子吼时所具有的4种智力。佛的四无所畏与菩萨的四无所畏不同。佛具十力之智，于大众中说法，无恐惧之相，故名无所畏。佛的四无所畏：正等觉无畏、漏永尽无畏、说障法无畏、说出道无畏。①正等觉无畏：谓佛于一切法等皆觉知，即使面对因不知诸法而施种种问难的众生也不怖畏。此无畏又称一切智无所畏。因佛于一切世间、出世间法尽悉知见，宣言我是一切正智之人，得安稳，得无畏。②漏永尽无畏：又称漏尽无所畏，谓佛自宣言，我诸漏已尽，更不怖畏外难。③说障法无畏：谓佛说"染法必能为障"，并对因此而有的任何非难无所怖畏。此无畏又称说障道无所畏，意指佛无畏地宣说"染法能障碍圣道"。④说出道无畏：谓佛说能出离之道，修道必能出离苦果。此无畏又称说尽苦道无所畏，谓佛无畏地宣说能尽灭诸苦的道法。据《顺正理论》卷七十五所述，在以上四无所畏中，前二者显示了佛自利之圆德，后二者显示了佛利他之圆德。自利德中，第一是智德，第二是断德；利他德中，第一为令修断德，第二为令修智德。又依《阿毗达磨俱舍论》卷二十七所说，正等觉无畏以十智（世俗、法、类、苦、集、灭、道、他心、尽、无生智）为性，相当于十力中的处非处智力；漏永尽无畏以十智或除去苦、集、道、他心智外的六智为性，相当于漏尽智力；说障法无畏以除去灭智、道智之外的八智为性，相当于业异熟智力；说出道无畏以十智或除去灭智的其余九智为性，相当于遍趣行智力。此等智性之所以称为无畏，是因为有智而不怯惧他人。菩萨具诸智慧，于众中说法，无恐畏之相，故名无所畏。菩萨的四无所畏：能持无所畏、知根无所畏、决疑无所畏、答报无所畏。①能持无所畏：谓菩萨闻持、忆念一切法不忘失，于众中说法时无所怖畏。②知根无所畏：谓菩萨知一切众生根机之利钝，随其所应说法无所畏。③决疑无所畏：谓菩萨抉择一切众生疑难，如法应答无所怯惧。④答报无所畏：谓菩萨对一切所问，如法自在于应答酬报无所怖畏。

28. 药草喻品

原文：

尔时世尊，告摩诃迦叶及诸大弟子："善哉！善哉！迦叶，善说如来真实功德，诚如所言，如来复有无量无边阿僧祇功德。汝等若于无量亿劫，说不能尽。

"迦叶当知，如来是诸法之王，若有所说皆不虚也。于一切法，以智方便而演说之。其所说法，皆悉到于一切智地。如来观知一切诸法之所归趣，亦知一切众生深心所行，通达无碍，又于诸法究尽明了，示诸众生一切智慧。

"迦叶，譬如三千大千世界，山川溪谷土地所生卉木丛林及诸药草，种类若干，名色各异。密云弥布遍覆三千大千世界，一时等澍其泽普洽，卉木丛林及诸药草，小根、小茎、小枝、小叶，中根、中茎、中枝、中叶，大根、大茎、大枝、大叶，诸树大小随上、中、下各有所受。一云所雨称其种性，而得生长华果敷实，虽一地所生，一雨所润，而诸草木各有差别。

"迦叶当知，如来亦复如是，出现于世如大云起，以大音声普遍世界天、人、阿修罗，如彼大云遍覆三千大千国土，于大众中而唱是言：'我是如来、应供、正遍知、明行足、善逝、世间解、无上士、调御丈夫天人、师、佛世尊，未度者令度，未解者令解，未安者令安，未涅槃者令得涅槃，今世后世如实知之。我是一切知者，一切见者，知道者，开道者，说道者，汝等天、人、阿修罗众皆应到此，为听法故。'

"尔时无数千万亿种众生，来至佛所而听法。如来于时观是众生诸根利、钝、精进、懈怠，随其所堪而为说法，种种无量皆令欢喜，快得善利。是诸众生闻是法已，现世安隐后生善处，以道受乐亦得闻法，既闻法已离诸障碍，于诸法中任力所能渐得入道。如彼大云雨，于一切卉木丛林及诸药草，如其种性具足蒙润各得生长。如来说法一相一味，所谓解脱相、离相、灭相，究竟至于一切种智。其有众生闻如来法，若持、读诵如说修行，所得功德不自觉知。所以者何？唯有如来，知此众生种相、体性、念何事、思何事、修何事、云何念、云何思、云何修、以何法念、以何法思、以何法修、以何法得何法。众生住于种种之地，唯有如来如实见之，明了无碍。如彼卉木丛林诸药草等，而不自知上、中、下性。如来知是一相一味之法，所谓解脱相、离相、灭相，究竟涅槃常寂灭相，终归于空。佛知是已，观众生心欲而将护之，是故不即为说一切种智。汝等迦叶甚为希有，能知如来随宜说法，能信能受。所以者何？诸佛世尊随宜说法难解难知。"

（选自《添品妙法莲华经》第三卷，隋天竺三藏阇那崛多共笈多译）

释要：

《添品妙法莲华经》："七卷。简称《添品法华经》。收于《大正藏》第九册。隋仁寿元年（601），阇那崛多与笈多共译于长安大兴善寺。《法华经》之汉译本，依经录所载共有六译，然现代仅存本经及《妙法华》《正法华》三部而流传。"（释慧岳监修，释会旻主编《天台教学辞典》）丁福保《佛学大辞典》云："《添品妙法莲华经》八卷，隋阇那崛多，达摩笈多共译。多用什师之译文，变其品之前后。但添罗什本之不足，即提婆达多一品，并《药草喻品》中生育之一喻，故云'添品'。《普门品》中之后偈，罗什本云本来有《提婆品》，嘉祥、天台、慈恩谓其无，今从后义。"

"药草喻"为法华七喻之一，又作云雨喻。《添品妙法莲华经·药草喻品》以雨比喻佛陀之教法，以草木比喻众生之机类，而以药草比喻三乘人之根性。药草有 3 种，即小草、中草、大草。小草比喻人、天，中草比喻声闻、缘觉，大草比喻菩萨。药草虽有大小不同，若蒙云雨滋润，皆得繁荣郁茂，能治众病，故以之比喻三乘人虽有根器高下之不同，若蒙如来慈云法雨的滋润，则均能成为普救众生的大医王。

据《添品妙法莲华经·药草喻品》所载，三草二木比喻五乘之机类，然对于菩萨乘中之大草、二木，诸宗之解释各不相同。天台宗依据《法华文句》所说，以小草比喻人天乘，以中草比喻二乘，以大草比喻藏教菩萨，以小树比喻通教菩萨，以大树比喻别教菩萨，即以三草二木比喻五乘七方便（人乘、天乘、声闻乘、缘觉乘、藏教菩萨、通教菩萨、别教菩萨，即天台七方便）。

五乘，指运载众生到善处的五种法门。乘，有道、船、车或运载之义，此处喻诸佛教法犹如舟、车，可运载众生至所期之果地。一般所说的五乘，系人乘、天乘、声闻乘、缘觉乘、菩萨乘。《盂兰盆经疏》卷上云："五乘者，乘以运载为名，五谓人、天、声闻、缘觉、菩萨。此五力有大小，载有远近。"关于五乘，各经书中的解释不尽相同，如《楞伽阿跋多罗宝经》记载五乘为天乘、梵乘、声闻乘、缘觉乘、诸佛如来乘，《华严五教章》记载五乘为一乘、三乘（声闻乘、缘觉乘、菩萨乘）、小乘，《称赞大乘功德经》记载五乘为声闻乘、独觉乘、无上乘、种种乘、人天乘等。

29. 治三患之心法

原文：

复次，舍利子，无倦精进菩萨摩诃萨，修行毗利耶波罗蜜多时，当应如是正心修学。舍利子，世间虽有诸医充满世界，不能了知三种大患。何以故？彼皆不善又无智故，而不能识贪、嗔、痴等三种大患。舍利子，彼无智医，非唯不识三种大患，又不了知三大良药对治三患。何等为三？所谓不能了知贪欲大患，不净良药而为对治；嗔恚大患，慈心良药而为对治；愚痴大患，缘起良药而为对治。舍利子，如是诸医唯能疗治一二别病，不能普治一切众病；惟能暂治少时降损，非为尽病毕竟除差。菩萨摩诃萨，作如是念："我今行毗利耶波罗蜜多故，修菩萨道，岂当随学如是诸医？我当依随诸佛世尊，善达诸法无上大医之王，毕竟疗治一切病者。是大医王，我今随从依凭修学；既修学已，我应普治一切病苦，岂当疗治别别诸病；我应毕竟除众病本，岂当暂差不除病本。"舍利子，是菩萨摩诃萨复作是念："我应积集如是无上正法阿竭陀膏药，当使一切众生闻药声已，贪、嗔、痴等极重大患自然消灭。"是故，舍利子，无倦精进菩萨摩诃萨，行毗利耶波罗蜜多故，积集如是无上正法阿竭陀膏药，涂傅一切有病众生，不与声闻，独觉法共，唯除如来无上大医之王善达一切法者。以无上正法阿竭陀膏药，遍涂所吹大法之螺；如是涂已便就吹之，其声遍告三千大千世界，于中所有非一众生，闻是声已，但使一切贪、嗔、痴等诸大重病皆悉除灭。如是除灭，非一百众生，非一千众生，非一百千众生；如是除灭，非一拘胝众生，非一百拘胝、千拘胝、百千拘胝众生；如是除灭，非一拘胝那庾多众生，非一百拘胝那庾多、千拘胝那庾多、百千拘胝那庾多众生、非一姜羯罗众生；如是除灭，乃至不可说不可说众生所有三毒大患皆得除灭。

（选自《大宝积经》第四十八卷，大唐三藏法师玄奘奉诏译，标题为笔者所加）

释要：

有人类就有疾病，有疾病就会有医生。"诸法因缘生，诸法因缘灭"，在缘起缘灭的世间，生、老、病、死是不可避免的现象。众生的疾病除了包括来自身体器官的疾病之外，还包括来自心理的疾病，也就是贪、嗔、痴等无明。世间的医生虽然众多，且可以治疗人们的一些身体病痛，却不能医治由贪、嗔、痴导致的 3 种心病。因为这些医生不知道治疗这 3 种心病的法药，所以他们无法拔除这 3 种心病的病根，而从根本上治愈此 3 种心病。能治愈三毒为患导致的 3 种心病的人，是如来佛等这样的大医王，因为他们通晓一切佛法和医法，懂得运用三大良药来治疗这三大心病，即用不净良药治疗贪欲大病，用慈心良药治疗嗔恚大病，用缘起良药治疗愚痴大病。中医治病必求于本，佛医治病也要求药与病证相应，佛法更不例外，治贪欲、嗔恚和愚痴各有其相应的法药，此类法药就是治 3 种心病之心法。

本则医话涉及不少佛教术语，笔者简明扼要地释义于后，以便读者更好地学习经文。

正心，即正直之心，离谄曲也。《佛说无量寿经》卷下曰："正心正意斋戒清净。"

阿竭陀，又作阿伽陀、阿揭陀、阿竭陀，原意为健康、长生不死、无病、普去、无价，后转用作药物名称，尤指解毒药而言。该药又称不死药、丸药。此药灵奇，价值无量，服之能普去众疾。《陀罗尼集经》卷八详载其制法。

无上正法，《涅槃经》卷二云："诸比丘再三请佛住世，佛言：'汝等不应作为是语，我今所有无上正法，悉以付嘱摩诃迦叶，是迦叶者当为汝等作大依止。'舍利弗问经曰：'我寻涅槃，大迦叶等当共分别，为比丘、比丘尼作大依止。如我不异，迦叶传付阿难……舍那婆私传付优波鞠多。'"

大法之螺，即大法螺，佛教法器。

拘胝，又作俱胝，梵文的音译，其当代汉音应为勾帝。拘胝是古印度数字系统内最大的数字，意译为千万，有时泛指不确切的庞大数字。《俱舍论》卷十二载："如彼经言，有一无余数始为一，十一为十，十十为百，十百为千，十千为万，十万为洛叉，十洛叉为度洛叉，十度洛叉为俱胝，十俱胝为末陀，十末陀为阿庾多，十阿庾多为大阿庾多，十大阿庾多为那庾多。"

那庾多，音译又作那由多、那由他、那由佗、尼由多、那述、那术，意译作兆、沟，为古印度的数量单位。

姜羯罗，在本文中指数字，相当于千万亿，又作甄迦罗、恒迦罗、矜羯罗。

30. 众病之身

原文：

人命百年，我已具说，年、月、昼夜及饮食数，汝应生厌。

难陀，如是生成长大，身有众病，所谓头、目、耳、鼻、舌、齿、咽喉、胸、腹、手足，疥癞、癫狂、水肿、咳嗽、风黄热癃、众多疟病、支节痛苦。难陀，人身有如是病苦。复有百一风病，百一黄病，百一痰癃病，百一总集病，总有四百四病，从内而生。难陀，身如痛箭，众病所成，无暂时停，念念不住。体是无常、苦、空、无我，恒近于死，败坏之法，不可保爱。难陀，凡诸众生复有如是生受苦痛，谓截手、足、眼、耳、鼻、舌、头及支分，复受狱囚、枷锁杻械、鞭打拷楚、饥渴困苦、寒热雨雪、蚊虻蚁子、风尘猛兽及诸恶触，种种诸恼无量无边，难可具说。有情之类常在如是坚硬苦中，爱乐沉没。诸有所欲，苦为根本，不知弃舍，更复追求，日夜煎迫，身心被恼，内起烧然，无有休息，如是生苦、老苦、病苦、死苦、爱别离苦、怨憎会苦、求不得苦、五取蕴苦。四威仪中行立坐卧亦皆是苦。若常行时不立坐卧，即受苦无乐；若常立时不行坐卧，若坐不行立卧，若卧不行立坐，皆受极苦而无安乐。难陀，此等皆是舍苦求苦，唯是苦生，唯是苦灭，诸行因缘相续而起。如来了知，故说有情生死之法，诸行无常，非真究竟，是变坏法，不可保守，当求知足，深生厌患，勤求解脱。

（选自《大宝积经》第五十七卷，大唐三藏义净译，标题为笔者所加）

释要：

人生百年，生成长大，有众病相侵之痛苦，有诸多烦恼相扰之痛苦，总之，"生苦、老苦、病苦、死苦、爱别离苦、怨憎会苦、求不得苦、五取蕴苦。四威仪中行立坐卧亦皆是苦。若常行时不立坐卧，即受苦无乐；若常立时不行坐卧，若坐不行立卧，若卧不行立坐，皆受极苦而无安乐"。人的一生中充满了苦，苦多得都没法一一细说。

佛教所说的"四百四"其实是一个泛数，"四百四病"是人类所有疾病的总称。

据《修行本起经》《佛说佛医经》等佛典记载，在构成人身体的地、水、火、风四要素（四大）中，风大之运转引起的风病有 101 种，地大之增长引起的黄病有 101 种，火大之旺盛引起的热病有 101 种，水大之积聚引起的痰病有 101 种，以上合计为 404 种病。风病，又称为气发；火病，又称为黄、热黄；水病，又称为痰癊；地病，又称为沉重、杂病、总集病。对于人生中如此之多的病苦、烦恼，如来佛是了如指掌的，所以他"说有情生死之法"，帮助众生解脱。

31. 却三毒之法药

原文：

尔时，舍利子及诸有情闻此说已，于诸善作不生嫉妒。

"舍利子！如是菩萨摩诃萨，于精进波罗蜜多行不退转精进行时，于诸有情生救度想。一切有情为三种病常所烧煮。何等为三？谓贪、嗔、痴。我当于彼有情，以佛正法积集和合，为大良药，治诸有情此贪、嗔、痴诸热恼病。我说是名菩萨摩诃萨行不退转精进波罗蜜多之行。又舍利子，一切有情常生热恼。何以故？谓三毒病无时增长，若生天上及在人中，乃至地狱、饿鬼、畜生、焰摩罗界，咸悉为其贪、嗔、痴毒之所烧煮。菩萨摩诃萨见彼有情热恼所苦，发救度想，又复思惟彼三种病世间药饵无能医疗，云何除灭是三种病？唯佛如来获大法身为大医王，救疗一切有情三毒热恼重病。诸菩萨摩诃萨亦复如是，身为法药为大医王，悉能救疗一切有情，三毒热恼皆令除灭。舍利子，若彼世间种种医药，于三毒病终不能疗。唯是如来及大菩萨，为大医王施大法药，于诸有情三毒热恼，皆能息除。"

舍利子白佛言："世尊，如我善解如来所说诸有情界，于意云何？非如地、水、火、风、空界，唯有情界无量无边。"

佛告舍利子："如是如是！如汝所说。舍利子，彼诸有情众同分界，亦非声闻、缘觉之所能见，唯佛天眼悉能遍照。舍利子，所有三千大千世界天、人、阿修罗，乃至无量无边卵胎湿化、有色无色、有想无想、非有想非无想，如是建立诸有情界，尽佛天眼所能照处，或一刹那、一腊缚、一牟呼栗多，于此时分不获人身，今乃方得。舍利子，如是人等，设使皆如活命医王善治众病，欲疗一人贪、嗔、痴毒诸热恼病，终不能得。又复而能和合种种最大良药，量高须弥，欲差一人贪、嗔、痴病，亦不能得。正使皆如活命医王，各住世间寿命一劫，捣筛和合诸大良药，量过须弥，皆悉疲极，于其一人贪、嗔、痴病，欲差少分尚不能得。舍利子，唯是如来具足方便清净法药，与三毒病随所相应。若诸有情贪热恼病，如来为说不净观法，和合为药，能疗如是无量百千俱胝那臾多阿僧祇，乃至不可说、不可记数有情所有贪热恼病，皆悉除愈。又诸有情嗔热恼病，如来为说大慈之法，和合为药，能疗如是无量，乃至不可说、不可记数有情嗔热恼病，皆悉除愈。又诸有情痴热恼病，如来又说诸缘生法，和合为药，能疗如是无量，乃至不可说、不可记数有情痴热恼病，皆悉除愈。以此譬喻，应当了知。菩萨摩诃萨，能以如来如是法药，救疗无量无边，乃至不可说、不可记数有情三毒热恼，皆悉除灭，即是成就如来法身。舍利子，如是住法身菩萨摩诃萨，复以法身加持力故，令无量无边，乃至不可说、不可记数有情三毒热恼，皆悉除灭，不复更生，皆悉除灭，不复更生。"

佛言："舍利子！我于往昔无量无边阿僧祇劫，于如是法皆悉了知。复于彼时有佛出世，号曰燃灯如来、应供、正等正觉。彼佛如来与我授记：'汝过无量阿僧祇劫，得成为佛，号曰释迦牟尼如来、应供、正等正觉。'"

（选自《佛说大乘菩萨藏正法经》第二十九卷，西天译经三藏银青光禄大夫试光禄卿慈觉传梵大师赐紫沙门臣法护等奉诏译，标题为笔者所加）

释要：

佛陀大慈大悲，常"于诸有情生救度想"，以拯救天下苍生。尘世间芸芸众生，饱受"三种病"的荼毒和困扰。所谓"三种病"，即贪、嗔、痴三毒。对于"三种病"，社会上的医生没有办法治疗，只有如来佛这位大医王才有办法治疗。那么，如来佛用的是什么法药呢？一是不净观法——"如来为说不净观法，和合为药"；二是大慈之法——"如来为说大慈之法，和合为药"；三是诸缘生法——"如来又说诸缘生法，和合为药"。这3种法药就是医治"三种病"的专用良药。如来佛"复以法身加持力故，令无量无边，乃至不可说、不可记数有情三毒热恼，皆悉除灭，不复更生，皆悉除灭，不复更生"。可见，法药效专力宏，能够铲除病根，使病永不复发。

32. 大医之良药

原文：

复次舍利子，菩萨摩诃萨行不退转精进波罗蜜多行时，当如是学。世闻诸不善法皆悉充满，彼对治法亦复如是而不了知。如世有情具三大病，谓贪大病、嗔大病、痴大病，皆不了知彼诸有情三种大病，三大良药亦复不知。何等为三？贪大病者，以不净观为大良药；嗔大病者，以慈悲观为大良药；痴大病者，以缘起观为大良药。皆不了知。设有医王医余疾病，虽暂除愈而非究竟，于一切病不能除愈。诸有智者不应如是随顺修学。于佛世尊所对治法应当修学，为大医王通达一切无上善法，令诸疾病净尽除愈，是为究竟。于余世间所习医王，乃至少分不应随学。应当积集捣筛和合最上法药，若闻声已，彼贪大病、彼嗔大病、彼痴大病，皆悉除愈。舍利子，是名菩萨摩诃萨行不退转精进波罗蜜多行时，如是积集捣筛和合大法良药，彼诸声闻、缘觉悉不能有，唯如来、无上、应供、正等正觉，为大医王集诸善根，捣筛和合为大法药，吹大法螺出深妙声，普遍三千大千世界使得闻知，能令无量无边百千俱胝那庾多矜羯罗，以要言之，乃至不可说不可说诸有情类，此贪、嗔、痴三种大病，皆悉除愈。舍利子，譬如雪山林中有大药树王，名离诸毒，能令百庾缮那所住有情闻彼香者，悉除诸毒。舍利子，以离诸毒大药树王，涂之螺鼓吹击其声，若诸有情设有虫毒、药毒、气毒及一切毒，闻是声已悉除诸毒。舍利子，此离诸毒大药树王，一切医师悉不能知，唯活命医王独能知解。舍利子，于菩萨摩诃萨大正法药，而能积集捣筛和合，声闻、缘觉亦不能有，唯如来能有是故，通达一切善法、为大医王，能令一切有情诸病除愈。于此法药而能积集捣筛和合，吹大法螺出深妙声，普遍三千大千世界使得闻知，能令无量无边百千俱胝那庾多矜羯罗，以要言之，乃至不可说不可说诸有情类，闻是声已，彼贪、嗔、痴皆悉除灭。

（选自《佛说大乘菩萨藏正法经》第三十卷，西天译经三藏银青光禄大夫试光禄卿慈觉传梵大师赐紫沙门臣法护等奉诏译，标题为笔者所加）

释要：

尘世间芸芸众生多为情欲所缠绕，因此容易患 3 种大病，即贪大病、嗔大病、痴大病。此三种大病的医治方法为："贪大病者，以不净观为大良药；嗔大病者，以慈悲观为大良药；痴大病者，以缘起观为大良药。"世之医王可以医治人们身体的病痛，但是不能从根本上医治贪、嗔、痴三毒所致的心病。治疗心病就需要佛世尊这样的大医王和法药。大医王之良药说的就是佛世尊、如来等的法药。文中所说的"最上法药""大法良药""大法药""大正法药"指的都是法药。

下面对文中的一些佛教术语进行简单的诠释，以期对读者有所帮助。

不退转，为梵文的意译，音译为阿毗跋致、阿惟越致，略称不退，谓所修功德善根不再退失。

不可说，又称不可言说，或单称不说，谓真理可证知，然不可以言说、诠释。

庚缮那，亦作逾缮那，古印度计程单位名，一般指套一次牛所行的路程，并无确定的长度。

法药，佛法能医世人之众苦，故名药。《佛说无量寿经》曰："以诸法药救疗三苦。"《大般涅槃经》卷四曰："度众生故，为说无上微妙法药，为断一切烦恼树故，种植无上法药之树。"《药师琉璃光如来消灾除难念诵仪轨》曰："净妙琉璃尊，法药救人天。"

俱胝，即拘胝，见本书"29. 治三患之心法"之"释要"。

那由多，即那庾多，见本书"29. 治三患之心法"之"释要"。

矜羯罗，即姜羯罗，见本书"29. 治三患之心法"之"释要"。

33. 耆域合药之因缘

原文：

何故世尊已离众病示有疾病，使医王耆域而合汤药？佛时立戒二百五十，未久五百比丘在他树间行道，向欲终毕心怀狐疑："如来有教，唯以一药疗身众病，不得习余。"时佛发念："以何方便，令诸比丘得习余药？"所以者何？假使如来随意听者，则后世人毁四贤诚，是以如来行权合药任于耆域。时净居天语比丘言："诸贤者！宜更求药，无得危命。"则相谓言："宁自碎身，不毁佛诚。"天答贤者："今者如来则法王也，令置小便，更求余药，可改所习而慕所服。"于时比丘离疑犹豫，乃求异药，病即除愈，昼夜七日，得无着道。假使如来不习汤药，此诸比丘不得解脱，将来之世亦当如是。其身安隐然后得道，是亦菩萨善权方便。

（选自《慧上菩萨问大善权经》卷下，西晋月氏国三藏竺法护译，标题为笔者所加）

释要：

世尊本已脱离了疾病的缠绕，却又表示自己有病，请耆域大医王来调制汤药是什么缘故呢？本来如来佛立了只能用一种药，而不得再用别的药物治疗众生的各种疾病的规矩，那为什么世尊又让耆域调制别的药物呢？原来如来佛立的规矩是针对常理的，可是并不是万事均循常理，因此，如来佛又行权宜之法。"以何方便，令诸比丘得习余药？"那就是在不违反常法的基础上，请耆域大医王来调制别的汤药，做到病殊药异，药随病变，达到药能应病、病自可除的目的。也就是说，医话中所说的"今者如来则法王也，令置小便，更求余药，可改所习而慕所服"中的"小便"，即小小的方便。这个方便指的就是世尊请耆域合药这件事。

耆域合药之因缘说的就是：处方用药也罢，礼佛修道也好，一定要机圆法活，通常达变，不能墨守成规。

34. 八大法药

原文：

佛语迦叶言："譬如人病得良医与药，药入腹中不行。于迦叶意云何，是人能愈不？"迦叶报言："大难。"佛言："外余道晓空得脱，着空不得脱。譬如人畏于虚空，啼哭教人却去虚空。"

…………

佛言："……譬如大山，诸药草悉出其巅，亦无有主，随其有病者与诸病皆愈，菩萨如是持智慧药，愈十方天下人生死老病悉等心……"

尔时，佛语摩诃迦叶菩萨："学用十方人故菩萨作功德，用十方人故菩萨作功德，不自贡高。菩萨常当教十方人愈其病，何等为愈病？淫者以观为药，嗔恚者以等心为药，痴者以十二因缘为药，疑不信者以空为药。欲处、色处、无色处，若欲觉此者，以无相为药；是我所、非我所，爱欲所念，以无愿为药。四颠倒各自有药。何等为各自有药？一者有常以无常为药，二者有乐以苦为药，三者有言是我所以非我所为药，四者有身以观为药。四意止以身心为念，是为药；四意断一切恶悉断，是为药；四神足念合会成身以空弃为药；五根、五力不信懈怠念功德为药；七觉意入法點是为药；外道及不信以八道为药。是为各各分别药。"

佛语迦叶："若阎浮利，若医、若医弟子者，或医王最尊三千国土满其中者，或医王满其中，虽有乃尔所医王，不能愈外道及不信者，不知当持何等法药愈也。菩萨作是念：'不持世间药愈人病也，当持佛法药愈人病。'何等为佛法药？随其因缘，點慧中无我、无人、无寿、无命，信空度脱，空无空闻是不恐不惧，持精进推念心……"

（节选自《佛说遗日摩尼宝经》，后汉月支国三藏支娄迦谶译，标题为笔者所加）

释要：

法药，《佛说灌顶经》云："使我来世十方世界，若有苦恼无救护者，我为此等摄大法药，令诸疾病得除愈，无复苦患，至得佛道。"《往生要集》云："佛如医王，法如良药……设服法药不持禁戒，无由除愈烦恼病患。"又，佛法蕴含着智慧，故本则医话又称佛法为"智慧药"，如曰："菩萨如是持智慧药，愈十方天下人生死老病悉等心。"

本则医话告诉人们，菩萨慈悲为怀，以拯救天下苍生病痛疾苦为己任，广施法药，普度众生。文中的"四颠倒"指净、乐、常、我；"四意"又名四意趣，即平等意趣、别时意趣、别义意趣、补特伽罗意乐意趣；"四意断"又名四正勤，即为除断已生之恶而勤精进，为使未生之恶不生而勤精进，为使未生之善能生而勤精进，为使已生之善能更增长而勤精进；"四神足念"指欲、勤、心、观；"五根"指信根、精进根、念根、定根、慧根；"五力"指信力、精进力、念力、定力、慧力；"七觉意"指择法觉意、精进觉意、喜觉意、轻安觉意、念觉意、定觉意、舍觉意；"八道"即八正道。

35. 学智慧疗生死患

原文：

学智慧药为一切人疗生死患，亦无适莫。譬如礼敬初生之月，非后盛满；如是，迦叶，礼初发意菩萨者，胜非复得成如来、至真、等正觉也。所以者何？诸佛如来从菩萨生故。譬如迦叶，无有舍月礼星宿者；如是无有舍具戒德智慧菩萨，而礼声闻。譬如迦叶，一切天人不能以水精为摩尼真珠；声闻如是成就一切戒清净行，不能坐佛树下成于无上正真之道。譬如得摩尼真珠者，获余无量百千财宝；菩萨如是出于世者，则有无量声闻、缘觉现于世间。

于是，世尊告尊者大迦叶曰："菩萨为一切众生，求修诸善根，具众智药，往至四方，随病所应，如实治之。迦叶，云何为如实治？谓以恶露不净治欲，慈心治恚，缘起治痴，空治一切见，无想治一切四相，无愿治一切欲界、色无色界，四非颠倒治四颠倒一切行，无常治非常有常想一切行，苦治苦有乐想，无我治无我有我想，不净想治不净有净想，四意止者治计着身痛心法身，身观者不起观身我见痛，痛观者不起观痛我见心，心观者不起观心我见法，法观者不起观法我见。四意断者，悉断一切不善之法，习一切善法。四神足者，舍身心真想。五根、五力治不信懈怠乱念无智。七觉者，治诸法无智。圣八道者，此慧所治一切邪道。是谓迦叶，随病所应如实治之，如此迦叶，菩萨当作是学。

复次，迦叶，假令三千大千国土诸有识者，悉如耆域医王。有人问之：'以何方药治彼病者？'终无能答，唯有菩萨能悉答之。是故迦叶，菩萨当作是念：'我不应求世间之药，当求出世间药修一切善根。'是众智药，往至四方，随众生病如实治之。"

（选自《佛说摩诃衍宝严经》，晋代译失三藏名，标题为笔者所加）

释要：

智慧药，略称智药，其实质就是人类的智慧，之所以称之为药，是因为它能救治众生之生死患。"我不应求世间之药，当求出世间药修一切善根"中的"世间之药"当指世间治病疗疾的一般药物，如酥、油、乳等；"出世间药"应指智慧药。"世间之药"是包括大医王在内的医生用来解除病人病痛的药物，治人之身病；"出世间药"系菩萨普度众生的法药，治人之心病。

佛教中蕴藏着丰富、完善的心理科学，其中一些调节心理的方法至今仍值得人们借鉴，智慧药就是调节心理的方法之一。

36. 百病之觉悟

原文：

尔时，迦叶菩萨白佛言："世尊，如来已免一切疾病，患苦悉除，无复怖畏。世尊，一切众生有四毒箭则为病因。何等为四？贪欲、嗔恚、愚痴、憍慢。若有病因则有病生，所谓爱热肺病，上气吐逆，肤体瘰瘰，其心闷乱，下痢哕噎，小便淋沥，眼耳疼痛，背满腹胀，颠狂干消，鬼魅所着。如是种种身心诸病，诸佛世尊悉无复有。今日如来何缘顾命文殊师利而作是言：'我今背痛，汝等当为大众说法。'有二因缘则无病苦。何等为二？一者怜愍一切众生，二者给施病者医药，如来往昔已于无量万亿劫中修菩萨道，常行爱语利益众生不令苦恼，施疾病者种种医药，何缘于今自言有病？

"世尊，世有病人，或坐或卧，不安处所，或索饮食，勒诫家属，修治产业。何故如来默然而卧，不教弟子声闻人等尸波罗蜜、诸禅解脱、三摩跋提、修诸正勤？何缘不说如是甚深大乘经典？如来何故不以无量方便教大迦叶、人中象王、诸大人等，令不退于阿耨多罗三藐三菩提？何故不治诸恶比丘受畜一切不净物者？世尊，实无有病，云何默然右胁而卧？

"诸菩萨等，凡所给施病者医药，所得善根，悉施众生，而共回向一切种智，为除众生诸烦恼障、业障、报障。烦恼障者，贪欲、嗔恚、愚痴、忿怒、缠盖、焦恼、嫉妒、悭吝、奸诈、谀谄、无惭、无愧，慢、慢慢、不如慢、增上慢、我慢、邪慢、憍慢，放逸贡高，怼恨诤讼，邪命谄媚，诈现异相，以利求利，恶求多求，无有恭敬，不随教诲，亲近恶友，贪利无厌，缠缚难解，欲于恶欲，贪于恶贪，身见、有见及以无见，频申喜睡，欠呿不乐，贪嗜饮食，其心蒙瞢，心缘异想，不善思惟，身口多恶，好喜多语，诸根暗钝，发言多虚，常为欲觉、恚觉、害觉之所覆盖，是名烦恼障。业障者，五无间罪重恶之病。报障者，生在地狱、畜生、饿鬼，诽谤正法，及一阐提，是名报障。如是三障，名为大病。而诸菩萨于无量劫修菩提时，给施一切疾病医药，常作是愿：'令诸众生永断如是三障重病。'

"复次，世尊，菩萨摩诃萨修菩提时，给施一切病者医药，常作是愿：'愿令众生永断诸病，得成如来金刚之身；又愿一切无量众生作妙药王，断除一切诸恶重病；愿诸众生得阿伽陀药，以是药力能除一切无量恶毒；又愿众生于阿耨多罗三藐三菩提无有退转，速得成就无上佛药，消除一切烦恼毒箭；又愿众生勤修精进成就如来金刚之心，作微妙药疗治众病，不令有人生诤讼想；亦愿众生作大药树，疗治一切诸恶重病；又愿众生拔出毒箭，得成如来无上光明；又愿众生得入如来智慧大药微密法藏。'世尊，菩萨如是已于无量百千万亿那由他劫，发是誓愿，令诸众生悉无复病，何缘如来乃于今日唱言有病？

"复次，世尊，世有病人不能坐起俯仰进止，饮食不御，浆水不下。亦复不能教戒诸子修治家业。尔时，父母、妻子、兄弟、亲属、知识，各于是人生必死想。世尊，如来今日亦复如是，右胁而卧，无所论说。此阎浮提有诸愚人当作是念：'如来正觉必当涅槃生灭尽想。'而如来性实不毕竟入于涅槃。何以故？如来常住无变易故。以是因缘，不应说言我今背痛。

············

"迦叶，世有三人，其病难治：一谤大乘，二五逆罪，三一阐提。如是三病，世中极重，悉非声闻、缘觉、菩萨之所能治。善男子，譬如有病必死难治，若有瞻病、随意、医药，若无瞻病、随意、医药，如是之病定不可治，当知是人必死不疑。善男子，是三种人亦复如是，若有声闻、缘觉、菩萨，或有说法，或不说法，不能令其发阿耨多罗三藐三菩提心。

"迦叶，譬如病人若有瞻病、随意、医药则可令差，若无此三则不可差。声闻、缘觉亦复如是，从佛菩萨得闻法已，即能发于阿耨多罗三藐三菩提心，非不闻法能发心也。

"迦叶，譬如病人若有瞻病、随意、医药，若无瞻病、随意、医药皆悉可差。有一种人，亦复如是，或值声闻不值声闻，或值缘觉不值缘觉，或值菩萨不值菩萨，或值如来不值如来，或得闻法或不闻法，自然得成阿耨多罗三藐三菩提。所谓有人，或为自身，或为他身，或为怖畏，或为利养，或为谀谄，或为诳他，书写如是《大涅槃经》，受持读诵，供养恭敬，为他说者。"

（选自《大般涅槃经》第十一卷，北凉天竺三藏昙无谶译，标题为笔者所加）

释要：

《大般涅槃经》，亦称《大本涅槃经》或《大涅槃经》，简称《涅槃经》。全经分寿命、金刚身、名字功德、如来性、一切大众所问、现病、圣行、梵行、婴儿行、光明遍照高贵德王菩萨、师子吼菩萨、迦叶菩萨、憍陈如 13 品，主要阐述佛身常住不灭，涅槃常乐我净，一切众生悉有佛性，一阐提和声闻、辟支佛均得成佛等大乘佛教思想。《大般涅槃经》为涅槃学派的本据经典。

本则医话通过迦叶菩萨与佛的对话告诉人们：有病因才会生病；众生之病因为贪欲、嗔恚、愚痴、憍慢"四毒箭"；病有可治，有不可治。诸佛世尊都没有这些身心疾病，因为他们已经去除了生病的病因。

一切众生因为有"四毒箭"而得病。所谓的爱热肺病、上气吐逆、身体不适、心中闷乱、痢疾、哕噎、小便淋沥、眼耳疼痛、背满腹胀、癫狂被鬼魅所扰等身心疾病，诸佛世尊都不会有，诸佛世尊不会有这些身心疾病的原因有二："一者怜愍一切众生；二者给施病者医药"。如来往昔在无量万亿劫中修菩萨道，总是通过关爱的言行不让众生苦恼，为患病的人布施种种医药，为众生消除烦恼障、业障、报障。烦恼障就是贪欲、嗔恚、愚痴、愤怒、缠盖、焦恼、嫉妒、悭吝、奸诈、谀谄、无惭、无愧，慢、慢慢、不如慢、增上慢、我慢、邪慢、憍慢，放逸贡高，怨恨诤讼，邪命谄媚，诈现异相，以利求利，恶的愿望，过于贪婪，没有恭敬，不听教诲，亲近恶友，贪利无厌，缠缚难解，执着对恶欲的贪求、对恶的贪求，执着身体为实，执着实有，执着毕竟空，精神萎靡，喜欢睡觉，郁郁寡欢，贪着美食，思维混乱，异想天开，不理性，多造身、口恶业，多话，诸根迟钝，说的话多属废话，常被欲望、愤恨、害人之心所牵引。业障就是五无间罪等重恶的病。报障就是生在地狱、畜生、饿鬼，诽谤正法及一阐提等。这三障是大病。诸菩萨在无量劫修行菩提中布施一切治病医药，常愿一切众生永断此三障重病。

佛告诉迦叶："世间有 3 种人的病难治，一种为谤大乘，一种作五逆罪，一种是一阐提。这 3 种病非常严重，不是声闻、缘觉、菩萨所能治的。比如有的病没法治疗，不管有没有医生治疗，患此病的人都必死无疑。以上说的 3 种病也是一样，无论声闻、缘觉、菩萨给他们说法还是不给他们说法，都不能让他们发阿耨多罗三藐三菩提心。有的患者，如果得到医生诊治，通过吃药，就能痊愈；如果得不到医生诊治，没有服药，就不能痊愈。声闻、缘觉也是这样，从佛菩萨那里闻法，才能发阿耨多罗三藐三菩提心，不是不闻法就能发心的。有的患者，无论经过治疗，还是不经过治疗，都可以痊愈。有一种人也是这样，不管从不从声闻、缘觉、菩萨、如来那里闻法，他们都能自然得成阿耨多罗三藐三菩提心，这就是或为了自己，或为了别人，或为了恐怖，或为了利养，或为了谀谄，或为了欺骗别人，书写此《大涅槃经》，并受持、读诵、供养、恭敬之，为别人解说的人。

37. 远离烦恼之道

中国佛医学研究 基础卷

原文：

"复次，善男子，云何菩萨摩诃萨修大涅槃微妙经典，具足成就第七功德？善男子，菩萨摩诃萨修大涅槃微妙经典，作是思惟：'何法能为大般涅槃而作近因？'菩萨即知有四种法为大涅槃而作近因。若言勤修一切苦行是大涅槃近因缘者，是义不然。所以者何？若离四法得涅槃者，无有是处。何等为四？一者亲近善友，二者专心听法，三者系念思惟，四者如法修行。

"善男子，譬如有人身遇众病，若热若冷、虚劳下疟、众邪鬼毒，到良医所，良医即为随病说药。是人至心善受医教，随教合药，如法服之，服已病愈，身得安乐。有病之人，喻诸菩萨；大良医者，喻善知识；良医所说，喻方等经；善受医教，喻善思惟方等经义；随教合药，喻如法修行三十七助道之法；病除愈者，喻灭烦恼；得安乐者，喻得涅槃常乐我净。

"善男子，譬如有王，欲如法治，令民安乐，咨诸智臣，其法云何？诸臣即以先王旧法而为说之。王既闻已，至心信行，如法治国，无诸怨敌，是故令民安乐无患。善男子，王者，喻诸菩萨；诸智臣者，喻善知识；智臣为王所说治法，喻十二部经；王既闻已至心信行，喻诸菩萨系心思惟十二部经所有深义；如法治国，喻诸菩萨如法修行所谓六波罗蜜；以能修习六波罗蜜故，无诸怨敌，喻诸菩萨已离诸结烦恼恶贼；得安乐者，喻诸菩萨得大涅槃常乐我净。

"善男子，譬如有人遇恶癞病，有善知识而语之言：'汝若能到须弥山边，病可得差。''所以者何？''彼有良药味如甘露，若能服者病无不愈。'其人至心信是事已，即往彼山采服甘露，其病除愈，身得安乐。恶癞病者，喻诸凡夫；善知识者，喻诸菩萨摩诃萨等；至心信受，喻四无量心；须弥山者，喻八圣道；甘露味者，喻于佛性；癞病除愈，喻离烦恼；得安乐者，喻得涅槃常乐我净。

"善男子，譬如有人，畜诸弟子聪明大智，是人昼夜常教不倦；诸菩萨等亦复如是，一切众生有信不信，而常教化无有疲厌。

　　…………

　　"善男子，譬如病人，虽闻医教及药名字不能愈病，以服食故能得差病；虽听十二深因缘法，不能得断一切烦恼，要以系念善思惟故能得除断，是名第三系念思惟。复以何义，名系念思惟？所谓三三昧：空三昧、无相三昧、无作三昧。空者于二十五有不见一实，无作者于二十五有不作愿求，无相者无有十相，所谓色相、声相、香相、味相、触相、生相、住相、灭相、男相、女相。修习如是三三昧者，是名菩萨系念思惟。云何名为如法修行？如法修行即是修行檀波罗蜜乃至般若波罗蜜，知阴、入、界真实之相，亦如声闻、缘觉、诸佛同于一道而般涅槃。法者即是常乐我净，不生不老，不病不死，不饥不渴，不苦不恼，不退不没。善男子，解大涅槃甚深义者，则知诸佛终不毕竟入于涅槃。"

　　（选自《大般涅槃经》第二十五卷，北凉天竺三藏昙无谶译，标题为笔者所加）

释要：

　　无论是尘世间众生防疾却病，还是佛门子弟修持佛法，远离烦恼之道都是至关重要的。本则医话对此进行了详细的论述。

　　什么是菩萨摩诃萨修大涅槃微妙经典具足成就的第七种功德（《增一阿含经》谓七功德为起僧伽蓝处、施床座彼僧伽蓝者及与比丘僧、以食施比丘僧、以避雨衣施比丘僧、以药施彼比丘僧、旷野作好井和近道作舍使过往者止宿，并谓做到七功德者，其福不可称量）呢？菩萨摩诃萨修大涅槃微妙经典时会这样想："什么法门是成就大般涅槃的重要原因呢？"于是菩萨知道有4种法是大涅槃的重要原因。说勤修一切苦行是大涅槃的原因是不对的，为什么呢？因为如果离开4种法门，就不能得到涅槃。这4种法门是什么呢？一是亲近善友，二是专心听法，三是系念思惟，四是如法修行。有人得了很多种病（如热、冷、虚、劳、下疟、众邪、鬼毒），到良医那里治疗，良医就为他处方开药。此人诚心诚意受医生的教导，按照药方调和药剂，然后服用，结果吃药之后疾病痊愈，身体得到安乐。有病之人比喻诸菩萨，大良医比喻善知识，良医所说比喻方等经（大乘经之总称），善受医教比喻善思惟方等经的道理，调和药剂比喻如法修行三十七助道之法（即四念住、四正断、四神足、五根、五力、七觉支及八圣道支），疾病痊愈比喻灭除烦恼，得安乐比喻得涅槃常乐我净。

有国王为寻找治理国家、令民安乐的方法，就去咨询有智慧的大臣。诸臣就把先王的旧法讲给他听。国王听后至心信奉执行，如法治国，没有仇敌，令人民安乐无患。国王比喻诸菩萨，智臣比喻善知识，智臣为王所说治法比喻十二部经，王听后至心信行比喻诸菩萨专心思惟十二部经所有深刻的道理，如法治国比喻诸菩萨如法修行六波罗蜜，因如法治国而没有仇敌比喻诸菩萨因如法修行六波罗蜜而已离开诸结烦恼恶贼，得安乐比喻诸菩萨得大涅槃常乐我净。

　　有人得了严重癞病，有智慧的人告诉他："如果你能到须弥山，你的病可以痊愈。""为什么呢？""因为那里有味如甘露的良药，吃了它以后病就会痊愈。"其人至心相信，于是就去须弥山采服甘露，结果疾病痊愈，身得安乐。严重癞病比喻诸凡夫，善知识比喻诸菩萨摩诃萨等，至心信受比喻四无量心，须弥山比喻八圣道，甘露味比喻佛性，癞病痊愈比喻离烦恼，得安乐比喻得涅槃常乐我净。一些人不知疲倦地昼夜教导聪明智慧的弟子，诸菩萨等也是如此，对一切众生都耐心教化，不知疲倦。

　　患者只是听从医生的教导、知晓药的名字而不服药是不能痊愈的，必须服药才能痊愈。听十二深因缘法也不能断一切烦恼，只有系念善思惟才能断除一切烦恼，这叫作第三系念思惟。什么叫作系念思惟呢？即三三昧（空三昧、无相三昧、无作三昧）。空就是对于二十五有不见一点真实。无相就是没有十相，十相即色相、声相、香相、味相、触相、生相、住相、灭相、男相、女相。无作就是对二十五有没有追求。修习三三昧者就是菩萨系念思惟。为什么叫如法修行呢？如法修行即修行檀波罗蜜乃至般若波罗蜜，知阴、入、界真实之相，也如声闻、缘觉、诸佛同于一道而般涅槃。法即常乐我净、不生不老、不病不死、不饥不渴、不苦不恼、不退不没，远离烦恼之道，达到涅槃。

　　三三昧，指三种三昧，为印度佛教的 3 种观行法门，也可视为 3 种实践原理。三昧，令心住一境不散乱之义。三三昧就能修之行而言，又称三三摩地、三三等持、三三定等；就所观之理而言，又称三空；若就断障之意而言，则称三治。三三昧与三三摩地乃新旧译之不同，而旧译又有将三昧翻为定者，新译又有将三摩地译作三等持者。此三三昧通于有漏、无漏。其无漏者，为入涅槃解脱之门，故称三解脱门；其有漏者，即三三昧。三三昧包括空三昧、无相三昧、无作三昧。空三昧：谓于万有观人、法皆空。在观四谛十六行相中，此三昧是与苦谛的空、非我二行相相应的定，即观我所见、我见皆空。无相三昧：观空故无差别相状，是与灭谛的灭、静、妙、离四行相相应的定。涅槃（即灭）离色、声、香、味、触五尘及男女二相和生、异、灭三有为相等十相，故名无相。此三昧缘灭，故得无相之名。无作三昧：又称无愿三昧、无起三昧，谓观诸法无差别相状故无所愿求，乃与苦谛之苦、非常二行相，集谛之因、集、生、缘四行相，道谛之道、如、行、出四行相等十行相相应的定。苦、非常与集谛的四行相皆可厌患，故不应求取，而道谛如船筏亦应舍之。此三昧以之为缘，故名无愿。于诸法无所愿乐，则无所造作，故又名无作，或称无起。

38. 庸医与乳药

原文：

佛告诸比丘："善哉！善哉！汝今善能咨问是义，为自断疑。譬如国王暗钝少智，有一医师性复顽嚚，而王不别，厚赐俸禄。疗治众病纯以乳药，亦复不知病起根原。虽知乳药，复不善解风、冷、热病，一切诸病悉教服乳。是王不别是医知乳好丑、善恶。复有明医晓八种术，善疗众病，知诸方药，从远方来。是时旧医不知咨受，反生贡高轻慢之心。彼时明医即便依附，请以为师，咨受医方秘奥之法，语旧医言：'我今请仁以为师范，唯愿为我宣畅解说。'旧医答言：'卿今若能为我给使四十八年，然后乃当教汝医法。'时彼明医即受其教：'我当如是，我当如是，随我所能，当给走使。'是时，旧医即将客医共入见王。是时，客医即为王说种种医方及余伎艺：'大王当知，应善分别，此法如是可以治国，此法如是可以疗病。'尔时国王闻是语已，方知旧医痴暗无智，即便驱逐，令出国界，然后倍复恭敬客医。是时，客医作是念言：'欲教王者，今正是时。'即语王言：'大王，于我实爱念者，当求一愿。'王即答言：'从此右臂及余身分，随意所求，一切相与。'彼客医言：'王虽许我一切身分，然我不敢多有所求。今所求者，愿王宣令一切国内，从今已往，不得复服旧医乳药。所以者何？是药毒害多伤损故。若故服者，当斩其首。断乳药已，终无复有横死之人，常处安乐，故求是愿。'时王答言：'汝之所求，盖不足言。'寻为宣令：'一切国内凡诸病人，皆悉不听以乳为药。若为药者，当斩其首。'

"尔时，客医和合众药，谓辛、苦、咸、甜、醋等味，以疗众病，无不得差。其后不久，王复得病，即命是医：'我今病困，当云何治？'医占王病，应用乳药。寻白王言：'如王所患，应当服乳。我于先时所断乳药，是非实语，今若服者最能除病。王今患热，正应服乳。'时王语医：'汝今狂耶？为热病乎，而言服乳能除此病。汝先言毒，今云何服？欲欺我耶？先医所赞，汝言是毒，令我驱遣，今复言好最能除病。如汝所言，我本旧医定为胜汝。'是时，客医复语王言：'王今不应作如是语。如虫食木有成字者，此虫不知是字非字，智人见之终不唱言是虫解字，亦不惊怪。大王当知，旧医亦尔，不别诸病悉与乳药，如彼虫道偶得成字。是先旧医不解乳药好丑善恶。'时王问言：'云何不解？'客医答王：'是乳药者，亦是毒害，亦是甘露。云何是乳复名甘露？若是乳牛不食酒糟、滑草、麦茯，其犊调善，放牧之处不在高原，亦不下湿，饮以清水，不令驰走，不与特牛同共一群，饮食调适，行住得所，如是乳者，能除诸病，是则名为甘露妙药。除是乳已，其余一切皆名毒害。'尔时，大王闻是语已，赞言：'大医，善哉！善哉！我从今日始知乳药善恶好丑。'即便服之，病得除愈。寻时宣令：'一切国内从今已往当服乳药。'国人闻之皆生嗔恨，咸相谓言：'大王，今者为鬼所持，为是狂耶，而诳我等复令服乳？'一切人民皆怀嗔恨，悉集王所。王言：'汝等，不应于我而生嗔恨，如此乳药服与不服，悉是医教，非是我咎。'尔时，大王及诸人民踊跃欢喜，倍共恭敬供养是医。一切病者，皆服乳药，病悉除愈。

"汝等比丘，当知如来、应、正遍知、明行足、善逝、世间解、无上士、调御丈夫、天人师、佛世尊，亦复如是，为大医王出现于世，降伏一切外道邪医。诸四众中唱如是言：'我为医王。'欲伏外道，故唱是言：'无我、无人、众生、寿命、养育、知见、作者、受者。'比丘，当知，是诸外道所言我者，如虫食木偶成字耳！是故如来于佛法中唱言无我，为调众生故，为知时故。如是无我，有因缘故，亦说有我。如彼良医，善知于乳是药非药，非如凡夫所计吾我。凡夫愚人所计我者，或有说言大如拇指，或如芥子，或如微尘；如来说我悉不如是，是故说言诸法无我，实非无我。何者是我？若法是实、是真、是常、是主、是依，性不变易，是名为我。如彼大医善解乳药，如来亦尔，为众生故说诸法中真实有我。汝等四众应当如是修习是法。"

（选自《大般涅槃经》第二卷《哀叹品第三》，宋代沙门慧严等依泥洹经加之，标题为笔者所加）

释要：

本则医话讲述了庸医和明医（即名医、良医）的故事。庸医给人治病，不论风病、冷病、热病，一律都用乳药。因为庸医只知道乳药是一种药物，却不知道乳药的药理作用，不知道乳药是治什么病的药物。明医懂得 8 种医术，通晓各种方药，善于治疗各种病证。中国有句古语，叫作"上医医国，其次疾人"（《诗经·国语·晋语》）。明医也是这样，知道用何种方法可以治国，用何种方法可以治病。明医治病必审病求因，有是病用是药，辨病施治，辨证用药，这就是明医与庸医的根本区别。本则医话还告诉人们：对证的药物是治病的"甘露"——良药，不对证的药物则是害人的毒药。当然，乳药有好的一面，也有坏的一面。

修习佛法也是如此。修习佛法者要像明医那样不但要知其然，更要知其所以然，故佛说："众比丘应该知道如来、应、正遍知、明行足、善逝、世间解、无上士、调御丈夫、天人师、佛世尊也是如此，他们作为大医王出现在世间，降伏一切外道邪医。外道在各国人民中这样说：'我是医王。'要折伏外道，所以如来提出：'无我、无人和众生、寿命、养育、知见、作者、受者。'比丘应该知道，那些外道所说的'我'，就像蛀虫吃木偶然成字一样，因此如来在佛法中说'无我'来调服众生。那个时机应该说'无我'，现在有因缘，所以又说'有我'，就像那个良医知道乳到底是药还是非药，不像凡夫所认为的'我'。凡夫愚人所说的'我'，或说大如拇指，或说如芥子，或说如微尘，都不是如来说的'我'，故如来所说诸法无'我'，其实并非无'我'。究竟什么是'我'呢？如果法是实、是真、是常、是主、是依性不变易的，那就叫作'我'，就像那个明医真正了解乳药的好坏。如来也是如此，并为众生说诸法中真实有我。你们四众应当如是修习其中的道理。"

如来、应、正遍知、明行足、善逝、世间解、无上士、调御丈夫、天人师、佛世尊乃佛的十种佛号。应：又曰应供，智德圆满，应受人天供养之义。正遍知：新意译为"正等正觉"，也就是能导向不共一切世间、外道之究竟解脱的正觉菩提；旧，音译为三藐三佛陀，意为佛陀是具足正等正觉之觉者。明行足：表示佛陀的内心具足 2 种功德，一种是明，一种是行。明指的是佛陀心中的智慧。佛陀的行动是依止光明的引导，先有智慧的判断，而后进行的行动。行是佛陀的善行、福德资粮。佛陀内心具足了光明的智慧，又具足了善行的福德，所以又被称作明行足。善逝：又译为好去，有如实去彼岸，不再退没生死海之义。世间解：因佛了解世、出世间的一切情状，故称。无上士：无上之士夫也，人中最胜无有过之者，故云无上士。《大般涅槃经》曰："有所断者名有上士，无所断者名无上士。"调御丈夫：佛能教化引导一切可度者，故称。佛陀大慈大智，能以种种方便调御修行者的心性，使往涅槃正道，正如驯马师善于调御马性，故名调御丈夫。天人师：因天与人均以佛为师，故称。佛世尊：丁福保《佛学大辞典》曰："依《成实论》则佛为十号中之第九号，世尊为第十号，合云佛世尊。依《智度论》则佛为第十号，世尊为具十号尊德之总号。世尊之梵名为薄伽梵。"

39. 解脱苦痛之妙药

原文：

佛告迦叶："所言大者，其性广博，犹如有人寿命无量，名大丈夫。是人若能安住正法，名人中胜。如我所说八大人觉，为一人有，为多人有？若一人具八，则为最胜。所言涅槃者，无诸疮疣。善男子，譬如有人为毒箭所射，多受苦痛，值遇良医为拔毒箭涂以妙药，令其离痛，得受安乐。是医即便游于城邑及诸聚落，随有患苦疮疣之处，即往其所为疗众苦。善男子，如来亦尔，成等正觉，为大医王，见阎浮提苦恼众生，无量劫中被淫、怒、痴、烦恼、毒箭受大苦切，为如是等说大乘经甘露法药。疗治此已，复至他方有诸烦恼毒箭之处，示现作佛，为其疗治，是故名曰大般涅槃。大般涅槃者，名解脱处，随有调伏众生之处，如来于中而作示现。以是真实甚深义故，名大涅槃。"

迦叶菩萨复白佛言："世尊，世间医师悉能疗治一切众生疮疣病不？"

"善男子，世间疮疣凡有二种：一者可治，二不可治。凡可治者，医则能治；不可治者，则不能治。"

迦叶复言："如佛言者，如来则为于阎浮提治众生已。若言治已，是诸众生其中云何复有未能得涅槃者？若未悉得，云何如来说言治竟，欲至他方？"

"善男子，阎浮提内众生有二：一者有信，二者无信。有信之人则名可治。何以故？定得涅槃，无疮疣故，是故我说治阎浮提诸众生已。无信之人名一阐提，一阐提者名不可治。除一阐提，余悉治已，是故涅槃，名无疮疣。"

（选自《大般涅槃经》第五卷《四相品之余》，宋代沙门慧严等

依泥洹经加之，标题为笔者所加）

释要：

本则医话是摩诃迦叶祖师与佛祖的一段对话，内容是讨论如何帮助阎浮提城的众

生解除苦痛。迦叶，即摩诃迦叶，又称迦叶波、迦摄波，因梵文中"摩诃"解作"大"，故又称大迦叶。迦叶为佛陀十大弟子之一，有"头陀第一""上行第一"等称号，为禅宗第一代祖师。阎浮，梵语，乃树之名；提，梵语，洲之义。阎浮提，梵汉兼译则作剡浮洲、阎浮洲、赡部洲、谵浮洲，略称阎浮，旧译为秽洲、秽树城，乃盛产阎浮树之地。

解脱苦痛之妙药有二。一是自我调节——修习八大人觉。八大人觉，又作大人八念、八大人念、八生法，乃声闻、缘觉、菩萨等圣者（大人）为入菩提道所觉知思念之8种教法，包括以下内容。①少欲觉：为修道而欲求所须，但不多求。②知足觉：少取心即满足。③远离觉：身离世间缠缚，心离诸烦恼。④精进觉：行正勤，修善法而不懈怠。⑤正念觉：常于身、受、心、法修正安念。⑥正定觉：修习禅定摄乱想。⑦正慧觉：以智眼观佛法，觉知正道。⑧不戏论觉：远离诸戏论，住于正语。（《中阿含经》卷十八之"八念经"）又据《八大人觉经》载，八觉乃指世间无常觉、多欲为苦觉、心无厌足觉、懈怠堕落觉、愚痴生死觉、贫苦多怨觉、五欲过患觉、生死炽然苦恼无量觉。二是借助外力的作用——甘露法药。甘露法药又名甘露丸，如芝麻般大小，其用法、作用以及储藏方法如下。先将药放在舍利塔、净盒中，然后将之放在佛堂上供养，或装藏佛像使用。将药泡在水中喝下，或直接吞下，以清净业障、障碍，且采用将药泡在水中的方式服药时，可以将水分赠众人及多处，以利益众生。不同的甘露法药的主要功效不同，但每种甘露法药都具有巨大作用，如有的甘露法药能延长寿命、净除病障、消灾、增长智慧及记忆力。快死前服下此药，可灭罪，助其往生净土，或为善道之助缘，减少堕入恶道之危险。此药可拿去做烟供，供养一切众生，助其得满足、离苦得乐。将此药放入海、湖、河、溪等处，可利乐龙王及水族众生。此药可给牲畜服用，若牲畜无法服用，可将其泡在水中，让牲畜喝下去。将此药放在嘎乌中佩戴在颈上，可保平安，减少障碍。据说见到、意想到、闻到、尝到、影子照射到或触及殊胜甘露法药，可以使善因广大，使本来要堕入三恶道之众生皆能转升三善道。保存甘露法药时应避免潮湿。

运用以上二妙药就能使众生脱离疾病的苦痛、摆脱尘间的烦恼，达到理想的彼岸——涅槃。

40. 苦乐皆入药

原文:

"复次，善男子，譬如女人生育一子，婴孩得病，是女愁恼，求觅良医。良医既至，合三种药，酥、乳、石蜜，与之令服。因告女人：'儿服药已，且莫与乳，须药消已，尔乃与之。'是时，女人即以苦味用涂其乳，语其儿言：'我乳毒涂，不可复触。'小儿渴乏，欲得母乳，闻乳毒气，便远舍去。至其药消，母乃洗乳唤子与之。是时，小儿虽复饥渴，先闻毒气，是故不来。母复语言：'为汝服药，故以毒涂，汝药已消，我已洗竟，汝便可来，饮乳无苦。'其儿闻已，渐渐还饮。善男子，如来亦尔，为度一切，教诸众生修无我法；如是修已，永断我心，入于涅槃。为除世间诸妄见故，示现出过世间法故，复示世间计我虚妄非真实故，修无我法清净身故。譬如女人为其子故，以苦味涂乳；如来亦尔，为修空故，说言诸法悉无有我。如彼女人净洗乳已，而唤其子欲令还服，我今亦尔，说如来藏，是故比丘不应生怖。如彼小儿，闻母唤已，渐还饮乳；比丘亦尔，应自分别如来秘藏，不得不有。

·············

"复次，善男子，譬如雪山有一味药，名曰乐味，其味极甜，在深丛下，人无能见。有人闻香，即知其地当有是药。过去世中有转轮王，于彼雪山，为此药故，在在处处造作木筒以接是药，是药熟时，从地流出，集木筒中，其味真正。王既没已，其后是药，或醋，或咸，或甜，或苦，或辛，或淡，如是一味随其流处，有种种异。是药真味，停留在山犹如满月，凡人薄福，虽以掘凿加功苦至而不能得。复有圣王出现于世，以福因缘，即得是药真正之味。善男子，如来秘藏其味亦尔，为诸烦恼丛林所覆，无明众生不能得见。药一味者譬如佛性，以烦恼故出种种味，所谓地狱、畜生、饿鬼、天、人、男女、非男非女、刹利、婆罗门、毗舍、首陀。佛性雄猛，难可毁坏，是故无有能杀害者。若有杀者，则断佛性，如是佛性终不可断。性若可断，无有是处。如我性者，即是如来秘密之藏。如是秘藏，一切无能毁坏烧灭。虽不可坏，然不可见，若得成就阿耨多罗三藐三菩提，尔乃证知。以是因缘，无能杀者。"

（选自《大般涅槃经》第七卷《如来性品第十二》，宋代沙门慧严等依泥洹经加之，标题为笔者所加）

释要：

一婴儿患病，其母寻医求治，医处以酥、乳、石蜜 3 种药与服，但是要求婴儿服药期间戒食母乳。其母以苦药涂乳上，告儿乳有毒药不能触。婴儿病愈停药后，其母唤儿哺乳，婴儿不来。其母告诉婴儿为忌口涂药事情后，他才食乳如故。如来教授佛法也是这样做的。雪山之中有一味药叫"乐味"，其味极甘甜，但无人能见。过去世中有个转轮王，为了得到此药做了很多木桶。原来这种药成熟时会从地中流出，可被收入木桶之中。转轮王所采集的乐味气味香正。后来转轮王故去，乐味因无人采集，随处流去。乐味之味或酸，或咸，或甜，或苦，或辛，或淡，种种不一。凡人福薄，难得乐味的真味，只有等到圣王再出现，才可以再获得乐味的真味。如来教习的佛法也是这样。众生个体不同，其所悟道的"味"也就不同。以上苦和乐两则公案，昭示苦和乐皆入药、皆是法。

所言"无我法"就是消除病痛、烦恼的无上法药。"无我"思想是佛法的根本要义之一。"无我"，就是说世间万物都是因缘和合的，没有一个常住、独立、自在、主宰的实体或自性（我）。对于佛法中的"无我"思想，可从两个方面进行阐解，这就是"人无我"与"法无我"。"人（梵音补特伽罗）无我"是从有情众性自体来说的，"我"依五蕴而假立，因缘离散则五蕴灭，无实体可得；"法无我"是从世间万法来说的，一切法由因缘生、从因缘灭，亦无实体可得。"人无我"谓我空，"法无我"谓法空。解证"人无我"谓破我执，解证"法无我"谓破法执。解二空、破二执即可伏灭二障（烦恼障与所知障），证涅槃果。佛陀以药喻法，深入浅出，谆谆善诱，开悟众生，足见其用心之良苦。

41. 愚钝非良医可治

原文：

"复次，善男子，譬如良医，解八种药，灭一切病，唯不能除阿萨阇病。一切契经、禅定、三昧亦复如是，能治一切贪、恚、愚痴诸烦恼病，能拔烦恼毒刺等箭，而不能治犯四重禁、五无间罪。善男子，复有良医过八种术，能除众生所有病苦，唯不能治必死之病。是大涅槃大乘经典亦复如是，能除众生一切烦恼，安住如来清净妙因，未发心者令得发心，唯除必死一阐提辈。

············

"复次，善男子，譬如良医，一切医方无不通达，兼复广知无量咒术。是医见王，作如是言：'大王今者有必死病。'其王答言：'卿不见我腹内之事，云何而言必有死病？'医即答言：'若不见信，应服下药，既下之后，王自验之。'王不肯服。尔时，良医以咒术力，令王隐处遍生疮疱，兼复瘭下，虫血杂出。王见是已，生大怖懅，赞彼良医：'善哉！善哉！卿先所白，吾不用之，今乃知卿于吾此身作大利益。'恭敬是医犹如父母。是大乘典《大涅槃经》亦复如是，于诸众生有欲无欲，悉能令彼烦恼崩落。是诸众生乃至梦中梦见是经，恭敬供养，喻如大王恭敬良医。是大良医知必死者，终不治之；是大乘典《大涅槃经》亦复如是，终不能治一阐提辈。

"复次，善男子，譬如良医，善知八种悉能疗治一切诸病，唯不能治必死之人；诸佛、菩萨亦复如是，悉能救疗一切有罪，唯不能治必死之人，一阐提辈。

"复次，善男子，譬如良医，善知八种微妙经术，复能博达过于八种，以己所知先教其子，若水、若陆、山谷、药草，悉令识知；如是渐渐教八事已，次复教余最上妙术。如来、应供、正遍知亦复如是，先教其子诸比丘等，方便除灭一切烦恼，修学净身不坚固想，谓水、陆、山谷。水者，喻身受苦如水上泡；陆者，喻身不坚如芭蕉树；其山谷者，喻烦恼中修无我想。以是义故，身名无我。如来如是于诸弟子，渐渐教学九部经法，令善通利；然后教学如来秘藏，为其子故说如来常。如来如是说大乘典

《大涅槃经》，为诸众生已发心者及未发心作菩提因，除一阐提。

"如是，善男子，是大乘典《大涅槃经》，无量无数不可思议未曾有也。当知即是无上良医，最尊最胜，众经中王。"

（选自《大般涅槃经》第九卷，宋代沙门慧严等依泥洹经加之，标题为笔者所加）

释要：

世上的良医掌握 8 种药，能治愈多数疾病，就是不能治疗阿萨阇病。同样，所有的契经、禅定、三昧之佛法，能够治好贪、嗔、痴三毒诸烦恼，却不能救治四重禁、五无间罪。这是因为良医"能除众生所有病苦，唯不能治必死之病""悉能疗治一切诸病，唯不能治必死之人"。大涅槃大乘经典"能除众生一切烦恼，安住如来清净妙因，未发心者令得发心，唯除必死一阐提辈"；诸佛、菩萨"悉能救疗一切有罪，唯不能治必死之人，一阐提辈"。

8 种药，当是指 8 种更药（8 种浆药）：①招者浆，味酸如梅，状似皂荚；②毛者浆，即熟芭蕉之果实；③孤落迦浆，状似酸枣；④阿说他子浆，即菩提树之子；⑤乌昙跋罗浆，大如李子；⑥钵嚼洒浆，状如蒌藿子；⑦蔲栗坠浆，即蒲桃果；⑧渴树罗浆，状如小枣。（见《百一羯磨》卷五、《十诵律》卷二十六）8 种药在此处则泛指一切治病的方药。

阿萨阇病，乃不可治之病。《翻译名义集》云："《弘明集》：'必死之病，虽圣莫蠲；可疗之疾，待医方愈。'故涅槃明三种病：一易治，二难治，三不可治。"愚钝即属于此不可医治之范畴，所以说愚钝非良医可治。

契经，指契合众生的根机而且契合真理的经文，即佛经。禅定，即禅那，汉语意译为静虑，即止观不二或定慧不二的境界。三昧，又名三摩提，或三摩地，汉语意译为正定，即离诸邪乱、摄心不散。契经、禅定、三昧在此处通指佛法。

四重禁，指比丘极严重之 4 种禁制，全称四重禁戒，又作四重罪、四重、四波罗夷罪，即杀生、偷盗、邪淫、妄语。这是佛家戒律所禁之 4 种根本重罪。五无间，系五无间业的简称，又名五逆罪，即杀父、杀母、杀阿罗汉、出佛身血、破和合僧。如果触犯了其中 1 项，死后即堕入无间地狱，故名五无间业。《大乘大集地藏十轮经》因此称其为"五无间大罪恶业"。可见，四重禁和五无间是佛家万恶不赦的重罪、大罪，任何佛法都不能解救。

阐提，指永远不得成佛的根机，系梵语的音译，亦作一阐提迦、一阐提柯、一颠底迦、一阐提，或意译为断善根或信不具。阐提就是指没有善根或断了善根的人，这种人也属于佛没有办法救助的一类人。

42. 星相与疾病

原文：

"是人梦已，心生愁恼，以愁恼故身病愈增，以病增故诸家亲属遣使命医。所可遣使，形体缺短，根不具足，头蒙尘土，着弊坏衣，载故坏车，语彼医言：'速疾上车！'

"尔时，良医即自思惟：'今见是使相貌不吉，当知病者难可疗治。'复作是念：'使虽不吉，复当占日，为可治不？若四日、六日、八日、十二日、十四日，如是日者病亦难治。'复作是念：'日虽不吉，复当占星，为可治不？若是火星、金星、昴星、阎罗王星、湿星、满星，如是星时病亦难治。'复作是念：'星虽不吉，复当观时，若是秋时、冬时、及日入时、夜半时、月入时，当知是病亦难可治。'复作是念：'如是众相，虽复不吉，或定不定，当观病人，若有福德，皆可疗治；若无福德，虽吉何益！'思惟是已，寻与使俱。在路复念：'若彼病者，有长寿相则可疗治，短寿相者则不可治。'"

（节选自《大般涅槃经》第十八卷，宋代沙门慧严等依泥洹经加之，标题为笔者所加）

释要：

有一个人做了一个不吉利的梦，以致忧愁成病。患者越愁病越重，病越重就越愁。因此，家人及其亲属请良医治病。病家匆忙派人去请医生，派去的人形体缺短，根相不足，乘着破车，衣帽不整，灰头土脸，一副急促不安的样子。医生在出诊的路上想：从病家派来请医生的人的相貌来看，不是吉相，只好再看看星象如何。医生首先占日，每月的四日、六日、八日、十二日、十四日发病，病属难治。如果占日不吉，就再占星，火星、金星、昴星、阎罗王星、湿星、满星当运时，病亦难治。如果占星不吉，就再观时，病在秋时、冬时、日入时、夜半时、月入时，亦难治。如果以上 3 种相都不吉，还要看看患者有无福德、长寿相，若有福德和长寿相，尽管前三相均不吉，但其病可疗。否则，就很难治疗。

　　佛教认为，星宿与人类健康的关系十分密切。应用星宿运行的原理来治病，是佛教医学的一大特色。

43. 良医妙法

原文：

"善男子，佛及菩萨为大医故名善知识。何以故？知病知药，应病授药，故譬如良医，善八种术，先观病相。相有三种，何等为三？谓风、热、水。有风病者授之酥油，热病之人授之石蜜，水病之人授之姜汤。以知病根，授药得差，故名良医。佛及菩萨亦复如是，知诸凡夫病有三种：一者贪欲，二者嗔恚，三者愚痴。贪欲病者教观骨相，嗔恚病者观慈悲相，愚痴病者观十二缘相。以是义故，诸佛、菩萨名善知识。

"善男子，譬如船师，善渡人故，名大船师。诸佛、菩萨亦复如是，度诸众生生死大海，以是义故，名善知识。复次，善男子，因佛、菩萨令诸众生具足修得善法根故。善男子，譬如雪山，乃是种种微妙上药根本之处。佛及菩萨亦复如是，悉是一切善根本处，以是义故，名善知识。善男子，雪山之中有上香药，名曰娑呵。有人见之，得寿无量，无有病苦，虽有四毒不能中伤；若有触者，增长寿命满百二十；若有念者，得宿命智。何以故？药势力故。诸佛、菩萨亦复如是，若有见者，即得断除一切烦恼，虽有四魔不能干乱；若有触者，命不可夭，不生不死，不退不没，所谓触者若在佛边听受妙法；若有念者，得阿耨多罗三藐三菩提。以是义故，诸佛、菩萨名善知识。善男子，如香山中有阿耨达池，由是池故有四大河，所谓恒河、辛头、私陀、博叉。世间众生常作是言：'若有罪者，浴此四河，众罪得灭。'当知此言虚妄不实。除此已往，何等为实？诸佛、菩萨是乃为实。所以者何？若人亲近，则得灭除一切众罪，以是义故名善知识。复次，善男子，譬如大地所有药木、一切丛林、百谷、甘蔗、花果之属，值天炎旱，将欲枯死。难陀龙王及婆难陀怜愍众生，从大海出降澍甘雨，一切丛林、百谷、草木滋润还生；一切众生亦复如是，所有善根将欲消灭，诸佛、菩萨生大慈悲，从智慧海降甘露雨，令诸众生具足还得十善之法。以是义故，诸佛、菩萨名善知识。善男子，譬如良医善八种术，见诸病人，不观种姓、端正丑陋、钱财宝货，悉为治之，是故世称为大良医；诸佛、菩萨亦复如是，见诸众生有烦恼病，不观种姓、端正丑陋、钱财宝货，生慈愍心，悉为说法，众生闻已，烦恼病除。以是义故，诸佛、菩萨名善知识，以是亲近善友因缘，则得近于大般涅槃。"

（选自《大般涅槃经》第二十三卷，宋代沙门慧严等依泥洹经加之，

标题为笔者所加）

释要：

佛和菩萨既是大医王，又被称为"善知识"。善知识，《佛光大辞典》释云："音译作迦罗蜜、迦里也曩蜜怛罗。指正直而有德行，能教导正道之人。又作知识、善友、亲友、胜友、善亲友。反之，教导邪道之人，称为恶知识。据《大品般若经》卷二十七'常啼品'载，能说空、无相、无作、无生、无灭之法及一切种智，而使人欢喜信乐者，称为善知识。"陈义孝《佛学常见辞汇》释"善知识"云："能教众生远离恶法修行善法的人。"佛和菩萨之所以是大医王，是因为他们能够知病识药或辨病处方用药，从而治愈患者的疾病。具体来说，良医诊治疾病时先观风、热、水三种病相，实质上就是辨证施治的过程。如果是风病，就用酥油治疗；如果是热病，就用石蜜治疗；如果是水病，就用姜汤治疗。他们治病求因，手到病除，所以被称为良医。佛和菩萨之所以被称为善知识，是因为他们善于识别和救治世间众生的贪欲、嗔恚、愚痴三毒。善知识是一般人所不能企及的，必须是有大智慧的人才能具足。

本则医话进一步说佛与菩萨之所以是善知识，是因为他们如善渡人的大船师，能渡众生脱离苦海；如雪山里的微妙上药，能使众生修得善法根；如雪山中的上香药，能使看到它的人断除一切烦恼，使接触到它的人如同在佛的身边聆听妙法、长寿不夭，使修念佛法的人得阿耨多罗三藐三菩提，等等。阿耨多罗三藐三菩提，陈义孝编《佛学常见辞汇》释云："佛智名，华译为无上正等正觉，即是真正平等觉知一切真理的无上智慧。"

唐代著名医家孙思邈在《备急千金要方·大医精诚》中说："凡大医治病，必当安神定志，无欲无求，先发大慈恻隐之心，誓愿普救含灵之苦。若有疾厄来求救者，不得问其贵贱贫富，长幼妍蚩，怨亲善友，华夷愚智，普同一等，皆如至亲之想。亦不得瞻前顾后，自虑吉凶，护惜身命。见彼苦恼，若己有之，深心凄怆。勿避险巇，昼夜寒暑，饥渴疲劳，一心赴救，无作功夫形迹之心。"这里对"大医"的要求，与佛教对良医或大良医的要求一致。佛教中的良医都是怀着一颗治病救人之善心，不管患者

穷富，不论患者丑俊，也不问患者是谁，均普同一等，悉心诊治。当然，诸佛、菩萨也是这样。诸佛、菩萨为天下所有众生说法，帮助其亲近十善业（不杀生、不偷盗、不邪淫、不妄语、不两舌、不恶口、不绮语、不贪、不嗔、不痴），解除一切痛苦，脱离无边苦海，使其最终能够驶向涅槃的彼岸。

44. 三昧断除疾苦

原文：

佛言："善男子，勿作是语！如来常所化众生身，是名化身。"

"世尊！其义云何？世尊！如佛所说住是三昧则得法身，云何复言是变化身？如来法身，若为教化作杂食身，云何此身非虚妄耶？真法身者，云何复作杂食之身？若作食身，是义不然。"

佛言："止止！勿作是语！住是三昧菩萨摩诃萨，若有化身，是名幻身。"

"世尊！何故颠倒，以此非身而名为身？无物者名之为幻，若是幻身，云何而得不诳众生？"

佛言："善男子，莫作是观！住是三昧菩萨摩诃萨，无有住身。虽无住身，如药树王，如草木、瓦砾。我身亦尔。何以故？我身无我，无有我所，无命、无语、无心、无实、无阴界入。犹如药树，能除众生一切病苦。我身亦尔，除灭众生，无量病苦。何以故？身如幻故。

"复次，善男子，譬如药树，终不生念：'取叶莫取枝。'菩萨摩诃萨亦复如是，终不生念：'取手莫取足。'何以故？是三昧力故，亦能除断一切众生贪欲、嗔恚、愚痴等病。住是三昧菩萨摩诃萨，无内身、无外身、无内外身、无死生身，得甘露身；甘露身故，能断众生贪欲、嗔恚、愚痴等病。

"复次，善男子，住是三昧菩萨摩诃萨作变化身，为断一切诸恶鸟兽及三恶道，犹如药树。若有人言：'诸恶鸟兽，遇菩萨身，到三恶道。'无有是处。若言'舍身转至人天见诸佛'者，斯有是处。

"复次，善男子，若言'四众住是三昧，则得亲近无量诸佛'亦有是处。"

（选自《大方等无想经》第六卷，北凉天竺三藏昙无谶译，标题为笔者所加）

释要：

佛说"住是三昧则得法身""住是三昧菩萨摩诃萨""住是三昧菩萨摩诃萨作变化身"，而三昧能断除众生的一切疾苦和烦恼，"亦能除断一切众生贪欲、嗔恚、愚痴等病"，可见三昧是菩萨摩诃萨修成的，也是修行者必须具备的功法，菩萨摩诃萨也可以看成三昧的化身。三昧能断除众生的一切疾苦和烦恼，也就等于菩萨摩诃萨能断除众生的一切疾苦和烦恼。

佛学认为佛有三身，即法身、报身和化身，或法身佛、报身佛、应身佛等。三身又作三身佛、三佛身、三佛。身即聚集之义，意思是聚集诸法而成身，故理法之聚集称为法身，智法之聚集称为报身，功德法之聚集称为化身。法身经常用明镜、明月等来譬喻，不受贪、嗔、痴、慢、疑五毒的侵害，其自性是清净无瑕、无漏无为、无生无灭。住，是（心）停留的意思。三昧，来源于梵语的音译，意译为等持、定、正定、定意、调直定、正心行处等，意思是止息杂念以使心神平静，是佛教的一种重要修行方法。

45. 内观三法

原文:

形疾有三,风、寒、热病,为患轻微;心有三病,患祸深重;动有劫数,受诸苦恼。唯佛良医能为制药。行者无量世界,长婴此疾,今始造行。当令其心,决定专精,不惜身命。如人入贼,心不决定,不能破贼。破乱想军,亦复如是。如佛言曰:"血肉虽尽,但有皮筋尚在,不舍精进。如人火烧身衣,但欲救火,更无余念。"出烦恼苦,亦复如是。当忍事病苦、饥渴、寒热、嗔恨等。当避愦闹,乐住闲寂。所以者何?众音乱定,如入棘林。

凡求初禅,先习诸观,或行四无量,或观不净,或观因缘,或念佛三昧,或安那般那,然后得入初禅则易。若利根之人直求禅者,观于五欲种种过患,犹如火坑,亦如厕舍;念初禅地,如清凉池,如高台观。五盖则除,便得初禅。如波利仙人初学禅时,道见死女膖胀烂臭,谛心取相,自观其身,如彼不异,静处专思,便得初禅。佛在恒水边坐禅,有一寡闻比丘问佛:"云何得道?"佛言:"他物莫取,便解法空,即得道迹。"有多闻比丘,自怪无所得而问于佛。佛言:"取恒水中小石,以君迟水净洗。"比丘如教。佛问:"恒水多,君迟水多?"答:"不可为喻也。"佛言:"不以指洗,虽多无用也。"行者当勤精进,用智定指,洗除心垢,若不如是,不能离法也。

(1) 四无量观法

求佛道者,当先行四无量心。其心无量功德亦无量,于一切众生中,凡有三分:一者父母亲里善知识等,二者怨贼嫌人常欲恼害者,三者中人不亲不怨。行者于此三品人中,慈心视之当知亲里,老者如父母,中年如兄弟,少年如儿子。常应修集如是慈心。人之为怨,以有恶缘,恶因缘尽,还复成亲。怨亲无定,何以故?今世是怨,后世成亲；嗔憎之心，自失大利；破忍辱福，失慈心业，障佛道因缘，是故不应嗔憎。怨贼应当视之如其亲里，所以者何？是怨贼令我得佛道因缘，若使怨贼无恶于我，我无所忍，是则为我善知识也。令我得成忍辱波罗蜜，怨贼之中得是慈已。于十方众生慈心爱念，普遍世界，见诸众生，无常变异，有老病死，众苦逼切，蜎蜚蠕动皆无安者而起悲心；若见众生得今世乐及后世乐，得生天乐、贤圣道乐而起喜心，不见众生有苦乐事，不忧不喜以慧自御，但缘众生而起舍心，是名四无量心。于十方众生慈心遍满，故名为无量。行者常应修集是心，若或时有嗔恚心起，如蛇如火在于身上，即应急却；若心驰散入于五欲及为五盖所覆，当以精进智慧之力强摄之还。修习慈心，常念众生，令得佛乐。习之不息，便得离五欲、除五盖、入初禅。得初禅相者，喜乐遍身。诸善法中生欢喜乐，见有种种微妙之色，是名入佛道初门禅定福德因缘也。得是四无量心已，于一切众生忍辱不嗔，是名众生忍。得众生忍已，易得法忍。法忍者，所谓诸法不生不灭，毕竟空相。能信受是法忍，是名无生忍。得阿耨多罗三藐三菩提记，当得作佛，行者应当如是修习也。

（2）不净观法

贪欲、嗔恚、愚痴，是众生之大病。爱身着欲则生嗔恚，颠倒所惑即是愚痴。愚痴所覆，故内身、外身爱着浮相。习之来久，染心难遣，欲除贪欲，当观不净。嗔恚由外，既尔可制，如人破竹，初节为难，既制贪欲，余二自伏。不净观者，当知此身生于不净，处在胞胎，还从不净中出，薄皮之内纯是不净，外有四大变为饮食充实其内，谛心观察，从足至发，从发至足，皮囊之里无一净者，脑、膜、涕、唾、脓、血、屎、尿等，略说则三十六，广说则无量。譬如农夫开仓，种种别知麻、米、豆、麦等。行者以心眼开是身仓，见种种恶露，肝、肺、肠、胃，诸虫动食，九孔流出不净，常无休止，眼流眵泪，耳出结聍，鼻中涕流，口出涎吐，大小便孔常出屎尿，虽复衣食障覆，实是行厕，身状如此，何由是净？又观此身，假名为人，四大和合，譬之如屋，脊骨如栋，胁肋如椽，髋骨如柱，皮如四壁，肉如泥涂，虚伪假合，人为安在？危脆非真，幻化须臾。脚骨上胫骨接之，胫骨上髀骨接之，髀骨上脊骨接之，脊骨上髑髅接之，骨骨相挂，危如累卵。谛观此身，无一可取。如是心则生厌恶，常念不净三十六物，如实分别，内身如此，外身不异，若心不住，制之令还，专念不净。心住相者身体柔软，渐得快乐。心故不住，当自诃心："从无数劫来，常随汝故，更历三恶道中苦毒万端，从今日去，我当伏汝，汝且随我。"还系其心，令得成就。若极厌恶其身，当进白骨观，亦可入初禅，行者志求大乘者，命终随意生诸佛前，不尔必至兜率天上，得见弥勒。

（3）白骨观法

白骨观者，除身皮血筋肉都尽，骨骨相拄，白如珂雪，光亦如是。若不见者，譬如癞人。医语其家："若令饮血色同乳者，便可得差。"家中所有，悉令作白，银柸盛血。语之："饮乳，病必得差。"癞人言："血也。"答言："白物治之，汝岂不见家中诸物悉是白耶。罪故见血，但当专心乳想，莫谓是血也。如是七日便变为乳，何况实白而不能见。既见骨人，当观骨人之中其心生灭相续如线穿珠。如意所见及观外身，亦复如是。若心欲住，精勤莫废，如攒火见烟、掘井见湿，必得不久；若心静住，开眼闭眼光骨明了，如水澄静则见面像，浊则不了，竭则不见。"

（选自《思惟略要法》，姚秦三藏罗什法师译，标题为笔者所加）

释要：

《思惟略要法》先述说形疾轻微、心病深重，次论述四无量观法、不净观法、白骨观法、观佛三昧法、法身观法、十方诸观法、观无量寿佛法、诸法实相观法、法华三昧观法等。我们从中选取了四无量观法、不净观法、白骨观法3种内观法，以供读者学习和讨论。

内观最早是印度最古老的禅修方法之一，音译作毗婆舍那、毗婆遮那，意为观、观法与正观，即不向外求而深自内省，使内心趋向于真理之观察，亦指佛教一般之实践修行。其与修观、观心、观念、观想、观行之语虽大同小异，然实质重心有所不同。观，原意为心定于一（专心），以智慧来观察佛之理法等一定对象，俾便开悟。所观之内容有多种，若以原语为中心做传统之解释，则如北本《大般涅槃经》卷三十所载，毗婆舍那名为正见、了见、能见、遍见、次第见、别相见，为慧之义。（《大乘起信论》、《净土论》卷下第九、《净土论注》卷下、《大乘义章》卷十）内观的实质就是"观察自身的内心"，进行自我反省，排除杂念，净化心灵。由此可见，内观是一种独具特色的心理疗法。有人认为，内观是一种能将苦从根拔除的方法，是一种生活的艺术，是一种净化心灵的方法，能使我们以宁静、平稳的方式去面对生活中的紧张、困难和病痛。内观的目的是根除所有嗔恨、愤怒、情欲与恐惧等不净烦恼，达到对内在的一切感受（包括病痛）能保持平衡，对外在环境的变化保持超然，使心完全得到净化的目的。

四无量心是指菩萨普度众生所应具备的 4 种精神——慈无量心、悲无量心、喜无量心、舍无量心。四无量观法即以爱念一切众生，平等视之而救济之，为其观法；于亲，于怨，于非亲非怨，毫无间隔，于一切众生，忍辱不嗔，谓之众生忍，进而得法忍。法忍即所谓诸法不生不灭，毕竟空相是也。能信受是法忍，则谓之无生忍。四无量心中之慈、悲、喜、舍四心：慈心者，与众生以乐之心；悲心者，拔众生之苦之心；喜心者，见众生之离苦得乐，相与共喜之同情心；舍心者，于一切众生，无爱憎之分别，一视同仁，达于同体之谓。

五欲为财、色、名、食、睡。五盖为贪欲、嗔恚、睡眠、掉悔、疑，此五盖会盖覆人们心性，障碍修行。

贪欲、嗔恚、愚痴乃迷之根本。欲断贪欲，则观我身不净可厌；贪欲既去，则嗔恚、愚痴自随之而去。因此，不净观是佛教禅观修持的重要方法，也是五停心观（不净观、慈悲观、因缘观、念佛观、数息观）之一。不净观与数息观合称二甘露门。此外，观身不净也是四念住之一。不净观通过观想自身和他人身体的种种污秽不净现象，消除自身对欲望的贪恋，是对治贪欲的关键方法，更是佛教禅观修持的重要法门。

《清净道论》指出，尸体和活人的身体都是不净的，但是活人的身体被其外部的装饰所遮蔽，因此常人并不能认识到它的不净相。现代医学认为除人体多处组织和器官储存涕、汗、尿、便等外，人体体表也存在大量微生物及其排泄物，这与佛教的认识相符。

三十六物指构成人身之 36 种要素。然关于数目，多有异说。据《大明三藏法数》卷四十八所举，三十六物分为外相、身器、内含 3 类：外相十二物为发、毛、爪、齿、眵、泪、涎、唾、屎、尿、垢、汗；身器十二物为皮、肤、血、肉、筋、脉、骨、髓、肪、膏、脑、膜；内含十二物为肝、胆、肠、胃、脾、肾、心、肺、生脏、熟脏、赤痰、白痰。《杂阿含经》卷四十三则列发、毛、爪、齿、尘垢、流涎、皮、肉、白骨、筋、脉、心、肝、肺、脾、肾、肠、肚、生脏、熟脏、胞、泪、汗、涕、沫、肪、脂、髓、痰、癊、脓、血、脑、汁、屎、溺36种。南本《大般涅槃经》卷二十二载："见凡夫身，三十六物不净充满。"故不净观即观三十六物不净（自体不净）。

佛教认为，要想修持禅观，获得解脱，必须断除贪淫，否则不能得到成就。淫欲是贪欲的根本，不净观则是对治之的法门。修持不净观，对身体的厌恶感切实升起后，可以转换修持白骨观，或进入初禅。

所谓白骨观，即为除去吾身皮血筋肉，而观骨骨相拄成一骨人；既见骨人，当观骨人之心生灭相续，如线穿珠。观外人之身，亦应如是。摒弃一切杂念，专心致志，就能达到"若心静住，开眼闭眼光骨明了，如水澄静则见面像，浊则不了，竭则不见"的境地，就可入初禅的境界了。

46. 脱解生死之缚

原文：

佛复告慧施："人在世间生死之缚，但用不解深法计吾我人，犹如猩猩诱诳以酒，知不能释为人所获。世人若兹，绸缪五阴六衰之患，恒计吾我。不知苦、空、无我、非身，犯则有殃不自抑制，而为三毒五盖所缚，不得解脱返真谛道。如木生火不觉自烧，不了空行计吾我人亦复如是。自误堕冥入三恶道，譬如剧贼劫抄寇害，自谓健快。俗人着色痛想行识，没溺垢秽罪蔽阴盖，不解大法殊妙深义，有痴恩爱则生为人。十二结缚、六十二见、疑网、尘罗、迷惑诸邪九十六径，研精诸法分别空无，如幻、如化、如梦、芭蕉野马、水月呼声之响，不计吾我。知色自然痛想自然，痛想自然行识自然，行识自然四大自然，四大自然三界自然，三界自然泥洹自然，泥洹自然乃能逮得无所从生法忍。不在生死不处灭度，则应大乘深妙之慧。譬如有人体得重疾欲自疗治，当服顺药反饮毒药，谓攻身病害腹伤藏，不即更服除毒之散，寻能杀人悔无所及。学道之士，亦复如是。本发道意为菩萨行，奉四等心慈悲喜护，遵行六度而皆有想有所希望，便堕声闻、缘觉之乘。假使适成不乐因出，得至大乘踌躇不了，便住中者即堕小乘。譬如庶人之食，如是转轮圣王食之为毒药也。譬如甘露上味，具药多所疗治众人之病。菩萨如是以大乘法，多所疗治于一切人生、老、病、死、淫、怒、痴、厄众想之患也。佛说是时，千天人发无上正真道意，五百天子得不起法忍。"

（选自《佛说超日明三昧经》卷下，西晋清信士聂承远译，标题为笔者所加）

释要：

《佛说超日明三昧经》二卷，西晋聂承远译，略称《超日明经》。据《出三藏记集》所载，《佛说超日明三昧经》初为竺法护所译，后因其译难解，聂承远将其中易懂的内容整理出来并进行翻译。该经从般若的修行角度出发，先说示四等（慈、悲、喜、舍的四无量心）、四恩，其次讲菩萨的修行法，最后教示修行超日明三昧、供养日天子的功德至大。(《御书药王品得意抄》第一五八四页)四恩,即父母恩(家庭)、众生恩(社会)、国土恩(国家)、三宝恩(宗教)。

佛学认为色、声、香、味、触、法六尘能衰耗人们的真性,故将此六尘称为六衰。五阴,又名五蕴或五盛阴,其内容为色、受、想、行、识。不管从哪个角度看,五阴都"无常",受、想、行、识就是人的心理,当地、水、火、风组合出人的身体之后,又有"空"的配合,因缘条件具足,人的有机生命体才会产生。只有当有机生命体存在时,才会有心理的作用,因此,受、想、行、识就是因缘具足之后,有正常的有机生命体存在时才会有的心理。因此,心理是随着我们身体地、水、火、风的变化而变化的。

佛学认为世界上一切事物都没有独立的、实在的自体,即没有一个永恒主宰的"自我"的存在,即"无我",也就是"非身"。这里的"我"不只是个体的"我","身"也不是单指身体。佛经常说:"诸法因缘生,诸法因缘灭,我佛大沙门,常作如是说";"此形非自作,亦非他作,乃由因缘而生,因缘灭则灭"。世界上一切事物都不会自生,它们是种种要素的集合体,不是固定不变的、单一的独立体,在这样的集合体中,没有常住不变的"我",即"无我"。从个体来说,对于我们的身体,众生有强烈的"我执",强烈地执着我们的身体,以为这个身体就是"我",以假为真。众生不知道这个身体是四大假合,是无常的,是缘生缘灭的,是刹那间生灭变化的。当因缘具足时,就有了身体,当因缘灭了,身体也消亡了。身体是因缘和合的假象,并没有一个真正的"我"。我们所说的"我",我们所称的身体,都是名相,因此《金刚般若波罗蜜经》说:"如来所说身相,即非身相";"譬如有人,身如须弥山王……佛说非身,是名大身"。悟了禅机,晓了佛理,人们也就能够脱解生死之缚了。

当然,皈依佛门、精进悟道、脱解生死之缚还需要一个循序渐进的过程。"人体得重疾欲自疗治,当服顺药反饮毒药,谓攻身病害腹伤藏,不即更服除毒之散,寻能杀人悔无所及。学道之士,亦复如是。"治病救人与学佛求道在道理上是一致的,不能操之过急,一蹴而就,如果选择的方法不对,反而会事与愿违。

47. 大药树

原文：

善男子，菩萨复有十法，名大药树。何等为十？譬如药树名曰善见，若有众生得树根者而病除愈，有得茎者而病除愈，有得枝者而病除愈，有得叶者而病除愈，有得华者而病除愈，有得果者而病除愈，有见色者而病除愈，有闻香者而病除愈，有得味者而病除愈，有得触者而病除愈。善男子，菩萨摩诃萨，亦复如是，从初发心，为无量众生有若干种诸烦恼病。有依舍得活，有依戒得活，有依忍得活，有依精进得活，有依禅定得活，有依智慧得活，有见法得活，有闻声得活，有知味得活，有同事得活。善男子，具此十事，是名菩萨如大药树。

（选自《宝云经》第七卷，梁扶南三藏曼陀罗仙译，标题为笔者所加）

释要：

本则医话论述的是一种叫善见的大药树愈病的神奇之事。此树之根、茎、枝、叶、花、果均可以解除病厄，仅见其色、闻其香、得其味者也可痊愈。其实，这种大药树就是菩萨的治病之法。换言之，大药树就是菩萨之法的代名词。医话紧接着就讲了菩萨为解除芸芸众生的"诸烦恼病"所使用的愈疾十法：舍得、戒得、忍得、精进、禅定、智慧、见法、闻声、知味、同事。可见，大药树是治病疗疾的大药之法树，也是学佛的大药之法树。

48. 法药断烦恼

原文：

止盖菩萨白佛言："世尊，一切有情可不能知如来功德威力，今者如来须自赞耶？"

佛言："善男子，此土众生信根薄少、智力下劣，而不能知如来功德及以威力，是故如来自赞令知。譬如医师善知方药，能疗众病。医所住处多有病疾，更无余医能疗治者。尔时，医师作是念言：'此诸人等病苦所逼，而于良药既不能知，亦不知我能除其病。'是时，医师于病者前而自赞言：'我能识病，亦善知药。'尔时，病人既已识知彼是良医，深生敬信，依之将养所有病苦皆得除愈。善男子，于意云何？如彼医师亦得名为自赞以不？"

止盖菩萨言："不也，世尊。"

佛言："善男子，如是！如是！诸佛、如来为无有上、为大医王，善知有情烦恼病因能与法药，然诸有情不能了知，诸佛、如来善除其病。尔时，诸佛便自赞叹功德威力。众生闻已，深起敬信，依止如来，除烦恼病。如来尔时为大医王，施大法药，令烦恼病皆得除愈。何等名为大法药也？大法药者，所谓不净观、慈、缘起等。善男子，由是因缘，如来遍观而自赞叹。"

（选自《佛说宝雨经》第七卷，唐天竺三藏达摩流支译，标题为笔者所加）

释要：

烦恼生于心，是心病。心病需要心药医，不论是中医，还是佛医，对心病的治疗方法都应该是一致的。人生于尘世，七情六欲时时刻刻萦绕于怀，且有的人有时不能自拔，即所谓"此土众生信根薄少、智力下劣"，故需要借助外力来点拨、施救或施治，这个外力就是医师，就是如来佛。

医师治病疗疾时用的多是草木、矿石等有形的药物，佛陀治病救人时用的多是佛法。解除病人之病魔是医师的医德，拯救世人于水火是佛陀的佛德。《往生要集》云："佛如医王，法如良药。"可见，医和佛的济世救人的目的也是相同或相通的。

49. 诸风不调百病生

原文：

复次，修行者。内身循身观，有何等风，住在身中？若调不调，作何等业？彼以闻慧，或以天眼，见身行界风住在身中，若不调顺，为何所作？彼以闻慧，或以天眼，见身界风，调顺安隐，则有气力；气行出入，能消饮食，身有颜色，眼、耳、鼻、舌、身皆安隐，所食消化。若不调顺，身色粗恶，五根减劣，饮食不消，颜色不悦，眼等诸根于境劣弱，不产子孕。如是观身行界风已，如实知身。

．．．．．．．．．．．

见抽筋风，住在身中，若不调顺，为何所作？彼以闻慧，或以天眼，见抽筋风，若风调顺，诸有所作，若眠若住，一切身色，皆悉光泽，皆是筋风之所为作。若不调顺，不能修作，若眠若住，一切不能有所施作。观筋风已，如实知身。

．．．．．．．．．．．

观见有风，名曰往返，住在身内，若不调顺，为何所作？彼以闻慧，或以天眼，见往返风，若不调顺，闭身流脉，令作淋病，一切身分，皆悉疼痛，腹痛、身根疼痛，不能饮食，精血竭尽，不产子孕。若风调适，则无此病。观往返风已，如实知身。

．．．．．．．．．．．

观见有风，名节行恼乱，住在身中，若不调顺，为何所作？彼以闻慧，或以天眼，见节行恼乱风，若不调顺，令人生癣，或生痔病，便利苦恼，四大枯悴，或令头痛，饮食不消，下风不通，身体燋悴，生诸疮病，或生热病。若行节风调顺，则无如上所说诸病。观行节风已，如实知身。

．．．．．．．．．．．

见乱精沫风，于小便中，能令其人精尿俱出，细如芥子，与尿俱出，或大便疼。作如是病，恼乱其心，不得专一。若风调顺，则无此病。观乱精风已，如实知身。

．．．．．．．．．．．

见有老风，住在身中，随风转增渐就衰老，气力微弱，不能去来，须臾欲起，极不从心；行住坐卧，疲极顿乏，犹如他身，心睡惛浊。若风调顺，则无此病。观老风已，如实知身。

（选自《正法念处经》第六十五卷，元魏婆罗门瞿昙般若流支译，标题为笔者所加）

释要：

本则医话介绍了身行界风、抽筋风、往返风、行节风、乱精风和老风6种风，并介绍了其所致的多种疾病（原文共讨论了18种风及其所致的疾病），从而指出诸风不调容易引发众多疾病。中医素有"风为百病之长"的说法，如《素问·风论》曰："风者，百病之长也，至其变化乃为他病也。"王冰注曰："长，先也，先百病而有也。"《素问·骨空论》亦曰："风者，百病之始也。"可见，佛医与中医对风邪致病的认识基本是相同的，当然，二者也存在不同点，主要区别在于佛医与中医认识到的风作为致病因素所引发的疾病谱不一样。

中医认为风分为外风和内风。外风，系六淫之一，且为外感六淫之首，也就是说，风邪为外邪致病的先导，常与他邪兼挟为患。内风，当为机体脏腑阴阳气血失调，阳气亢逆变动所致，如肝阳化风、热极生风、阴虚风动、血虚生风等。不管是外风还是内风，都"善行数变"，即发病迅速、变化多端的特点。风在佛医中的致病范围要比在中医中的广泛。如佛医说的老风是劳伤所致的一些慢性病证，乱精风类似消渴之类的慢性病，等等。

这则医话的开头谈到了"内身循身观"，那么，什么是"内身循身观"呢？《正法念处经》第六十四卷云："所谓内身循身观，比丘观已，则不住于魔之境界，能舍烦恼，如实观身，既得知见证如是法。"民国时期朱芾煌居士编纂的《法相辞典》释云："《瑜伽》三十二卷九页云：后复应于自身内外诸不净物，善取其相，令心明了。又于他身内外不净，善取其相，令心明了。于自所爱，汝当发起如是胜解。复于死已，出送冢间。至冢间已，弃之在地。弃在地已，至青瘀位，至脓烂位，广说乃至骨锁位，发起胜解。数数发起此胜解已，复令其心，于内寂静。如是名为于内外身修循身观。依自他身若内若外而发起故。"

50. 所欲有所患

原文：

佛告诸比丘："何等为痛痒所更乐乎？舍诸习耶？于是比丘寂于诸欲，离于诸恶不善之法。有念有想，独处晏然，行第一禅。设使比丘，获此第一禅者，则不贪己，不着于彼，则无有争心，不怀恚。是为比丘痛痒，乐无嗔怒。吾无所恨，为乐痛痒。是为乐习所观，乐彼灭诸想，乐内念寂然，其心为一，无念无行，志寂逮安。是为第二禅。假使比丘，行第二禅，不贪己，不着彼心增减，彼欲欢喜观无欲行，常以寂定，业身则安。如圣所演，常观意定，行第三禅。假使比丘，行第三禅，是痛痒所乐，彼则除苦蠲除所安。前所更历，可不可意，无苦无乐。观其志定，具足清净。假使比丘，行第四禅，是为痛痒所乐。

"复次，比丘，缘痛生乐可意之欲，是为痒所乐。何等为痛之忧患？因痛生患，忧恼之愦，是痛忧患。又痛痒，无常之苦，别离之法。其法都痛痒，起无常苦，致别离法。是为痛痒之患。何等为离痛？其于痛痒，断诸贪欲，是为离欲。其有沙门梵志，晓了痛痒，诸所更乐，都致忧患。不舍诸爱欲，审知如有，而猗痛痒，劝化众人，度于彼岸，自得成就，济诸猗著，未之有也。其有沙门梵志，睹痛痒所乐，从乐致患，离于爱欲，谛知如有。等观痛痒，而无所猗，劝化余人，令度彼岸，自得成就，并化余人。此事可致，是为舍欢悦。"

如是，诸比丘，闻经欢喜。

（节选自《所欲致患经》，西晋月支三藏竺法护译，标题为笔者所加）

释要：

《所欲致患经》叙述五所欲造成的忧患痛苦。诸比丘入舍卫城乞食时，逢诸外道异学等问彼五阴六色、痛痒、思想、生死、识等苦患之因，诸比丘遂诣佛所请示，佛告以五所欲产生之因缘，并举事例示其忧患，特以不净观观女色之例，劝彼等断爱欲、入四禅。

欲乃情欲、欲望，属于中医七情的范畴。七情是喜、怒、忧、思、悲、恐、惊7种情志变化，也是人们对客观事物的不同反应。在正常的情况下，情志一般不会使人致病。只有在突然、强烈或长期持久的情志刺激，超过了人体本身所能承受的范围时，七情才会使人体气机紊乱、脏腑阴阳气血失调，从而导致疾病的发生。佛医把贪、嗔、痴称为三毒，其与中医的七情类似。本则医话中的"欲"当属于佛医三毒或中医七情的范畴，欲望不灭，甚或过度，就会引发病变，因此，本医话提出了4种禅的不同境界。

51. 思念求道之法

原文：

佛言："人坐起常当思念四事。何等四？一者自观身，观他人身；二者自观痛痒，观他人痛痒；三者自观意，观他人意；四者自观法，观他人法。内复欲乱者，心当自端视身体，饥亦极，饱亦极，行亦极，住亦极，坐亦极，寒亦极，热亦极。卧欲来时，当自惊起坐、端心坐。心不端者，当起立；立不端者，当经行；心慌不端者，当自正。譬如国王将兵出斗，健者在前，既在前鄙复却适欲却着羞后人。诸比丘！既弃家舍妻子，剃须发为沙门，虽一世勤苦，后长解脱。已得道者，内独欢喜。视妻如姊弟，视子如知识，无贪爱之心。常当慈哀十方诸天、人民，地狱、饿鬼、畜生、蜎飞蠕动之类，皆使富贵，安隐度脱，得无为之道。见虫兽，当以慈哀愍伤之，知生不复痴。能有是意者，常念师恩，事佛如人念父母，如狱中死罪囚，有贤者往请囚出囚。黠慧者，常念贤者恩。比丘已得道者，当念佛，如是念经，当如人念饮食。诸比丘！当转相承事，如弟事兄。中有痴者，当问黠者，展转相教。问黠者，如暝中有灯火。无得阴谋；作恶无得诤讼；见金银当如见土；无得妄证人入罪法；语言无得妄中伤人意；不闻莫言闻；不见莫言见；行道当低头视地虫，无得蹈杀；无得目贪人妇女；无得形相人妇女。坐自思惟，去贪爱之心，乃得为道耳。"

佛告诸比丘："欲求道者，当端汝心，于闲处坐，自呼吸其气息，知息短长。长息不报，形体亦极。闭气不息，形体亦极。分别思惟，形体谁作者。心当视内，亦当观外。自思惟欢然与人有异心。当是时，不用天下珍宝，心稍欲随正道。意复小动者，即还自守其意，意即为还。譬如人有镜，镜不明则不见其形。磨去其垢，乃自见形。人以去贪淫、嗔恚、愚痴，譬如磨镜。端自思惟，天下无坚固，皆无有常。"

（节选自《佛说忠心经》，东晋天竺三藏竺昙无兰译，标题为笔者所加）

释要：

求道者，求佛之道也。那么如何去寻求道呢？该文告诉我们："欲求道者，当端汝心，于闲处坐。"我们又该如何做呢？"自呼吸其气息，知息短长。长息不报，形体亦极。闭气不息，形体亦极。分别思惟，形体谁作者。心当视内，亦当观外。"这里强调心的"视内"和"观外"，就是去除贪淫、嗔恚、愚痴等欲念，消灭贪念之心，保持一颗平静慈爱之心，并且随处随地、时时刻刻不断地通过"视内"和"观外"来修正自己出现偏颇的心，即"不用天下珍宝，心稍欲随正道。意复小动者，即还自守其意，意即为还"，使自己的心始终行走在"道"的范畴之内，这样就可修得正果而得道了。"无得阴谋；作恶无得诤讼；见金银当如见土；无得妄证人入罪法；语言无得妄中伤人意；不闻莫言闻；不见莫言见；行道当低头视地虫，无得蹈杀；无得目贪人妇女；无得形相人妇女。坐自思惟，去贪爱之心，乃得为道耳"说的就是这个意思。

52. 人体五脏之法门

原文：

佛言："阿字金刚部主肝。阿字即是大日如来理法身，本性清净极理毕竟不可得空，金刚地轮种子，金刚部曼荼罗也。若约名色者，地是色法。五阴中识阴心持地，其种子不净。凡五脏者是色法也，五阴中识阴心发故。约名色地是色法也。今肝主魂，魂神气为东及木，木是色空也。木主春，其色青。青色从木生，木从水生。肝从青气及肾生，其形如立莲花叶。其中间着閟珠，閟肉在胸左也。肝出为眼、主筋，筋穷为爪也。今以五字门主五脏六腑故，内外交杂，明此而已。又酸味多入肝，增肝损脾。若脾中无魂，多惛惛，肺害肝成病。若如金克木，肺强肝弱，当止心于肺。以青气摄取白气，肝病则差，青气着也。

"鑁字莲花部主肺。鑁字是缚字第十一转，尾字是第三转也，转释阿字义也。即大日如来智海水大转轮种子。神通自在之法名智法身，亦名报身，是即莲花部曼荼罗也。肺脏主魄，魄形体也。其形如花，主鼻，为西方金。金主秋，其色白。白色从风生，风从地阳气生。五阴中想阴心持风，想心从识生。识心从过去行生，过去行从无明生，无明从妄想生，妄想还从妄想生。轮回十二因缘也。肺从白气及脾生，辛味多入肺，增肺损肝。若肺中无魄，恐怖癫病，心害肺成病。若如火克金，心强肺弱，当止心于心。以白气摄取赤气，肺病则差，白气者字也。

"蓝字宝部主心。蓝字是大日如来心地种火大种子，三世诸佛室宅，焚烧一切众生无、始无明尘垢、妄执，出生菩提心牙种，转释阿字义也。即是应化身如来，实是智法身火生曼荼罗也。心主神，其形如鸟，为南方火。火主夏，其色赤。赤色从火生，火从木生。五阴中受阴心持火，受心从想心生，又心从赤气及肝生。心出为舌，主血，血穷为乳；又主耳，转鼻、喉、鼻梁、额颐等。苦味多入心，增心损肺。若心中无神，多忘失前后，肾害心成病。若如水克火，肾强心弱，当止心于肾。以赤气摄取黑气，心病则差，赤气者字也。

"唅字羯磨部主肾。吽字即贺字转也，即是大日如来常住寿量风大种子，三解脱门三际不可得义，法身大力曼茶罗也。风则想阴心所持也。五脏者，肝、肺、心、脾、肾也。胃者，六腑一名也。胃此肚谷是脾腑。五脏六腑之海水、谷皆入胃，五脏六腑皆禀于胃。五味各走流，其嘉淡味入胃，故肾禀胃也。肾在脐腰下，左名肾，右名命门。肾敷心腹（胃也，肾也），寝写水精也。肾主志，为北方及水。水主冬，其色黑。五阴中行阴心持水，行心从受心生，受心从想生，肾从黑气及肺生。主耳肾出为骨主髓，髓穷为耳乳，骨穷为齿，咸味多入肾，增肾损心。若肾中无志，多悲哭，脾害肾成病。若如土克水，脾强肾弱，当止心于脾。以黑气摄取黄气，肾病则差，黑气者字也。

"欠字虚空部主脾。欠字则大日如来无见顶相五佛所证大空智处，寂灭真如理智，十方三世诸佛所证菩提道场殊胜曼茶罗也。脾主意，为中央及土。土主季夏，其色黄也。黄色从地生，地从火生。如前说五阴中识，阴心持地。或为木脏，木青是空也。脾从黄气及心生，主口为志。甘味多入脾，增脾损肾。若脾中无意，多回惑肝害脾成病。若如木克土，肝强脾弱，当止心于肝。以黄气摄取青气，脾病则差也，黄气者字也。五脏如莲花，靡向下也。内五脏、外五行，出成形体。此则名也。色即四大五根，名即想行等四阴心也。即是日月五星十二宫二十八宿，成人之体也。山海、大地，从阿字出；江、河流，从鑁字出；金玉、珍宝、日月、星辰、火珠、光明，从蓝字成；五谷、果、众花开敷，因含字结也；界香美人、天长养颜色滋味、端正相貌，福德富贵，从欠字庄严。阿字是东方阿閦如来；鑁字西方阿弥陀如来；蓝字是南方宝生如来；唅字北方不空成就如来；欠字是上方毗卢遮那大日如来也。"

（选自《三种悉地破地狱转业障出三界秘密陀罗尼法》，中天竺国三藏善无畏奉诏译，标题为笔者所加）

释要：

本则医话较为详细地讨论了五脏（含六腑）的生理功能，以及脏与腑在生理和病理方面的联系。佛医的这些观点与中医的观点几乎一致。

佛医也引入了五行学说，并且也采用取象比类的方法，按照事物的不同性质、作用和形态，分别将之归属于木、火、土、金、水五行之中，并借以（五行的生克乘侮）阐述人体的脏腑组织在生理、病理方面的联系，以及人体与外界环境的相互关系。佛医对于事物属性的五行分类与中医（如《素问·阴阳应象大论》《素问·金匮真言论》

等）基本相同。佛医对于事物属性的五行分类见表3（表中的"—"处表示该医话中没有说明相应的五官或形体名称）。

表3 佛医对于事物属性的五行分类

佛学观			人体				五行	自然界			
五字	曼荼罗	五方如来	五脏（六腑）	五官	形体	五神		五方	五色	五季	五味
阿字金刚部	金刚部曼荼罗	阿閦如来	肝	眼	筋	魂	木	东	青	春	酸
鑁字莲花部	莲花部曼荼罗	阿弥陀如来	肺	鼻	—	魄	金	西	白	秋	辛
蓝字宝部	火生曼荼罗	宝生如来	心	口	血（脉）	神	火	南	红	夏	苦
唅字羯磨部	大力曼荼罗	不空成就如来	肾（命门）	耳	骨	志	水	北	黑	冬	咸
欠字虚空部	殊胜曼荼罗	毗卢遮那大日如来	脾（胃）	—	—	意	土	中	黄	长夏	甘

佛医对脏腑生理功能与疾病传变的认识也与中医一致，如认为"五脏者，肝、肺、心、脾、肾也。胃者，六腑一名也。胃此肚谷是脾腑。五脏六腑之海水、谷皆入胃，五脏六腑皆禀于胃。五味各走流，其嘉淡味入胃，故肾禀胃也。肾在脐腰下，左名肾，右名命门"。这段话指出胃是六腑之一，与脾互为表里，胃是水谷之海，五脏六腑皆禀气于胃（即五脏六腑需要胃消化吸收的水谷精微的滋养），并且特别指出先天之本（肾）和后天之本（脾胃）的密切关系。"肾在脐腰下，左名肾，右名命门"，说的是肾脏的解剖位置和功能。在中医学中最早将命门作为内脏的是《难经·三十六难》，该书云："肾两者，非皆肾也，其左者为肾，右者为命门。"由此可见，中医和佛医之间相互影响和渗透。

佛所说的法，因是众生超凡入圣的门户，故称法门。因此，佛医被打上了深深的佛教烙印。现就本则医话中的几个佛家术语进行解释。曼荼罗，又译为曼佗罗、慢怛罗、满拏罗等，意译为坛、坛场、坛城、轮圆具足、聚集等；藏语音译为吉廊，意译为中围，是密教传统的修持能量的中心。从曼荼罗的各种含义可以看出，它就是各个宗教为了描述或代表其宗教的宇宙模型，或显现其宗教所见之宇宙的真实所做的万象森列、圆融有序的布置，是用以表达宇宙真实万象森列、融通内摄的禅圆。种子，佛教语，瑜伽行派和法相宗等因其能产生相应的结果而以之比喻阿赖耶识中储藏能产生世界各种现象之精神因素。

53. 密教三药

（1）佩药

　　尔时，观自在菩萨摩诃萨，复白佛言："世尊，是秘密如意轮陀罗尼明，有三种药：一者佩药，二者含药，三者眼药。言佩药者，等分当用牛黄、白栴檀香、郁金香、龙脑香、麝香、丁香、白豆蔻、红莲花须、青莲花叶、肉豆蔻、素鞡啰挐钵怛啰（唐翻曼陀罗叶，余本译云金薄，未详）、石蜜。涂坛结界明药一千八十遍，相和捣筛为丸，和捣药时调调诵明。明药不绝特勿世语，法即成就。盛药器中置于坛内圣观自在前，诵根本明大心明、小心明，加法药，乃至太阳、太阴盈复圆满，药现暖、烟、增、光。若暖相现，烧熏衣服佩戴，点额上、睑上、眉间上者，则谓一切人民爱敬遵崇教命；若烟相现，烧熏衣服佩戴，点者则得安怛陀那自在成就；若增相现，熏衣点佩，福德增寿，一切鬼神怖不相娆，魍魉诸病皆得除差；若光相现，熏衣点佩，则证神通明仙之位，国王、王子、后妃、婇女、宰官僚佐、男女大小，见令欢喜敬事供养，施诸财宝随顺赞叹，一切灾厄、宿障、五无间罪，应堕阿毗地狱者，亦皆消灭。由明药成福德增盛，人所睹见而不厌怠，获大胜愿，犹如日轮随方至处除世幽冥，一切观爱诸事成办，水难、火难、刀杖毒、药盅毒、咒咀、虎狼毒虫，悉不灾害。设复有人临当刑戮，以药熏佩，由药势力，刀寻段坏而得解脱。若复有人杻械枷锁禁系牢狱，以药熏佩而得解脱。是持明者作此法时，应当至心诚信斯法，勿怀疑惑，依法修治必不虚也（此药有毒，持勿妄服）。

（2）含药

　　尔时，观自在菩萨摩诃萨，复白佛言："世尊，是陀罗尼明含香法者，世间一切恭敬爱乐。等分当以龙脑香、麝香、郁金香、牛黄。涂坛结界明药一千八十遍，相和捣研，以天雨水和丸如麻子，盛药器中置于坛内圣观自在前。诵根本陀罗尼明大心明、小心明，作成就法候太阴、太阳盈复圆满，药若暖、烟、增、光明现，验斯相成，密处阴干。若暖相现，含持诵念，摄诸人民，相敬赞叹，口诸疾病，皆悉除差，口气香洁。若烟相现，含持诵念，心所愿求，自然圆满，除诸灾患，语业清净，薄除垢障，见者敬伏。若增相现，含持诵念，寿命增远，魍魉鬼神，见皆怖走。若光相现，含持诵念，则证神通明仙之位识宿命智，五无间罪，自然除灭，世间诸难，皆得解脱。国王、王子、后妃、婇女、宰官、人民、外道等辈，见闻讲论种种言词，悉皆信受欢喜听闻、摄伏、供事，施诸财宝一切成办。如转轮王曼驮多慈育天下，得与帝释同一床坐，是持明者含斯药力，乃至有所听闻持皆不忘。世间智慧辩说无碍，言音和雅如紧那罗令众乐闻。若含斯药入阵斗战，定胜他军。若常含药，依法诵念，圣观自在，现斯人前，与所求愿，随心满足。又法作四肘曼茶罗，基高尺二寸平治填拭，以瞿摩夷、黄土泥、白栴檀香泥涂。坛上置圣观自在像，像面向西，香花灯明三时布献。唯除苦花、臭花、沉水香、白栴檀香，烧焯供养。以白栴檀木作摩尼幢桄量高一肘，幢头缯彩庄严下垂幡带，幢头置摩尼珠。其珠以红颇梨，或用水精皆净无瑕翳。其幢置坛心上，以七九药悬置幢上，坛西作法，面东跌坐，诵根本陀罗尼明大心明、小心明。启请圣观自在，帝释天大梵天四天王天，持明仙湿婆么歌明王。一髻罗刹女度底使者，时别一千八十遍。烧香散花梵音赞叹而供养之，满一百日夜。于圣观自在所求如愿，一切摄伏随顺安住，得与咒仙同行，业缘诸仙敬护，直至命终请往使处必不疑也。此名如意密使之法。夫用药者，应以药丸随日多少作末，石蜜和丸盛银器中，大心明、小心明明一千八十遍，持药一明一触菩萨二足一百八遍，置密净处，每欲含时明三七遍，含持默诵三明一百八遍。一切鬼神难调伏者，而皆降伏随心驱使速得成办。若含若带所向之处，见者欢喜无不和偶，能成一切秘妙之事。若入王宫、若入僧中、若入聚落、若入外道，皆密含药默诵明，摄善言相教，则得一切顺伏相向乐同一处，心所念求为皆成就，常得贵人爱敬供养。若常如法作是法者，于日日中应受种种上妙供养。若有怨敌军阵斗诤皆得胜利，以是因缘圣观自在，于一切时护如爱子与大自在，作是法者除不至心。

（3） 眼药

尔时，观自在菩萨摩诃萨，复白佛言："世尊，是陀罗尼明眼药法者，令诸有情获大胜利，如意成就，圣观自在与所求愿一切圆满。其药等分雄黄、迦俱婆昵夜珊（唐云：苍耳子，烧取沥。余本译云：取苍耳子人）、红莲华须、青莲花叶、牛黄、郁金香、黄楼（余本译云：干姜，未详）、小折（一云：象胆。二本小柏）、荜茇、胡椒、海水沫。涂坛结界明药一千八十遍，相和苇研。又以麝香、龙脑香、自生石蜜，各减前药半分，相和精研。盛铜器中，置坛内圣观自在前。诵根本明大心明、小心明。作成就法当候日月盈复圆满，药暖、烟、增、光现，药则成就。随上中下成就证相。先以药涂圣观自在足下，于诸有情起大悲心。当诵前三明一百八遍则当涂眼，所有翳障、白晕、眵泪、赤膜、雀目、胎赤、风赤、眼中胬肉，皆得除差。第二度涂者，所有头痛，或头半痛、口诸疾病，壮热病一日发二日发三日发，或常发者，悉皆除差。第三度涂者，一切诸恶神病、鬼病、癫痫、风病，乃至八万四千神鬼，种种病恼，悉得除愈。第四度涂者，一切作障毗那夜迦，诸魔鬼神皆怖远离。第五度涂者，一切怨难兵阵斗诤，皆得胜利有大威德。第六度涂者，一切重罪五无间业，应堕阿鼻地狱之者，及诸恶梦一切灾怪，不吉祥相，悉皆除灭。第七度涂者，国王、王子、后妃、婇女、宰官、僚佐，一切男女，悉皆随顺，信向爱乐而为供养。第二七度涂者，得大自在。第三七度涂者，福殖如王，一切人民悉伏随顺亲近供养。第四七度涂者，一切药叉及药叉女种族眷属，随意摄伏任为给使。第五七度涂者，一切罗刹及罗刹女，一切阿修罗及阿修罗女，一切龙及龙女，自在摄伏，皆为给使。第六七度涂者，一切大力幻化飞空，洛刹瑜吉尼，现种种形随意给使，乃至菩提随逐拥护。第七七度涂者，摩诃迦罗神鬼子母神八部诸神，而皆摄伏随从拥护。第八七度涂者，能见一切隐形仙辈。第九七度涂者，能见地中一切伏藏。第十七度涂者，能见诸仙人宫阿修罗宫一切门开，见彼宫中一切出入。第十一七度涂者，入于山林能见一切药精现形，威光赫奕求之长寿，及大势力采取如意。第十二七度涂者，能开诸山神仙宫门，是中神仙迎持明者，入须仙药则得如意。第十三七度涂者，能开海中一切龙宫，见中龙众一切欢喜无有障碍。第十四七度涂者，能见欲界诸神宫室一切门开。第十五七度涂者，夜行黑暗明见如昼。第十六七度涂者，能见水际、金刚际、风轮际、空际。第十七七度涂者，能见四天王天，亦能下见地狱受苦有情，令彼有情皆得解脱。第十八七度涂者，威光如日破诸黑暗。第十九七度涂者，能见圣执金刚菩萨，祈乞诸愿悉皆满足。第二十七度涂者，能见圣观自在与所求愿，悉皆满足。第二十一七度涂者，能得神通观见色界诸天宫殿，自在游戏出入无碍复见十方一切刹海诸佛菩萨独觉声闻会众净佛国土。若一年涂者，密持三明得净五眼，功德福蕴神通威力，转更增长齐诸天等。每涂药时，铜箸搅药明三七遍，点涂眼中如法持明。若诸有情修持斯法求于胜愿，当深信解勿生疑惑。常于有情生大悲心学佛智慧，即得成就如向所说，一切事业必不虚也。作此法者，心生疑惑复不专功，所作诸法则不成就。

[选自《如意轮陀罗尼经》（此经出《大莲华金刚三昧耶加持秘密无障碍经》），唐天竺三藏菩提流志译，标题为笔者所加]

释要：

《如意轮陀罗尼经》全一卷，由唐代菩提流志译于景龙三年（709）。该经为密教用以消灾祈福之经典之一，收于《大正新修大藏经》第二十册。该经共有十品，叙述佛应观自在菩萨之请而宣说根本陀罗尼、大心陀罗尼、小心陀罗尼，并说诵持此等陀罗尼之种种功德及其受持方法。该经之异译本有三：①实叉难陀所译之《观世音菩萨秘密藏如意轮陀罗尼神咒经》；②宝思惟所译之《观世音菩萨如意摩尼陀罗尼经》；③义净所译之《观自在菩萨如意心陀罗尼咒经》。此3种异译本与该经皆译于唐代，其中以该经最为完备。（引自《佛学大辞典》）该经为密教部所收，系佛教在吸收印度教教义以后所产生的经典，属大乘后期，其内容较具神秘色彩，在宗教实践方式上颇具"法术"意味。

此三则医话分别来自《如意轮陀罗尼经》第六品、第七品和第八品。这三品分别介绍了密教的3种药，即佩药、含药和眼药。

佩药由牛黄、白栴檀香、郁金香、龙脑香、麝香、丁香、白豆蔻、红莲花须、青莲花叶、肉豆蔻、素鞨啰、挐钵怛啰、石蜜13味药物组成，并且须如法配制，即"涂坛结界明药一千八十遍，相和捣筑为丸，和捣药时调调诵明""盛药器中置于坛内圣观自在前，诵根本明大心明、小心明，加法药，乃至太阳、太阴盈复圆满，药现暖、烟、增、光"。依照其暖相、烟相、增相、光相的不同，佩戴、熏衣及点额、点眉间和点脸，可趋吉避害。

含药由龙脑香、麝香、郁金香、牛黄4种药物组成，其配制方法是"涂坛结界明药一千八十遍，相和捣研，以天雨水和丸如麻子，盛药器中置于坛内圣观自在前。诵根本陀罗尼明大心明、小心明，作成就法候太阴、太阳盈复圆满，药若暖、烟、增、光明现，验斯相成，密处阴干"。仍分暖相、烟相、增相、光相含用。另外，还可以用"四肘曼荼罗"的方法，筑一坛基高1尺2寸的法坛，以瞿摩夷（牛粪）、黄土泥、白栴檀香泥涂，并在坛顶上的西面放置观音像，"香花灯明三时布献。唯除苦花、臭花、沉水香、白栴檀香，烧焯供养。以白栴檀木作摩尼幢枨量高一肘，幢头缯彩庄严下垂幡带，幢头置摩尼珠。其珠以红颇梨，或用水精皆净无瑕翳。其幢置坛心上，以七丸药悬置幢上，坛西作法，面东趺坐，诵根本陀罗尼明大心明、小心明"。含药的作用与佩药的相似。

眼药由雄黄、迦俱婆昵夜珊、红莲华须、青莲花叶、牛黄、郁金香、黄楼、小折、荜茇、胡椒、海水沫、麝香、龙脑香、自生石蜜14味药物组成。前11味药物，先"涂坛结界明药一千八十遍"，相合捣研，再入后3味药，相合细研，"盛铜器中，置坛内圣观自在前。诵根本明大心明、小心明。作成就法当候日月盈复圆满，药暖、烟、增、光现，药则成就"。用眼药涂足或涂眼一遍或多遍，可以预防、治疗多种疾病。此外，眼药还可以拯救众生，使众生脱离苦海，净化身心，消除五无间罪，使恶业和无明障净除，使众生永不堕恶趣，也有助于成就佛圆满的功德。

54. 观世音药法二则

（1）令人爱乐药法

原文：

观世音菩萨复为怜愍众生故，说爱乐药法。令人见者，生欢喜心，和合既了，身上带行，最胜成就，一切皆得遂意。牛黄、白檀、郁金香、龙脑香、射香、豆谷子、丁香、迦俱罗、莲华、青莲华、金薄各等分。白蜜与药，亦等分捣和。诵前咒一千八遍。用香或熏身、熏衣，或涂眼胞上，或点额涂身之时，若王及夫人、太子、百官、宫人、男子、女人等爱乐，钦兹道法，发菩提心。身力财物皆悉不惜，并能施之为其给使说不可尽。犹如日月一切悉欲乐见，诸事皆能成办。若人带持此药，罪障消灭，一切厄难皆得解脱。若王势力强夺，水漂、火烧、种种刀杖、诸毒、系缚、烦恼皆得解脱。唯须至心，然此药不得辄内口中毒故。

（2）治一切眼病法

原文：

时，观世音菩萨怜愍众生故，说眼药法。令一切人见皆生爱乐欢喜。慢室迦拘竖、红莲花、青莲花、海水末或乌贼鱼末、牛黄、郁金香、汉郁金、毕拨、胡椒、干姜并等分，捣细筛讫。前药有一两，即着射香、龙脑香半两细研，观世音像前和合。其前三咒各诵一千八遍，于一切众生边皆起慈悲心。着此药置观世音菩萨足下，然后触着，即得用铜筋点药着眼头。

治眼头一切病，翳障、白晕、流泪、赤膜、清盲、头痛。每日一度着此药置眼中，一切眼病皆得除差；二日着，治身中一切病；三日着，治八十四种病；四日着，内外一切障不能障；五日着，一切怨贼、兵甲、斗战皆得胜利；六日着，一切恶业、烦恼、四重、五逆、恶梦、蛊道，悉能破坏，终不堕三恶道；七日着，国王宰相一切大众，皆随顺恭敬信受爱乐；二七日着，得大自在；三七日着，则与国王宰相得相亲观；四七日着，所有夜叉并诸眷属为其给使；五七日着，阿修罗、诸龙、夜叉、罗刹皆为给使；六七日着，有大力，飞空罗刹厌魅蛊道，乃至成佛常随卫护；七七日着，摩诃迦罗神乃至八部神，皆来随从为其给使；八七日着，众人不见；九七日着，悉见一切伏藏；十七日着，阿修罗宫门自然开辟，宫中所有悉见出入无碍；十一七日着，所有一切诸药，犹如火状对治悉皆现前，若求长命及大力者即得；十二七日着，众山开辟，宝物出现，随意取用；十三七日着，龙宫自然开辟宝物出现，随所见者皆无障碍；十四七日着，欲界诸天宫殿无不开者，皆悉得见；十五七日着，夜黑暗中，犹如白日；十六七日着，地下金地、金刚地、水轮、风轮、空轮悉见；十七七日着，四天下所有地狱中众生悉见，已得见彼力故，诸受苦众生皆得解脱；十八七日着，其人德力如日；十九七日着，见金刚真身，诸愿皆满；二十七日着，见大慈悲观世音，一切愿皆得满足；二十一七日着，飞腾虚空，见色界诸天宫殿皆悉开辟，复见十方诸佛、菩萨及佛净国；若一年着，得五种净眼。若能修此法者，应当深信此教，怜愍众生，不得生疑，法则难成，如上所说。

（选自《观世音菩萨秘密藏如意轮陀罗尼神咒经》，唐于阗三藏实叉难陀译，标题为笔者所加）

释要：

观世音菩萨，又作观音菩萨、观自在菩萨、光世音菩萨等，从字面解释就是观察（世间民众的）声音的菩萨，是四大菩萨之一。观世音菩萨相貌端庄慈祥，经常手持净瓶杨柳，具有无量的智慧和神通，大慈大悲，普救人间疾苦。当人们遇到灾难时，只要念其名号，其便前往救度，所以称观世音。在佛教中，观世音菩萨是西方极乐世界教主阿弥陀佛座下的上首菩萨，与大势至菩萨同为阿弥陀佛身边的胁侍菩萨，与大势至菩萨、阿弥陀佛并称"西方三圣"。

此两则医话讨论佛医佛药如何治病、却灾，展现了菩萨的慈悲仁爱胸怀，以及其拯救天下众生脱离苦难的宏愿。"令人爱乐药法"讲，菩萨弘法的本愿是使"王及夫人、太子、百官、宫人、男子、女人等"都喜爱爱乐药法，奉行爱乐药法，达到"令人见者，生欢喜心，和合既了，身上带行，最胜成就，一切皆得遂意"的目的。爱乐药法所用的药物有 12 种，其使用方法是：将这些药物捣为末，熏身、涂身、熏衣，并诵咒 1008 遍。治一切眼病法所用的药物有 13 种，将这些药物研成细末，并于菩萨像前和合，诵咒 1008 遍，可以使尘世间芸芸众生生起慈悲之心。"着此药置观世音菩萨足下，然后触着，即得用铜筋点药着眼头"，还可以治疗一切眼病（如翳障、白晕、流泪、赤膜、清盲），以及头痛之病。文中还讲到一日用药和多日用药，一日用药和多日用药不但可以防治多种疾病，还可以去灾避凶、迎福纳祥。

55. 金刚摩尼药

原文：

尔时，观世音菩萨摩诃萨，复白佛言："世尊，是金刚摩尼药，亦能利益当来一切持真言者，与诸有情，解除种种灾厄、病恼、不吉祥相，所作诸法，悉皆成就。若点眼者，得诸天神冥皆拥护，人民见者悉皆欢喜；若涂面者，面皯除灭，肤色鲜白。若点眼者，眼得明鉴，人所相见，欢喜问讯；若涂佩身诵念之者，毗那夜迦诸恶神鬼，惴惶驰走不相障碍，得大威力如那罗延，三十三天及诸龙众亦皆战怖，假真言药力动须弥山；若有诸病一切灾厄，以药涂点身分肢节则得消灭；若净沐浴涂身、熏衣、诵念忏悔，十恶五逆一切罪障则得蠲除。人所见者，欢喜相敬。"观世音菩萨神通威德加佑拥护，为满一切菩提境分，六十四殑伽沙俱胝那庾多百千如来，善根相应观摄拥护，怨难灾厄悉皆除灭，执金刚秘密主而垂拥护。若常佩戴、涂身、熏衣、贯服、清洁，诵持真言，得诸如来为授阿耨多罗三藐三菩提记，乃至等觉坐菩提座，一切天魔、众恶鬼神不相娆恼。若涂钟鼓、击奏声曲，有情闻者皆当除脱十六地狱一切罪苦，及得除脱八难、大怖、水火、崖岸、刀杖、怨贼、虎狼、蛊毒、雷电等难。若有鬼神鸟兽闻者，业报受罪亦皆消灭，舍斯身已，生人天界。若涂螺中，楼上、山上大声吹之，有情闻者，皆得除灭一切罪障，舍斯身已，上生天界。若药置幢头，解除国土鬼神、灾疠、恶风、暴雨，谷米丰稔，有情见者，禳治灾障。

（选自《不空胃索神变真言经》第十二卷，大唐天竺三藏菩提流志译，标题为笔者所加）

释要：

"不空胃索"是观世音菩萨以慈悲的胃索救度、化导众生，其心愿不会落空的意思。"不空"，是指心愿不空；"胃索"原意是古代印度人在战争或狩猎时捕捉人马的绳索。故一些救度、化导众生的佛家经卷用"不空胃索"来命名。

金刚摩尼药包含多味药物："多誐啰香上牛黄，优钵罗花上雌黄。莲花须蕊上雄黄，白栴檀香茅香根。毕曬迦香郁金香，毕曬阳愚香龙花。缚罗迦香紫檀香，吹嘛努药青木香。路驮罗药翳罗香，止惹底钵得（睹讫反二合）啰香。苏曼那花惹慕迦，干闼啰娑香茴香。散者啰娑沉水香，杜仲木汁丁香皮。"可见，该药是一种复方散剂药物，其功用有保健美容、防治多种疾病和避凶纳祥等，应用方法为点眼、涂面、涂身、佩戴、沐浴、熏衣等，以及涂于一些器物上。当然，在用此药的同时，必须"诵持真言"，才能防疾愈病、脱八难等，达到"阿耨多罗三藐三菩提"。

金刚摩尼药之名，当有除灾消病、避凶趋吉之无比良药的寓意。经论中常以金刚比喻武器及宝石。比喻武器，乃因其坚固、锐利而能摧毁一切，且非万物所能破坏；比喻宝石，即取其最胜之义。摩尼，又作末尼，在佛教中意译作珠、宝珠，为珠玉之总称。传说摩尼有消除灾难、疾病，以及澄清浊水、改变水色之德。

对于阿耨多罗三藐三菩提，《佛光大辞典》云："略称阿耨三菩提、阿耨菩提。意译无上正等正觉、无上正等觉、无上正真道、无上正遍知。'阿耨多罗'意译为'无上'，'三藐三菩提'意译为'正遍知'。乃佛陀所觉悟之智慧；含有平等、圆满之义。以其所悟之道为至高，故称无上；以其道周遍而无所不包，故称正遍知。大乘菩萨行之全部内容，即在成就此种觉悟。菩萨发阿耨多罗三藐三菩提心，则译为'无上正真道意'。"

八难，指障碍见闻佛法的8种情形。《佛光大辞典》云："（八难）指不得遇佛、不闻正法之八种障难。又作八难处、八难解法、八无暇、八不闲、八非时、八恶、八不闻时节。据《长阿含》卷九'十上经'、《中阿含》卷二十九'八难经'等载，八难即：（一）在地狱难，众生因恶业所感，堕于地狱，长夜冥冥而受苦无间，不得见佛闻法。（二）在饿鬼难，饿鬼有三种：（1）业最重之饿鬼，长劫不闻浆水之名。（2）业次重之饿鬼，唯在人间伺求荡涤脓血粪秽。（3）业轻之饿鬼，时或一饱，加以刀杖驱逼，填河塞海，受苦无量。（三）在畜生难，畜生种类不一，亦各随因受报，或为人畜养，或居山海等处，常受鞭打杀害，或互相吞啖，受苦无穷。（四）在长寿天难，此天以五百劫为寿，即色界第四禅中之无想天。无想者，以其心想不行，如冰鱼蛰虫，外道修行多生其处，而障于见佛闻法。（五）在边地之郁单越难，郁单越，译为胜处，生此处者，其人寿千岁，命无中天，贪着享乐而不受教化，是以圣人不出其中，不得见佛闻法。（六）盲聋喑哑难，此等人虽生中国（指古印度中部摩竭陀国一带），而业障深重，盲聋喑哑，诸根不具，虽值佛出世，而不能见佛闻法。（七）世智辩聪难，谓虽聪利，唯务耽习外道经书，不信出世正法。（八）生在佛前佛后难，谓由业重缘薄，生在佛前佛后，不得见佛闻法。"

56. 咒心消病法

原文：

世尊，若有众生，造诸重罪习行恶法，毁辱贤圣诽谤正法，当堕无间大地狱中，经无数劫受诸剧苦。诸佛、菩萨、独觉、声闻，虽具神通而不能救。彼若闻此神咒心经，能生悔愧终不更造；若彼复能经一日夜，受持斋戒诵此咒心，所作罪业现世轻受，不复当堕无间地狱。云何证知彼现轻受不堕地狱？谓若忽遭寒热等病，或经一日或经二日，或复乃至经于七日；或患眼痛、耳痛、鼻痛、齿痛、牙痛、唇痛、舌痛；或龂腭痛，或心胸痛；或腹脐痛，或腰脊痛；或胁腋痛，或阴膑痛；或髀膝痛，或支节痛；或手足痛，或头面痛；或胭项痛，或肩膊痛；或遭风病、气病、痔病、痾病、癞病；或遭恋癖、白癫、重癫及诸疥癣；或得疱疮、甘疮、花疮、漏疮、毒疮；或遇拥肿、游肿、疔肿、肿疖、肿毒肿；或患癫痫，或患甘湿；或被鬼魅，或被魇祷；或被咒咀，或被毒药，或被囚系，或被枷锁；或被打骂，或被诽谤；或被谋害，或被恐怖；或复遭余种种增减不饶益事。以要言之，所有逼切身心苦恼及见恶梦，由此证知彼现轻受不复当堕无间地狱，所造罪业悉得消除。如是众生由斯咒力，尚现轻受重罪消除。况余有情身心清净，闻持此咒而不获福，先世罪业亦得消除，现在未来常受快乐。

（选自《不空胃索神咒心经》，唐三藏法师玄奘奉诏译，标题为笔者所加）

释要：

《不空胃索神咒心经》是属于密教的一部经典佛经，主要讲述佛在布呾洛迦山观自在宫殿时，观自在菩萨在大众中白佛说他于过去九十一劫在世主王如来所，蒙授《不空胃索大神咒心经》，以此咒力获得种种功德利益，又说此神咒持诵、观修、供养法等。

持诵不空胃索神咒，"乃至七遍不杂异语，当知是人现世定得二十胜利"。所得20种功德为："一者身无众病，安隐快乐；二者由先业力，虽有病生而速除愈；三者身体细软，皮肤光泽，面目鲜明；四者众人爱敬；五者密护诸根；六者多获财宝随意受用；七者所得财宝王贼、水火不能侵损；八者所作事业，皆善成办；九者所有种植，不畏恶龙、霜雹、风雨；十者若有稼穑灾横所侵，以此咒心、咒灰或水，经七遍已，于其田中，八方结界，上下散洒，灾横尔时皆即除灭；十一者不为一切暴恶、鬼神、罗刹斯等吸夺精气；十二者一切有情，见闻欢喜，爱乐尊重，常无厌足；十三者常不怖畏一切怨仇；十四者设有怨仇速自消灭；十五者人非人等不能侵害；十六者厌魅咒诅蛊道不着；十七者烦恼缠垢不数现行；十八者刀毒水火不能伤害；十九者诸天善神常随卫护；二十者生生不离慈悲喜舍。"前3种功德说的是养生、防病和疗疾，涉及的病证极为丰富，这些病证涵盖了眼科、口腔科、五官科、内科、外科、皮肤科、精神科及传染病科病证等。

持诵不空胃索神咒后，身强病祛，财运旺盛，事业有成，精气不为诸恶鬼等夺，一切有情爱乐喜见，设有怨仇速疾和解，无有猛利烦恼及随烦恼。可见，念诵不空胃索神咒的真正寓意是向众生展示菩萨宽广无比的慈悲胸怀。

57. 消业却疾法

原文：

世尊，若有有情造极恶业，谤读一切诸佛、菩萨、独觉、声闻，及谤正法，言无有善；或复破灭诸佛、菩萨、独觉、声闻，及谤形像塔庙、经论、教法。是应堕阿毗地狱，经无数劫，受无间苦。诸佛、菩萨、独觉、声闻，虽具神通，亦不能救。世尊如斯有情，能生悔心清洁澡浴，以香涂身着鲜洁衣，如法佛前至诚忏悔过去、今生所造重罪终更不犯。受持斋戒，清净其心，七日七夜诚断诸论。于不空胃索观世音菩萨前，每日诵此陀罗尼真言一百八遍者。当知其人先世所造十恶、五逆、四重诸罪，悉灭无余，不堕地狱；惟除五逆，现世轻受。云何证知？所谓一日、二日、三日、四日，乃至七日，疟病、热病，或患眼、耳、鼻、舌、断牙齿、头、背、两肩、心、肚、胁肋、腰、髀、两膝、痔、痢、霍乱、手脚烦疼、白癞、风疽、疥癣、痈肿、游肿、疔肿、毒肿、癀病、痫门、疮疱、痒瘼、厌蛊等病；或为鬼神之所娆乱；或为人民种种讥谤横加骂辱，鞭挞楚楚闭受诸苦恼，遭余恶事或梦不祥。世尊！此人以是轻受，能攘地狱一切剧苦重报之罪。何况净信轻罪有情，受持此陀罗尼真言不成就耶。若有情身心不安，为于种种灾厄、怖畏、恶梦不祥，日日清洁读诵、受持、烧香、供养者，则得消灭。

[选自《佛说不空胃索陀罗尼仪轨经》卷上（一名《不空胃索教法密言》），师子国三藏阿目佉奉诏译，标题为笔者所加]

释要：

《佛说不空胃索陀罗尼仪轨经》中观世音菩萨言："诵此陀罗尼，七七遍或一百八遍。世尊，当知是人，现世之中，则得二十种功德胜利。"在这 20 种功德（与《不空胃索神咒心经》中所说的 20 种功德相似）中，第一个就是消业却疾，即"一者身无众病。若有宿业病生，速令除灭"。

如果有人"造极恶业"，诸如诽谤诸佛、菩萨等，就应该遭受无数劫难，堕入无间地狱。堕入无间地狱者都是极恶的人，或犯了极重罪的人。在无间地狱之中，永远没有任何解脱的希望，除了受苦之外，绝无其他感受，而且受苦无间，一身无间，时无间，行无间。因此，为了减轻罪孽，不堕入无间地狱，就必须到"佛前至诚忏悔过去、今生所造重罪终更不犯"，每日诵读陀罗尼108遍，并且持续7日7夜。这样前世、今世的除五逆罪孽之外的罪就可以洗去，五逆罪孽也可以减轻。

什么是十恶、五逆、四重之罪呢？十恶罪包括：杀，杀害生命；盗，盗取财物；淫，淫狎行为；妄语，虚诳不实之语；绮语，杂秽不正之语；恶口，骂詈恼人之语；两舌，离间两方之语；悭贪，悭吝贪着；嗔恚，嗔恚愤怒；邪见，暗昧迷理。十恶罪中前三者由身造，后三者由意造，中四者由口造。五逆罪，指五种极恶之行为，又名五逆罪、五无间业、五无间罪或五不救罪，即杀父、杀母、杀阿罗汉、出佛身血、破和合僧。其中前四者是身业，后一者为口业。造此五罪必堕无间地狱受苦，故称五无间罪、五无间业。又因杀父、杀母是违逆恩田，其他3种为背逆福田，故称五逆或五逆罪。四重罪，即居智者之首位、享用密咒师的财产、不居比丘顶礼之前、享用修行人的食物。

什么是声闻、独觉呢？声闻是指好学，有强烈的求知欲；独觉是指愿意放下，找清净地方，到人迹罕至处修行。《瑜伽师地论》三十七卷云："如说声闻、独觉亦尔。何以故？道与声闻同种类故。而此独觉与诸声闻有差别者，谓住最后有、最后所得身，无轨范师、宿习力故；修三十七菩提分法，究竟断灭一切烦恼，证阿罗汉故名独觉。"《大明三藏法数》云："菩萨知诸众生心之所乐，即以独觉身作自身，亦作众生身，乃至虚空身也。"

医话涉及了诸多病证名，现将其中一些不常见的病证名释义于后。白癞，病名，诸麻风病中的一种。《诸病源候论》卷二云："凡癞病，语声嘶破，目视不明，四肢顽痹，支节火燃，心里懊热，手足俱缓……身体手足隐疹起，往往正白在肉里，鼻有息肉，目生白珠，当瞳子，视物无所见，此名白癞。"风疽，病名，指湿疹。清代袁枚《随园随笔·杂记》云："诸葛股风疽遍体。"癀病，牛、马、猪、羊等家畜的炭疽病。瞋（chēn），腹胀病。

58. 陀罗尼香药法

原文：

世尊我此陀罗尼，悉能成就一切事业。若常持诵者所作克成；又若有人造五无间业，彼人若能日三时中诵此陀罗尼，是诸业障悉得清净；若欲作结界法者，当以此陀罗尼加持沉水香，依法而用；若欲禁止疟病者，当加持灰水，或佉祢啰木作橛依法而用；若欲息除一切病者，当加持酥或油或水涂摩等用；若欲禁止迦枯哩那鬼所持病者，当加持刀依法而用；若欲作诸拥护法者，当加持线依法而用；若欲止腹痛者，加持盐水依法而饮；若欲息除诸恶毒者，当加持土或加持水依法而用；若欲除去眼病者，加持白线随系其耳；若欲除去齿痛者，加持迦啰尾啰木作齿木用。又欲作结界法者，当取五色线加持二十一遍，以佉祢啰木作橛钉四方界，然取其线绊量界分，是即结界成就。又欲作拥护法者，当加持水或冢间灰；或复净线随应当用。若欲解诸执魅者，加持五色线依法而用。又欲除诸疟病者，加持白线依法而用。若欲解除瘰疬及诸疮肿者，加持荜拨与蜜同和涂摩等用。又欲除去眼病者，加持香水或甘草水；或钵罗舍叶浸水而用。若欲息诸斗战诤讼者，加持净水洗涤其面。若欲拥护王之国境，无诸侵挠得强胜者，当择妙好瓶器置洁净处，满盛其水设诸供养。作法者着鲜净衣，读此陀罗尼而为加持，然后取瓶中水随处散洒，即得国界安隐灾难不生，人及傍生悉能卫护。若欲解诸邪印者，当用栴檀香末加持二十一遍，点自心间即得解除。若欲于自住舍作拥护者，当用莲华作护摩法。若欲调伏诸难调者，当用栴檀香作护摩法。

复次成就法，当用胜香、最胜香、无畏手香、帝手香、嚩噜尼香、诺俱梨香、那俱梨香、毕利炀虞香、多諴览香等，并月王药妙喜乐、轮药、大轮药、尾瑟努讫兰多药。

如上诸香药，取以和合而作一丸，以此陀罗尼加持一百八遍。若有人为诸鬼神执魅怖畏，或带顶上，或带臂上，即能卫护。若有女人将欲产生，取前香药碎为其末，依法加持同入水中，当用澡浴即得产生；胜福德子安隐无难，诸不祥事皆得销灭。又复生已善作拥护，离诸苦恼、恶毒不生，设有所生速疾除遣。若初生童子欲作拥护者，取前香药丸依法加持，带其顶上即能拥护。若欲禁止风云雷雹者，当取嚩噜尼树枝，入净水中依法加持已，次执其枝而用散洒。

（节选自《佛说圣观自在菩萨不空王秘密心陀罗尼经》，西天译经三藏朝奉大夫试光禄卿传法大师赐紫臣施护等奉诏译，标题为笔者所加）

释要：

陀罗尼，意译为总持、能持、能遮，指能令善法不散失，令恶法不起的作用；后世则多指长咒而言；按梵语，系依具"持"义的语根所形成的名词，意为能总摄忆持。《大智度论》卷五云："问曰：'已知次第义，何以故名陀罗尼？云何陀罗尼？'答曰：'陀罗尼，秦言能持，或言能遮。能持者，集种种善法，能持令不散不失。……能遮者，恶不善根心生，能遮令不生，若欲作恶罪，持令不作，是名陀罗尼。'"又据《佛地经论》卷五所述，可知陀罗尼是一种记忆法，即于一法之中持一切法，于一文之中持一切文，于一义之中持一切义，依记忆此一法、一文、一义，总持无量佛法。经论中言及陀罗尼时称有二种用法。一种指智慧或三昧，即以慧为体，摄持所闻所观之法，令不散失；另一种指真言密语（明咒），即明咒之一字一句，具无量之义理，若诵之则除一切障碍，利益广大。此外，尚有一说谓咒语之具长句者为陀罗尼，短句者为真言。（摘自《佛教大辞汇》，笔者有删减）陀罗尼含义广博，结合本则医话来看，陀罗尼应是佛家在结合香药而实施的除疾却病、消灾降福的一种法事活动过程中实施的咒语。

陀罗尼香药法在防治疾病方面的主要作用有：禁止疟病或除诸疟病（加用灰水或佉祢啰木、白线，依法而用）、息除一切病（持酥、油或水涂摩）、禁止迦枯哩那鬼所持病（持刀，依法而用）、止腹痛（加持盐水依法而饮）、息除诸恶毒（加持土或加持水，依法而用）、治眼病（白线系耳）、治齿痛（迦啰尾啰木作齿木用）、解除瘰疬及诸疮肿（加持荜茇与蜜同和涂摩）、除去眼病（香水、甘草水或钵罗舍叶浸水）等。陀罗尼香药法在消灾降福上的作用有：消除诸业障、作结界法（加用沉香水或取五色线加持21遍等）、作诸拥护法者（持线依法而用，持水或冢间灰）、息诸斗战诤讼（净水洗涤其面）、国界安稳灾难不生（取净瓶中水随处洒）等。

另外，可将多种香药制成香药丸，用于祛病免灾。特别是在产妇产前，可取诸味香药为末或用此香药丸，依法溶于水中。产妇用该药水沐浴即顺产，且婴儿健康，吉祥如意。若取此香药丸给儿童佩戴，能祛灾防病、安保吉祥。

无论用陀罗尼香药法疗疾祛病还是祈福避灾，都应在陀罗尼咒法实施中进行，这就是佛医的特色。本则医话谈到的对无间业的赎救，就是佛医这一特色的很好体现。《佛光大辞典》将无间业解释为："指犯五逆罪者所作之业，导致受无间地狱苦果。盖犯五逆罪者，临命终之际，必定堕入地狱而无间隔，故称无间业。又地狱称为无间，以五逆罪业能招受无间地狱之果报，故称无间业，此乃'从果'立名。又《地藏菩萨本愿经》卷上'观众生业缘品'以五义解释无间：（一）日夜受罪，以至劫数，无时间歇绝。（二）身形遍满无间，一人亦满，多人亦满，故称无间。（三）罪器叉棒，鹰蛇狼犬，铁网铁绳，饥吞铁丸，渴饮铁汁，苦楚相连，更无间断。（四）不问男子女人，羌胡夷狄，天龙神鬼，罪行业感，悉同受之。（五）从初入时，至百千劫，一日一夜，万死万生，求一念间暂住不得；除非业尽，方得受生，以此连绵，故称无间。（《俱舍论》卷十七、《大乘义章》卷七）"其实，陀罗尼咒语在某种意义上说也是一种心理疗法。

59. 秋月风病之治法

原文：

尔时，佛在舍卫国祇树给孤独园。时诸比丘秋月风病动，形体枯燥，又生恶疮。世尊在闲静处念言："此诸比丘今秋月风病动，形体枯燥，又生恶疮。我今宁可方宜使诸比丘得服众药，当食当药，如食饭、干饭，不令粗现。"复作是念："今有五种药，世人所识：酥、油、生酥、蜜、石蜜。听诸比丘服此五种药，当食当药，如食饭、干饭，不令粗现。"时世尊从静室起，以此因缘集比丘僧，告言："我于静室中作是念：'今诸比丘秋月风病动，形体枯燥，又生恶疮。我今宁可方宜使诸比丘得服众药，当食当药，如食饭、干饭，不令粗现。'我作是念：'今有五种药，世人所识：酥、油、生酥、蜜、石蜜。听诸比丘服，当食当药，如食饭、干饭，不令粗现。'"是故听服五种药。若比丘病因缘时应服。时诸比丘得肥美食，若得肉、肉羹不能及时而食，况得此五种药而能及时食，畜药虽多，病复不差，形体枯燥，又生恶疮。

时，世尊知而故问："阿难！此诸比丘何故形体枯燥，又生恶疮？"阿难白佛言："此诸病比丘得好肥美食，得肉、肉羹不能及时食，况能随时服五种药，畜药虽众多，病亦不差。是故形体枯燥，又生恶疮。"佛告阿难："自今已去听诸比丘时、非时有病因缘，服此五种药。"

时诸病比丘得肥美饭食，得肉、肉羹不能及时食，尽与看病人。看病人足食已，不食便弃之，众乌诤食鸣唤。

尔时，世尊知而故问："阿难！众乌何故鸣唤？"阿难白佛言："诸病比丘得肥美饮食，得肉、肉羹，不能及时食，尽与看病人。看病人足食已，不食便弃。众乌诤食，是故鸣唤。"佛告阿难："自今已去听诸病人食残，看病人足食、不足食自恣食之。"时诸比丘朝受小食已，入村乞食，足食已，还僧伽蓝中，以朝所受食与诸比丘。诸比丘足食已，不食便弃之。众乌诤食鸣唤。

时，世尊知而故问："阿难！众乌何故鸣唤？"阿难具以上因缘说之，是故众乌鸣唤。佛告阿难："自今已去若受早起小食已。若足食已，听作余食法食。作余食法者，言：'大德我足食已，汝看是知是。'是为作余食法。彼应语言：'止汝贪心。'应作如是余食法食。"（更有余因缘事，如波逸提余食法中说不异，故不复烦文，故不出也。）

尔时，尊者舍利弗风病动，医教服五种脂：熊脂、鱼脂、驴脂、猪脂、摩竭鱼脂。听服此五种脂，时受、时煮、时漉，如服油法时；非时受、非时煮、非时漉，若服者，如法治。

（选自《四分律》第十卷，姚秦罽宾三藏佛陀耶舍共竺佛念等译，
标题为笔者所加）

释要：

秋月是风病发病的季节。"秋月风病动"之"动"，《说文》云："动，作也。"《后汉书·华佗传》云："佗曰：'此病后三期当发，遇良医乃可济救。'依期果发动，时佗不在，如言而死。"动为发作之义。风病为病名，此病的主要临床特征为形体枯燥，伴生恶疮（疮疡）。在中医学中，恶疮是病名。恶疮亦名久恶疮、恶毒疮、顽疮，指脓液多、严重且顽固的外疡，其临床特点为病程长、病位深、范围大、难敛难愈。恶疮一名出自《刘涓子鬼遗方》卷五。《诸病源候论》卷三十五云："诸疮生身体……疮痒痛燌肿而疮多汁，身体壮热，谓之恶疮也。"恶疮在本则医话中，应是风病的一个主要并发症。风病的发病因素为吃肉和肉羹之类美食厚味，且食用的量或进食次数都多。治疗时用生酥、酥、油、蜜、石蜜5种药，并针对病因"作余食法。……止汝贪心，应作如是余食法食"来进一步控制过度饮食之贪欲，减少食量和进食次数。《四分律删繁补阙行事钞·头陀行仪篇》云："不作余食法，由食多无度，妨道业故。智论，由求小食、中食、后食，则失半日之功。佛法为行道故，不为益身如养马、养猪等。"《素问·生气通天论》说："高梁之变，足生大丁，受如持虚"。过食肥甘，又缺少运动，是很容易引发疾病的。

小食，丁福保《佛学大辞典》解释说："（饮食）禅家早晨之食，亦云点心。《海龙王经请佛品》曰：'尔时海龙王白佛言："唯佛加哀，诣我宫中，屈神小食。"'"《佛光大辞典》云："依佛制，出家之人但于日中一食，若于晨时食，称为小食；于午后食，称为后食。皆不合制。或谓晨朝之食称为轻食；于晨朝与正午之间进食，则称小食。又禅林中以朝食之粥称为小食，久之，乃为朝食之异称（《四分律》卷二十二）。"

《四分律行事钞资持记》进一步解释道："由先食正食，堪充一饱；日未中前，若欲更食，开作余食法已，食之法式，具在随相。上根少欲，不受此开，故得名耳。智论中，上明营求，证上无度；后食，即余食。失半日者，证上妨业。佛下，示出家意。养马图力，养猪图食；出家行道，不图色力。"

僧伽蓝，梵名，指许多僧人所住之处，亦即佛教寺院，即僧伽罗磨。《十诵律·比丘诵》云："地法者，佛听受地，为僧伽蓝故，听僧起坊舍故。"

舍利弗，佛陀十大弟子之一，以智慧第一著称，又作舍利弗多、舍利弗罗、舍利弗怛罗、舍利弗多罗、奢利富多罗、奢利弗多罗、奢唎补怛罗、设利弗呾罗；意译为鹙鹭子、秋露子、鸲鹆子、鸲鹆子；梵汉并译，则称舍利子、舍梨子。

60. 杨枝洁齿

原文：

时，诸比丘口臭。佛言："应嚼杨枝。不嚼杨枝，有五事过：口气臭、不别味、增益热癊、不引食、眼不明。不嚼杨枝，有如是五过。嚼杨枝有五事利益：一口气不臭，二别味，三热癊消，四引食，五眼明。嚼杨枝，有如是五事利益。"世尊既听嚼杨枝，彼嚼长杨枝。佛言："不应尔，听极长者一搩手。"彼嚼杨枝奇者。佛言："不应尔。"彼嚼杂叶者。佛言："不应尔。"彼纯嚼皮。佛言："不应尔。"时有比丘嚼短杨枝，见佛恭敬故便咽，即以为患。诸比丘白佛。佛言："不应尔，极短者，长四指。"彼于多人行处嚼杨枝，若在温室，若在食堂，若在经行堂。诸比丘见恶之，往白佛。佛言："不应尔，有三事应在屏处。"大小便、嚼杨枝，如是三事应在屏处。时，诸比丘舌上多垢。佛言："听作刮舌刀。"彼用宝作。佛言："不应尔。听用骨、牙、角、铜、铁、白镴、铅、锡、舍罗草、竹、苇、木。"彼不洗便举，余比丘见恶之。佛言："不应尔，应洗。"彼洗已，不晒燥便举，生坏。佛言："不应尔。"时，诸比丘患食物入齿间。佛言："听作摘齿物。"彼用宝作。佛言："不应用宝作，听用骨、牙、角乃至竹、木作。"彼用已，不洗便举，诸比丘见皆恶之。佛言："不应尔，应洗。"彼洗已，不晒燥便举，生坏。佛言："不应尔，应令燥举之。"时，诸比丘患耳中有垢。佛言："听作挑耳篦。"彼用宝作。佛言："不应尔，听用骨、牙、角乃至竹、木作。"

（选自《四分律》第五十三卷，姚秦罽宾三藏佛陀耶舍共竺佛念等译，

标题为笔者所加）

释要：

杨枝，即齿木，为用来磨齿刮舌以清除口内污物的木片。《五分律》卷二十六记载："有诸比丘不嚼杨枝，口臭、食不消。有诸比丘，与上座共语，恶其口臭，诸比丘以是白佛。佛言：'应嚼杨枝。嚼杨枝有五功德：消食、除冷热涎唾、善能别味、口不

臭、眼明。'"

佛医非常注重口腔卫生。佛家把揩齿刷牙作为修禅前的必经程序，杨枝也自然成了比丘十八物之一。比丘十八物指古代比丘日常生活中随身携带的 18 种常用物品，计有杨枝、澡豆、三衣、瓶、钵、坐具、锡杖、香炉、漉水囊、手巾、戒刀、火燧、镊子、绳床、经、律、佛像、菩萨像。《梵网经》卷下说："菩萨行头陀时及游方时，行来百里千里，此十八种物常随其身……如鸟两翼。"由此可见，嚼杨枝是一种很普遍的卫生习俗，其目的就是保持口腔清洁，去除舌苔、口臭。

东汉传入的《温室洗浴众僧经》一书已经谈到用杨枝洁齿，并告诉人们：用之使人"口齿好香，方面齐平"。《大唐西域记》载："凡有馔食，必先盥洗，残宿不再，食器不传，瓦木之器，经用必弃。……馔食既讫，嚼杨枝而为净。"本则医话明确指出嚼杨枝的五大好处与不嚼杨枝的五大害处："不嚼杨枝，有五事过：口气臭、不别味、增益热癊、不引食、眼不明。不嚼杨枝，有如是五过。嚼杨枝有五事利益：一口气不臭，二别味，三热癊消，四引食，五眼明。嚼杨枝，有如是五事利益。"

嚼杨枝时对于杨枝或者齿木的长短是有要求的，如本则医话中讲"极长者一搩手""极短者，长四指"。《根本说一切有部毗奈耶杂事》卷三说："此有三种，谓长、中、短。长者十二指，短者八指，二内名中。"《五分律》卷二十七说："有诸比丘，作杨枝太长。佛言：'不应有，极长时一搩手。'有一比丘，嚼短杨枝，见佛恭敬，便吞咽之。佛威神令得无患。佛言：'不应尔，极短听长并五指，亦不应太粗、太细。'"从以上文献记载可见：杨枝极长者一搩手，长者 12 指，中者 10 指，短者 8 指，极短者 4 指。杨枝太长，使用不便；如果太短，比丘在嚼杨枝时刚好遇到佛陀，为了恭敬之故，而将杨枝吞下去，就会有危险。因此，佛陀规定了杨枝的尺寸。搩，张开（拇指、中指或食指）度量物体。丁福保《佛学大辞典》云："一搩手，尺度名。又名一磔手、一张手、一折手，张中指与大指之长也。……《行事钞》中曰：'佛搩手，尺量不定。今总会诸部，校勘是非。僧祇佛搩手长二尺四寸，明了论同之。善见云："中人三搩手长佛一搩手。"多论云："佛一搩手凡人一肘半。五分佛搩手长二尺。"'《行事钞》下曰：'今依五分，佛一搩手，长二尺。准唐尺者，则一尺六寸七分强。'详于《资持记》中二之一，下一之二。《名义集》三曰：'磔周尺，人一尺，佛二尺。'《释氏要览》上曰：'佛一搩手，长二尺四寸。'《璗囊钞》十五曰：'一搩手者八寸。（中略）《智证之杂记》云："一搩者，散舒中大两指以为一析。"'"可见在当时，对于一搩手的测量有多种方法。

根据《五分律》卷二十七及本则医话的记载可知，使用杨枝清洁口腔时应注意以下事项：①比丘应于阿练若处嚼杨枝；②不可临井嚼杨枝；③杨枝用尽，净洗乃弃；④应截去杨枝已用处，余更畜用；⑤不以盛革屣囊盛杨枝；⑥不应于温室、讲堂、食堂、作食处，和尚、阿阇梨、上座前嚼杨枝；⑦不于患病之比丘前嚼杨枝；⑧嚼极短杨枝，亦不可吞食等。

本则医话除讲杨枝之外，还讲到刮舌刀、挑耳篦。刮舌刀是用来刮去舌上苔垢的，挑耳篦系清理耳垢之具。由此可见，古时候的比丘是非常讲究卫生的。

61. 热浴却病

原文：

尔时，春残一月半、夏初一月，是二月半大热时。诸比丘不得浴故，身体垢痒、烦闷吐逆。是事白佛："愿世尊，如是大热时，听诸比丘洗浴。"佛言："听浴。从今是戒应如是说：若比丘减半月浴，波逸提，除因缘。因缘者，春残一月半、夏初一月，是二月半名大热时。是中犯者，若比丘未至大热时浴，波逸提；若大热时浴不犯。"

佛在王舍城，尔时，诸比丘病，以酥油涂身，不得浴故，患痒、烦闷吐逆。诸比丘白佛："愿听病因缘故浴。"佛言："从今日听病因缘故浴，益利病人，如食无异。从今是戒应如是说：若比丘减半月浴，波逸提，除因缘。因缘者，春残一月半、夏初一月，是二月半大热时。除病时，病者，若冷发、风发、热发，若洗浴得差，是名病。是中犯者，若比丘无病，减半月浴，波逸提；若病，不犯。"

佛在王舍城，尔时，诸比丘中前着衣持钵入城乞食，时恶风起，吹衣离体，尘土坌身，不得浴故，烦闷吐逆。是事白佛："愿世尊，听风因缘故浴。"佛言："从今听风因缘故浴。从今是戒应如是说：若比丘减半月浴，除因缘，波逸提。因缘者，春残一月半、夏初一月，是二月半大热时。除病时、风时。是中犯者，若无风因缘浴，波逸提；若有风因缘浴，不犯。"

（选自《十诵律》第十六卷，后秦北印度三藏弗若多罗译，标题为笔者所加）

释要：

本则医话记载了佛陀对于沐浴的认识和理解，以及在生活中遇到具体情况时的灵活运用。佛陀认为：沐浴既是日常生活中的卫生要求，又是防病却疾的方法。春夏之际，天气转热，诸僧人由于无法沐浴，以致"身体垢痒，烦闷吐逆"，而发病证。当时的僧伽制度对沐浴有一定的限制和要求，如一月一浴不能改为半月一浴，七天一浴不能改为三天一浴，否则就是犯戒，就有坠入地狱之虞。波逸提，译为堕，即堕入地狱之义。佛陀指出：戒律必须严格遵守，但是也应该根据实际情况执行，这体现出了佛的灵活性。如若天气大热无比，适时沐浴不算犯戒；如果僧人得了疾病，为了治病而沐浴也不算犯戒。因此，对于处于特定的季节、特定的环境者和患有某些疾病者要区别对待，应灵活处置。如果得了冷病、热病、风病、皮肤瘙痒、烦闷欲吐、周身汗臭等，那就必须及时通过沐浴来治疗。

中医诊病、治病，要求医者机圆法活，通常达变；佛陀做法、理事，也不墨守成规，生搬硬套，而是在戒律范围内，区别变通而待之。可见，中医、佛医颇有相似或相同之处。

62. 七法中医药法

原文：

佛言："若不自乞檀越、施应受，从今日听僧服四种药。何等四种药？一时药，二时分药，三七日药，四尽形药。时药者，五种佉陀尼、五种蒲阇尼、五似食。何等五种佉陀尼？一根食，二茎食，三叶食，四磨食，五果食。何等根食？芋根、菔根、藕根、芦卜根、芜菁根。如是等种种根可食。何等茎食？芦卜茎、谷梨茎、罗勒茎、柯蓝茎。如是等种种是茎佉陀尼。何等叶食？芦卜、谷梨叶、罗勒叶、柯蓝叶。如是等种种叶可食，是叶佉陀尼。何等磨食？稻、大麦、小麦。如是等种种，是磨佉陀尼食。何等果食？庵罗果、阎浮果、波罗萨果、镇头佉果、那梨耆罗果。如是等种种，是果佉陀尼。何等五种蒲阇尼食？一饭，二麨，三糗，四鱼，五肉。如是五种蒲阇尼食。何等五种似食？穄、粟、穬麦、莠子、迦师。如是等种种，是名似食。未漉浆汁，是名时药。时分药者，若净漉浆汁，是名时分药。七日药者，若酥、油、蜜、石蜜，是名七日药。尽形药者，五种根药。何等五种？一舍利，二姜，三附子，四波提毗沙，五菖蒲根。是药尽形寿共房宿，无罪。五种果药，呵梨勒、鞞醯勒、阿摩勒、胡椒、荜芙罗，尽形寿共房宿。有五种盐，黑盐、紫盐、赤盐、卤土盐、白盐，尽形寿共房舍宿。有五种树胶药，兴渠、萨阇罗茶帝、夜帝、夜波罗、帝夜盘那，尽形寿共房宿。五种汤，根汤、茎汤、叶汤、华汤、果汤，尽形寿共房宿。是四种药，时药、时分药、七日药、尽形药。若即日受时药、时分药、七日药、尽形药，若和合一处，此药时应服，非时不应服，时药力故。若即日受时分药、七日药、尽形药，是药和合一处，是药应时分服，过时分不应服，时分药力故。若即日受七日药、尽形药，是药和合一处，七日应服，过七日不应服，七日药力故。尽形药随意服。若即日受时药不净，受时分药、七日药、尽形药，和合一处，不应服，即日受时分药不净。受七日药、尽形药，和合一处，不应服，即日受七日药不净。受尽形药，和合一处，不应服。"

长老优波离问佛："是三种药：时分药、七日药、尽形药。是三种药，举宿得口受不？"佛言："不得。"

"是三种药，恶捉得口受不？"佛言："不得。"

"是三种药，手受、口受，不病得服不？"佛言："不得。"

"是三种药，手受、口受，病得服不？"佛言："得。"（七法中医药法第六竟）

（选自《十诵律》第二十六卷，后秦北印度三藏弗若多罗译，标题为笔者所加）

释要：

《十诵律》为佛教戒律书，又称《萨婆多部十诵律》，61卷。相传律文原有80诵，大迦叶传承以后至第五师优波掘始删为10诵。其中第四诵（卷二十一至卷二十八）包括七法，即受具足戒法、布萨法、自恣法、安居法、皮革法、医药法和衣法。本则医话讲的就是这七法中的第六法——医药法。此文全面、详尽地论述了"四种药"（即四药）的分类和用法。

四药就是维持色身之物资的4类药物。关于四药，后面的"65.佛说七日药"对其进行了详细阐述，故此处不细述。"65.佛说七日药"中的四药是指时药、更药、七日药、尽寿药，本文以时药、时分药、七日药、尽形药为四药。两文对第二种和第四种药的叫法不同，但二者所载四药包含的内容基本相同。

本则医话中条列的很多药物也是食物。如迦师乃莜麦禾谷类作物，学名裸燕麦，《穆天子传》称"焚麦"，《黄帝内经》称"迦师"，《广志》称"折草"，《稗海博志》称"燕麦"，《史记》称"斯"，《唐本草》称"麦"等。作为食物，迦师有很高的营养价值，其蛋白质含量平均达15.6%，比大米高100%，比玉米高75%，比小麦面粉高66%，比小米高60%。迦师中的8种氨基酸较平衡，其赖氨酸含量高于大米和小麦面粉。迦师中的脂肪和热能都很高，其脂肪含量是大米的5.5倍，是小麦面粉的3.7倍。作为药物，迦师具有催乳、降低胆固醇、预防心脏病和糖尿病的作用，对中老年人常见的心脑血管疾病有一定的预防作用。穬麦也称裸大麦、青稞，是大麦中的一种，芒长，实熟时种子与稃壳分离，易脱落，种子供食用。《名医别录》《本草纲目》等书中均载有穬麦，穬麦具有消食和中的功效，可治疗食积胀满、食欲不振、呕吐泄泻等病证。兴渠，梵语，为五辛之一，又作兴瞿、兴旧、兴宜、形虞、形具，产于中国新疆和田、西藏，以及印度、伊朗、阿富汗等地，为高达2米之草本植物，根粗如细蔓菁之根，色白，味如蒜，可供食用。若将兴渠的茎枝切断，其断口处会渗出液体，液体凝固后可供药用，称为阿魏药，可驱除小虫或除臭。

63. 病之可治与不可治

原文：

佛言："有三种病人，有病人若得随病饮食若不得，若得随病药若不得，若得随意看病人若不得，不能差。

"有病人若得随病饮食若不得，若得应病药若不得，若得随意看病人若不得，能差。

"有病人若得随病饮食差，若不得死；若得应病药差，若不得死；若得随意看病人差，若不得死。以是病故听看病人。若上二种病人，为供养供给亦善。

"病人有五事难看。何等五？一恶性不可共语；二看病人教不信不受；三应病饮食，不应病饮食，不知自节量；四不肯服药；五不能自忍节量。有是五法病人难看。病人有五事易看。何等五？一不恶性；二看病人教能信受；三别随病应食不应食；四能自服药；五能自忍节量。有是五法病人易看。

"有五法，看病人不能看病。何等五？一者恶性不可共语，二者病人教不随语，三者不别知随病应食、不应食，四者不能为病人他边索药，五者不能忍。有是五法不能看病人。

"有五法，能看病人。一者不恶性可共语，二者病人教即随语，三者能知应病饮食，是应食、是不应食，四者能为病人他边索药，五者能忍。有是五法能看病人。

"有五法，病人难看。何等五？一恶性不可共语；二不知诸病，起灭无常；三身中起病，辛苦不乐，夺命性不能忍；四一切喜从他索，少自能作而不作；五五受阴中，起灭不观。是色阴、是色阴习、是色阴尽；是痛阴、是想阴、是行阴；是识阴、是识阴习、是识阴尽。有是五法，病人难看。

"有五法，病人易看。何等五？一者不恶性可共语；二知诸痛，起灭观无常；三身中起病，辛苦痛急不乐，夺命性能忍；四一切不喜从他索少，自能作自作；五五受阴中，起灭能观。是色阴、是色阴习、是色阴尽；是痛阴、是想阴、是行阴；是识阴、是识阴习、是识阴尽。"

（选自《十诵律》第二十八卷，后秦北印度三藏弗若多罗译，标题为笔者所加）

释要：

《史记·扁鹊仓公列传》曰："人之所病，病疾多；而医之所病，病道少。故病有六不治：骄恣不论于理，一不治也；轻身重财，二不治也；衣食不能适，三不治也；阴阳并，脏气不定，四不治也；形羸不能服药，五不治也；信巫不信医，六不治也。有此一者，则重难治也。"这是名医扁鹊所说的"病有六不治"。

佛陀也认为病有可治与不可治之分。5种不可治："一恶性不可共语；二看病人教不信不受；三应病饮食，不应病饮食，不知自节量；四不肯服药；五不能自忍节量。"5种可治："一不恶性；二看病人教能信受；三别随病应食不应食；四能自服药；五能自忍节量。"患者的病证有5种情况，医生可根据这5种情况判断患者的疾病能否医治。一是患者贪欲、贪心很重，又听不进忠告，这样就不可治；反之就可以治疗。（恶，佛教语，乃三性之一，指贪等恶性及恶性所引起的一切恶业。）二是患者不相信或不接受医生的治疗方法，病就不可以治；反之即可治。三是患者不注意饮食禁忌，不节制饮食，病也不可以治；反之则可治。（节量，指节量食，其一指控制食量，不能多吃，要节制饮食，吃饱、吃好即可；其二指限制进食次数，坚持一日一食、过午不食的戒律。）四是患者不肯服用治疗的药物，病当然就不能治；遵守医嘱，按时服药，病才可治。五是不能够忍受美食的诱惑，不能够恪守节量食戒律，病就不能治；反之病方可治。决定患者疾病的可治与不可治的主要因素为欲和食，在这点上中医和佛医的认识是比较一致的。

64. 佛醋疗百病

原文：

> 生肉及诸醋，有五种不用。
>
> 痔病爪不伤，回施知希望。

尔时，薄伽梵在室罗伐城。具寿邬波离请世尊曰："如大德说。开西羯多苾刍为病因缘得食生肉者，不知于何处当取？"佛言："于五屠人处取。""云何为五？"谓："是杀羊、鸡、猪，捕鸟，猎兽者。""大德！谁当合取？"佛言："令敬信者取。""令谁授与？"佛言："还遣信人。"于此城中，时有苾刍，身遭疾苦，诣医人所，问曰："我有病渴病，贤首！愿为处方。"医人答言："宜可服酥，必当平复。"苾刍报曰："佛未听许，为病服酥。"医人答曰："世尊大悲！为病所须，亦应开服。"时诸苾刍以缘白佛。佛言："苾刍，为病医遣服酥者，应可服之。"时病苾刍，虽已服酥仍患渴逼。医人问曰："尊者！服酥气力何似？"苾刍答曰："犹被渴逼。"医人报曰："酥不差者，酸浆诸醋，何不饮之？"苾刍答曰："世尊不许非时而饮，云何得服？"医人报曰："世尊慈悲！为病所须，亦应听服。"时诸苾刍以缘白佛。佛言："我今开许，应饮醋浆。"时诸苾刍不知何者醋浆，如何当饮，复往白佛。佛言："醋浆有六，皆可服用。一大醋，二麦醋，三药醋，四小醋，五酪浆，六钻酪浆。此等酸浆若欲饮时，应以少水湛之作净，仍用绢迭罗滤，澄清如竹荻色。若时与非时，有病无病饮皆无犯，勿致疑惑。"言大醋者，谓以砂糖和水置诸杂果；或以蒲桃、木楂、余甘子等，久酿成醋。麦醋者，谓磨麸麦等杂物令碎酿以成醋。药醋者，谓以根茎等药、酸枣等果酿之成醋。小醋者，谓于饭中投热饙汁及以饭浆，续取续添，长用不坏。酪浆者，谓酪中浆水。钻酪浆者，谓钻酪取酥，余浆水是。

（选自《根本说一切有部尼陀那》第二卷，大唐三藏法师义净奉制译，标题为笔者所加）

释要：

薄伽梵，佛的通称。薄伽梵为佛陀十号之一，诸佛通号之一，又作婆伽婆、婆伽梵、婆哦缚帝，意译为德、能破、世尊、尊贵，即有德而为世所尊重者之义；在印度用作有德之神或圣者之敬称，具有自在、正义、离欲、吉祥、名称、解脱等义；在佛教中则为佛之尊称，又因佛陀具有德、能分别、受众人尊敬、能破除烦恼等众德，而具有有德、巧分别、有名声、能破 4 种意义。另据《佛地经论》卷一载，薄伽梵具有自在、炽盛、端严、名称、吉祥、尊贵 6 种意义。此外，亦有将佛与薄伽梵并称为"佛薄伽梵"者。在《药师琉璃光如来本愿功德经》中薄伽梵指释迦牟尼佛。此处薄伽梵出现在经文最前面，是指说法的释迦牟尼佛。苾刍，即比丘，本西域草名，梵语以喻出家的佛弟子，为受具足戒者之通称。《大唐西域记·僧诃补罗国》云："大者谓苾刍，小者称沙弥。"

本则医话其实也是一则医案。一比丘患有消渴病（相当于现代医学的糖尿病等疾病），其病因是嗜食生肉。其症状是"渴逼"（即大渴喜饮）及乏力，治疗方法是先用酥，后改用醋。消渴是以多饮、多食、多尿、身体消瘦和尿有甜味为特征的疾病，又称消瘅、肺消、消中。消渴病之病位在肺、胃、肾。燥热伤肺，则治节失职，肺不布津；燥热伤胃，则胃火炽盛，消谷善饥；燥热伤肾，则肾失固摄，精微下注。凡饮食不节，过食肥甘，或情志失调，气郁化火，或劳欲过度，耗伤肾阴，均可诱发消渴病。本则医话中的患病比丘的消渴病应是饮食不节，过食肥甘所致。虽然本则医话仅仅描述了大渴善饮、倦怠乏力两大突出症状，但这却能体现出消渴病的症状特点。治疗时开始用酥，但因酥属于高脂肪、高蛋白类营养品，不适合治疗消渴病，在治疗一段时间后，病不见好转，这属于药不对证，后改用醋来治疗。消渴病的病变机制是阴虚火盛，而醋味酸、甘，性平，既能敛阴生津，又能"下气消食，开胃气"（《本草备要》），故能治疗消渴病。

文章开头的偈语中还有"痔病爪不伤，回施知希望"一句，这是因为《根本说一切有部尼陀那》第二卷接下来论述了痔病的治疗，但是我们没有选录此文。

65. 佛说七日药

原文：

尔时，薄伽梵在王舍城竹依园中，由毕邻陀婆蹉，依止弟子受恶触药行与饮食更相杂糅或自类相染，亦复不知此等诸药何者应舍，何者不应舍。时与非时，随意食啖，因病药事，烦恼同前，制斯学处。

如世尊说："听诸病苾刍所有诸药，随意服食。谓酥、油、糖、蜜，于七日中，应自守持，触宿而服。若苾刍过七日服者，泥萨祇波逸底迦。"

言如世尊，说者谓于毗奈耶中说医药处。言世尊者，举教主也。病有二种，一主病，二客病，由此常应于食啖时，作疗病想，然后方食。因明瞻病所有行法，若邬波驮耶，若阿遮利耶，若亲教弟子，若依止弟子，同邬波驮耶，同阿遮利耶及亲友知识，当于病者好心瞻视。若无依怙此，应合众共看，或作番次；若同界者，日应三回往问。看病之人于病者处，置诸坐物，令问疾者坐。诸问疾人，不应久住。若病人贫无药直者，师主知识等应为办之，或施主边求，或用僧伽物，或窣睹波物，或幡盖等庄严之具。依价卖之，以供药直；若后病差应偿，若无力者不还无犯。大师之子是父财故。若看病苾刍供给病者，除性罪已，余皆应作；若病者命欲终时，其看病人应移病者，置私卧具上，善为方便，勿令嗔恼；若索衣钵等，应急呈现。身亡之后所有丧事，若亡者无物用僧伽物，或看病人为病者乞；若有病人为病所困，便将衣钵随处布施。其受施者不应即分，应于余日问其进不。若重索者应还，若言不取者应分。然诸病人及瞻病者，所有行法，随教应作；不依行者，得恶作罪。言随意者，谓随顺病人所宜之事。言服食者，谓听啖嚼。言诸药者，总有四种：一时药，二更药，三七日药，四尽寿药。然此四种皆能疗疾，并名为药。病者所须非无病者，即此四种服食之时，皆应先作疗病心已，然后受用。

言时药者，谓五正食：一麨，二饭，三麦豆饭，四肉，五饼及五嚼食等。此并时中合食故。名时药。

言更药者，谓八种浆，云何为八？一招者浆（西方树名，亦名颇呾梨，角同皂荚，其味如梅，角宽一两指，长三四寸），二毛者浆（即芭蕉子，以少胡椒，安在果上，手极捼之，皆变成水），三孤洛迦浆（状如酸枣），四阿说也子浆（是菩提树子也），五乌昙跋罗浆（其果大如李），六钵鲁洒浆（其果状如蘡薁子），七蔑栗坠浆（即是蒲萄果），八渴树罗浆（形如小枣，甜而涩，树多独立，形若棕榈，此等诸浆，皆须净洗手、净滤漉，然后堪饮）。除此八已，若橘柚、樱梅、甘蔗、糖、蜜等，亦听作浆。味若甜者，应知醋及醋浆、醋果。依夜分齐，故名更药。

言七日药者，谓酥、油、炒糖及蜜。

言尽寿者，有其五种，谓根、茎、叶、华、果。根，谓菖蒲、姜、藕须；茎，谓天木、旃檀；叶，谓瓜叶、楝叶；华，谓龙华、莲华；果，谓诃梨得枳、庵摩洛迦、鞞醯得枳、胡椒、荜茇。又有五种黏药：一阿魏，二乌糖，三紫矿，四黄蜡，五诸余树胶。又有五煎灰药：一龗麦灰，二龗麦芒灰，三油麻根灰，四牛膝草灰，五诸余杂灰。此等诸灰，水淋煎之，随意应用。又有五种盐药：一先陀婆（因河为名），二毗邓伽（因水为名），三骚跋折攞（因山为名），四鹢路磨（因地为名），五三没达攞（煮海为之）。又有五种涩物药：一庵摩洛迦，二诳婆，三瞻部，四失利洒，五高苫薄迦（此并树名，东夏既无，不可翻也）。斯等咸是举类而言，若更有余用皆无犯。

时药者，谓于时中食噉，不许非时。若苾刍等病因余药不除，医令与食者，应在屏处，非时噉食无犯。然此四药，各随强势而服用之。谓前前强、后后弱，时长是弱、时促为强；若后三药与初相杂者，应随势而服，后二随一、后一随一，时过分限皆不应服；若乌鸦、雕、鹙、白鹭、鸺鹠、象、马、龙、蛇、猕猴、犬、貉、食尸禽兽，并不应食；若皮是不净，其肉筋骨亦皆不净，不食彪残及以人肉；若食人肉，得窣吐罗罪。凡行食时，若有肉食，上座应问此是何肉，观彼答已，知是合食，方可食之；若上座不言，次座应问，若不问者，俱得恶作。有三种肉，是不应食，若见、若闻、若疑。为我杀害而噉食者，得越法罪。或有病人，医处方药，随病所宜，听食人肉。若性不便见时变吐者，应以物掩目，令其噉食，食了除去，安余美膳，方解掩物，其肉应令敬信之人于彼屠处而简取之。不应饮人乳，作药服者无犯。有五种人，听于小食时食五正食：一病人，二看病人，三客初来至，四将欲行者，五守寺人。若在俭时于小食上，亦听食饭。若寺内无净地，处与食同宿。内煮、自煮皆不应食，惟除俭年。若煮饭欲熟，鱼、肉、果、菜其色变，常煎乳三沸。若无净人溢时须触者，食之无犯。若不食者，应施贫人。若先有施主设食之时，后更有人持饭来施，问先施主方可受之。

若有施主称三宝名，以衣食等施苾刍者，应返问彼所云佛陀即两足尊耶？若云如是，便不应受。若彼报云仁即是我，佛陀者应受，达摩僧伽准此应问。凡于食处涂拭令净，地敷净叶，不应足踏叶上，若至牧牛人处乏少水者，酪浆饭汁洗足无犯。或于俗家已足食竟，若有余食更欲食者，即用前受重食无犯。若须残食，应自持去。若施主持食别在众前，施心已成，事急须去，无人授者，苾刍应作北洲想自取而食。庵没罗果核未成者不应食，若核成者无犯。又更药者，有六种醋物：一大醋，二麦醋，三药醋，四小醋，五酪浆、六钻酪浆。此等醋物饮用之时，应以少水渧之，作净绢迷罗滤色如竹荻。时与非时，病及无病，随意饮用。大醋者，谓以抄糖和水置诸杂果，或以蒲萄、木楂、余甘子等，久酿成醋。麦醋者，谓磨䴗麦等杂物，令碎酿以成醋。药醋者，谓以根茎等药、酸枣等果渍之成醋。小醋者，谓于饭中投热馈汁及以饭浆，续取续添长用不坏。酪浆者，谓酪中浆水。钻酪浆者，谓钻酪取酥余浆水是。若抄糖以水和者，体若未变，应加守持为七日药。诸杂果等欲作浆者，若时中受取，净手搦碎，水和澄清，但持中饮。若在非时自料理者，听非时饮。若令未近圆人作者，时、非时得饮。若欲作浆齐更饮者，时中料理，时中受取，对人加法至初夜尽自取而饮。若过此时，便不应饮。时中饮者，随滤不滤。非时饮者，必须澄滤。其六醋物，准此应知。又七日药者，一受已后，作法守持，齐七日内，食之无犯。若有病缘非时须服，欲求他授复无净人，应七日守持，或时随路自持而行。有五种人，得守持七日药：一行路人，二断食人，三病人，四守护寺人，五营作人。作抄糖团须安抄末，是作处净，非时得食。行路之时，若以抄糖内于米中，手拍去米应食；若置抄中应以水洗；若黏着者，竹片刮除，重以水洗，食之无犯；若不能令无染涉者，先水洗已，手接令碎，投以净水，将物滤之，不由此染便成染过，非时得饮。然此糖等，时与非时、病及无病，食皆无犯。应知更药及以尽寿，类此应知。许五种脂时中煮熟，滤使净洁，从他受取作法守持。乃至病差，随意应服；虽复病差，亦得畜持。拟为余人须者应与，或可安在瞻病堂中，若有须者，任彼服用，若不尔者，得恶作罪；不如法脂不应啖食；若涂身灌鼻及以揩身者无犯。甘蔗、牛乳、油麻及肉，若苾刍非时受取、非时料理，虽滤守持，并不应食。若蜜以水渧净，时与非时，随意应食。有智猿猴、智马、智象及以师子、虎、豹等脂，用涂足者，得恶作罪。又尽寿药者，若患疥者，应用前五种涩果阴干捣末，以水熟煎。先揩疥疮，后将汁洗。若病差已，同前五脂。余尽寿药，随病所须，如药事中说。

若患眼者，医人处方，用五安膳那注眼者无犯（但是眼药咸名安膳那也）：一华安膳那，二汁安膳那，三末安膳那，四丸安膳那，五骚毗罗安膳那。若病差，安置亦同前法。若是华药安盆器中，汁药安小合内，末药置在箪里，后二安置袋中；或可以物裹而系之。不依教者，得越法罪。不应为严身故庄注其眼。应畜二种注眼药锤：一熟铁，二赤铜。凡曝药时，或阴干，或日晒。天雨将至，无未近圆人自收无犯。若药相杂简取应用。若有病缘医人，教服非常药者，亦应服之，为消诸毒，故令信心者为取。此有四种：一新生犊子粪尿；二掘路陀树灰，或菩提树灰，或乌昙跋罗树灰；三甘草灰；四入地四指。取其下土四事和捣，或涂或服。若苾刍无病，蒜、胡葱、泽蒜，并不应食；为病服者无犯。凡食荤辛，应知行法。若服蒜为药者，僧伽卧具、大小便处，咸不应受用；不入众中，不礼尊像，不绕制底；有俗人来，不为说法；设有请唤，亦不应往。应住边房，服药既了，更停七日，待臭气销散，浴洗身衣，并令清洁；其所居处，牛粪净涂。若服胡葱，应停三日，泽蒜一日。若欲停贮先陀婆盐者，内牛角中还将角合，或以蜡裹，能令不销。问："颇有一物成四药耶？"有谓："甘蔗体是时药，汁为更药，糖为七日，灰为尽寿，自余诸物，类此应知。"

（选自《根本萨婆多部律摄》第八卷，尊者胜友集，三藏法师义净奉制译，
标题为笔者所加）

释要：

食是人类维持生命活动所需的各种能吃之物，药是治疗疾病的各种药物。虽然食和药的概念不一样，但是二者又有着密不可分的关系。我国历来就有"药食同源"之说。隋唐时期杨上善在《黄帝内经太素》一书中写道："空腹食之为食物，患者食之为药物。"这句话明确表达出"药食同源"的思想，也点明了"饿时为食，病时为药"的一物两性观点。《淮南子·修务训》称："神农尝百草之滋味，水泉之甘苦，令民知所避就。当此之时，一日而遇七十毒。"可见，上古神农时代药与食不分，无毒者可就，有毒者当避，许多食物即药物，食物与药物之间并无绝对的分界线。古代医家还将中药的四性、五味理论应用到食物之中，认为每种食物也具有四性、五味，食物也能够防治疾病。

佛医不仅将药物作为药，而且也将食物视为药，也就是说，佛医认为一切食物皆为药。如我们选录的《根本萨婆多部律摄》中的"佛说七日药"，就把一切食物分为时药、更药、七日药、尽寿药四大类，即四药。四药就是维持色身之物资的4类药物。时药，指五嚼食、五啖食、时食、时浆等，系日日为新，由旦至日中皆可食。更药，旧译非时食，指诸果汁、米汁之杂浆等，乃对病而设，系于时外服之。七日药，为疗病所用之酥、油、生酥、蜜、石蜜等。尽寿药，指胡椒等，或包括含根、茎、花、果等为药物者，其于一生中皆可服食。据《善见毗婆沙律》记载，尽寿药"指一切树木及草根茎叶，为食不任者"，相当于中草药。五嚼食，又作五种佉阇尼、五种珂但尼，意译作五不正食，指根、茎、花、叶、果等，或指枝、叶、花、果细末磨食等。嚼，咬嚼之义。五啖食，又作五种蒲阇（膳）尼，意译作五正食，指饭、麦豆饭、炒、肉、饼等，或指炒、饭、干饭、鱼、肉等。啖，含啖之义。时食，指蔓菁根、葱根、藕根、萝卜根、治毒草根等。时浆，指一切之果汁、粉汁、乳、酪、浆等。

七日药原系佛陀为有疾病之人而设，后来又允许行路人、断食人、守护寺人、营作人4种人食用，扩大了七日药的应用范围。七日药其实就是一些有营养的滋补品，因必须在七日内服完而得名。《四分律》列举的七日药品种有酥、油、生酥、蜜、石蜜等。七日药是患者食用的，而佛家食用为"非时"，即使上面提到的5种人可以食用，但除了患者之外，其他4种人应在"正时"（指戒律规定的时间）食用，不应在"正时"之外食用。供患者食用的还有一些脂类物质，如鱼脂、驴脂、猪脂及摩罗脂等，这些物质的食用不受时间的限制。

佛家在进食时间方面是有规定的，《佛光大辞典》云："律典中规定，凡比丘于晨朝，即现明相时至日中之间，入众行乞、斋食；而明相以前或日中以后，称为非时，不得行乞、斋食等，若于此时段食之，称为非时食。"明相，指曙光渐明、天空露白之状。从早晨明相至正午这段时间，允许比丘进食，称为时食，亦叫时药；明相以前或日中以后，不允许比丘进食，若在这一时间段进食，称为非时食，也谓非时药。

本则医话中有很多佛家称谓（人或物）和术语，给读者理解医话内容带来一定困难，故现就手头能查到者简释于后，以减少读者之麻烦。另外，因为本则医话是讨论食和药的，所以有些食和药的名称不管在前面的医话中是否出现，都在此处予以解释。

酥，即今酥油，是从牛、羊奶中提炼出来的。传统的做法是：将奶汁倒入叫作"雪董"的特制大桶里，用力搅拌数百次，搅至油水分离，表面便浮出一层淡黄色的脂肪质，把脂肪质舀起来，待冷却后即成酥油。酥油有很多种吃法，主要是用来做酥油茶喝。逢年过节，人们炸果子时也用酥油。

毕邻陀婆蹉，略称毕陵伽、毕陵，又作毕陵伽婆蹉、毕陵伽筏蹉、毕兰陀婆遮；又梵汉文并举，称为毕邻陀子；意译为余习、恶口。500 罗汉第 81 尊，毕陵伽蹉尊者，于五百世生在婆罗门贵族家。依巴利文载，毕邻陀婆蹉为舍卫城之婆罗门种，初学隐身咒，得名声，后遇佛，失其咒力，遂出家为佛弟子。《增一阿含经》卷三"弟子品"谓其言语粗犷，不避尊贵。《大智度论》卷二载，毕邻陀婆蹉曾渡恒河乞食，对恒河神说"小婢住莫流"，使水两断，得以走过乞食，因而得罪了恒河神。神到佛所诉告，佛使他道歉忏谢，他即时合掌向恒水神说"小婢莫嗔，今特向你表示忏悔和歉意"，并谓其因五百世以来生婆罗门家，常自骄贵，轻贱余人，故为本来所习之口言而已。盖"余习"又有"恶口"之称，系基于此。毕邻陀婆蹉亦擅长神通，《根本说一切有部毗奈耶》卷五载其以神通力救助其被劫夺之甥。

毗奈耶，梵语，也译为毗尼，意译为律，佛教术语，是佛教戒律的一种，是僧团共同生活的规定，具有强制力，相当于僧团中的法律。

邬波驮耶，《佛光大辞典》云："又作优波陀诃、坞波陀耶、忧波弟耶、郁波弟耶夜、邬婆提耶。意译为亲教师、近诵、依学。与'和尚'同义。以弟子年少，不离于师，常随常近，受经而诵，故称近诵；又以弟子依于师家而出道习业，故又称依学。"

阿遮利耶，丁福保《佛学大辞典》云："阿阇梨之新称。《南海寄归传》三曰：'阿遮利耶，译为轨范师，是能教弟子法式之义。先云阿阇梨，讹也。'"

诃梨得枳，《四分律名义标释》卷二十八云："此云天主持来。此果入药，功用至多。西国用之，如此间用人参、石斛等，无所不入也。新云，诃梨怛鸡。根本羯磨云，诃梨得枳。旧云诃黎勒，讹也。"

庵摩洛迦，丁福保《佛学大辞典》云："（植物）果名，见庵摩罗条案庵摩勒果，即庵摩罗果，不可与庵罗果混一。庵罗果，新称庵没罗果。庵摩勒，新称阿末罗果，又作庵摩洛迦（余甘子）。因而依《西域记》二曰：'花草果木，杂种异名。所谓庵没罗果，（中略）阿末罗果。'列举二果。《毗奈耶杂事》二曰：'梵言庵摩洛迦，此言余甘子，广州大有焉。上庵没罗，全别，为声相滥，人皆惑之，故为注出，是掌中观者。'同五曰：'庵摩洛迦，即岭南余甘子也。初食之时，稍如苦涩，及其饮水，美味便生。从事立名，号余甘矣。旧云庵摩勒果者，讹也。'"

鞞醯得枳，丁福保《佛学大辞典》云："（饮食）药名。《慧琳音义》六十三曰：'鞞醯得枳药名也。'"

66. 耆婆学医

原文：

　　耆婆者，外国音，汉言活童子。何以名之活童子？时无畏王子，晨朝乘车欲往见王，路见小儿，问傍人言："此儿为死活？"傍人答言活，是故言活童子。王子问曰："其母生已，何以掷置路上？"答曰："此淫女法，若生女教习为淫女种，若生男则掷弃，是故生弃路上。"王子无畏，抱取养育渐渐长大，即立为儿。问曰："耆婆童子何不学余技术？"答曰："往昔有佛，名曰莲花，时有一医师，恒供养莲花如来，耆婆见已，心自念言：'云何我未来世，得如此医供养如来？'作是念已，即于七日中供养如来，往至佛所头面礼足。白佛言：'愿我未来世作大医师供养佛。'如今者医师供养佛无异，作是愿已，礼佛而退，耆婆命终，即生天上，天上福尽，下生人间，如是展转乃至释迦出世，宿愿所牵，不学余技，但学医方。"问曰："耆婆所以善学医道者，耆婆就师学时，天帝释观见此人，医道若成必当供养佛，是故帝释化入耆婆师身中，以教耆婆。于七月中得师法尽，过七月已，帝释所教如是，满七年医道成就，耆婆还国。"何以中路治病？其师心自念言："此是王子，不乏财宝，若还至本国不识我恩。"作念已，即与耆婆弊故之衣，不与粮食。耆婆辞师还去。于其中路，为饥渴故，过一聚落，借问村人："谁家有病？"村人答言："某长者家有病。"即为治之，大获珍宝。耆婆自念："我治一人病，得如是珍宝；若治多人病者，当获无量珍宝，我今所获皆由师恩。"受施有十五处，一者戒场界，二者境界界，三者同布萨界，四者不失衣界，五者罗婆界，六者聚落界，七者村界，八者国土界，九者阿盘陀罗界，十者掷水界，十一者乡居界，十二者罗那界，十三者阿罗阇界，十四者洲界，十五者铁围山界。此是十五界，汝今当知。

（选自《善见律毗婆沙》第十七卷，萧齐外国三藏僧伽跋陀罗译，
标题为笔者所加）

释要：

耆婆，梵名，又作耆婆伽、只婆、时婆、耆域、时缚迦，丁福保《佛学大辞典》称："医王耆婆之译名。"耆婆为佛陀时代之名医，曾至德叉尸罗国学医，后返王舍城，为频婆娑罗王与阿阇世王之御医。耆婆虔诚信仰佛教，屡次治愈佛弟子之病，曾引导弑父之阿阇世王至佛陀面前忏悔，可媲美我国战国时代之扁鹊。

本则医话讲述了耆婆学医的经过，也就是耆婆从一个弃婴成长为医王的故事。耆婆从小就有"愿我未来世作大医师供养佛"的志愿，后来从师学医。从这则医话中可以看出，耆婆勤奋好学、刻苦努力的精神感动了天帝，于是，"天帝释观见此人，医道若成必当供养佛，是故帝释化入耆婆师身中，以教耆婆。于七月中得师法尽，过七月已，帝释所教如是，满七年医道成就"。耆婆学成回国时，老师为了磨炼他的意志，"与耆婆弊故之衣，不与粮食，耆婆辞师还去"。这使我们想起孟子所说的"天降大任于斯人也，必先苦其心志，劳其筋骨，饿其体肤，空乏其身，行拂乱其所为，所以动心忍性，曾益其所不能"。最终耆婆克服困难，回到王舍城，成为一代医王。

67. 安般念广修其行

原文：

尔时，世尊告诸比丘："当学安般念，广修其行，食息之顷，莫失安般念行。何以故？行安般念，广修其行，后得大果，有大功德报。于此比丘中，比丘若在村落，若在城郭依彼止住。到时着衣持钵，入村落乞食，将护其身，专定六根，莫失至行。若眼见色，不兴起想染着之意，作如是行，则成眼根。如是耳、鼻、舌、身、意，法不兴起想染之意，意不适彼，则成意根。若于村落乞食之后，取衣钵着房中，先洗脚举尼师坛着肩上。求无人处，向彼闲靖树下露精草庐。园外平处冢间山谷岩窟，依彼止住。若至闲居，若至树下布尼师坛，结加趺坐。平坐不倾猗。系念在门（鼻也），比丘念息顷，息出亦念，息入亦念。息出长亦知长，息入长亦知长，息出短亦知短，息入短亦知短。身诸毛孔息出尽觉知，身诸毛孔息入尽觉知。若意定觉灭出息，觉灭入息。身口意觉灭出息，觉灭入息（出息为安，入息为般）。譬如旋作轮，若旋弟子，牵旋长亦知，牵旋短亦知（此土亦作此轮，作南土名之为勃勃，作大品衔中轮，同此）。比丘如是行安般念，广修其行，乃至意念学灭出息入息。作是行安般念，广修其行，得大果有大功德报。"

（选自《鼻奈耶》第一卷，姚秦凉州沙门竺佛念译，标题为笔者所加）（鼻，秦言去。奈耶，秦言真也。去若干非而就真，故言真也。降伏此心，息此心忍不起，故曰真也。降伏，戒也，息定也，忍智也。）

释要：

《鼻奈耶》是由晋代姚秦凉州沙门竺佛念译的佛经文献，主要记述了僧人生活中的清规戒律。本则医话告诫比丘乃至众生要修安般念禅定之法，如果修成正果，可"得大果，有大功德报"。本则医话还讲述了"安般念"的具体修法："系念在门（鼻也），比丘念息顷，息出亦念，息入亦念。息出长亦知长，息入长亦知长，息出短亦知短，息入短亦知短。身诸毛孔息出尽觉知，身诸毛孔息入尽觉知。若意定觉灭出息，觉灭入息。身口意觉灭出息，觉灭入息。"

那么，安般念是一种什么禅法呢？它是保持正念觉知鼻孔出口处的呼吸气息，并借此培养定力的修行法门。《高僧传·习禅》曰："自遗教东移，禅道亦授……出入尽于数随，往返穷乎还净。"安般念是后汉至隋唐时期的最重要禅法之一，经典传译不断，修持者众多，影响广泛。

修禅的法门可以概括为两大类，即止禅与观禅。止禅是培养定力的修行方法，观禅则是培育智慧的修行方法。止禅与观禅密切相关，止禅是观禅的重要基础，观禅是止禅深入。《相应部经典·谛相应》指出："诸比丘，定当修习；诸比丘，得定之比丘，了知如实。"

痛苦的原因是贪、嗔、痴，修安般念就是让人远离贪、嗔、痴，达到六根清净的目的，从根本上消灭产生痛苦的因。六根，语见《阿毗达磨俱舍论》《成唯识论》，又作六情，指6种感觉器官或认识能力，为十二处之六处、十八界之六根界。根，乃认识器官之义，即眼根（视觉器官与视觉能力）、耳根（听觉器官及听觉能力）、鼻根（嗅觉器官及嗅觉能力）、舌根（味觉器官及味觉能力）、身根（触觉器官及触觉能力）、意根（思维器官及思维能力）。前5种又称五根。五根乃物质上存在之色法，即色根。意根则为心之所依生起心理作用之心法，即无色根。